国家卫生健康委员会"十三五"规划教材

专科医师核心能力提升导引丛书

供超声医学专业临床型研究生及专科医师用

浅表器官超声诊断学

主　编　朱　强　李　杰

副主编　夏　宇　徐辉雄　陈路增

编　者（以姓氏笔画为序）

王　辉（吉林大学中日联谊医院）　　　　　　　　陈　倩（复旦大学附属眼耳鼻喉科医院）

王志远（中南大学湘雅医学院附属肿瘤医院）　　　陈　琴（四川省人民医院）

牛丽娟（中国医学科学院肿瘤医院）　　　　　　　陈路增（北京大学第一医院）

朱　强（首都医科大学附属北京同仁医院）　　　　罗渝昆（中国人民解放军总医院第一医学中心）

刘明辉（中南大学湘雅二医院）　　　　　　　　　周　琦（西安交通大学第二附属医院）

阮骊韬（西安交通大学第一附属医院）　　　　　　聂　芳（兰州大学第二医院）

李　杰（山东大学齐鲁医院）　　　　　　　　　　夏　宇（北京协和医院）

杨丽春（云南省肿瘤医院）　　　　　　　　　　　徐辉雄（同济大学附属第十人民医院）

杨敬春（首都医科大学宣武医院）　　　　　　　　郭发金（北京医院）

张　虹（天津医科大学中新生态城医院）　　　　　郭燕丽（陆军军医大学第一附属医院）

张　巍（广西医科大学第三附属医院）　　　　　　黄品同（浙江大学医学院附属第二医院）

张宇虹（大连医科大学附属第二医院）　　　　　　彭玉兰（四川大学华西医院）

陈　武（山西医科大学第一医院）

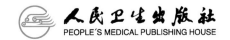

人民卫生出版社

PEOPLE'S MEDICAL PUBLISHING HOUSE

图书在版编目（CIP）数据

浅表器官超声诊断学/朱强，李杰主编． —北京：
人民卫生出版社，2020
　ISBN 978-7-117-29039-5

　Ⅰ.①浅…　Ⅱ.①朱…②李…　Ⅲ.①人体组织学-
超声波诊断-研究生-教材　Ⅳ.①R445.1

　中国版本图书馆 CIP 数据核字（2019）第 225406 号

人卫智网	www.ipmph.com	医学教育、学术、考试、健康，购书智慧智能综合服务平台
人卫官网	www.pmph.com	人卫官方资讯发布平台

浅表器官超声诊断学

主　　编：朱　强　李　杰
出版发行：人民卫生出版社（中继线 010-59780011）
地　　址：北京市朝阳区潘家园南里 19 号
邮　　编：100021
E - mail：pmph @ pmph.com
购书热线：010-59787592　010-59787584　010-65264830
印　　刷：中农印务有限公司
经　　销：新华书店
开　　本：889×1194　1/16　　印张：22
字　　数：665 千字
版　　次：2020 年 3 月第 1 版　2020 年 3 月第 1 版第 1 次印刷
标准书号：ISBN 978-7-117-29039-5
定　　价：167.00 元
打击盗版举报电话：010-59787491　E - mail：WQ @ pmph.com
质量问题联系电话：010-59787234　E - mail：zhiliang @ pmph.com

主 编 简 介

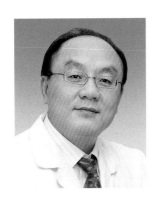

朱强 医学博士、教授、博士研究生导师,首都医科大学附属北京同仁医院超声诊断科主任医师。先后毕业于中南大学湘雅医学院、北京协和医学院、北海道大学医学院,并先后在中南大学湘雅二医院、中国医学科学院肿瘤医院、北京大学肿瘤医院及首都医科大学附属北京同仁医院从事放射和超声诊断工作30余年。曾在美国华盛顿大学和北海道大学作为访问学者交流学习。现任中国农工民主党中央科技工作委员会副主任,中国医师协会超声医师分会副会长、毕业后医学教育专家委员会超声医学专业委员会常务副主任委员兼总干事,中国医疗保健国际交流促进会超声医学分会主任委员,中国医学影像技术研究会超声分会副会长,中华医学会超声医学分会委员,北京市住院医师规范化培训超声医学专业委员会主任委员,《中华超声影像学杂志》等杂志编委。

先后起草或执笔全国《住院医师规范化培训基地认定标准(试行)——超声医学科专业基地认定细则》(2014年版和待发布修订版)和《住院医师规范化培训内容与标准(试行)——超声医学科培训细则》(2014年版和待发布修订版)、《住院医师规范化培训理论考核大纲(超声医学科:针对超声本专业)》(2016年版)和《住院医师规范化培训结业临床实践能力考核标准(超声医学科)》(2016年版)等文件。以浅表器官和胃肠超声、超声数据库及人工智能辅助诊断研究为临床专长和研究方向,主持"十二五"国家科技支撑计划课题和"十三五"国家重大研发计划项目等。

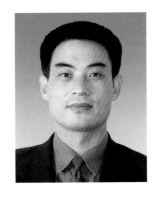

李杰 山东大学三级教授、博士研究生导师,山东大学齐鲁医院超声科主任。山东大学齐鲁医学院名医体系"杰出医学专家",中共山东省委组织部"山东惠才卡"持有者,山东大学优秀共产党员,山东省十佳超声医师,山东大学齐鲁医院医疗医技标兵。中华医学会超声医学分会委员、介入学组委员,山东省中西医结合学会超声专业委员会主任委员,山东省医学会超声医学分会副主任委员,山东省医师协会超声医师分会副主任委员,山东省医师协会浅表器官超声委员会主任委员等。担任 *Ultrasound in Medicine and Biology* 和《中华超声影像学杂志》等杂志的编委及审稿专家。

承担山东大学研究生教学任务20余年,培养硕士研究生、博士研究生40余名。主要从事腹部、小器官、外周血管的超声诊断及超声引导下介入性诊断和治疗。获山东省科学技术进步奖、山东医学科技奖多项。在 *Ultrasonics Sonochemistry*、*Ultrasound in Medicine and Biology*、*Journal of Ultrasound in Medicine* 和《中华超声影像学杂志》等期刊发表论文数十篇,其中作为第一作者及通讯作者发表SCI收录论文20余篇。参编著作多部,主编《腹部疾病超声影像学图鉴》。作为学科带头人带领的齐鲁医院超声医学专业在复旦大学医院管理研究所发布的《中国医院专科声誉排行榜》连续几年获得提名,主持国家自然科学基金、山东省重点研发计划、山东省科技发展计划等多项科研课题,在肝肿瘤的灰阶超声造影及定量研究、彩色多普勒闪烁伪像的基础与临床研究以及多功能纳米超声造影剂研究等方面取得了优异成果。

副主编简介

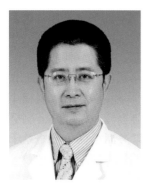

夏宇 医学博士、主任医师、教授，北京协和医院博士后副导师，北京协和医院超声医学科副主任。兼任中国临床肿瘤学会（Chinese Society of Clinical Oncology，CSCO）甲状腺癌专家委员会常务委员，中国医师协会超声医师分会血管超声专业委员会常务委员，北京协和医院教育委员会委员；《协和医学杂志》《医学参考报超声医学频道》编委，*Cancer Biology & Medicine*、*Orphanet Journal of Rare Diseases*、《中华肿瘤杂志》等杂志审稿人；教育部研究生学位论文评审专家、北京市自然科学基金评审专家。

主要从事浅表器官超声、超声造影及介入超声临床工作，负责并参与过国际多中心、国家级及省部级科研项目，如：国际合作项目、国家科技支撑项目、国家自然科学基金、归国留学人员基金等。近年来发表 SCI 论文 19 篇，中文核心期刊论文 20 余篇，参与编写书籍 10 部，曾担任《浅表器官与组织超声诊断学》（第 3 版）共同主编、国家卫生健康委员会"十三五"规划教材《医学影像学》（专科）副主编。

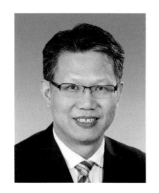

徐辉雄 教授、博士研究生导师，上海市甲状腺疾病研究中心副主任、同济大学医学院超声医学研究所所长、同济大学附属第十人民医院超声医学科学科带头人。中国医师协会介入医师分会超声介入委员会副主任委员，中华医学会超声医学分会青年委员会副主任委员，中国医学装备协会超声装备技术分会远程及移动超声专业委员会主任委员，上海市医学会超声专科分会副主任委员。*British Journal of Radiology* 副编辑，《肿瘤影像学》杂志副主编。

同济大学影像医学专业召集人、研究生课程负责人。同济大学育才教育奖励金一等奖优秀教师，同济大学医学院十佳研究生导师。培养博士后、博士研究生、硕士研究生 60 余名，多名毕业生获得上海市优秀住院医师、上海市青年超声医师临床大赛一等奖、研究生学业奖学金一等奖、全国住院医师规范化培训大赛临床技能一等奖、韩国超声年会国际学术贡献奖等荣誉。担任医学影像技术专业本科医工融合教材《超声设备及检查技术》主编、全国高等学校规划教材《医学影像超声学》副主编等。团队执笔编写了世界医学与生物学超声联合会《肝脏超声造影指南》《甲状腺弹性超声指南》和《前列腺弹性超声指南》。

副主编简介

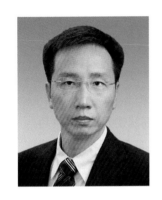

陈路增 医学博士、主任医师、硕士研究生导师,北京大学第一医院超声医学科副主任。中国医师协会超声医师分会腹部专业委员会委员,中国医疗保健国际交流促进会超声医学分会常务委员,北京医学会超声医学分会常务委员,北京大学医学部住院医师规范化培训考核专家组成员,《中国超声医学杂志》编委。

主要从事腹部、小器官、外周血管疾病的超声诊断以及超声引导下的诊断与治疗,对超声造影、超声弹性成像等新技术有深入研究。2014 年 10 月至 2015 年 10 月受国家留学基金委资助,以访问学者身份赴美国哈佛大学医学院及麻省总医院研修,在美期间主要从事甲状腺癌基因突变与超声表现的相关性以及超声弹性成像方面的研究。

出 版 说 明

为了进一步贯彻《国务院办公厅关于深化医教协同进一步推进医学教育改革与发展的意见》(国办发〔2017〕63号)的文件精神,推动新时期创新型人才培养,人民卫生出版社在全面分析其他专业研究生教材、系统调研超声医学专业研究生及专科医师核心需求的基础上,及时组织编写全国第一套超声医学专业研究生规划教材暨专科医师核心能力提升导引丛书。

全套教材共包括9种,全面覆盖了超声医学专业各学科领域。来自全国知名院校的200多位超声医学的专家以"解决读者临床中实际遇到的问题"为立足点,以"回顾、现状、展望"为线索,以培养和启发读者创新思维为编写原则,对超声医学在临床应用的历史变迁进行了点评,对当前诊疗中的困惑、局限与不足进行了剖析,对相应领域的研究热点及发展趋势进行深入探讨。

该套教材适用于超声医学专业临床型研究生及专科医师。

全国高等学校超声医学专业研究生规划教材
评审委员会名单

顾　　问
　　　张　运

主 任 委 员
　　　王新房　陈敏华　姜玉新

副主任委员
　　　王金锐　何　文　谢明星　梁　萍

委　　员（以姓氏笔画为序）
　　　田家玮　吕国荣　朱　强　朱家安　任芸芸　李　杰
　　　邱　逦　周　翔　姚克纯　夏　焙　柴艳芬　唐　杰
　　　黄国英　董晓秋

全国高等学校超声医学专业研究生规划教材
目　　录

序

  浅表器官泛指乳腺、甲状腺、涎腺、眼、阴囊和阴茎、浅表淋巴结和浅表软组织等,因其位置表浅,超声能够更充分地发挥其探头分辨率高以及实时、便捷等优势。近年来,浅表器官超声一直是超声应用及研究领域的热点,甲状腺、乳腺、肌骨等超声诊断与治疗新技术得到了广泛认可并快速发展。

  众所周知,与 X 线、CT 和 MRI 相比,超声在浅表器官疾病的诊断上具有不可比拟的优势,除具有无创性、便捷、实时等固有特点外,近年来,高频宽带超声技术的进展,使得图像分辨率有了明显的提高,能够越来越清晰地显示浅表器官的细微结构,如毫米级的囊实性病变、微小钙化,可以实时引导小病灶的穿刺活检及治疗。此外,超声弹性成像、超声造影等新技术的应用使得病变的硬度及微血管信息得以无创实时显示,这些技术的应用对于病变的诊断及治疗均有重要的参考价值。因此,超声已经成为浅表器官疾病首选的影像学检查方法。

  教材首要的任务是推广、规范成熟的知识内容,体现学科现有水平,同时也要呈现学科发展的新技术、新方向。《浅表器官超声诊断学》的出版可以完成此项任务,它将为超声医学研究生的培养、超声医学事业的进步发挥重要的作用。希望本书能够受到所有超声学科研究生的喜爱。

张缙熙

2019 年 6 月于北京

前　言

　　1958 年我国超声起步之时,上海市第六人民医院首先应用 A 型超声仪探测乳腺获得成功,这也是我国浅表器官超声应用的开端。20 世纪 80 年代以后,随着声学理论研究的不断深入和设备仪器及计算机技术的研发及不断改进,超声仪器性能和图像质量不断提高,浅表器官超声在临床上被逐步推广应用。时至当今,随着高频宽带探头、超声造影、超声弹性成像、三维超声、介入超声等新技术问世和临床推广应用,超声在浅表器官临床诊疗中发挥着越来越重要的作用。在诸多领域,比如甲状腺、乳腺、引导活检等方面,超声已经成为主要的或首选的影像学检查手段。

　　与此同时,我国超声医学学科队伍不断发展壮大,得益于临床或专业型超声医学研究生培养制度的建设与逐步完善,超声医师人才队伍的培养越来越规范。在人才培养和体系建设过程中,教材建设是重要的一环。我国超声学科的老师们,在繁重的工作之余,任劳任怨、敬业爱岗,编著了包括浅表器官超声诊断在内的许多高水平的超声医学著作,对我国超声事业的发展起到了指导和引领作用。

　　我国的社会发展导致当今的医疗需求具有两大特点:其一是差异性大,表现在不同地区之间和不同级别医院之间,当中的核心难题是二级及以下医院的专业水平普遍较低,造成大量患者涌向北上广和其他省会或直辖市的三甲医院;其二是我国人口众多导致患者也多,与上述因素叠加,使得我国医疗领域需要大量的、受过高质量培训的临床型实用性人才。解决这一问题无疑需要多方面长期的努力。强化培养专业学位硕士研究生及与之同轨培训的住院医师无疑是解决问题的关键。系统培养这一庞大的、相对基础薄弱的专业人群需要针对性强、规范化程度高的教材,而目前尚缺乏此类教材。为此,人民卫生出版社组织编写了"十三五"全国高等学校超声医学专业临床型研究生规划教材。

　　本团队光荣地担当起编写《浅表器官超声诊断学》的任务,国内长期从事浅表器官超声医学教学及临床工作的专家教授,在各自多年教学经验积累的基础上,参阅大量的国内外书刊,编写了本教材。本书在重点阐述浅表器官和软组织常见疾病的超声诊断及其临床应用规范的基础上,全面而系统地描述了常见疾病的病理生理、临床表现、实验室和其他影像学检查、诊断和鉴别诊断、治疗方法,介绍了介入超声、三维超声、超声造影、弹性成像等超声新技术在本领域的应用情况及价值。编写时着力点在于培养学生读者的临床思维能力,即培养他们在临床诊疗实践中正确应用超声影像诊断学的能力。

　　期待本书出版后,能成为广大超声专业研究生及住院医师一致认可的教科书,能够陪伴他们的职业成长,高质量地完成学业,为将来更好地为患者服务打下牢固的专业基础,最终让社会与民众从中受益。

　　当今超声技术发展迅速,且尽管周围血管、肌骨神经已经发展成为独立的亚专业而著书,浅表器官涵盖的内容仍然繁多,尚有一些争议或未达共识,与本书可能存在的不足之处一并有待将来修正。

朱　强

2019 年 6 月于北京

目　录

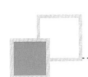

第一章 总论

第一节 概 述

超声影像学(简称超声)是应用超声的原理对人体组织的物理特征、形态结构与功能做出判断的一种非创伤性影像学诊断方法,由于它具有无创伤性、图像实时动态、对软组织分辨率较高等优点,在常见疾病的诊断和鉴别诊断中发挥了重要作用。

人体浅表器官主要包括甲状腺、甲状旁腺、乳腺、涎腺、阴囊及阴茎、眼球以及浅表淋巴结等器官和组织。与心脏、肝脏、盆腔等部位脏器不同,浅表器官位置表浅,超声检查时适用较高频率(一般≥7.5MHz)的超声探头,频率越高,分辨率越高,能清晰显示浅表器官的微小病变(如甲状腺微小癌、乳腺导管内肿瘤等)及其病变内部的细微结构(如淋巴结的髓质门结构、血管走行及分支、淋巴瘤结节内部细小网格状改变、微小钙化等),可对各种浅表器官的疾病(如肿瘤、炎症等)进行准确诊断,并协助判断疗效及预后。此外,随着超声仪器设备的深入研发和计算机技术的发展,超声三维成像、造影、弹性成像、全景成像、自动乳腺全容积扫描等各种新技术、新设备已经被逐步应用到浅表器官疾病的诊断当中,不仅巩固了超声作为浅表器官首选影像检查方法的地位,还丰富了浅表器官超声检查的技术手段,为临床提供了更多有用的诊断信息。

超声影像学作为浅表器官和组织疾病首选的检查和诊断方法,具有其他影像学手段所不具备的优势:①容易重复、设备可移动及无放射性是其固有的特点;②组织分辨率高,能发现2~3mm大小的微小病变;③可以实时、动态地观测浅表器官和组织的解剖结构和血流动力学改变;④能多方位、多切面地进行扫查,解剖学信息更丰富;⑤适用于床旁、急症及术中采用;⑥超声引导下穿刺诊断和治疗操作简便快速。

浅表器官和组织的超声诊断检查内容主要有:①判断正常和病理解剖结构及其与周围组织和脏器的毗邻关系,即发现病变并对其进行定位和定性诊断的过程,这是超声诊断检查的首要内容;②观测大小和形态学,首先是测量器官、组织及其病灶的大小径线,有时还需要测量体积和面积,其次是形态学的分析;③检测血流动力学,即可在实时动态显示血管解剖结构同时,获得各血流动力学参数,尤其通过超声造影可了解到微循环灌注的信息;④检测生物力学特征,如甲状腺、乳腺及软组织等器官组织及其病变的弹性特征及参数分析;⑤介入超声诊断及治疗,由于高频超声能清晰显示穿刺针的针道和针尖位置,因此超声引导下细胞学和组织学诊断已经成为浅表组织和脏器疾病必要的诊断手段,特别是局部积液、积脓、囊肿等进行抽液和注药已经成为常规,近年来超声引导下浅表器官的微创消融治疗也取得了显著的疗效,而且创伤小、无瘢痕、几乎无明显副作用,如甲状腺肿瘤消融。

第二节 发展历程

超声诊断技术的发展主要依赖于超声探头技术和信号处理技术的深入研究和不断进步,特别是20世纪80年代以后,随着信息技术的革命和不断创新,超声影像学的成像技术和图像分辨率得到了不断提升。浅表器官超声从最早只应用于乳腺、眼球、甲状腺等器官,拓展至今,已经逐步应用到皮下软组织、骨关节、周围神经、皮肤等器官和组织。

最早将超声技术应用于医学领域是在20世纪40年代,主要经历了A型和M型超声阶段、二维或灰阶超声阶段、多普勒超声阶段和新技术发展与应用阶段。

一、A型和M型超声

1942年,德国学者将超声应用于颅脑,通过分析不同脑组织回波的幅度变化来分析脑组织内是否存在病变,开始了A型超声的临床探索和应用过程。20世纪50年代开始,A型超声被先后应用于眼部占位性病变、甲状腺囊性和实性结节的鉴别诊断。1954 年，瑞典人 Edler 首次报道了应用超声光点扫描法诊断心脏疾病，即 M 型超声心动图。A 型和 M 型超声的成熟应用是在 20 世纪 60~80 年代，主要为颅脑、眼球和心脏疾病的诊断提供了无创伤性手段和工具，奠定了现代超声诊断的基础。

二、二维或灰阶超声

二维超声（two-dimensional ultrasound）又称光点成像法、灰阶（grey scale）超声或 B 型（brightness mode）超声，它是以光点的多少和明暗表示回声的强弱，显示的是人体组织器官的二维断面解剖，图像实时、动态，它能清晰、直观地实时显示各个浅表器官和组织的形态结构、空间位置、连续关系等。二维超声是彩色多普勒超声、弹性成像、超声造影等超声成像技术的基础，是以解剖形态学为基础，依据各种组织结构间的声阻抗差的大小以明（白）暗（黑）之间不同的灰度来反映回声之有无和强弱，从而分辨解剖结构的层次，显示脏器和病变的形态、轮廓和大小以及物理性质，改变探头位置可获得任意方位二维的超声图像。20 世纪 50 年代美国和日本学者首先应用二维超声诊断乳腺疾病，但当时超声图像的分辨率较差。20 世纪 80 年代，北京协和医院张缙熙教授率先在国内开展乳腺和甲状腺等浅表器官疾病超声检查。20 世纪 90 年代，随着计算机技术、超声探头工艺的迅速发展，彩色多普勒超声及高频探头的应用迅速普及，促进了浅表器官超声检查的开展。20 世纪 90 年代中期，高频探头频率突破 7.5MHz，此后探头频率不断提高，二维图像的分辨率得到不断提高，对于皮下小于 5mm 的病变及浅表淋巴结均能获得清晰的图像，能清晰显示浅表器官和组织局灶性病变的内部回声及边缘，有利于良恶性病变的诊断和鉴别诊断。目前高频超声探头以宽频带为主流，上限已可达 20MHz 左右。

三、多普勒超声

日本里村茂夫教授于 1956 年首先应用连续多普勒诊断心脏瓣膜病。由于连续波多普勒采用两个（或两组）晶片，由其中一组连续地发射超声，另一组同时连续地接收回波。它的优点是具有很高的速度分辨率，能够检测到很高速的血流，而最主要的缺点是缺乏距离分辨能力，不能准确定位检测人体特定解剖结构的血流速度，因此它在腹部脏器、浅表器官和组织中的应用受到了限制。随后，

具有定位功能的脉冲多普勒技术问世了，它弥补了连续多普勒超声的不足，由同一个（或一组）晶片发射并接收超声，因此具有采用深度选通（或距离选通）功能，可进行定点血流测定，具有很高的距离分辨率。但由于其技术上固有的限制即尼奎斯特频率极限，不能探测高速血流，这样连续波和脉冲波两者的结合应用成为了必然选择，脉冲多普勒技术的问世为浅表器官和组织的超声血流动力学检测奠定了基础。20 世纪 80 年代，在脉冲多普勒技术上逐步改良发展而来的彩色多普勒血流成像（color Doppler flow imaging，CDFI）、能量多普勒（color Doppler energy，CDE）和组织多普勒成像（tissue Doppler imaging，TDI）等彩色多普勒技术，均能将彩色取样框叠加在二维超声切面上，可以在二维超声的背景下显示血流与结构之间的相互关系，实现了在二维切面上实时动态地显示解剖结构的血流灌注情况。20 世纪 90 年代以后，CDFI 在临床上得到了迅速的应用和普及，彩色血流的敏感性越来越高，可以直观快速地显示小血管的管径起源、走行和血流速度，能直观地显示良恶性肿瘤的不同血流灌注特点，为良恶性肿瘤的鉴别诊断提供了血流动力学方面的诊断信息。

四、超声新技术发展与应用

进入 21 世纪后，随着三维超声成像、超声造影、弹性成像以及全自动容积成像等各项新技术的进一步发展，拓展和延伸了超声诊断技术的临床应用范围，大大提高了超声诊断各种浅表器官和组织疾病的诊断准确性。

1. **三维超声成像** 早在 20 世纪 50 年代就有学者提出了三维超声成像（three-dimensional ultrasound imaging）的概念，三维超声成像技术基本可以分为三维重建技术及实时三维技术两大类。由于三维重建是静态成像，对操作者要求很高，操作过程复杂和耗时长，因此临床应用受到明显的限制。实时三维超声成像（real-time three-dimensional ultrasound imaging）是在三维成像的基础上叠加了空间和时间信息，能实时动态地显示人体解剖结构的空间结构和运动情况。目前随着超声容积探头技术的不断发展更新，已经做到一键化快速完成实时三维成像，在胎儿、经胸或经食管心脏超声检查中发挥了重要作用。近年来，实时三维超声成像的应用范围也逐步从胎儿和心脏扩展到腹部器官和乳腺、甲状腺等浅表器官。研究已经证实，三维超声作为二维超声有益的补充，在各种浅表器官良恶性

肿块的诊断和鉴别诊断中具有一定的临床价值，如在乳腺肿瘤诊断中，三维超声成像不仅能清晰地显示乳腺癌病灶及其周围的解剖结构，准确计算肿瘤体积，为乳腺癌的保乳和综合治疗等提供有价值的信息，同时还能在超声造影和彩色能量多普勒超声的基础上立体、连贯和完整地显示乳腺良恶性肿块内部及其周围的三维血管分布和形态，为乳腺良恶性肿瘤的鉴别诊断提供三维形态学依据。

2. **超声造影** 1984 年美国学者 Feinstein 等发明了人血清白蛋白微泡造影剂，该微泡的直径 < 10μm，经外周静脉注射后可顺利通过肺循环，实现了左心系统的显影，为最早实现的超声造影（contrast-enhanced ultrasound，CEUS）。20 世纪 90 年代，超声造影微泡真正应用于临床，其不仅可以在血液中维持较长时间，而且能经过肺循环后显示生理和病理状态下器官和组织的微循环灌注，提高了良恶性肿瘤的检出率和准确率。因此，超声造影被誉为继二维超声、彩色多普勒血流成像之后的超声技术的第三次革命，目前已经应用于人体诸多疾病的诊断、超声引导下穿刺和治疗后评估中。由于浅表器官及其病灶血管内的血流速度较低，且容易受患者自身呼吸、心跳及血管搏动的影响，因此彩色多普勒超声常无法显示流速极慢的微血管灌注情况。而超声造影能避免彩色多普勒超声的不足，能清晰、完整地显示病灶内部微血管的形态结构和动态灌注演进状况，为浅表器官各种疾病的诊断提供了全新的诊断信息。

3. **超声弹性成像** 1991 年 Ophir 等提出了超声弹性成像（ultrasonic elastography）的概念。超声弹性成像技术为各种浅表器官和组织疾病的诊断和鉴别诊断提供了一种有效而全新的方法，它能根据正常和病理组织的弹性系数（应力/应变）的不同，在施加外力或交变振动后，收集被测区域某时段内的各个片段信号，根据回波信号获取各深度上的位移量，计算出应变（主要是形变）的程度，再以灰阶或彩色编码成像。超声弹性成像技术上最初为一维瞬时弹性成像，随后发展到采用声辐射脉冲的二维瞬时弹性成像，直至目前较为新颖的实时剪切波弹性成像（shear wave elastography，SWE）。目前，其主要应用于乳腺、甲状腺、前列腺、肝脏等脏器，对判定肿物的良恶性和组织纤维化有重要的临床价值。虽然超声弹性成像技术有较好的临床应用前景，但和其他新超声技术一样，对浅表器官和组织疾病的诊断也存在一定的假阳性和假阴性，因此，应用时必须要结合二维灰阶超声和多普勒超声

等基本的方法。

4. **乳腺全自动容积扫描** 乳腺全自动容积扫描（automated breast volume scanning，ABVS）能对乳腺进行全容积扫描，可提高乳腺病灶的检出率，并可获得常规二维超声不能获取的多层冠状面图像，而后者可以更加清晰地显示病灶与周围组织的关系，而这种关系对乳腺癌的诊断又极为重要。此外，ABVS 还具有一些特点：①整个乳腺数据的完整和连续好，有利于会诊、回顾和随访；②图像资料客观性较强，减少了对操作者水平的依赖，也有利于质量控制；③操作具有较强的规范性，可由技师完成，能让超声医师从繁重扫查和诊断集一身的状况中解放出来，专注于分析和诊断，提高工作效率。近年，国内外学者还将 ABVS 应用于肌肉、周围血管、神经疾病的诊断，取得了不错的效果。由此可见，ABVS 系统提供了一种全新的超声影像检查模式，在各种浅表器官和组织病变的诊断中具有较好的应用前景。

5. **超声宽景成像技术** 超声宽景成像技术（panoramic ultrasound imaging）是利用计算机数字图像配准和拼接技术，在探头移动时实时获取系列二维切面图像，然后自动拼接为连续的宽景二维图像，用于对整体组织结构的观察和测量，特别是对于一些大于探头长度病灶的观察和测量，如对于甲亢患者，一幅宽景图像能在一个切面内完全显示整个甲状腺，使得肿大甲状腺的测量更为容易和准确，可弥补器官体积增大时需多次拼图而引起的测量误差；四肢血管检查中，宽景成像能连续显示整条血管，不仅可清晰显示动脉壁分层结构，而且可做到管腔内无伪像干扰，克服了二维超声在一个切面不能完全显示及测量一长段血管的不足。超声宽景成像技术比二维超声技术有较多的优势，但因扫查范围过大，形成的图像虽然清晰，但图像经计算机压缩处理，在显示细小病变上又不如常规二维超声。

6. **超声引导下穿刺活检** 超声引导下穿刺活检（ultrasound-guided biopsy）在肿瘤诊断中已经取得了显著效果。目前临床上常规应用自动弹射式切割活检枪（常用规格为 16G 或 18G），从病变区域切取组织条，它的损伤比传统的手术活检小，并发症少，不会产生术后瘢痕，对浅表器官和组织外观无影响，患者容易接受。高频二维超声能够清晰显示穿刺针的针道和针尖，多普勒超声不仅能帮助避开大血管，而且能确定具有血供的有活性的穿刺靶部位，正在研发或初步应用的实时浅表三维超声具

有能在立体空间上显示穿刺针在病变内的位置。原则上，凡超声检查发现浅表器官和组织的可疑病灶，同时患者无穿刺禁忌证如出血趋向等，都可以成为适应证，以尽快明确诊断。FNA超声引导下甲状腺细针穿刺细胞学活检技术（fine needle aspiration，FNA）是目前术前诊断甲状腺结节性质（特别是乳头状甲状腺癌）最可靠的检测方法。在超声实时引导下穿刺针可以准确到达病灶内，将病灶内含有细胞的液体抽吸出进行细胞学检查，可以在术前明确大多数甲状腺结节和周围异常淋巴结的性质，有利于帮助临床制订准确有效的治疗方案。

7. 超微血管成像技术（super microvascular imaging，SMI） 是一种全新的彩色多普勒血流成像技术，不需要使用造影剂就可显示细小血管和低速血流，是血管成像技术的革新。其原理是运用有效的运算方法来分辨低速血流信号和组织运动伪像，除去后者、保留前者并显示之。SMI一般分为彩色模式（cSMI）和灰度模式（mSMI）两种模式，cSMI同时显示二维图像与彩色血流信息，而mSMI减去了二维背景，仅保留血流信息，使得细小血管的血流信息显示的更加清楚和准确。与传统彩色多普勒超声相比，SMI可以显示浅表器官病灶内更细微的血流和血管分支等诊断信息，有助于提高浅表器官良恶性病灶的诊断准确性。SMI在浅表血管如颈动脉斑块新生血管的检测中具有重要的作用，通过改进技术，有可能是超声造影的一种替代方法。SMI也是鉴别关节滑膜增生和积液的可靠的方法，拓展了超声影像对关节病变的诊断评估范围。同时，由于SMI针对的是低速血流信号，在检查过程中对操作者的要求更为严格，如探头使用时要尽量保持平稳、移动缓慢，以避免引起运动伪像；SMI的标尺选择较为严谨，选择过高时会使部分低速血流无法显示，过低则会增加运动伪像。

第三节 仪器设备使用与探头的选择

一、超声仪器设备与技术

（一）普通彩色多普勒超声诊断仪

可同时进行二维灰阶超声、CDFI、CDE和多普勒超声频谱（后三者一般统称为多普勒超声），能为各种浅表器官和组织病变提供解剖、血流动力学、病理及病理生理方面的诊断信息。二维灰阶超声能显示病灶范围与大小、形态、边界、内部回声及结构、与周围组织的关系等；多普勒超声是显示病灶血供灌注特点的有效手段，其中CDE利用色彩亮度来表示多普勒信号反射强度即能量，成像不依赖角度，对细小血管和低速血流更敏感，可显示直径为1mm和流速为1cm/s的血流信号，而CDFI不但依赖于角度，还容易受检测部位、声速、血流速度的影响，导致低速或细小血流信号易丢失，因此CDE较CDFI技术更能清晰显示病灶的血流分布和形态及其丰富程度。多普勒超声频谱主要在二维灰阶超声和CDFI的基础上，定量分析血流的速度和阻力，能为良恶性肿瘤的鉴别诊断提供更丰富的血流动力学信息。

（二）高档彩色多普勒超声诊断仪

一般是指装备有≥128通道、采样率>50MHz、系统带宽支持1~20MHz、支持任意波形发射、并行信号处理技术，配有单晶体和二维面阵探头，并配备有三维超声、超声弹性成像、超声造影等技术的机型，其图像分辨率高而且清晰细腻，不仅能更好地反映浅表器官和组织的二维形态、还能立体显示其三维空间结构和解剖形态，并能越来越准确地获取相关生物力学和微循环灌注特性的信息。

二、仪器调节

（一）仪器优化

基础条件由总增益、时间深度增益控制、动态范围、聚焦区调节（全域聚焦除外）等组成，以图像清晰、浅深和两侧的组织结构显示清楚为原则。

（二）超声扫查范围深度

根据探测靶器官和组织的深浅选择合适的超声扫查深度，原则上要使超声图像包括所要扫查的靶器官和组织，同时将聚焦区域调在靶器官或病灶周围，并保证图像清晰。

（三）彩色多普勒血流成像和能量多普勒

调节取样框大小、速度标尺、彩色增益和壁滤波至最佳水平，以不出现噪声的前提下显示最多的彩色血流信号为佳。彩色血流信号的亮度可反映动脉和静脉血管、血流速度的快慢、血流的性质。动脉血管的彩色信号显示为收缩期血流完全充盈血管，且血流速度快，彩色亮度较高，舒张期血流速度低，舒张早期有血流翻转，舒张中期及末期无血流充盈，因此表现为血流信号闪动出现；而静脉血流持续出现，速度低，彩色亮度较低。正常血管的CDFI和CDE彩色血流信号色彩均匀，为层流；血管狭窄、动静脉瘘时，CDFI和CDE彩色血流信号表现为多种彩色混叠，为湍流。

（四）多普勒超声频谱

对于浅表器官而言，一般采用脉冲多普勒超声定位检测目标血管的血流速度。在 CDFI 所显示的血管位置上，引导频谱多普勒的取样位置，分别调节取样容积、声束与血流夹角、脉冲重复频率、多普勒增益、基线和频谱速度，以获得最佳的多普勒频谱显示效果。

三、超声探头频率

甲状腺、甲状旁腺、乳腺、涎腺、阴茎和阴囊、眼球眼眶、淋巴结等浅表器官和组织的超声检查，一般应该选用高频线阵探头，通常探头频率 ≥ 7.5MHz，或线阵宽频带探头，通常频宽为 3 ～ 12MHz，后者更具较高的分辨率，同时又有一定深浅的均匀性，有利于浅表器官和组织解剖及病变的清晰显示。

第四节 超声检查方法与规范

一、准备和体位

（一）患者准备

浅表器官和组织检查前患者一般无需特殊准备；如果怀疑患者为乳腺增生，最好在月经干净后 3～7 天进行检查；检查前一周内应避免乳腺导管造影和穿刺活检，以避免造影剂和出血的干扰。

（二）患者体位

因检查脏器及部位的不同而定，以能够清楚显示目标器官的组织解剖结构和病变特征为宜。不同的体位，可从不同方位和断面观察病变的超声图像特征及其与周围组织的关系。浅表器官超声检查最常用仰卧位，当病变位于侧方或背侧时，可变换适宜的体位进行检查。如乳腺检查时，患者一般取仰卧位，两臂外展上举，充分暴露乳房和腋窝，当乳房较大或松弛者，常辅以检查侧抬高的体位。如甲状腺和颈部其他区域扫查时，需要患者颈部垫枕，头部适当后仰，以充分暴露颈前区。

二、检查方法和规范

浅表器官超声检查一般采用探头直接接触扫查，但当病变过于表浅时，如位于皮下时，可在探头与皮肤间放置厚度 2～3cm 的水囊，以便消除近场伪影，并可使病变处于探头聚焦区，提高病变区分辨率。此外还需要规范以下几点：

（一）探头触压

因为浅表器官和组织较人体其他深部脏器松软，容易受压变形，加压要适宜；彩色多普勒和超声造影检查时探头用力过度，会引起静脉或实质内小血管受压而致血流信号消失。

（二）探头挤压试验

探头加压病变，若其能压扁，则说明是囊性、囊实性或质地疏松的病变，反之则说明是质地较实较硬的病灶或张力较高的囊肿。另一方面，加压可显示病变的移动度，肿块与周围组织同向位移或移动度很小，说明肿块与周围组织发生了粘连甚至侵犯。另外，对于甲状腺小结节，探头加压还可使其显示得更为清晰。

（三）多切面连续扫查

大多浅表器官的体表相对较平，探头接触范围较大，因此要注意在多切面的基础上，进行连续全面扫查，避免漏诊。如怀疑恶性肿瘤时，应该扩大检查局部淋巴结，如乳腺癌患者，需要进一步检查腋窝和锁骨上窝等淋巴结。

（四）探头位置

通常超声探头应放置在距被检查脏器或病变最近的体表。遵循的原则是：①便于获得脏器或病变的空间解剖结构和内部回声结构特征；②使图像回声强度最强、干扰和伪像最少。

（五）病灶扫查

当病灶突向体表，或某些部位不很平整时，可应用较多的耦合剂来避免探头与皮肤接触不良。可以在不引起患者疼痛的前提下，适当加压探头减少肿块与皮肤间的距离，以改善肿块图像的显示质量。

（六）重点扫查可疑部位

应紧密结合临床病史，重视患者主诉和查体发现，对可疑病变区域重点检查。对于双侧对称的器官和组织要对比分析。

第五节 诊断方法、图像判读及诊断报告

一、诊断方法

浅表器官和组织主要包括甲状腺、甲状旁腺、乳腺、涎腺、阴囊和阴茎、眼眶和眼球、浅表淋巴结、皮下软组织等，相关疾病主要包括先天性发育异常、炎症和肿瘤等疾病，涉及的病种繁多，掌握规范和全面的超声诊断方法，对提高诊断准确率具有重

要作用。

（一）合理应用检查技术、判断正常和异常

1. **二维灰阶超声是超声诊断的基础** 各器官组织各自均有正常的外形和大小或厚度，若形态失常、外形增大或缩小提示先天性变异或存在病变；正常器官的轮廓边界均较清楚，若边界模糊不清常提示弥漫性病变的存在；各器官组织的成分不同，其正常回声强度和结构各具特点，若与正常回声不一致提示存在弥漫性病变或局限性或占位性病变。各器官组织的毗邻关系是构成超声图像的重要组成部分，病变常波及毗邻脏器和组织，产生推压变形、移位及浸润等。

2. **多普勒超声是检测血供的基本手段** 每一浅表器官组织都有血供特点，应从不同的切面观察其分布；注意较大血管的管壁回声是否正常，有无异常变细、增宽、不规则等征象，可使用频谱多普勒测定血流动力学信息。

3. **超声新技术具有进一步提高诊断准确率的潜能** 超声造影可以提供彩色多普勒无法提供的细微血流灌注信息，在甲状腺结节的应用较为成熟。超声弹性成像能协助判断硬度，在乳腺结节的应用得到了较广泛的认可。

（二）掌握各种超声检查技术的适应证、禁忌证

掌握各种超声常规技术和新技术的适应证、禁忌证和临床应用价值，正确应用超声造影、三维超声、弹性成像、超声引导下穿刺活检等超声新技术。一般来说，常规彩色多普勒超声技术、弹性成像和三维超声成像技术对患者来说无明显的禁忌证，能安全、快速、准确地检测浅表器官组织疾病；而超声造影检查必须排除患者既往是否出现过超声造影剂的过敏反应，是否为孕妇等超声造影禁忌人群。超声引导下穿刺活检必须在穿刺前了解患者的出凝血状态。超声造影和超声引导下穿刺活检前，还必须让患者知晓相关检查的潜在风险，并签署知情同意书。

（三）具备正确的超声诊断思维方式

超声诊断不应是简单的"看图说话"，超声检查所获得的形态学特征和功能信息，只是超声影像诊断学的依据，必须结合患者的病史，包括症状、体征、既往史，并结合其他检查结果进行综合分析判断，找到患者的问题所在，这是一个复杂的逻辑思维过程。这需要学习掌握扎实的基础理论和临床知识，在实践中学习积累，能对超声图像特征给予客观而合理的分析、判断和解释，得出正确的诊断

和鉴别诊断。

（四）合理的超声诊断步骤

浅表器官和组织疾病的超声诊断检查与其他系统器官一样，应按照"定位→定性→鉴别诊断→给出诊断结论"的步骤进行。

1. **定位** 病变解剖部位的定位，确定某一器官的哪一部位有病变。当病灶位于两个或多器官或组织的交界区，不能准确确定位置时，需要较为仔细地观察病灶与其周围器官和组织的关系，尽可能判断出病灶主体的定位。

2. **定性** 通过分析病变超声图像特征，找出共性（如恶性病灶边界多有不清楚、不规则的特点）和特征性（如微小钙化是甲状腺癌和乳腺癌的特征、片状低回声改变伴包膜模糊是亚甲炎的特征）的表现来判断病变的良恶性和疾病分类。

3. **鉴别诊断** 由于超声的同一图像特征可对应多种疾病，即出现"同图异病"的情况，可通过鉴别诊断这个步骤来进一步区分，鉴别诊断的主要内容是对比两种或多种相似疾病的超声表现，从中发现特征性表现，并结合患者临床表现和其他相关影像学及实验室检查结果，从而得出正确的超声诊断结论，但有时也可通过排除或排查法来推断出诊断结论。

4. **诊断** 超声诊断结论是临床医生诊断和治疗的影像学依据之一，因此一定要客观严谨，要力图把握"度"，既不过度、也不过低诊断，要富含有用的信息，须避免误诊和漏诊。乳腺和甲状腺结节的超声诊断报告书写可分别参照美国的"乳腺超声影像报告和数据系统（breast imaging reporting and data system；ultrasound，BI-RADS-US）"和"甲状腺影像报告和数据系统（thyroid imaging reporting and data system for ultrasonography，TI-RADS）"进行书写，后者近年还有各种版本。最后应根据各种疾病的特点和当时面临的主要问题，提出诊断建议，如超声引导下细针穿刺细胞学活检技术（FNA）或组织学活检、CT 检查、MRI 检查及实验室检查等，还应提出明确的随访建议。

二、图像判读

对于超声检查所获取的图像，必须采用规范的术语，并且要遵循准确、简练、易懂的原则。征象描述顺序通常为：部位、大小、形态、边界、包膜、总体回声强度、内部回声与结构、后方回声、血流分布与血流动力学特征、与周围组织结构的关系、质地（探头触诊、弹性成像）、超声造影（也可单独发出报

告），必要时需描述局部淋巴结等。一般用词用语及顺序如下：

（一）部位

详见上文"定位"部分相关内容。

（二）大小

通常测量上下径或长轴、左右或横径、前后径三个径线。对于占位性病变，在国际上一般最大径≤3cm 称之为结节（nodule），>3cm 则为肿块或肿物（mass）。

（三）形态

圆形、椭圆或卵圆形、梭形、分叶以及规则与否等常用于占位性病变，针尖状、点状、斑点状、斑片状、弧形及环形或环状等常用于钙化，片状、不成形等常用于炎症，线状、线条样、条状及索条样等则用于纤维化，管状或囊管状等则用于导管或血管病变。

（四）边界

清楚（晰）、平滑、光整、锐利、移行性，低回声晕，不清楚（晰）、模糊、毛糙、毛刺、锯齿状、浸润状等，囊性病变则有囊的内外壁之分。

（五）包膜

结节边缘呈偏高或等回声、形态规则、不完整或完整的线状或层状结构，是良性结节或肿瘤的特征。

（六）回声强度与结构

1. 总体回声强度 一般可分为 5 级，需要指出的是超声回声强度是相对的，是病变与周围或邻近正常组织或脏器比较而获得的指标。

（1）无回声：所观察病灶或区域内不产生回声。

（2）低回声：又称弱回声，为暗淡或灰暗的回声。

（3）等回声：回声强度与周围正常组织或邻近器官相等或近似。

（4）高回声：回声强度高于周围正常组织或邻近器官，但不产生声影。

（5）强回声：与高回声类似或更高，而且后方伴有声影，多见于结石、钙化、骨化和骨骼。

2. 内部回声结构（echotexture）

（1）回声结构：结节或肿块有囊性、囊实性、实性等之分，需注意的是囊性病灶内时常并不纯净，含有出血、脓液、黏液等；对于炎性病变，一般呈低回声区域改变，周围及内部不同程度地血流增多，而皮下炎性水肿，一般呈较弥漫的偏高回声区改变。

（2）均匀度（homogeneity）：根据内部回声强度的类型而定，单一者为均匀，两者及以上者为不均匀（heterogeneity），后者有时被描写成混合性回声。

（七）后方回声

病变后方回声有无增强或减弱（衰减或声影），对于良恶性占位的鉴别具有一定临床价值。一般良性病变的后方回声常常会增强，但也可减低，此时与恶性的不同之处是两侧边缘较光整，而且无内收或有外展，而恶性病变的后方回声一般均明显减低呈暗黑色的声影，两侧边缘不光整，常伴有扭曲，声影可以分叉或呈梳状，具有这些特征的声影也被称之为不良声影。侧方声影位于病灶的两侧侧后方，较直较规则，常见于良性病变。

（八）血流分布与血流动力学特征

检测病变内和周边有无血流信号、丰富程度、相关血流动力学参数（峰值流速和阻力指数）等，有利于良恶性病变的鉴别诊断及急性或亚急性炎性病变的判断。血流的分布特征和形态也是重要检测指标，如甲状腺结节伴有环状血流常提示良性结节的可能，淋巴结中央型（门型）血流常为炎性，乳腺结节伴有穿入动脉血流且走行扭曲、阻力指数>0.7 是较典型的恶性征象等。

（九）与周围组织结构的关系

较大的或外生的病灶会推移周围组织结构、恶性肿瘤会直接侵犯之；探头推挤病变时会产生与周围结构同步或不同步的移动，前者是粘连或受侵或来源于同一器官组织的表现，后者则反之；病灶邻近周围高回声的晕环，则是乳腺癌周围间质炎性反应并伴有外侵的特征。

（十）质地（探头触诊、弹性成像）

探头加压可以实时动态地显示病灶是否发生变形，判断病灶质地的软硬。也可结合弹性成像功能评价其弹性生物学特征，后者目前主要用于乳腺、甲状腺等浅表器官肿瘤的评价。

（十一）超声造影

CEUS 技术已在甲状腺、乳腺、浅表淋巴结病变的诊断和鉴别诊断中显现出重要临床价值。CEUS 规范的描述术语为增强和消退，时相分别为增强早期（动脉期）和增强晚期（静脉期），增强模式有早期快速增强、均匀和不均匀性增强等，增强程度分级应与器官组织自身对比，分为高增强、等增强、低增强和无增强。

三、超声诊断报告书写

超声诊断报告是进行超声检查后，超声图像特征的分析和总结，因此要科学、严谨、客观、易懂，特别是后一点，因要切记诊断报告既是针对临床医师（开出申请单的医师）又是对患者及其亲友的解释说明，对此以往有所忽略。超声诊断报告格式和主要内容有基本信息、检查方式、所见征象描述、超声图像和超声诊断：

1. **基本信息**　包括姓名、性别、年龄、住院或门诊号、检查日期、主诉、检查目的、检查诊室、检查仪器型号、检查者和审核者（签名）等。

2. **检查方式**　常用方法有二维灰阶超声、频谱多普勒和彩色多普勒超声，特殊检查方法有超声造影、弹性成像等，应予以注明。

3. **所见征象描述**　首先应对所检查的脏器和组织进行总体的描述，包括形态、大小、回声、血流等；其次对于病变的描述，应按照上述图像判读的内容和顺序进行；如多发病灶，还应写明具体数目，但难以数清时可忽略，一般对主要或最大的病变先予着重描述。如加做弹性成像、超声造影和三维超声成像应在报告中注明和描述相应的图像特征。报告的术语要采用国内外指南、专家共识、权威教科书和参考书采纳和推荐的言语，词句务必做到规范且精简准的程度，突出专业性的同时兼顾可读性。

4. **超声图像**　给出具有代表性和典型的阳性征象的图像，图像要清晰，与征象描写和超声诊断相呼应，要有体位标志，大小适宜，一般2~4张即可。

5. **超声诊断（ultrasonographic diagnosis）**　根据上述发现的各种征象，分析、推断、排除、鉴别等，最后给出超声诊断，核心点是回答有无病变及病变的性质，可以是肯定的，也可以是不完全确定的。通常分为描写性诊断、疾病诊断和建议：

（1）描写性诊断：如实性占位性病变、囊性占位性病变、钙化病灶等。

（2）疾病诊断：根据某些病变在超声图像上具有较典型的、公认的征象，可给出疾病的诊断，如皮下脂肪瘤、血管瘤、胆囊结石等。病变拟诊程度可试用类似半定量的方式，例如拟诊肿瘤，可给出性质待定（阳性预测值一般在5%~50%）、倾向于恶性肿瘤（约60%）、恶性肿瘤可能（约70%）、恶性肿瘤可能性大（约80%）、考虑为恶性肿瘤（约90%及以上）。当考虑有多种病变时，可按可能性大小依次罗列诊断。进行疾病诊断时，需结合患者的临床资料，尤其是病史尤为重要。

（3）建议：诊断依据不足时，可根据拟诊疾病的临床特点，提出进一步相应的实验室检查、其他影像学检查、穿刺活检等建议。并提出随访建议，抗炎治疗后复查一般宜间隔1周左右；良性肿瘤复查一般宜间隔6~12个月或更长；拟诊恶性病变时，复查间隔应根据不同肿瘤而有不同的间隔，拟诊乳腺癌的复查间隔一般为2~3个月，拟诊微小甲状腺癌的患者，复查间隔可延长到6~12个月；某种疾病治疗后应根据具体情况和相关指南规范的要求，设置复查间隔。

（郭燕丽　朱强）

参 考 文 献

［1］岳林先. 实用浅表器官和软组织超声诊断学. 北京：人民卫生出版社，2017.

［2］衡伟，阿地来·马合木提，王艳芸，等. 浅表器官结核的超声声像图像特征分析. 诊断学理论与实践，2014，13（5）：511-514.

［3］何文，金占强. 超声新技术在浅表器官中的应用. 中国医学影像技术，2016，32（5）：643-645.

［4］王艺，韩若凌，高洁宁. 三维超声技术进展及其在浅表器官诊断中的应用. 中华医学超声杂志（电子版），2015，（3）：184-187.

［5］王颖彦，宣杨，张炽敏，等. ABVS和HHUS鉴别诊断良恶性乳腺肿瘤的meta分析. 南京医科大学学报（自然科学版），2015，（11）：1637-1642.

［6］黄毅斌，胡萍香，龙莎，等. 精索静脉曲张不育患者睾丸组织剪切波速度值与精液质量的相关性. 中华医学超声杂志（电子版），2016，13（7）：547-551.

［7］周明珠，宋淑菊，段婷. 干燥综合征涎腺超声评分系统及临床应用价值. 中国实用内科杂志，2016，（9）：810-813.

［8］王蓓，崔可飞，黄媛婧. 囊性变与非囊性变甲状旁腺瘤的超声诊断与临床特点分析. 中华临床医师杂志：电子版，2015，9（6）：136-139.

［9］沈琳，李栋军，王子杨，等. 结节型后巩膜炎的超声影像学特征. 中华超声影像学杂志，2016，25（11）：980-983.

［10］周曙，肖莹. 浅表组织表皮样囊肿的超声特征及分型. 医学临床研究，2016，33（4）：751-753.

［11］习俊，徐晓霞. 超声诊断皮下脂肪瘤的临床价值分析. 医学影像学杂志，2014，（7）：1232-1233.

［12］陈欣，罗葆明，管小凤，等. 超微血管成像与超声造影微血管成像在乳腺病变诊断中的对比研究. 中华超声影像学杂志，2016，25（7）：608-611.

［13］仲挥，郭君. 超声显示正常喉及喉咽部的清晰度研究. 中国超声医学杂志，2016，32（10）：868-870.

［14］马慧娟，杨敬春，冷振鹏，等. 超声造影联合弹性成像对甲状腺影像报告和数据系统4类甲状腺结节

的诊断价值.中华医学超声杂志(电子版),2016,13(12):911-917.

[15] 杨勇,杨一林,吕秀花,等.多模态影像技术在早期乳腺癌诊断中的对比研究.中华超声影像学杂志,2016,25(7):603-607.

[16] KIM SC,KIM JH,CHOI SH,et al. Off-site evaluation of three-dimensional ultrasound for the diagnosis of thyroid nodules:comparison with two-dimensional ultrasound. European Radiology,2016,26(10):1-8.

[17] EISENBREY JR,DAVE JK,FORSBERG F. Recent technological advancements in breast ultrasound. Ultrasonics,2016,70:183.

[18] COQUIA SF,CHU LC,HAMPER UM. The Role of Sonography in Thyroid Cancer. Radiologic Clinics of North America,2014,52(6):1283-1294.

[19] GUNDRY KR. Breast Ultrasound:Indications and Findings. Clinical Obstetrics & Gynecology,2016,59(2):380.

[20] XIAO X,JIANG Q,WU H,et al. Diagnosis of subcentimetre breast lesions:combining BI-RADS-US with strain elastography and contrast-enhanced ultrasound-a preliminary study in China. European radiology,2017,27(6):2443-2450.

[21] WANG YM,FAN W,ZHAO S,et al. Qualitative, quantitative and combination score systems in differential diagnosis of breast lesions by contrast-enhanced ultrasound. European journal of radiology,2016,85(1):48-54.

[22] MA J,DING H,XU B,et al. Diagnostic performances of various gray-scale,color Doppler,and contrast-enhanced ultrasonography findings in predicting malignant thyroid nodules. Thyroid,2014,24(2):355-363.

[23] FRIEDRICH-RUST M,VORLAENDER C,DIETRICH CF,et al. Evaluation of Strain Elastography for Differentiation of Thyroid Nodules:Results of a Prospective DEGUM Multicenter Study. Ultraschall Med,2016,37(03):262-270.

[24] DUDEA SM,BOTAR-JID C. Ultrasound elastography in thyroid disease. Medical Ultrasonography,2015,17(1):74-96.

[25] CARLSEN J,EWERTSEN C,SLETTING S,et al. Ultrasound Elastography in Breast Cancer Diagnosis. Ultraschall Med,2015,36(06):550-565.

[26] ANDRIOLI M,VALCAVI R. Sonography of Normal and Abnormal Thyroid and Parathyroid Glands. Frontiers of Hormone Research,2015,45:1-15.

[27] CAROTTI M,CIAPETTI A,Joussejoulin S,et al. Ultrasonography of the salivary glands:the role of grey-scale and colour/power Doppler. Clinical & Experimental Rheumatology,2014,32(1):S61-70.

[28] MENG Z,CHEN C,ZHU Y,et al. Diagnostic performance of the automated breast volume scanner:a systematic review of inter-rater reliability/agreement and meta-analysis of diagnostic accuracy for differentiating benign and malignant breast lesions. European Radiology,2015,25(12):3638-3647.

[29] HOUSSAMI N,DIEPSTRATEN SC,TURNER RM,et al. Clinical utility of ultrasound-needle biopsy for preoperative staging of the axilla in invasive breast cancer. Anticancer Research,2014,34(3):1087-1097.

第二章 甲状腺

第一节 概 述

甲状腺（thyroid）是人体最大的内分泌腺体。近年来，甲状腺疾病的检出率逐年增加，包括甲状腺先天发育异常、甲状腺功能异常、甲状腺炎、甲状腺良性结节以及恶性肿瘤。甲状腺结节作为内分泌系统较常见的疾病，大多为良性，恶性占 7%～15%。根据病理表现不同，甲状腺癌可分为分化型甲状腺癌、来源于甲状腺滤泡旁细胞的髓样癌和起源于去分化细胞的未分化癌。其中，分化型甲状腺癌又分为乳头状癌和滤泡性癌，主要为乳头状癌。

超声是甲状腺疾病的首选检查方法，除了常规高频灰阶超声和多普勒超声以外，还有超声造影和弹性成像等新技术用于甲状腺疾病的诊断。超声介入性诊疗技术已广泛应用于甲状腺疾病，超声引导下甲状腺结节穿刺活检病理学检查是目前诊断结节良恶性的可靠方法。主要包括超声引导下细针穿刺细胞学活检技术（FNA）和超声引导下粗针穿刺组织学检查（CNB）。

甲状腺其他影像学诊断方法包括核素扫描、CT、MRI 及 PET-CT。CT 检查有助于胸骨后甲状腺病变的诊断，MRI 可发现甲状腺内异常信号区，核素扫描有助于评估甲状腺结节的功能状态，识别异位的甲状腺组织。对于甲状腺内的甲状旁腺腺瘤，超声检查易误诊为甲状腺内结节，核素显像可帮助鉴别。甲状腺实验室检查如 TSH、T_3、T_4、Tg 及甲状腺相关抗体检测对疾病的鉴别诊断及术后监测随访具有重要的价值。

随着分子生物学技术的发展，多种原癌基因及抑癌基因被证实参与了甲状腺癌的发生和发展，并影响着甲状腺癌的预后。越来越多的甲状腺癌分子标记物如 *BRAF*、*RAS*、*RET* 癌基因及 *TERT* 启动子检测已应用于临床，联合细针穿刺细胞学活检技术，大大提高了甲状腺癌的检出率及术前诊断的准确性。

【思考题及测试题】

1. 甲状腺影像学检查方法主要包括哪些？
2. 甲状腺介入性诊断及治疗的技术包括哪些？

（罗渝昆）

第二节 解剖与生理

一、解剖

（一）甲状腺形态及位置

甲状腺分左、右两侧叶，中间由较狭窄的峡部连接，呈"H"形或蝶形，位于颈前下方，气管前方，平 $C_{5\sim7}$。约半数以上的人甲状腺峡部向上伸出锥状叶，可达舌骨，是甲状舌骨管的遗留组织。甲状腺上端达甲状软骨中部，下端在第六气管软骨环，

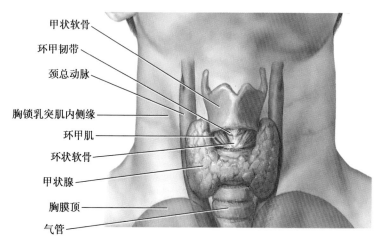

甲状软骨
环甲韧带
颈总动脉
胸锁乳突肌内侧缘
环甲肌
环状软骨
甲状腺
胸膜顶
气管

图 2-2-1 甲状腺形态及位置

峡部位于第二和第三气管软骨环之间(图 2-2-1)。甲状腺每侧叶长 3~6cm,宽 2~3cm,厚 1~2cm,峡部长、宽 1.25~2.00cm,厚约 0.2cm。甲状腺重量随年龄不一,成年人甲状腺重量 25~30g,老年人平均 10~15g,婴儿 1.5~2.0g。

（二）甲状腺毗邻

甲状腺每侧叶分为上下两极、内外两面和前后两缘。甲状腺的上极有甲状腺上动脉、甲状腺上静脉及与其伴行的喉上神经,神经位于其后内侧,近腺体处逐渐分离;甲状腺的下极有甲状腺下动脉、甲状腺下静脉及与其相交的喉返神经。甲状腺外侧面形凸,遮以皮肤、皮下组织、颈筋膜、胸骨舌骨肌、胸骨甲状肌、甲状舌骨肌、肩胛舌骨肌、胸锁乳突肌等。甲状腺的内侧面依次为甲状软骨、环状软骨、气管、食管、甲状腺上、下动脉及喉返神经等。喉返神经起自迷走神经,沿气管、食管间沟上行,至甲状腺两叶的背面,交错于甲状腺下动脉之间,左侧较右侧长,容易受累(图 2-2-2)。

（三）甲状腺包膜

甲状腺有内、外两层被膜。气管前筋膜包裹甲状腺的前面和后侧面,形成甲状腺外层被膜,即甲状腺鞘,外层被膜在与气管接触的部分没有被膜,故又称为甲状腺假被膜。内层被膜包被整个甲状腺腺体,形成若干纤维束深入腺体实质内,将甲状腺分成许多小叶,其中有丰富的血管、淋巴管,为甲状腺的固有被膜,是真被膜,即纤维囊。内外层被膜之间形成的间隙为囊鞘间隙,内有疏松结缔组织、血管、神经及甲状旁腺。外层被膜内侧增厚形成甲状腺悬韧带使甲状腺两侧叶内侧和峡部后面

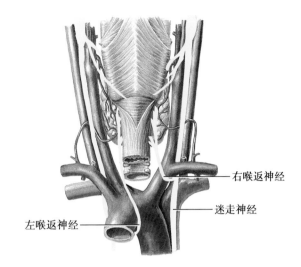

图 2-2-2 甲状腺周围的神经

连于甲状软骨、环状软骨以及气管软骨环,将甲状腺固定于喉及气管壁上。吞咽时,甲状腺可随喉的活动而上下移动。

（四）甲状腺血供

甲状腺的血供极其丰富,供应甲状腺的动脉主要有①甲状腺上动脉:颈外动脉第一分支,沿侧叶下行,到达甲状腺侧叶上极时,分前后支进入腺体的前面及背面;②甲状腺下动脉:起自锁骨下动脉甲状颈干的分支,呈弓形横过颈总动脉后方,再分支进入甲状腺侧叶的背面;③约 10% 的人有甲状腺最下动脉,由主动脉弓发出,分布于甲状腺下极和峡部。甲状腺共有 3 对静脉:甲状腺上静脉、中静脉和下静脉。甲状腺上静脉、中静脉注入颈内静脉,甲状腺下静脉注入无名静脉(图 2-2-3、图 2-2-4)。

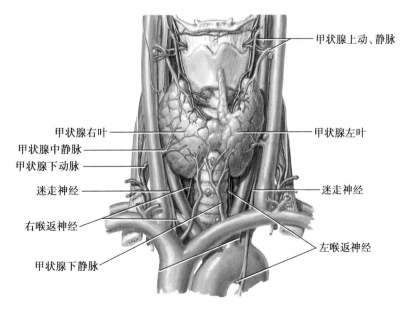

图 2-2-3 甲状腺血供(前面观)

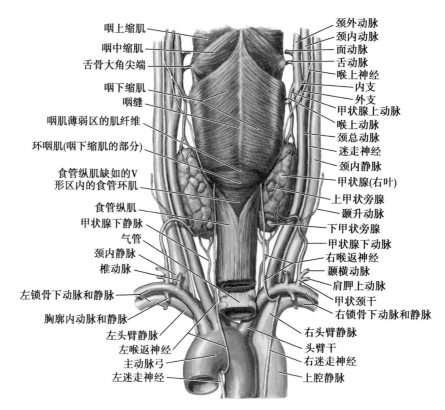

图 2-2-4　甲状腺血供(后面观)

（五）甲状腺淋巴引流及分区

甲状腺的淋巴管网极为丰富,淋巴液经滤泡周围的淋巴丛,引流到气管、纵隔、喉前及颈深部淋巴结,甲状腺癌可经淋巴管转移至上述区域淋巴结,主要包括(图 2-2-5):

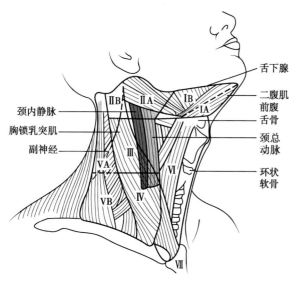

图 2-2-5　颈部淋巴结

1. Ⅰ区　包括颏下淋巴结和颌下淋巴结,分为Ⅰa 和Ⅰb 区淋巴结,Ⅰa 区淋巴结指双侧二腹肌前腹之间,舌骨体之上的淋巴结,Ⅰb 区淋巴结指下颌下腺后缘之前,舌骨体之上的淋巴结。

2. Ⅱ区　颈内静脉上组淋巴结,上界为颅底,下界为舌骨,下颌下腺后缘之后、胸锁乳突肌后缘之前、颈总动脉分叉之上的淋巴结,颈内静脉后缘作为Ⅱa 和Ⅱb 的分界。

3. Ⅲ区　颈内静脉中组淋巴结,位于颈内静脉中 1/3 周围,颈总动脉分叉处以下至肩胛舌骨肌与颈内静脉交叉处之间,上界为舌骨,下界为环状软骨下缘,前界为胸骨舌骨肌侧缘或胸锁乳突肌前缘,后界为胸锁乳突肌后缘。

4. Ⅳ区　颈内静脉下组淋巴结,位于颈内静脉下 1/3 周围,起自环状软骨,止于锁骨水平。

5. Ⅴ区　颈后三角淋巴结群,包括锁骨上淋巴结和副神经淋巴结,锁骨水平以上、胸锁乳突肌后缘与斜方肌前缘之间的淋巴结都归于Ⅴ区,肩胛舌骨肌与颈内静脉交叉处水平之上为Ⅴa 区,之下为Ⅴb 区。

6. Ⅵ区　Ⅵ区淋巴结上界为舌骨,下界为胸骨上窝,两侧界为颈总动脉内侧缘。

7. Ⅶ区　Ⅶ区淋巴结指前上纵隔内淋巴结。

二、生理

甲状腺功能主要是分泌甲状腺激素和降钙素。

甲状腺储存着体内总碘量的 1/5,作为合成甲状腺素的主要原料。人体内的碘主要来自食物,由小肠吸收入血,被甲状腺摄取,然后在氧化酶作用下,碘与细胞内甲状腺球蛋白中的酪氨酸结合成一碘酪氨酸(T_1)和二碘酪氨酸(T_2),再进一步合成三碘甲腺原氨酸(T_3)和四碘甲腺原氨酸(T_4),T_3 和 T_4 合称甲状腺激素,并与甲状腺球蛋白结合,储存在甲状腺滤泡的胶体中。甲状腺球蛋白的分子较大,不能透过毛细血管壁,必须在蛋白水解酶作用下,甲状腺激素才能与甲状腺球蛋白解离,释放入血液。

甲状腺激素的生理功能十分广泛,可以增加组织的氧消耗,促进蛋白质、糖和脂肪的分解,还可以增加电解质的排泄,利尿,促进生长激素的分泌,提高中枢神经系统的兴奋性。甲状腺激素的合成和分泌,受大脑皮质和下丘脑通过垂体前叶分泌促甲状腺激素(TSH)的调节和控制,同时,甲状腺激素分泌过多又可抑制 TSH 的分泌。甲状腺滤泡旁细胞(C 细胞)分泌的降钙素具有降低血钙和血磷的作用。

【思考题及测试题】
1. 简述甲状腺重要毗邻结构。
2. 简述颈部淋巴结引流。

(罗渝昆)

第三节 正常超声表现

甲状腺超声横切面扫查时,由前至后依次为皮肤、浅筋膜、深筋膜浅层、舌骨下肌群及气管前筋膜。甲状腺两侧叶前方显示的低回声为胸骨舌骨肌和胸骨甲状肌,颈外侧为胸锁乳突肌,两侧叶后方相对称的为颈长肌。

甲状腺横切时呈蝶形,左右对称,包膜完整,中央的峡部连接左右两叶。甲状腺实质一般呈均匀的稍高或中等回声,略低于正常下颌下腺,峡部后方中央为气管,呈弧形强回声带,后方逐渐衰减呈无回声,气管正后方为颈椎椎体(图 2-3-1)。甲状腺后方外侧为颈总动脉和颈内静脉。近半数的甲状腺左叶后方、气管旁可显示食管,部分甲状腺右叶后方也可见到食管。

甲状腺侧叶纵切面扫查时,在颈前肌、颈侧肌或胸锁乳突肌与颈长肌之间显示侧叶呈上极较尖小、下极较钝,呈均匀分布的椎体状中等回声,其后方为颈总动脉或颈内静脉。颈长肌前方显示一小神经血管束,包含喉返神经和甲状腺上、下动脉(图

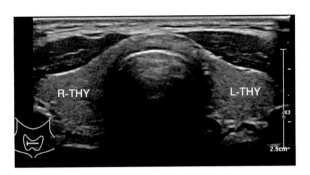

图 2-3-1 正常甲状腺横切面

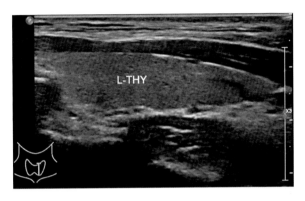

图 2-3-2 正常甲状腺左叶纵切面

2-3-3)。

正常人甲状腺上下径变异较大,高瘦者侧叶长径可达 7~8cm,而矮胖者侧叶长径可小于 5cm,前后径差异相对较小。甲状腺测量前后径意义最大,其次左右径,侧叶前后径不能超过 2cm。

甲状腺上动脉为颈外动脉第一分支,位置表浅,向内下方行至甲状腺上极后分为前、后两支,较甲状腺下动脉容易显示(图 2-3-3)。甲状腺下动脉起自锁骨下动脉分支甲状颈干,到达甲状腺下极背侧分为上、下两支。甲状腺上、下动脉的平均内径约 0.2cm,呈单向搏动性频谱,收缩期急速上升,峰值流速 20~40cm/s,舒张期缓慢下降(图 2-3-4)。

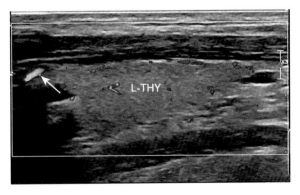

图 2-3-3 甲状腺上动脉彩色血流

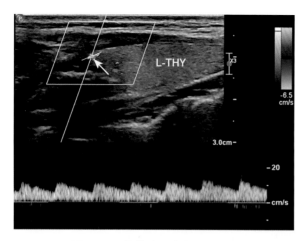

图 2-3-4　甲状腺上动脉血流频谱

甲状腺 3 对静脉在甲状腺内显示点状及条状、分布稀疏的血流信号,呈连续性静脉频谱。

【思考题及测试题】

1. 简述甲状腺正常超声表现。

2. 简述甲状腺上、下动脉在超声上的走行及分支特点。

(罗渝昆)

第四节　检查适应证

凡颈前区感到不适或肿大,出现颈部压迫感、声音嘶哑、吞咽困难、呼吸困难等症状,或体检、其他辅助检查发现甲状腺形态、大小、质地异常,触及可疑结节,或临床怀疑甲状腺功能亢进或减退等,均适宜做甲状腺超声检查。

一、甲状腺病变相关症状和体征

1. 甲状腺局限性或弥漫性肿大。

2. 甲状腺触诊结节,进一步判断结节囊实性或鉴别良恶性。

3. 检查甲状腺功能亢进或减退,进一步了解甲状腺病变。

4. 临床怀疑亚急性甲状腺炎或桥本甲状腺炎。

5. 临床怀疑甲状腺脓肿或血肿病变。

6. 颈部淋巴结病变或甲状旁腺疾病。

7. 甲状舌骨囊肿,需与甲状腺疾病鉴别。

二、甲状腺外科手术术前、术中及术后评估

1. **术前评估**　甲状腺结节的位置、数目、数量及大小,评估结节与甲状腺包膜或周边结构的关系,以及颈部淋巴结情况。

2. **术中评估**　甲状腺病灶术中定位及手术指导。

3. **术后评估**　了解甲状腺术后局部血肿及水肿情况,评估肿瘤局部复发或淋巴结转移情况。

三、甲状腺病变随访

1. 甲状腺弥漫性病变药物、放射治疗的疗效随访。

2. 对穿刺活检病理为良性的结节进行动态随访。

四、超声引导下介入诊断和治疗

1. 超声引导下甲状腺经皮穿刺细胞学或组织学活检术等。

2. 超声引导下甲状腺囊性结节或囊性为主结节的囊液抽吸、药物灌注治疗;实性或实性为主结节的射频、微波及激光消融等。

五、高危人群筛查

1. 儿童或青少年有颈部受辐射史。

2. 家族有甲状腺癌病史。

3. 有家族性腺瘤性息肉病、Cowden 病、乳腺癌、家族性多发性内分泌肿瘤综合征、家族性甲状腺髓样癌等病史。

【思考题及测试题】

1. 简述甲状腺超声检查的适应证。

2. 简述甲状腺超声引导下介入诊断和治疗的适应证。

(罗渝昆)

第五节　检查内容与方法

一、检查内容

(一)大小

横断面及纵断面测量其大小,以判断甲状腺体积增大、缩小情况。

(二)内部回声

根据超声仪成像频率及分辨率的不同,不同仪器所显示的正常甲状腺实质回声略有差异,分辨率较高时实质回声细密均匀,而仪器分辨率降低时回声则较为粗大,均匀性下降。在判断甲状腺实质回声水平时,一般选择胸锁乳突肌为参照物,正常腺体回声高于肌肉回声,呈均匀细点状,其实质回声

与正常下颌下腺及腮腺相似。判断甲状腺结节时应以正常的甲状腺回声作为参照,从而确定其回声水平。

(三) 多普勒超声显像

1. 彩色多普勒血流信号 正常甲状腺实质内可见少许散在的点状血流信号。甲状腺上动脉位置表浅,在侧叶纵断面上极易显示,呈细等号样管状结构,呈分支状自颈外动脉起始部的前壁发出,斜向下走行,内径一般小于2mm,横断面呈圆形或椭圆形,位于颈总动脉内侧,在其下极极易显示较粗的甲状腺下静脉。甲状腺下动脉大部分起自锁骨下动脉的甲状颈干分支,内径为1.5~2.0mm,横断面上一般可见其从颈总动脉后方横过,呈管道状。甲状腺最下动脉超声显示率不高,内径较细,一般为1mm左右。甲状腺静脉分为上、中、下3对,纵断面可见许多细小的无回声围绕在甲状腺表面。挤压探头有助于甲状腺静脉的辨认,表现为可压扁的管道回声。

2. 脉冲多普勒血流信号 甲状腺动脉的测值最为重要,甲状腺动脉要记录其收缩期峰值流速(PSV)、舒张末期流速(DV)、搏动指数(PI)、阻力指数(RI)等重要参数。

二、检查方法

(一) 仪器条件及调节

1. 仪器条件 目前,甲状腺超声检查多采用多普勒超声诊断仪及高频宽带线阵探头,如5~12MHz,或更高频率带宽的探头,在具体操作过程中,可以根据实际情况调整探头频率,如甲状腺体积较大时,可采用较低频带的探头以获得全面的图像,得到更多信息。

2. 仪器调节 首先选择机器中预设的检查模式,目前的中高档彩超仪都常规设有甲状腺检查模式;其次,开启此模式后为了获得最佳的显像效果,要进行相应的调节,包括深度、聚焦、TGC及二维灰阶总增益及彩色增益、彩色标尺、彩色取样框的大小及偏转角度、频谱多普勒状态下的取样门的宽度、取样线与血流的角度等;最后对于一些特殊情况要特殊调节,如明显肿大的甲状腺的测量可以采用双幅图像进行上下及左右拼接,或加用拓宽视野成像技术,或换用低频探头,对于感兴趣区可以采用局部放大功能。

(二) 检查前准备工作

1. 患者准备 嘱患者脱去高领衣物及颈部饰物,常规取仰卧位,肩部及颈后垫枕,充分暴露扫查视野。如果甲状腺体积较大,可以嘱患者头部转向对侧或适当侧动体位。

2. 医师准备 医师应详细了解患者的临床症状体征、相关实验室检查、其他影像学资料及既往检查病史。必要时可以进行适当的体格检查。

(三) 扫查方法

1. 二维灰阶图像扫查

(1) 横断面扫查:嘱患者平静呼吸,尽量减少吞咽动作,首先进行横断面扫查,将探头置于颈前正中、甲状软骨下方水平,自上而下进行滑行扫查,直至甲状腺下极消失为止。并分别对两侧叶进行横断面扫查。须注意扫查时一定要尽可能使探头垂直于皮肤,在最大横断面测量两侧叶的左右径、前后径。左右径即从气管强回声边缘向甲状腺外侧缘作水平线,该线最大测值即为左右径;垂直于左右径作最大前后径,即为甲状腺前后径;峡部测量在气管前方峡部正中处,选择峡部最厚处进行测量。

颈前皮肤呈弧形强回声,其深方可见回声较低的颈前肌群,两侧可见梭形对称的胸锁乳突肌断面。气管呈弧形强回声位于中央,后伴宽大声影,气管两侧即为甲状腺左右叶,两侧叶间由峡部相连,略呈马蹄形或蝶形。食管位于气管深方,大部分被气管后方声影遮盖,部分患者于甲状腺左叶背侧可探及食管左侧管壁,横断面为半月形,层次清晰,饮水时管腔内可见液体流动回声加以证实。甲状腺两侧叶的后外侧为颈总动脉及颈内静脉的横断面,寻找甲状腺两侧叶外缘的重要解剖学标志即为颈部大血管。两侧叶深方可见左右横向排列呈条状的颈长肌。

(2) 纵断面扫查:沿甲状腺左右侧叶长径,由内向外或由外向内作一系列滑行纵切扫查,可显示呈长梭形或柳叶状的侧叶纵断面。扫查时仔细观察纵断面全貌,注意包括上极及下极,正常上下极边缘呈锐角。两侧叶长径的测量从甲状腺腺体组织最高点测至最低点。

2. 多普勒超声检查

(1) 彩色多普勒血流信号显示:在二维超声检查后要进行彩色血流信号的探查,观察甲状腺内部及大血管的血流信号,一般嘱患者平静呼吸,尽量不要吞咽,必要时可以屏气。由于甲状腺实质及结节内血流速度较慢,因此彩色速度标尺一般调整为5cm/s左右,但对于甲状腺上动脉的显示可根据实际需要上调速度标尺。在彩色增益调节方面,一般以能够显现血流信号而不出现彩色噪音为宜。

（2）频谱多普勒血流信号显示:脉冲多普勒可以测量甲状腺血管的血流频谱状态及相关血流参数。甲状腺实质病灶内部的血管内径较细,测量时尽可能调小取样门,可以采用取样门的最小值,一般为0.5mm。测量甲状腺上动脉等较大血管时必须使夹角≤60°,并且测量这些大血管时要适当增加取样门宽度。另外脉冲波重复频率也不宜过大,通常使频谱波形处于图像显示高度的2/3水平为宜。

三、检查注意事项

1. 在二维灰阶图像上甲状腺静脉管壁较薄,以甲状腺实质为边缘,极易误诊为甲状腺囊肿,此时可以改变探头方向,见管道状结构自甲状腺内部向外延伸,可以鉴别两者。

2. 有时甲状腺双侧叶前方筋膜界面会形成声影,影响后方腺体的观察,此时可适当转动患者头部以避开声影。

3. 若有甲状腺锥状叶存在则应该仔细检查,并加做锥状叶长轴矢状断面及最大横断面扫查。

4. 超声测量甲状腺长径有可能受到探头长度及扫查方式的影响。

5. 测量甲状腺上动脉流速时不宜过度加压,以防人为造成阻力指数测值过高的假阳性。

6. 在甲状腺全面扫查的基础上,一定要检查淋巴结:包括甲状腺周围淋巴结、颈部淋巴结。

【思考题及测试题】

阐述甲状腺超声检查的注意事项。

（陈　武）

第六节　甲状腺疾病

一、单纯性甲状腺肿

【概况及流行病学】

单纯性甲状腺肿（simple goiter）又称非毒性甲状腺肿,俗称大脖子病,是由于各种原因引起的甲状腺激素合成不足而导致的甲状腺代偿性肿大,不伴有甲状腺功能异常（图2-6-1）,可分为地方性和散发性两种,多见于儿童期及青春期,女性的发病率是男性的3~5倍。本病大多预后良好,部分会随青春期发育而缩小甚至自行消失,部分可发展为结节性甲状腺肿等。

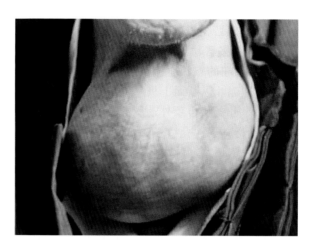

图 2-6-1　单纯性甲状腺肿

【病理与病生改变】

单纯性甲状腺肿在病理改变上可分为三期:

1. **弥漫性滤泡上皮增生（增生期）**　当甲状腺素减少时,垂体促甲状腺素增多,使滤泡上皮明显增生。肉眼观,甲状腺呈弥漫性肿大,表面光滑无结节。镜下,滤泡上皮显著增生呈立方或柱状,伴有小滤泡增生,内含少量胶质。

2. **弥漫性胶性甲状腺肿（胶质贮积期）**　由于滤泡上皮增生,功能增强,使甲状腺素达到暂时平衡。肉眼观,甲状腺均匀弥漫肿大,表面光整无结节,切面见大量胶质。镜下,滤泡上皮变扁平,滤泡腔高度扩张,大量胶质堆积。

3. **结节性甲状腺肿（结节期）**　由于甲状腺内不同部位的滤泡上皮增生与复旧变化不一致,后期可形成不规则结节。肉眼观,结节大小不一,凹凸不平,境界清楚但无完整包膜,常发生囊性变、出血、钙化及纤维化等改变。镜检:滤泡大小不一,上皮扁平或低立方形,大滤泡腔内充满胶质,也可见不含胶质的小滤泡。

【临床表现】

早期单纯性甲状腺肿多无明显症状,多被他人发现或自己察觉有甲状腺轻中度增大。此时甲状腺双侧叶呈弥漫性肿大,质软,无血管杂音,无震颤,患者也无甲亢或甲减症状。后期逐渐发展呈巨大甲状腺肿,并可有大小不等的结节,呈结节性甲状腺肿,可伴有甲状腺功能亢进或减退的表现。巨大甲状腺肿可引起压迫症状,如咳嗽、声音嘶哑、呼吸不畅、吞咽困难或恶心、呕吐等。位于胸骨后的甲状腺肿则可引起上腔静脉压迫综合征表现。本病根据甲状腺肿大程度可分为Ⅰ度、Ⅱ度和Ⅲ度。

【超声表现】

1. 病程早期 甲状腺双侧叶体积增大,形态规则,实质回声均匀,多普勒超声示血流信号未见明显异常。

2. 病程进展期 甲状腺双侧叶体积增大,形态尚规则,回声欠均匀,多普勒超声示血流信号稍丰富。

3. 病程后期 腺体实质回声增粗,可见大小不等的结节,结节边界清晰,部分内可见囊性无回声区或粗大强回声斑。多普勒超声示血流信号稍丰富。

4. 超声弹性成像 弹性图像特征与其内部结构密切相关。由于滤泡上皮增生、胶质沉积,甲状腺腺体整体硬度不高;随着病程进展结节形成,部分结节内出现囊性变或强回声斑,硬度也随之变化。

5. 超声造影 表现为甲状腺实质内造影剂均匀灌注,结节形成后多表现为结节内造影剂均匀灌注,呈等增强,一般在稍后的时间段可见周边环状增强。

【超声诊断与鉴别要点】

结合临床表现及实验室检查,超声诊断与鉴别要点详见表2-6-1,并参见图2-6-2~图2-6-4。

【实验室与其他影像学检查】

1. 实验室检查 包括甲状腺激素、抗体及甲状腺摄碘率测定。散发性单纯性甲状腺肿患者血常规正常或表现为轻度贫血,甲状腺功能及摄碘率大多正常,TSH水平可正常或有不同程度的增高。如为缺碘引发可伴有尿碘降低,血清蛋白结合碘(PBI)降低。结节性甲状腺肿或混合性甲状腺肿患者的血清TSH水平可低于正常,部分TRH兴奋试验其TSH反应较低,T$_3$抑制试验不受抑制,多有自主性调节趋势的功能变化。TGA和TMA阳性时,应考虑桥本甲状腺炎的可能,应作病理穿刺及细胞学检查,明确诊断。

2. 其他影像学检查 甲状腺放射性核素显像可表现为甲状腺肿大,放射性分布均匀。CT表现为甲状腺弥漫性肿大,甲状腺组织的CT值通常在70HU以上。MRI可见甲状腺增大。

表2-6-1 单纯性甲状腺肿与弥漫性毒性甲状腺肿、早期桥本甲状腺炎的鉴别要点

	单纯性甲状腺肿	弥漫性毒性甲状腺肿	早期桥本甲状腺炎
肿大特点	侧叶长径增大为主	侧叶长径增大为主,峡部增大不明显	侧叶前后径和峡部增大为主
实质回声	正常或稍不均匀	弥漫性减低,较均匀	弥漫性减低,可见强回声分隔及散在回声减低区
多普勒超声	正常或轻度增加	火海征	火海征或中度增加
甲状腺上动脉	流速正常或轻度加快	流速明显增快,多数≥100cm/s	流速中等增快,多数<100cm/s
腺体弹性(探头加压前后径缩短)	中度	显著	不显著
突眼	不伴	大多伴有	不伴或较少
T$_3$与T$_4$	正常	升高	正常、一过性升高或减低
甲状腺自身抗体	阴性	TR-Ab阳性率80%~90% Tg-Ab与TPO-Ab可阳性,但滴度较低	Tg-Ab与TPO-Ab阳性,滴度较高
甲状腺摄碘率	一般正常	明显增高,不能被T$_3$抑制	正常或增高,可被T$_3$抑制
FNAB	增生的滤泡上皮细胞,不伴淋巴细胞浸润	滤泡细胞功能旺盛,背景无或可见少量至中量淋巴细胞,但无嗜酸性变细胞,可见少许退行性变细胞	中等/大量淋巴细胞和/或浆细胞浸润,可有生发中心,可见或多见嗜酸性变细胞,退行性变细胞多见

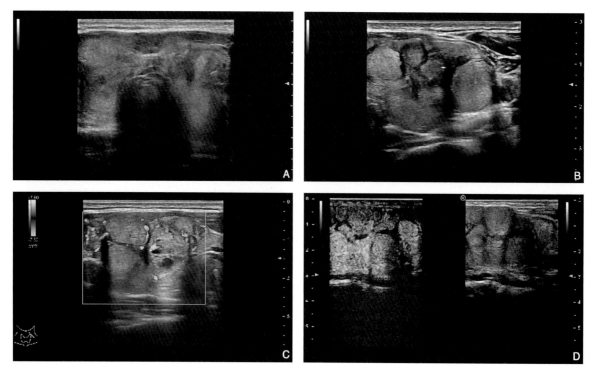

图 2-6-2 单纯性甲状腺肿

患者男性,17 岁,发现甲状腺肿大 6 个月就诊,甲状腺激素及自身抗体检测均未见异常,诊断为单纯性甲状腺肿。A.甲状腺双侧叶体积弥漫性增大,形态不规则;B.双侧叶回声不一的结节形成,结节间未见明显的正常甲状腺组织;C.血流信号表现为稍丰富,甲状腺实质内点条状血流信号;D.超声造影表现为结节内造影剂均匀灌注,呈等增强

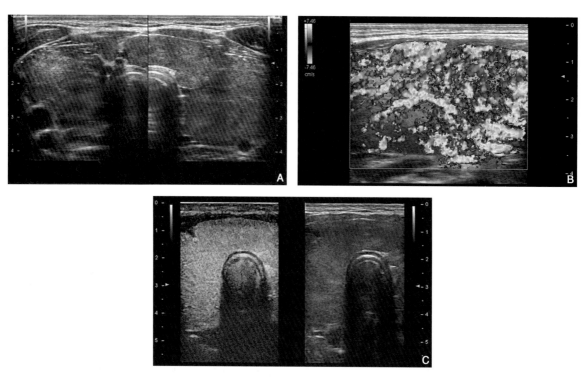

图 2-6-3 弥漫性毒性甲状腺肿

患者男性,23 岁,发现甲状腺肿大伴突眼 1 年就诊,甲状腺激素 T_3、T_4 显著升高,TR-Ab>40IU/L,诊断为弥漫性毒性甲状腺肿。A.甲状腺双侧叶体积增大,光点增粗,未见明确结节;B.血流信号丰富,表现为火海征;C.超声造影表现为甲状腺实质内造影剂快速均匀灌注,呈等增强

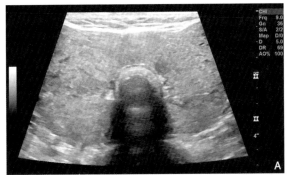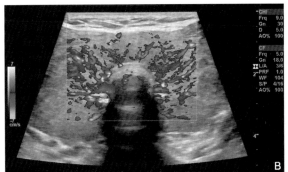

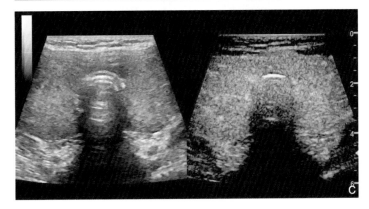

图 2-6-4 桥本甲状腺炎

患者女性,46 岁,体检发现甲状腺功能异常就诊,T₃、T₄ 及 TR-Ab 正常范围,TPO-Ab > 600IU/ml,诊断为桥本甲状腺炎。A. 甲状腺双侧叶体积弥漫性增大,光点增粗,可见散在回声减低区;B. CDFI 表现为血流信号丰富;C. 超声造影表现为甲状腺实质内造影剂快速均匀灌注,未见明显结节形成,呈等增强

【治疗方法】

1. **生理性甲状腺肿** 可不予药物治疗,宜多食含碘丰富的海带、紫菜等食物。

2. **20 岁以下的弥漫性单纯性甲状腺肿患者** 可给予小剂量甲状腺素或左旋甲状腺素以抑制腺垂体 TSH 分泌,从而缓解甲状腺的增生和肿大。

3. **伴以下情况时,可施行甲状腺手术或微创消融术** ①因气管、食管或喉返神经受压引起临床症状者;②胸骨后甲状腺肿;③巨大甲状腺肿影响生活和工作者;④结节性甲状腺肿继发功能亢进者;⑤结节性甲状腺肿疑有恶变者。

4. **手术方式** 多采用甲状腺次全切除术。

【思考题及测试题】

1. 单纯性甲状腺肿的甲状腺激素与自身抗体测定有什么特点?

2. 常见的甲状腺弥漫性疾病有哪些? 如何鉴别?

3. 单纯性甲状腺肿的手术适应证及手术方式是什么?

【病例分享】

1. **病例一** 患者女性,21 岁,发现甲状腺肿大 4 个月就诊,甲状腺激素及自身抗体检测均未见异常(图 2-6-5)。

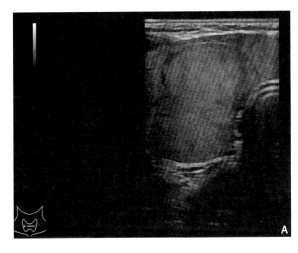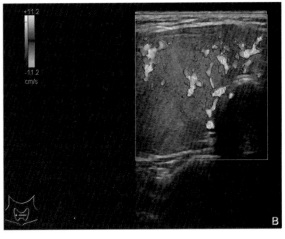

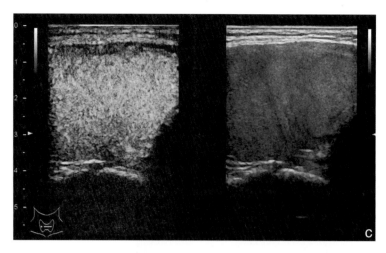

图2-6-5 单纯性甲状腺肿

征象分析:

(1) 甲状腺弥漫性增大,形态失常,回声增粗。

(2) 甲状腺实质内满布回声不一的结节,相互融合成团,部分结节内可见无回声区。

(3) CDFI 显示甲状腺血流信号稍丰富。

(4) 造影后可见造影剂均匀进入,呈等增强。

诊断要点:结合超声征象及患者甲状腺激素及自身抗体的检查,诊断为单纯性甲状腺肿。

2. **病例二** 患者女性,57 岁,发现甲状腺肿大3 年余就诊,甲状腺激素及自身抗体检测均未见异常(图 2-6-6)。

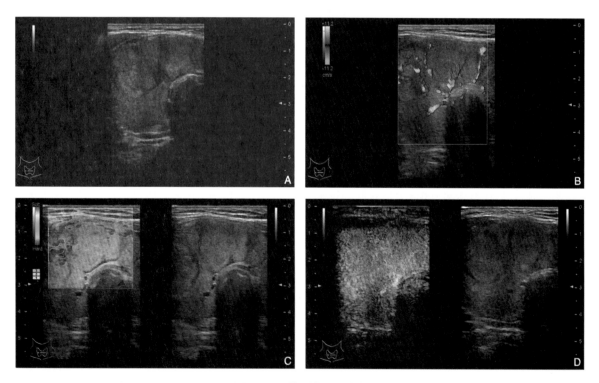

图 2-6-6 单纯性甲状腺肿

征象分析:

(1) 甲状腺弥漫性增大,形态尚规则,回声增粗。

(2) 甲状腺实质呈结节样改变,相互融合成团。

(3) CDFI 显示甲状腺血流信号稍丰富。

(4) 助力式弹性成像显示结节质地偏软。

(5) 造影后可见造影剂均匀进入,呈等增强。

诊断要点:结合超声征象及患者甲状腺激素以及自身抗体的检查,诊断为单纯性甲状腺肿。

（周 琦）

二、结节性甲状腺肿

【概况及流行病学】

结节性甲状腺肿(nodular goiter,NG)是一种常见的甲状腺良性疾病,发病率较高,有报道患病率可达4%。患者多数有单纯性甲状腺肿病史,发病年龄一般在30岁以上,且女性发病率多于男性,女性与男性发病之比为4:1～5:1。

【病理与病生改变】

结节性甲状腺肿的发病机制与病因目前仍不明了,很可能系多因素所致,如遗传、放射、免疫、地理环境、致甲状腺肿物质、碘缺乏、化学物质刺激及内分泌变化等。近年来甲状腺肿瘤基因突变也有相关研究。

【临床表现】

一般病史较长,进展缓慢。早期可无症状,患者多无意中发现甲状腺结节前来就诊。甲状腺肿大程度不一,多不对称。结节数目及大小不等,一般为多发性结节,结节质软、光滑、无触痛。结节较大时可发生压迫症状,如呼吸困难、吞咽困难和声音嘶哑等。结节内急性出血可致肿块突然增大及疼痛。

伴发甲状腺功能亢进时,患者有乏力、体重下降、心悸、心律失常、怕热多汗、易激动等症状,但甲状腺局部无血管杂音及震颤,突眼及手指震颤少见。来自碘缺乏地区的患者也可伴有甲状腺功能低下表现,出现心律减慢,水肿与皮肤粗糙及贫血表现等。老年患者症状常不典型。

【超声表现】

1. **灰阶超声** 甲状腺正常大小或两侧叶不对称性增大。甲状腺内部回声不均匀,可见回声不等的结节,边界清晰,无明显包膜,其内可见囊性变,可伴有弧形或颗粒状强回声斑。

2. **多普勒超声** 结节内血供状态不等,有的结节内部血流丰富,甚至呈彩球样;以退化为主(囊性变)的结节内部无或少许血流信号。结节以外的甲状腺实质血流信号无明显增多,甲状腺上动脉内径正常或稍增宽,流速在正常范围内或稍加快。

3. **超声弹性成像** 结节超声弹性表现为偏绿色或以绿色为主,质地较软。

4. **超声造影** 一般与周围正常甲状腺组织同步等增强是结节性甲状腺肿的超声造影特征。

【超声诊断与鉴别要点】

本病需与甲状腺腺瘤、乳头状甲状腺癌相鉴别(表2-6-2,图2-6-7~图2-6-10)。

表2-6-2　结节性甲状腺肿、甲状腺腺瘤与乳头状甲状腺癌鉴别要点

	结节性甲状腺肿	甲状腺腺瘤	乳头状甲状腺癌
数量	多发多见	单发多见	单发多见
形态	规则或不规则	椭圆形或圆形	不规则
边界	清晰或模糊	清晰	不清晰
包膜	无	有	无
内部回声	不均匀,内部回声多样	均匀,多为等或高回声	多为实性不均质低回声
囊性变	常见	常见	少见
晕环	有或无	常有均匀低回声晕	常无
钙化	有或无	少见,粗大钙化	多见,微小钙化
内部血供	血供程度不一	实性部分血供丰富,分布尚规则	血供程度不一,分布不规则
环绕血流	有或无	常有,大于1/2圈	无或小于1/2圈
颈部淋巴结转移	无或伴反应性淋巴结	无或伴反应性淋巴结	可伴有转移性淋巴结
核素显像	可为温结节或凉结节	可为温结节或凉结节	多为冷结节

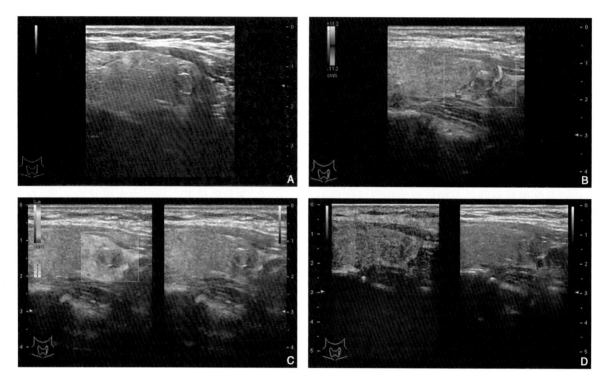

图 2-6-7　结节性甲状腺肿

患者女性,38 岁,发现甲状腺结节 2 周就诊,甲状腺激素及自身抗体检测均未见异常,诊断为结节性甲状腺肿。A. 甲状腺左侧叶等回声结节,边界清晰,形态规则,结节周边可见环状强回声;B. CDFI 显示结节周边及其内可见点条状血流信号;C. 超声弹性成像蓝色为主,结节质地偏硬;D. 超声造影表现为结节内造影剂均匀灌注,与周围甲状腺实质呈等增强

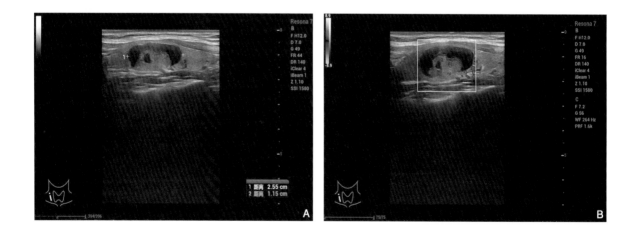

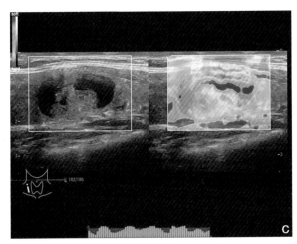
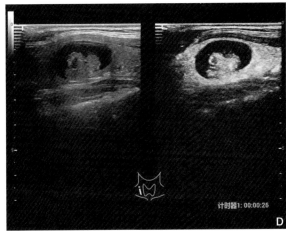

图 2-6-8　结节性甲状腺肿

患者女性,43 岁,体检发现甲状腺结节 3 天就诊,甲状腺激素及自身抗体检测均未见异常,诊断为结节性甲状腺肿(囊性变)。A. 甲状腺右侧叶囊实性结节,边界清晰,形态规则;B. CDFI 显示结节周边及其内可见点条状血流信号;C. 超声弹性成像显示蓝绿相间,绿色为主,结节质地偏软;D. 超声造影表现为结节实性部分内造影剂均匀灌注,与周围甲状腺实质呈等增强,囊性部分未见造影剂灌注

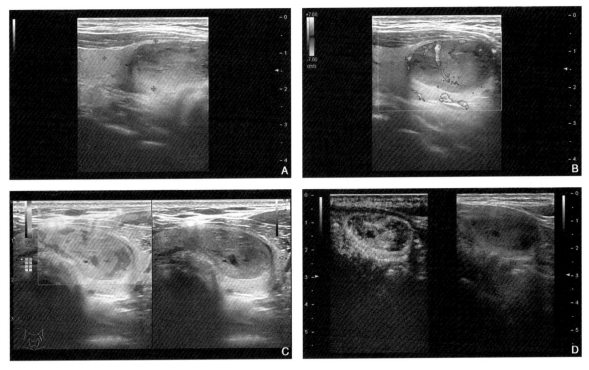

图 2-6-9　甲状腺腺瘤

患者男性,65 岁,发现甲状腺结节 4 个月余就诊,TSH 减低,余甲状腺激素及自身抗体检测均未见异常,诊断为甲状腺腺瘤。A. 甲状腺左侧叶稍低回声结节,边界清晰,形态规则;B. CDFI 显示结节周边及其内可见点条状血流信号;C. 超声弹性成像显示蓝绿相间,结节质地中等;D. 超声造影表现为结节内造影剂从周边向中央灌注,结节边界清晰

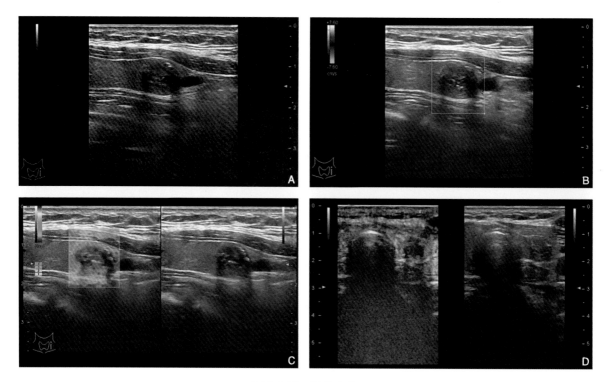

图 2-6-10 甲状腺癌

患者女性,37 岁,体检发现甲状腺结节 3 天就诊,甲状腺激素及自身抗体检测均未见异常,诊断为甲状腺癌。A. 甲状腺左侧叶低回声结节,边界尚清晰,形态尚规则,其内可见沙砾状强回声光斑,后方回声衰减;B. CDFI 显示结节内血流信号不丰富;C. 超声弹性成像显示蓝色为主,结节质地偏硬;D. 超声造影表现为结节内造影剂灌注不均匀,呈弱增强

【实验室及其他影像学检查】

1. **实验室检查** 甲状腺功能检查多正常,后期多有甲状腺功能低下。TRH 兴奋实验,其 TSH 水平对 TRH 无反应。

2. **其他影像学检查** 放射性核素显像可见放射性分布不均匀,温结节和凉结节均可存在。CT 表现为甲状腺非对称性增大,伴有出血、囊性变或强回声斑所致的不均匀区。MRI 表现为弥漫性信号不均,可显示小至 3~5mm 的结节。

【治疗方法】

1. **内科药物治疗结合手术治疗** 内科药物治疗后结节缩小可保守治疗。结节增大有压迫症状者,应切除甲状腺结节手术治疗,术后应观察甲状腺功能变化。对热结节有功能自主性者也应采取手术治疗。

2. **手术治疗** 分为甲状腺次全切除术及甲状腺全切除术,术后常有甲状腺功能减退,采用甲状腺激素终身替代治疗。

3. **消融治疗** 近年来超声引导下射频消融应用于结节性甲状腺肿的治疗,有很好的效果,且术后并发症较少。

【思考题及测试题】

1. 简述甲状腺良恶性结节的鉴别要点。

2. 超声对于诊断结节性甲状腺肿的优点及不足分别有哪些?

【病例分享】

1. **病例一** 患者女性,50 岁,体检发现甲状腺结节 3 天就诊,甲状腺激素检测未见异常,Tg-Ab 轻度升高,余自身抗体检测未见异常(图 2-6-11)。

(1)征象分析

1)甲状腺体积、形态正常,实质回声尚均匀。

2)甲状腺实质内可探及等回声结节,边界清,形态规则,内可见无回声区。

3)CDFI 显示结节周边及其内可见短棒状血流信号,甲状腺实质血流信号未见异常。

4)助力式弹性成像显示结节质地偏软。

5)造影后造影剂均匀进入,呈等增强。

(2)诊断要点:结合超声征象诊断结节性甲状腺肿(伴囊性变)。

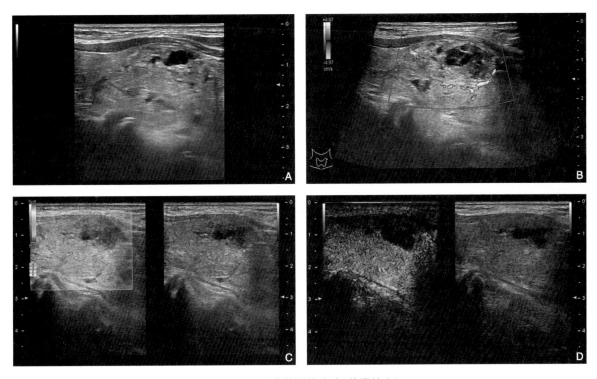

图 2-6-11 结节性甲状腺肿(伴囊性变)

2. 病例二 患者女性,41 岁,发现甲状腺结节 1 年余,TSH 升高,余甲状腺激素未见异常,Tg-Ab

及 TPO-Ab 升高(图 2-6-12)。

(1) 征象分析

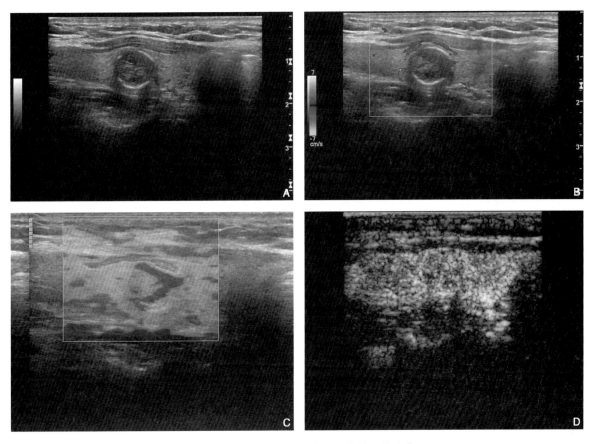

图 2-6-12 桥本甲状腺炎合并结节性甲状腺肿

1）甲状腺体积、形态正常,实质回声增粗。

2）甲状腺实质内可探及低回声结节,边界清,形态规则,周围可见蛋壳样强回声。

3）CDFI 显示结节周围及其内可见点状血流信号,甲状腺实质血流信号未见明显异常。

4）助力式弹性成像显示结节钙化处质地偏硬。

5）造影后造影剂均匀进入,呈等增强。

（2）诊断要点:结合超声征象及患者甲状腺激素、自身抗体的检查,诊断桥本甲状腺炎合并结节性甲状腺肿(伴钙化)。

3. 病例三 患者女性,63 岁,发现甲状腺结节 7 天就诊,甲状腺激素及自身抗体检测未见异常(图 2-6-13)。

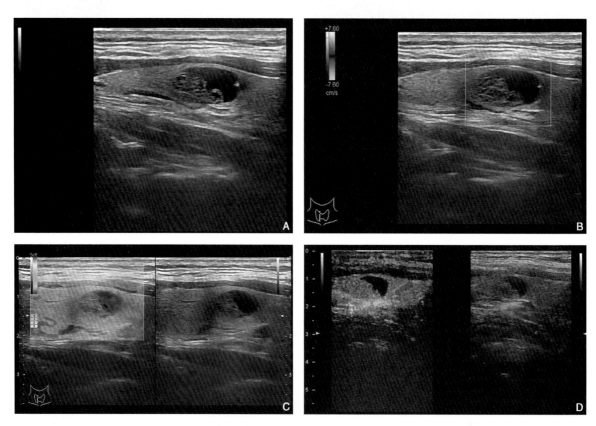

图 2-6-13 结节性甲状腺肿(囊性变)

（1）征象分析

1）甲状腺体积、形态正常,实质回声增粗。

2）甲状腺实质内可探及囊实性结节,边界清,形态规则。

3）CDFI 显示结节内未见明确血流信号,甲状腺实质血流信号未见明显异常。

4）助力式弹性成像显示结节实性部分质地偏软。

5）造影后结节实性部分造影剂均匀进入,呈等增强。

（2）诊断要点:结合超声征象,诊断结节性甲状腺肿(囊性变)。

4. 病例四 患者女性,61 岁,体检发现甲状腺结节 2 天就诊,甲状腺激素及自身抗体检测未见异常(图 2-6-14)。

（1）征象分析

1）甲状腺体积、形态正常,实质回声尚均匀。

2）甲状腺实质内可探及等回声结节,边界清,形态规则,内可见散在无回声区。

3）CDFI 显示结节周边可见环状血流信号,甲状腺实质血流信号未见异常。

4）助力式弹性成像显示结节质地偏软。

5）造影后造影剂均匀进入,呈等增强,无回声区未见造影剂进入。

（2）诊断要点:结合超声征象诊断结节性甲状腺肿(伴囊性变)。

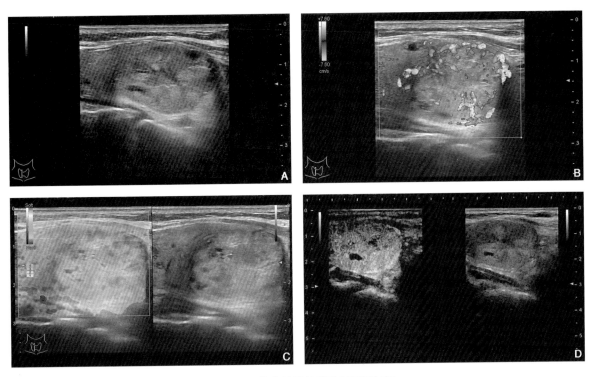

图 2-6-14　结节性甲状腺肿(伴囊性变)

5. 病例五　患者女性,48 岁,体检发现甲状腺结节 10 天就诊,甲状腺激素及自身抗体检测未见异常(图 2-6-15)。

(1) 征象分析

1) 甲状腺体积、形态正常,实质回声均匀。

2) 甲状腺实质内可探及两个等回声结节,边

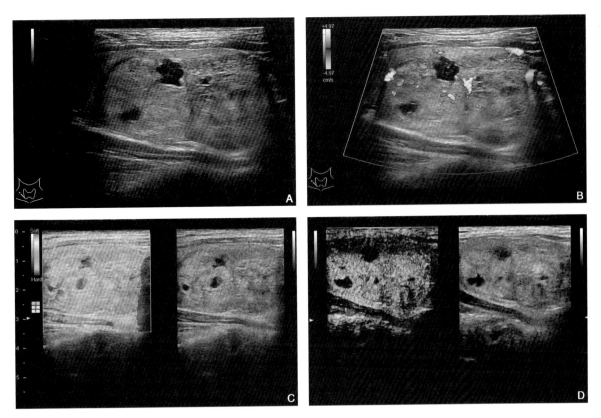

图 2-6-15　结节性甲状腺肿(伴囊性变)

界清,形态规则,其内可见囊性结构。

3）CDFI显示结节内及周边均可见点状血流信号,甲状腺实质血流信号未见异常。

4）助力式弹性成像显示结节均质地稍软。

5）造影后造影剂均不均匀进入,呈等增强。

（2）诊断要点:结合超声征象诊断结节性甲状腺肿(伴囊性变)。

（周 琦）

三、毒性弥漫性甲状腺肿

【概况及流行病学】

毒性弥漫性甲状腺肿又称原发性甲状腺功能亢进症、突眼性甲状腺肿或格雷夫斯病(Graves disease),是一种伴甲状腺激素分泌过多引起的特异性自体免疫性疾病。本病的发病率约0.5%,多见于20~40岁女性,女性与男性的发病率之比为4:1~9:1。对于Graves病的发生尚未得到肯定的解释,大部分学者认为与遗传、精神、免疫系统等有关。

【病理与病生改变】

肉眼见甲状腺通常是左右对称的弥漫性肿大,表面轻度凹凸不平,血管明显增粗,清晰可见,甲状腺呈略带光泽的红色。镜下滤泡上皮的过度增生是Graves病的基本病理表现,由大小不等的滤泡组成的小叶结构。有胶质的滤泡中可见到scalloping空泡。过度增生上皮常排列成乳头或锯齿状结构,细胞为高柱状、胞质淡染,有时可见散在的多倍体化大型细胞核。间质多呈轻度纤维化并伴有淋巴细胞浸润和树突状细胞增加。2%~9%的毒性弥漫性甲状腺肿可合并腺瘤、乳头状癌或滤泡癌等肿瘤性病变。

甲状腺激素分泌过多的病理生理作用原理尚未完全阐明,有学者认为过量的甲状腺激素对线粒体氧化磷酸化过程产生影响,引起临床症状。如甲状腺激素提高基础代谢率,加快营养物质的消耗。甲状腺激素可加强儿茶酚胺在神经、心血管和胃肠道等脏器中的兴奋和刺激,同时对肝脏、心肌和肠道也有直接刺激作用。

【临床表现】

多数患者以甲状腺肿大就诊,可伴有颈部杂音和震颤。部分功能亢进患者可有神经系统、心血管等多系统异常的表现。例如情绪激动,舌、手有细震颤,怕热,发生危象时可出现高热,心动过速、心悸、胃纳明显亢进但体重下降、大便次数增多、疲乏无力、紫癜、贫血。女性患者可出现月经减少、周期延长、闭经;男性患者可发生阳痿或乳房发育等,部

分患者可见对称性黏液性水肿,匙形甲,浸润性或非浸润性突眼等临床表现。

【超声表现】

灰阶超声显示毒性弥漫性甲状腺肿患者甲状腺多呈弥漫性、对称性、均匀性中度增大(包括峡部),可增大2~3倍,少数为不均匀肿大。肿大甲状腺可压迫颈动脉鞘,使血管移位。甲状腺包膜常不规则,但包膜完整且与周围组织无粘连。实质回声多呈低-中等,分布均匀或不均匀,可表现为均匀性减低,或是局限性不规则片状减低,或是弥漫性细小减低回声,构成"筛孔状"结构(图2-6-16)。少部分病例可见结节样回声,结节的回声可为实质性、囊实混合性和囊性,甲状腺弥漫性肿大的基础上反复增生复旧,可形成结节,与结节性甲状腺肿的表现类似。

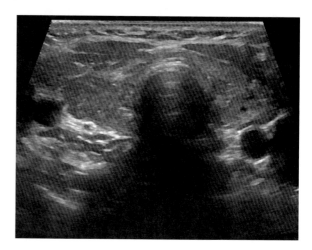

图2-6-16 毒性弥漫性甲状腺肿
甲状腺弥漫性增大,双侧颈动脉移位,实质内呈中等回声,见密集细小光点,分布均匀

多普勒超声显示甲状腺实质内弥漫性分布短棒状及索条状血流,血管内径增宽,血流信号丰富并有搏动,甲状腺内血流呈"火海征",多数患者甲状腺上动脉内径增宽,流速增快,流量增加,实质内动脉呈高速低阻,还可见高速静脉宽带频谱(图2-6-17、图2-6-18)。

【超声诊断与鉴别诊断要点】

毒性弥漫性甲状腺肿的超声图像和桥本甲状腺炎相似,前者会出现甲亢的高代谢表现。另外,彩色多普勒超声所见"火海征"并不是甲亢所特有,甲低时也可出现,需结合病史、TSH水平及甲状腺核素扫描以明确诊断。当合并结节时,需与结节性甲状腺肿相鉴别,结甲肿患者甲状腺呈非对称性肿大,轮廓清晰,表面不光滑,呈结节性,实质增粗分

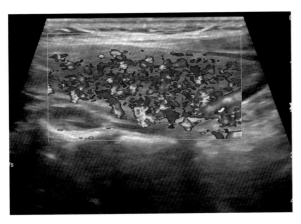

图 2-6-17　CDFI
甲状腺内部血流丰富,呈"火海征"

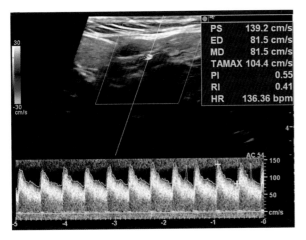

PS	139.2 cm/s
ED	81.5 cm/s
MD	81.5 cm/s
TAMAX	104.4 cm/s
PI	0.55
RI	0.41
HR	136.36 bpm

图 2-6-18　频谱多普勒
甲状腺上动脉为高速低阻血流,患者心率明显增加

布不均,可见多个结节,大小不等且无包膜,结节内常出现囊性变、钙化等。

对于声像图上鉴别有困难时,应注意结合患者症状、体征、临床表现及实验室检查等资料。

【实验室及其他影像学检查】

毒性弥漫性甲状腺肿血清 T_3、T_4 升高,TSH 降低,摄碘率增高,血清甲状腺刺激性抗体(TSAb)阳性,血脂可减低,血糖升高或糖耐量减低,血清磷、碱性磷酸酶及骨钙素升高等。

核素扫描甲状腺呈现弥漫性放射性碘吸收亢进。X 线平片检查可以帮助确定气管有无受压、甲状腺的腺体有无坠入胸腔内。CT 扫描有助了解甲状腺位置,甲状腺与血管和食管的关系。MRI 检查甲状腺弥漫性增大,T_1WI、T_2WI 均表现为高信号,增大的腺体实质内可见较多索条状纤维间质和扩张血管影。

【治疗方法】

主要应用抗甲状腺药物治疗、放射性碘治疗、手术治疗及介入栓塞治疗。近年来,有研究证实局部热消融治疗毒性弥漫性甲状腺肿也取得较好疗效。

【思考题及测试题】

1. 毒性弥漫性甲状腺肿在超声上和实验室等方面如何与其他甲状腺弥漫性病变进行鉴别?

2. 请阐述毒性弥漫性甲状腺肿等免疫性甲状腺疾病的可能发病机制。

3. 某患者甲状腺超声提示:甲状腺弥漫性肿大,被膜完整,不规则,实质回声增粗,分布不均,可见数个局限性不规则小片状减低区,无占位效应。彩色多普勒显示,甲状腺血流丰富,血管内径增宽,流速增加,心率加快。根据超声表现该患者最可能的诊断是什么? 上述表现需要与哪种疾病相鉴别?

【病例分享】

患者女性,45 岁,主诉近期多食、心悸、易怒、消瘦而来院就诊,患者 1 个月前因与家人争吵出现心悸,活动后加重,既往体健,无药物过敏史及其他相关病史。

查体:血压 130/80mmHg,心率 85 次/min,眼球突出,甲状腺 Ⅱ 度肿大,弥漫性对称,质地中等,于甲状腺上极可听见全期血管杂音。

辅助检查:FT_3、FT_4 增高,TSH 下降,其余血、尿、便常规及肝功能正常。

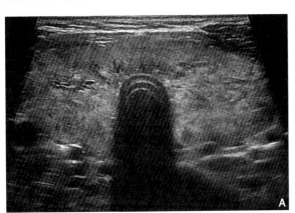

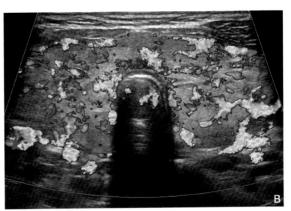

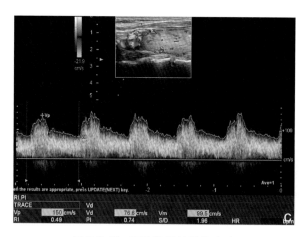

图 2-6-19 毒性弥漫性甲状腺肿
A. 二维扫查,甲状腺弥漫性增大,内回声强弱不均,可见小片状低回声区;B. CDFI
显示甲状腺内血流信号明显增多;C. 甲状腺上动脉峰值流速 150cm/s,RI 0.49

超声检查:甲状腺弥漫性增大,形态饱满,实质回声中等偏低,内回声强弱不均,可见小片状低回声区。CDFI 显示腺体内血流明显增多,呈"火海征",甲状腺上动脉内径增宽,流速明显增加,呈高速低阻样频谱(图 2-6-19)。

超声诊断:毒性弥漫性甲状腺肿。

(张 巍)

四、急性甲状腺炎

【概况及流行病学】

急性甲状腺炎是一种临床少见的疾病,主要由细菌,也可由真菌、分枝杆菌及寄生虫感染引起的化脓性疾病,由局部扩散或血行播散至甲状腺。正常甲状腺血供丰富且含有丰富的碘离子,极少发生细菌性感染。近些年,欧美化脓性甲状腺炎多发生于免疫力低下的人群,如应用免疫抑制剂、艾滋病或急性白血病和糖尿病等患者。儿童时期的急性化脓性甲状腺炎多由颈部感染继发所致,一般认为梨状窝感染直接蔓延到甲状腺是最主要的原因。

【病理与病生改变】

致病菌多数为金黄色葡萄球菌、溶血链球菌和肺炎双球菌等。光镜下表现为急慢性炎症改变,炎症一般较局限,但也可以扩散至纵隔或破入气管、食管或皮肤。部分炎症是由梨状窝感染直接蔓延到甲状腺。

【临床表现】

发热伴吞咽疼痛、甲状腺肿痛是它的临床特征性表现。疼痛往往为突发的、放射性的,单侧多见,90%在左叶,极少有转移性疼痛;触痛显著;局部皮肤红、肿、热明显,常伴有颈部压迫、吞咽困难及发音困难等症状,且有寒战、发热等全身炎性反应。

【超声表现】

常为单侧发病,早期(3 天以内)表现为患侧甲状腺体积明显增大,其内回声减低不均匀,边界不清,局部血流正常或轻度增加。随着病程的进展,甲状腺内可见散在无回声液性区,少数液性区内可见弥漫细点样回声,加压后可见漂浮移动,部分可以显示脓肿在软组织内蔓延的窦道结构;液性区内未见血流,周边可见丰富血流信号,常伴同侧颈部淋巴结肿大(图 2-6-20)。随着病灶治疗好转,液性区逐渐减小至消失,血流恢复正常。

【超声诊断与鉴别要点】

结合临床症状与体征及实验室检查及超声表现,该病的诊断比较容易。该病需要与甲状腺结核、结节性甲状腺肿的结节囊性变及甲状腺淋巴瘤相鉴别。甲状腺结核一般没有红肿热痛的临床症状与体征,白细胞不高,少数情况下可以看到甲状腺的钙化灶或颈部淋巴结结核的表现。甲状腺结节发生急性出血时也会表现为局部肿胀、疼痛,超声检查发现囊性包块,内可见细点样回声。但患者一般没有发热,白细胞增高等表现。超声图像显示包块边界清晰,周围没有炎性渗出的回声减低区。甲状腺淋巴瘤也可以表现为甲状腺肿大,回声减低。但甲状腺淋巴瘤一般侵犯甲状腺一叶或全部甲状腺,不会出现液性区,在低回声区内可探及动脉血流。在临床表现方面,甲状腺淋巴瘤虽然可以发热,但多数为低热,白细胞和 C 反应蛋白不高。

【实验室与其他影像学检查】

实验室检查可见白细胞增高明显且伴核左移,C 反应蛋白增高。甲状腺功能多正常,偶有高甲状腺素血症期,但游离甲状腺素持续时间较短;摄碘率多正常。

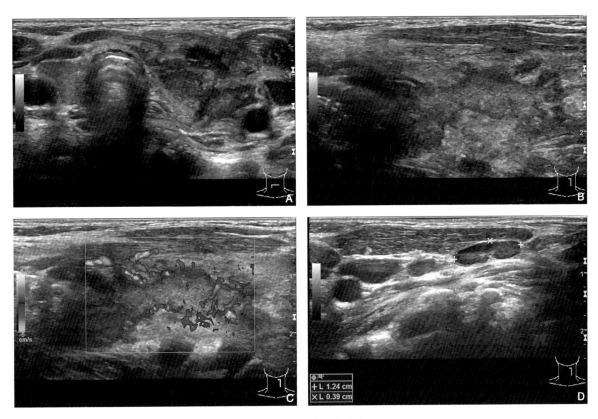

图 2-6-20 急性甲状腺炎

患者女性,10 岁,左叶甲状腺化脓性甲状腺炎、甲状腺及周围脓肿形成。A. 左叶甲状腺明显肿大,内可见一不规则囊实性包块,边界不清晰,内可见弥漫点状回声;B. 灰阶图像显示左叶甲状腺内不规则囊实性包块与梨状窝相连;C. CDFI 显示于包块周边可探及较丰富血流;D. 灰阶图像显示甲状腺周围可见数个淋巴结,皮质增厚

【治疗方法】

主要应用抗生素治疗,如果有脓肿形成,可以进行超声引导下抽吸。当化脓性甲状腺炎是由鱼刺刺入梨状窝引起时,需要用纤维喉镜取出鱼刺。

【思考题及测试题】

1. 为什么急性甲状腺炎多发生在儿童及免疫力低下的人群?

2. 成年人急性甲状腺炎有一常见的病因是什么? 请从解剖结构进行解释。

【病例分享】

患者男性,15 岁,颈部疼痛 3 天就诊。

专科查体:左叶侧颈部肿胀,局部皮温增高,有

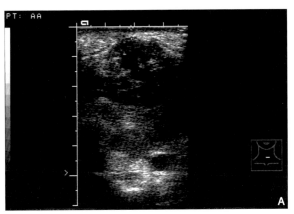
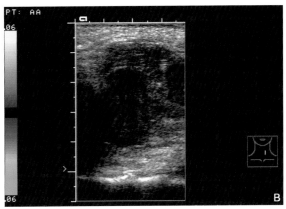

图 2-6-21 急性化脓性甲状腺炎

A. 甲状腺左叶内可探液性区,形态不规则,周围甲状腺组织回声减低,边界模糊不清;B. CDFI 显示液性区周边实性部分可探及少量血流

压痛。

实验室检查:白细胞 13.3×10^9 个/L。

超声检查:甲状腺左叶内可探及液性区,形态不规则,周围甲状腺组织回声减低,边界模糊不清,CDFI 显示液性区周边实性部分内可探及少量血流(图 2-6-21)。

超声诊断:急性化脓性甲状腺炎。

(陈路增)

五、亚急性甲状腺炎

【概况及流行病学】

亚急性甲状腺炎又称亚急性肉芽肿性甲状腺炎、De Quervain(德奎尔万氏)甲状腺炎、巨细胞性甲状腺炎等,系 1904 年由 De Quervain 首先报道。本病一般认为和病毒感染有关,发病前患者常有上呼吸道感染史。本病为自限性疾病,常在数周至数月自然消退,但 5%~15% 的患者会产生永久性甲状腺功能减退。

【病理与病生改变】

本病病因不明,一般认为与病毒感染有关。病变可局限于甲状腺一部分、一叶或累及双侧甲状腺。病变甲状腺肿大,边缘不规则,大体标本呈黄白色或灰白色,质韧呈橡皮样,光镜下早期病变炎症活跃,部分滤泡破坏,甲状腺球蛋白进入血液。随着病程的进展,胶质从破裂的滤泡中溢出,其周围有组织细胞和多核巨细胞包绕,形成肉芽肿,但无干酪样坏死。随着炎症进一步发展,可以引起包膜周围炎及邻近软组织的水肿,这是该病相对特征的表现。数周至数月后,滤泡上皮再生和间质纤维化,多核巨细胞和单核细胞逐渐消失,滤泡破坏最严重处有瘢痕形成。有部分学者认为无痛性甲状腺炎是局限性淋巴细胞增殖,与疼痛性甲状腺炎的病理基础不同,应认为是一种独立的疾病。

【临床表现】

本病是最常见的引起甲状腺疼痛的疾病,发病率占甲状腺疾病的 0.5%~6.2%。典型的亚急性甲状腺炎可表现为受累腺体轻度肿大,质地偏硬,局部轻重不等的疼痛或触压痛,常向颌下、耳后或侧颈部等处放射,咀嚼和吞咽时疼痛加重。病变范围呈游走性,可先从一叶开始,以后扩大或转至另一叶,或始终限于一叶。本病病程长短不一,可自数周至半年以上,一般为 2~3 个月,故称亚急性甲状

腺炎。病情缓解后,也可能复发。在急性期由于大量甲状腺滤泡破坏,甲状腺激素释放入血液中,临床上可有一过性甲亢的表现。少数亚急性甲状腺炎可以没有疼痛症状,称之为无痛性亚急性甲状腺炎。

【超声表现】

典型的亚急性甲状腺炎表现为甲状腺内片状回声减低区,甚至近似无回声,与正常甲状腺组织间呈水墨浸染样改变,无明确边界,后方回声亦无明显改变;炎性明显区域常位于腺体的外侧。当炎性改变蔓延至整叶腺体时,表现为甲状腺弥漫性肿大、回声减低,与其邻近的颈前肌间隙消失(图 2-6-22A、B)。病灶范围在短期内可以增大或缩小,或位置改变呈游走性。CDFI 显示病变区血流无明显变化或减少(图 2-6-22C),这可能是由于病变区炎性反应重,间质水肿明显,故血流分布稀少。双侧颈部可探及淋巴结,多表现为皮质增厚,纵横比大于 2(图 2-6-22D)。本病为自限性疾病。进入恢复期后,甲状腺炎性区域逐渐缩小,回声减低区可恢复至正常甲状腺组织的水平,极少量的患者可以终身留有瘢痕。

【超声诊断与鉴别要点】

典型的亚急性甲状腺炎有疼痛症状,病灶没有明显占位效应,病变范围内血供正常或减少,周围血管一般不会受压移位。亚急性甲状腺炎需要和急性甲状腺炎、结节性甲状腺肿合并出血鉴别。急性甲状腺炎局部多有红肿热痛的表现,化验显示白细胞计数增高,出现核左移。甲状腺功能和摄碘率正常。结节性甲状腺肿合并出血也可以有颈部疼痛,但没有全身症状,血沉、白细胞计数正常,超声检查出现液性区。当亚急性甲状腺炎范围比较局限时,容易与结节性甲状腺肿、甲状腺腺瘤、甲状腺腺癌等占位性病变相混淆。亚急性甲状腺炎表现为片状的低回声区,边界不清,占位效应不明显,多数成不规则形,高大于宽少见。亚急性甲状腺炎也可以和结节性甲状腺肿等其他甲状腺疾病伴发(图 2-6-23)。3~6 个月后复查超声,亚急性甲状腺炎的病灶形态可以发生变化(图 2-6-24)。少数无痛性的亚急性甲状腺炎与甲状腺癌均可以表现为低回声团块,外形不规则,边界不清,少数情况下甲状腺癌可以和亚急性甲状腺炎伴发(图 2-6-25)。当两者鉴别比较困难时,可以行超声引导下细针抽吸或粗针活检进行鉴别。当亚急性甲状腺炎比较弥漫

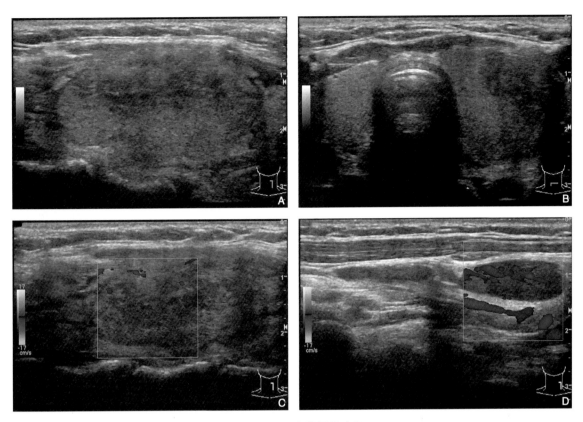

图 2-6-22　亚急性甲状腺炎

A. 甲状腺左叶肿大,最大厚度 2.2cm,纵切面可见不均质回声减低区,类似实性占位;B. 横切面图像显示病灶为不规则回声减低区,占位效应不明显;探头加压局部可及触痛;C. CDFI 显示左叶内血流未见明显异常;D. 左侧颈部可探及轻度肿大的淋巴结,2.4cm×0.9cm,内部血流较丰富

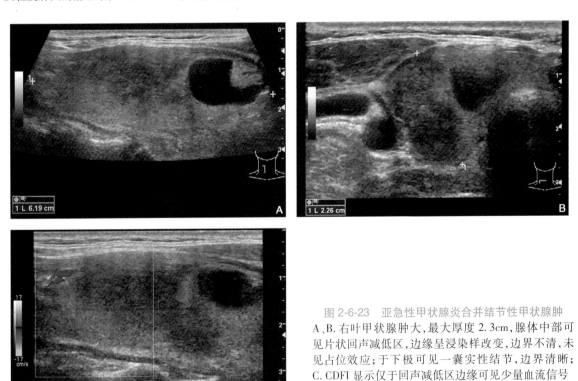

图 2-6-23　亚急性甲状腺炎合并结节性甲状腺肿

A、B. 右叶甲状腺肿大,最大厚度 2.3cm,腺体中部可见片状回声减低区,边缘呈浸染样改变,边界不清,未见占位效应;于下极可见一囊实性结节,边界清晰;C. CDFI 显示仅于回声减低区边缘可见少量血流信号

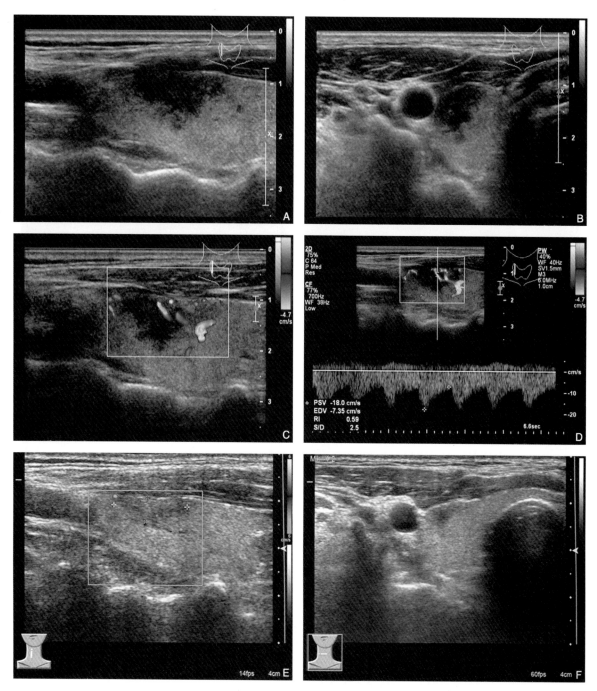

图 2-6-24 亚急性甲状腺炎

患者体检时的声像图,自述颈部无不适。A、B.图像显示右叶甲状腺轻度肿大,中上部见一低至无回声区,边缘不规整,边界尚清晰;C.CDFI 可探及病灶内有较粗大血管;D.最大血流速度 18.0cm/s,RI:0.59。经穿刺活检证实为亚急性甲状腺炎;E、F.3 个月后复查的声像图,病变范围明显减小

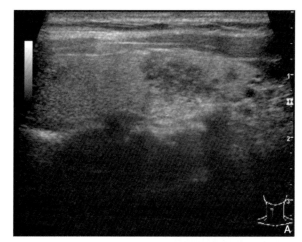
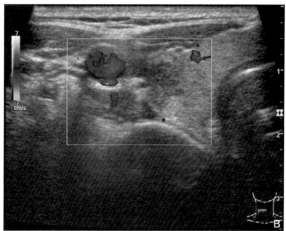
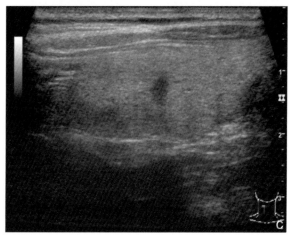

图 2-6-25　亚急性甲状腺炎合并乳头状甲状腺癌

A. 显示右叶亚急性甲状腺炎,表现为近下极外侧的斑片状回声减低区,边缘不规整,边界不清晰;B. CDFI 于其内未见血流,经粗针穿刺病理证实该低回声区为亚急性甲状腺炎;C. 显示位于右叶中部 0.3cm×0.5cm 的低回声结节,结节纵横比>1,边界不清,内部未见血流。该结节经手术病理证实为乳头状甲状腺癌

时,超声表现为甲状腺回声不均匀,需要与桥本甲状腺炎鉴别。桥本甲状腺炎有抗甲状腺球蛋白抗体和甲状腺过氧化物酶抗体的增高,而这两项指标在亚急性甲状腺炎患者中多数为正常,如果区分困难可以 3~6 个月后复查。亚急性甲状腺炎可以和结节性甲状腺肿、桥本甲状腺炎甚至甲状腺癌伴发,所以在检查时需要对甲状腺进行全面扫查,不要遗漏。

【实验室与其他影像学检查】

实验室检查多数表现为:早期白细胞计数及中性粒细胞正常或偏高,红细胞沉降率增速,随着甲状腺滤泡被破坏,血清 T_3、T_4 浓度升高,TSH 降低。甲状腺球蛋白水平明显增高,与甲状腺被破坏程度相一致,且恢复较慢。数周后血清 T_3、T_4 浓度降低,TSH 升高。完全恢复后,血清 T_3、T_4 和 TSH 均

恢复正常。甲状腺球蛋白抗体与甲状腺过氧化物酶抗体为阴性或水平很低。典型的亚急性甲状腺炎核素检查显示甲状腺摄碘率降低或不摄取,甲状腺扫描表现斑片状影像或甲状腺不显影。

【治疗方法】

大多数亚急性甲状腺炎不需要特殊治疗,仅对症治疗即可,例如口服止痛药缓解疼痛。病情较重的患者应用糖皮质激素可以迅速缓解症状。也有报道称局部注射利多卡因和地塞米松可以缓解局部疼痛。

【思考题及测试题】

急性甲状腺炎和亚急性甲状腺炎的区别是什么?

【病例分享】

患者男性,35 岁,感冒后 1 周,颈部疼痛 3 天

就诊。

专科查体:双侧颈部及颈前区饱满,有压痛。

超声检查:甲状腺轻度增大,左叶内可探及片状低回声区,边界模糊,形态不规则,低回声区内还探及一个低回声结节,边界清晰。

超声诊断:结节性甲状腺肿合并亚急性甲状腺炎。

3个月后复查超声:甲状腺回声不均质,原内低回声区消失,低回声结节无明显变化。(图2-6-26)

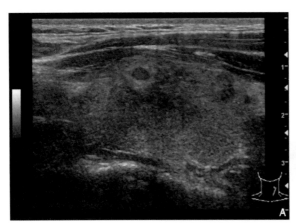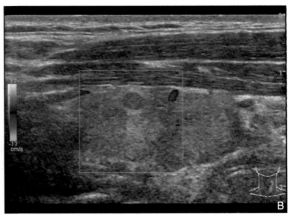

图 2-6-26 结节性甲状腺肿合并亚急性甲状腺炎

A. 初诊声像图显示甲状腺左叶片状低回声区,边界不清,内还可探及低回声结节,边界不清;B. 3个月后复查声像图,片状低回声区消失,低回声结节无明显变化

(陈路增)

六、慢性侵袭性纤维性甲状腺炎

【概况及流行病学】

慢性侵袭性纤维性甲状腺炎又称慢性纤维性甲状腺炎、木样甲状腺炎、慢性硬化性甲状腺炎、纤维性甲状腺肿、木样甲状腺肿。1896年,首先由Riedel描述与报告,所以又称Riedel氏甲状腺炎。本病较罕见,国内仅有少数散在报道。以成人发病为主,并以女性居多,男女比约1:3。各年龄段均可见到,多见于30~60岁中老年人。木样甲状腺炎的病因不明,以往认为与桥本病有关,现已知两者无关。临床上可伴发腹膜后纤维化和硬化性胆管炎。

【病理与病生改变】

光镜下显示甲状腺组织广泛纤维化,有少量到中等量淋巴细胞浸润,残留的滤泡不同程度的萎缩变性。木样甲状腺炎中的纤维组织为增生活跃的纤维组织,这种纤维组织不仅破坏甲状腺实质而且浸润包膜,侵袭邻近组织。

【临床表现】

本病甲状腺呈实质组织萎缩和纤维组织增生,质地坚硬,边界不清,位置固定,局部无明显疼痛或压痛。由于与周围组织粘连固定,容易造成声音嘶哑、颈部压迫感或吞咽困难等压迫症状,症状与甲状腺肿大程度不成正比。

【超声表现】

甲状腺增大或形态正常,轮廓模糊,表面不光滑,内部回声明显降低、不均匀或间以网格状等回声。甲状腺可穿破被膜向周围软组织浸润,甚至包裹颈总动脉。实质内血流信号稀少(图2-6-27)。

【超声诊断与鉴别要点】

木样甲状腺炎需要与桥本甲状腺炎相鉴别。晚期桥本甲状腺炎腺体萎缩、变硬,但不会有甲状腺外的侵犯。

【实验室与其他影像学检查】

25%~50%的患者伴有甲状腺功能低下。67%的木样甲状腺炎患者血液内有抗甲状腺球蛋白抗体。

【治疗方法】

明确诊断后以保守治疗为主,压迫症状明显时可以考虑手术切除,缓解症状。

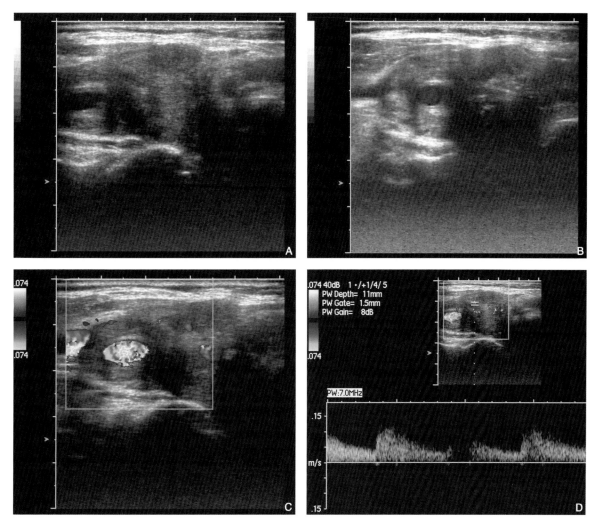

图 2-6-27 慢性侵袭性纤维性甲状腺炎

A、B. 甲状腺右叶肿大,外形不规则,甲状腺轮廓不清晰,实质回声明显减低,未见明确占位,右叶甲状腺弥漫性包绕颈总动脉全周,横断面图像显示甲状腺向外浸润生长,包绕右侧颈总动脉;C、D. CDFI 显示甲状腺实质内血流信号减少

(陈路增)

七、慢性淋巴细胞性甲状腺炎

【概况及流行病学】

慢性淋巴细胞性甲状腺炎又称为桥本甲状腺炎(Hashimoto's thyroiditis,HT),是最常见的自身免疫性甲状腺炎。目前认为,桥本甲状腺炎的发病与遗传、环境、饮食(碘过量、低硒)、年龄以及情绪等多种因素有关。促使本病发生的机制迄今尚未明确,可能缘于 T 淋巴细胞亚群的功能失衡,尤其是抑制性 T 淋巴细胞的遗传性缺陷,使其对 B 淋巴细胞形成自身抗体不能发挥正常抑制作用,由此产生甲状腺自身抗体,主要包括抗过氧化物酶抗体(thy-roid peroxidase antibody,TPO-Ab)和抗球蛋白抗体(antiglobulin antibody,TGA),前者又称为抗微粒体抗体(TMA),甲状腺滤泡上皮细胞被破坏,代之以大量淋巴细胞和浆细胞浸润,最终导致甲状腺功能减退。

近年来桥本甲状腺炎的发病率呈明显上升趋势,20 年间发病率增加了 6 倍,目前全世界每年的患病率是 2%,发病率为 0.3/1 000~1.5/1 000。儿童到老年人均可患病,高发年龄 30~50 岁,且随年龄增加,患病率升高,女性发病率是男性的 5~10 倍。桥本甲状腺炎可伴甲状腺其他病变,如甲状腺瘤、甲状腺癌及恶性淋巴瘤等。研究报道桥本患者甲状腺癌的发生率是无桥本甲状腺炎者的 1.5~4.6 倍,以乳头状甲状腺癌(papillary thyroid carcinoma,PTC)为多(约占 90%),发病率可达 12.0%~43.8%。此外,合并桥本甲状腺炎的 PTC 患者预后可能更好,其 5 年和 10 年肿瘤复发率明显低于未合并桥本甲状腺炎的 PTC 患者,且病死率也明显低于未合并桥本甲状腺炎的 PTC 患者。此外,桥本甲状腺炎患者可同时伴有其他自身免疫性疾病,如毒性弥漫性甲状腺肿、自身免疫性甲状腺炎相关性脑炎等。

【病理与病生改变】

桥本甲状腺炎组织病理学主要表现为弥漫性淋巴细胞浸润、纤维化及滤泡细胞的萎缩,部分滤泡上皮细胞嗜酸性变。

桥本甲状腺炎是一个缓慢进展的疾病,病程早期,病理表现为弥漫性或局灶性淋巴细胞浸润,甲状腺功能大多数正常或呈轻度的功能亢进,中后期甲状腺体积滤泡进一步破坏萎缩,淋巴滤泡大量增生,形成生发中心,纤维组织增生,轻度增生时形成纤细的纤维间隔,小叶结构明显,增生显著时形成较粗的纤维间隔,伴明显的玻璃样变性。疾病后期,由于大量纤维组织增生,腺体变硬,并呈结节样改变,或萎缩变小。

【临床表现】

桥本甲状腺炎起病隐匿,发展缓慢,病程较长,早期的临床表现常不典型,可无症状,仅表现为TPO-Ab 阳性;多数患者表现为甲状腺弥漫性肿大,尤以峡部明显,一般呈对称性,也可单侧肿大,甲状腺功能正常、亢进或降低,病程晚期甲状腺呈结节状甚至发生萎缩,最终出现甲状腺功能减退或黏液性水肿,这是桥本甲状腺炎的典型表现。桥本甲状腺炎是发生临床甲状腺功能减退的主要原因,约 50% 左右的患者最终发展为甲状腺功能减退症。

【超声表现】

1. 灰阶超声(图 2-6-28A)

(1)甲状腺的形态变化:甲状腺各径线测值增大,以前后径增大为主,峡部增厚是本病最重要特征之一。病程后期可表现为腺体缩小。

(2)甲状腺内部回声

1)多表现为甲状腺实质回声弥漫性不均匀减低,甚至低于同侧颈前肌回声水平,是桥本甲状腺炎的特征性声像图之一。

2)甲状腺实质局限性回声减低,表现为甲状腺一侧或双侧叶内见形态不规则,边界不清的片状低回声区。

3)甲状腺内可见短线状或细条状网络样高回声带,是桥本甲状腺炎的另一特征性声像图改变。

4)甲状腺实质内出现单个或多个结节样改变,结节回声可呈高、中、低回声,部分结节内可见钙化灶,伴或不伴声影,需密切观察,注意癌变可能。

桥本甲状腺炎的发展过程呈现动态变化,病程不同,超声表现不尽相同,分别表现为:①早期甲状腺功能大多正常或表现轻度的功能亢进,超声表现可正常或仅表现为甲状腺实质回声弥漫性或局灶性减低,细线状高回声尚未形成(图 2-6-28C);②中后期甲状腺功能多为亚临床甲减或临床甲减,超声表现为弥漫性不均匀性减低,伴有广泛的细线状高回声交织成网格状;③疾病后期甲状腺功能多为临床甲减,由于甲状腺逐渐纤维化,超声检查表现为甲状腺缩小,或腺体内可发现单发或多发结节(图 2-6-28D)。

根据甲状腺内低回声的范围、分布及结节形成状况,目前倾向把桥本甲状腺炎分为弥漫性回声减低型、局限性回声减低型、结节形成型三种类型,弥漫型是桥本甲状腺炎的典型类型,但疾病发展过程中各型图像可以相互转化。

2. 多普勒超声表现 桥本甲状腺炎不同时期的甲状腺实质内血流分布表现有一定差异:早期可表现为血流信号无明显异常,双侧甲状腺上动脉血流流速在正常范围;中后期血流信号较丰富,甚至呈"火海征",双侧甲状腺上动脉流速增高(图 2-6-28B)。

3. 超声弹性成像 实时超声弹性成像是近年来发展的一项能够反映组织内部硬度特征的新技术。桥本甲状腺炎的超声弹性图像特征同时具有其相应的病理学基础,桥本甲状腺炎病理发展过程中淋巴细胞和浆细胞大量浸润,导致其正常滤泡破坏甚至萎缩,纤维化程度逐渐增高,表现为甲状腺腺体质地不均,硬度增高,其弹性图像也随着病理进展而变化。研究报道,桥本甲状腺炎不同发展阶段组织软硬度变化有统计学意义,即正常对照组、桥本甲状腺炎甲状腺功能亢进组、桥本甲状腺炎功能正常组、桥本甲状腺炎亚临床功能减退组、桥本

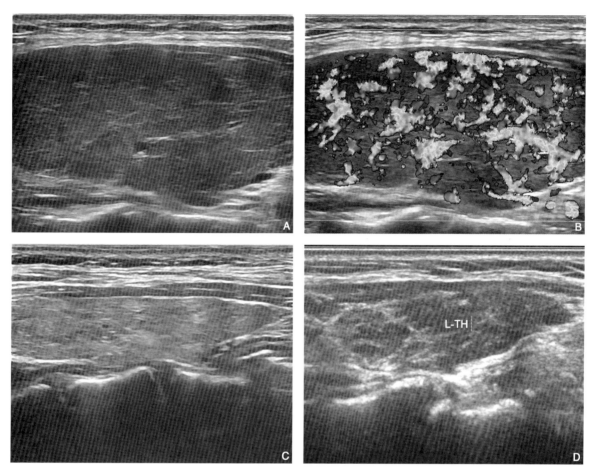

图 2-6-28 桥本甲状腺炎

A.典型桥本甲状腺炎灰阶图像;B.典型桥本甲状腺炎彩色多普勒超声图像;C.桥本甲状腺炎早期超声图像;D.桥本甲状腺炎后期超声图像

甲状腺炎临床功能减退组弹性图像评分依次增高。超声弹性成像评分法对桥本甲状腺炎病程进展有一定的诊断价值。

4. 桥本甲状腺炎合并结节的诊断 国内外研究认为,桥本甲状腺炎背景下的恶性结节超声表现一般为:实性、低回声、边界不清晰、形态不规则、缺乏规则声晕、伴有不同类型的钙化。合并良性结节超声表现一般为:单发、高回声、有声晕、无钙化,更易发生不规则边界等特性。簇状分布微钙化是桥本甲状腺炎合并 PTC 最特异性的表现,且钙化一般位于结节中心。有桥本甲状腺炎背景与无桥本甲状腺炎背景的良恶性结节超声特征有很大的重叠性,超声造影对于桥本甲状腺炎背景下良恶性结节的鉴别具有较大的价值,不均匀增强对桥本甲状腺炎背景下恶性结节的诊断敏感性为97.6%,特异性为85.7%,结节性甲状腺肿多表现为环状增强,而桥本结节以均匀增强为主。此外,

弹性成像可以反映结节的弹性硬度信息,但由于桥本甲状腺炎属于慢性弥漫性病变,其硬度变化随着病程的长短不一表现不同,因此弹性成像对于桥本甲状腺炎合并结节的诊断价值需要进一步探讨。

【诊断与鉴别诊断要点】

1. 诊断 目前,临床可以通过灵敏的血清抗体测试、多普勒超声及 FNAB 联合诊断,为桥本甲状腺炎的诊断及桥本甲状腺炎合并良恶性结节患者术前提供可靠的临床诊断依据,桥本甲状腺炎的超声声像图表现见表 2-6-3。

(1)甲状腺肿大(大多数患者)、血清 TPO-Ab 和/或 Tg-Ab 阳性(2 次以上结果)、B 超甲状腺弥漫性损害伴网格样改变是桥本甲状腺炎的临床诊断依据。三者同存可确诊。

(2)甲状腺不大或缩小(老年人较多见)、血清 TPO-Ab 和 Tg-Ab 阳性也支持桥本甲状腺炎诊

表 2-6-3 桥本甲状腺炎的超声声像图表现

典型征象	非典型征象
甲状腺弥漫性对称性肿大,峡部增厚明显	甲状腺体积不大,甚至萎缩
实质回声弥漫性减低,并呈网格状强回声	实质内表现为回声正常,弥漫点状增粗型,多发结节型或局限片状低回声型
甲状腺内血流信号丰富呈"火海征"	血流信号正常或明显减少

断。TPO-Ab 阳性的诊断特异性更高,单有 TPO-Ab 阳性(2 次以上,滴度无定值)也可以诊断。

(3) 存在甲状腺肿大,灰阶超声表现不典型,血清 TPO-Ab 和/或 Tg-Ab 阳性不确定,不能确诊,需要进一步的病理检查,FNAB 发现大量淋巴细胞和浆细胞浸润可确诊桥本甲状腺炎。

2. 鉴别诊断

(1) 早期桥本甲状腺炎、毒性弥漫性甲状腺肿和单纯性甲状腺肿:桥本甲状腺炎与毒性弥漫性甲状腺肿、单纯甲状腺肿都是弥漫性甲状腺疾病,它们的声像图特征有许多相似之处,尤其早期桥本甲状腺炎合并甲亢时与毒性弥漫性甲状腺肿鉴别有一定难度(表 2-6-4、图 2-6-29)。

(2) 局灶性桥本甲状腺炎、甲状腺癌和亚急性甲状腺炎:局灶性桥本甲状腺炎是桥本甲状腺炎的一种特殊类型,表现为局限性低回声即桥本结节时,应与甲状腺癌和亚急性甲状腺炎的低回声区相鉴别,详见表 2-6-5 和图 2-6-30。

(3) 多发结节型桥本甲状腺炎与结节性甲状腺肿大:随病变发展,由于甲状腺逐渐纤维化,桥本甲状腺炎表现为多结节型时,需与结节性甲状腺肿鉴别。桥本的结节均为实性,回声多较低,结节外甲状腺组织回声增粗,偏低,血流信号丰富;而结节性甲状腺肿的结节可为实性、囊性、囊实性,实性结节多为等回声或中等偏强回声,内部回声不均匀或有粗大钙化斑,结节外甲状腺组织无明显减低。此外,结节性甲状腺肿的 FNAB 为增生的滤泡上皮细胞,没有淋巴细胞浸润。

表 2-6-4 早期桥本甲状腺炎、毒性弥漫性甲状腺肿和单纯性甲状腺肿鉴别要点

	早期桥本甲状腺炎	毒性弥漫性甲状腺肿	单纯性甲状腺肿
肿大特点	以侧叶前后径和峡部增大为主	弥漫性肿大,峡部增厚不明显	不同程度对称均匀性肿大
腺体回声	弥漫性减低,有网格样强回声	弥漫性减低,较均匀	正常水平,不均匀
腺体内血流	"火海征"或中度增加	"火海征"	正常或轻度增加
甲状腺上动脉	流速中度增快(多数<100cm/s)	流速明显增快(多数≥100cm/s)	流速正常或轻度加快
腺体弹性(探头加压前后径缩短)	不显著	显著	中度
甲状腺 TPO-Ab 和 Tg-Ab	(+)	(−)	(−)
甲状腺功能	正常,一过性甲亢或甲减	甲亢	正常
FNAB	中等/大量淋巴细胞和/或浆细胞浸润,可有生发中心,可见或多见嗜酸性变细胞,退行性变细胞多见	滤泡细胞功能旺盛,背景无或可见少量至中量淋巴细胞,但无嗜酸性变细胞,可见少许退行性变细胞	增生的滤泡上皮细胞,无淋巴细胞浸润
突眼	不伴或较少	大多伴有	不伴
甲状腺摄碘率	正常或增高,可被 T_3 抑制	明显增高,不能被 T_3 抑制	一般正常

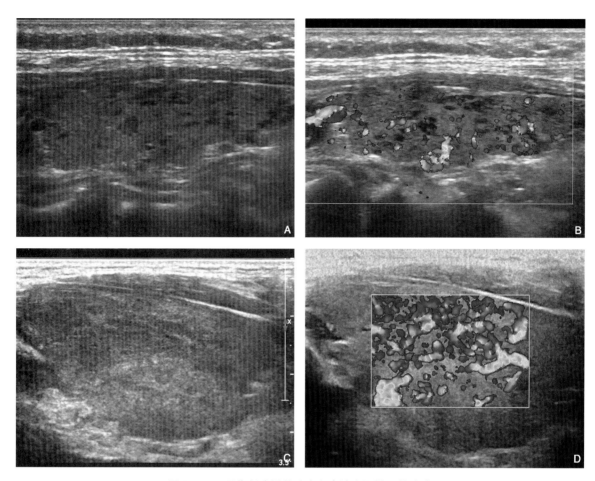

图 2-6-29　早期桥本甲状腺炎和毒性弥漫性甲状腺肿

A.早期桥本甲状腺炎;B.早期桥本甲状腺炎彩色多普勒图像;C.毒性弥漫性甲状腺肿灰阶图像;D.毒性弥漫性甲状腺肿彩色多普勒图像

表 2-6-5　局灶性桥本甲状腺炎、甲状腺癌、亚急性甲状腺炎鉴别要点

	局灶性桥本甲状腺炎	甲状腺癌	亚急性甲状腺炎
数量	单发多见	单发多见	多发多见,分布于一侧或双侧叶
占位效应	无	有	无
内部回声	片状低回声,可见正常纤维组织	实性不均质低回声,形态不规则,一部分病灶纵横比>1	低回声区,边界模糊,回声从外至内逐渐减低,欠均匀,大部分位于甲状腺前部
钙化	无	微小钙化	无
晕环	常无	常无	常无
环绕血管	常无	<1/2 圈	常无
内部血流信号	内部及周边血供丰富	内部血供较丰富,分布不规则	低回声周边血流信号较丰富,内部常无血流信号
局部疼痛	无	常无	发病初期常有
局部淋巴结转移	无	可伴有	无
超声造影	均匀增强多见	不均匀低增强多见	均匀等增强多见

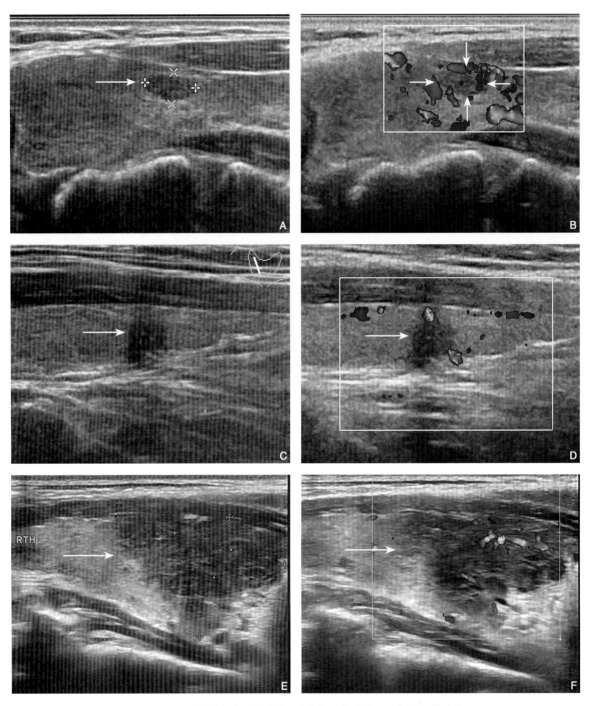

图 2-6-30　局灶性桥本甲状腺炎、乳头状甲状腺癌及亚急性甲状腺炎
A、B. 局灶性桥本甲状腺炎；C、D. 乳头状甲状腺癌；E、F. 亚急性甲状腺炎

【实验室及其他影像学检查】

1. **实验室检查** 甲状腺自身抗体:血清 TPO-Ab 和 Tg-Ab 滴度明显升高是本病的特征之一,是临床诊断的主要依据。一般认为联合测定率可达 90% 以上,但具有不典型桥本甲状腺炎特点的年轻患者可出现低滴度抗体。Tg-Ab 敏感性低于 TPO-Ab。目前普遍采用放免法测量自身抗体,TPO-Ab 抗体敏感性在 86% 左右。

2. **甲状腺放射性核素、CT 和 MRI 检查** 放射性核素的成像原理依赖于甲状腺细胞正常的摄取功能。甲状腺摄碘率早期可以正常,甚至升高,随着病情的发展甲状腺碘浓度持续下降。但放射性核素检查仅提示桥本甲状腺炎患者的甲状腺摄取功能不良,不能明确诊断桥本甲状腺炎。

CT、MRI 检查能够清楚地显示甲状腺大小、形态、边缘和密度,特别是与周围组织的关系,但不能可靠地鉴别结节的良、恶性,因此主要作用是能发现肺部和骨骼的甲状腺癌转移灶。

【治疗方法】

1. **随访** 如果甲状腺功能正常,一般主张每半年到 1 年随访一次,主要检查甲状腺功能并进行甲状腺超声检查。

2. **内科治疗** 目前尚无确切针对病因的治疗方法。甲状腺功能异常者,根据具体情况结合内科药物治疗。

3. **外科手术治疗** 手术治疗的情况包括:①甲状腺肿大,伴有明显压迫症状;②疼痛明显,药物治疗无效或不能耐受药物治疗者;③并发甲亢反复发作,或并发重度甲亢者;④不能排除并发甲状腺癌或其他恶性肿瘤时。术后一律用甲状腺素片以防甲状腺功能减退或复发。

【思考题及测试题】

患者女性,38 岁,体检发现甲状腺弥漫性肿大 1 周就诊,请问应进一步做哪些检查? 如何分析检查结果?

【病例分享】

患者女性,35 岁。体检发现左叶甲状腺结节 1 年余,未行特殊处理,今至我院就诊。无声嘶、饮水呛咳及吞咽困难,无发热,无疼痛。

查体:甲状腺未触及肿大,质软,无压痛,未及震颤。

甲状腺功能检查:甲状腺球蛋白抗体 13.4 IU/ml (正常值范围 0~4.0 IU/ml);微粒体抗体 304.7 IU/ml(正常值范围 0~9.0 IU/ml)。T_3、T_4、FT_3、FT_4、TSH 水平正常。

常规超声:甲状腺峡部增厚,厚约 0.5cm,左、右叶大小正常,甲状腺内部回声弥漫不均匀,内可见散在细小片状低回声,CDFI:腺体内血流信号丰富。左叶下极可见一低回声,大小约 0.7cm×0.8cm ×0.8cm,形态不规则,边缘成角,纵横比>1,内部可见数个细小点状强回声,CDFI:结节内部可见少量点状血流信号。超声造影:左叶结节呈不均匀低增强。弹性成像:弹性评分 4 分,应变率比值 3.0。(图 2-6-31)

超声诊断:①甲状腺弥漫性实质病变,考虑桥本甲状腺炎;②左叶实性结节伴钙化,可疑恶性。

FNA:左叶肿物考虑乳头状甲状腺癌。

病理(石蜡):甲状腺左叶肿物,乳头状癌,周围甲状腺呈桥本甲状腺炎改变。

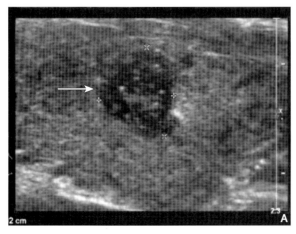
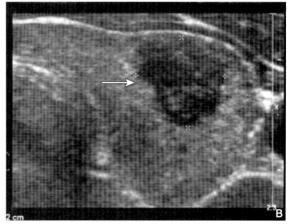

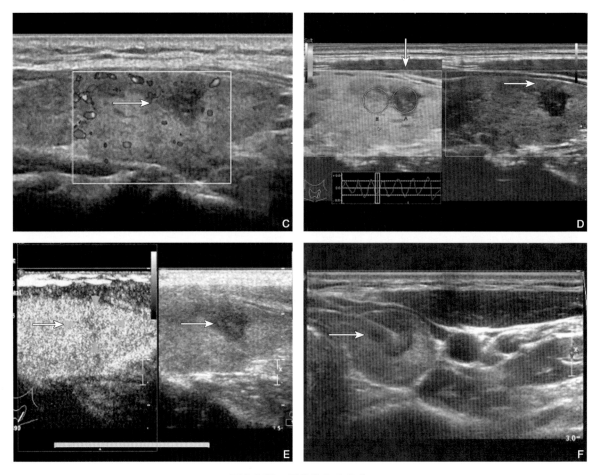

图 2-6-31　甲状腺左叶结节

A. 纵切面灰阶图像；B. 横切面灰阶图像；C. 彩色多普勒血流图像；D. 弹性成像图像；E. 超声造影图像；F. 超声引导下 FNA 图像

（杨敬春）

八、甲状腺功能减退症

【概况及流行病学】

甲状腺功能减退症（hypothyroidism），简称甲减，为全身性疾病，由甲状腺激素合成分泌不足或甲状腺激素效应不好而导致，新生儿称呆小病，又称克汀病。成年人甲减以女性多见，以慢性淋巴细胞性甲状腺炎多见。

【病理与病生改变】

甲减按病因可以分为三类：①甲状腺本身病变致甲状腺激素缺乏；②由于垂体前叶功能减退或下丘脑疾病导致促甲状腺激素（TSH）或甲状腺激素释放激素（TRH）分泌不足所致；③由于甲状腺激素结合抗体及周围组织中的甲状腺激素受体数目减少导致甲状腺激素不能发挥正常的生物效应、周围组织对甲状腺激素的效应减少。其中，最常见的具体疾病为慢性淋巴细胞性甲状腺炎，其他原因为甲

亢药物治疗后、手术后导致的甲减；中枢性原因及末梢激素不敏感少见；极个别情况下，如甲状腺转移瘤整个腺体被肿瘤占据也可导致甲减。

【临床表现】

甲状腺功能减退症主要表现为生长发育均低于同年龄者。成人甲减起病隐匿，病程慢，症状主要为出汗减少，怕冷，精神萎靡淡漠，疲乏，嗜睡，智力减退，肌肉无力等。

【超声表现】

甲状腺体积减小，内部回声不均匀（图 2-6-32A），有小结节感，腺体边缘不光滑。亚临床甲减阶段腺体彩色多普勒血流信号丰富；发展为甲减后腺体彩色多普勒血流信号减少（图 2-6-32B）。

【超声诊断与鉴别要点】

甲减声像图征象为非特异性，诊断需结合临床特点，无完整临床资料情况下，超声诊断通常以描述征象为主。鉴别诊断方面，主要应该和单纯性甲

状腺肿鉴别。后者体积大,内可见多发无回声,有地方流行病史。

【实验室与其他影像学检查】

临床甲减血清 T_3、T_4 降低,尤其是血清 T_4 和 FT_4 降低;亚临床甲减血清 T_3 正常,T_4 正常或降低,诊断需结合 TSH 及 TRH 试验。

【治疗方法】

慢性甲状腺炎所致的甲减通常需终身甲状腺激素替代治疗。

【思考题及测试题】

超声能诊断甲状腺功能减退吗?

【病例分享】

患者女性,64 岁,乏力、不适 1 年,T_3、T_4 正常,TSH 6.5mIU/L。

常规超声:甲状腺体积减小,回声不均;CDFI:腺体血流信号丰富(图 2-6-33)。

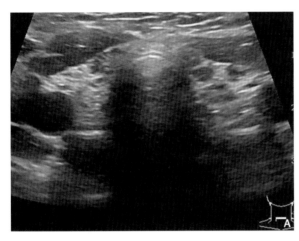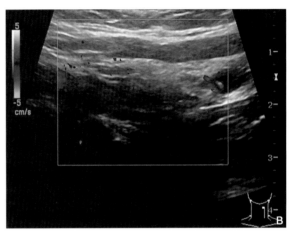

图 2-6-32 甲状腺功能减退症
A. 甲状腺腺体内部回声不均匀,有小结节感(横切面);B. 腺体血流信号稀疏(纵切面)

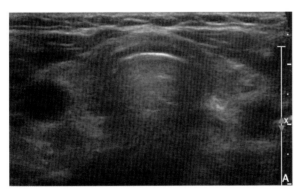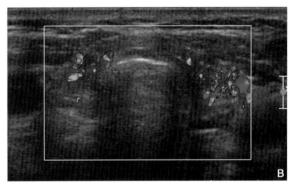

图 2-6-33 甲状腺横切面
A. 甲状腺体积减小,回声不均(横切面);B. 腺体血流信号丰富(横切面)

超声诊断:甲状腺弥漫性实质病变,请结合临床。

（夏 宇）

九、甲状腺腺瘤

【概况及流行病学】

甲状腺腺瘤(thyroid adenoma)是起源于甲状腺滤泡上皮细胞的良性肿瘤,是甲状腺常见良性肿瘤之一。其病因尚未明确,目前认为本病多为单克隆性,可能与碘缺乏、遗传因素、性别、射线照射和促甲状腺激素(TSH)过度刺激等因素相关。腺瘤可发生于任何年龄段,但以 45~60 岁多见。成人的发生率为 3%~5%,其中女性发病率高于男性,男性和女性的发病之比为 1:5。

【病理及病生改变】

甲状腺腺瘤的组织学类型不同,可分为滤泡性腺瘤、乳头状腺瘤和特殊类型腺瘤,但在临床上无特殊鉴别意义。甲状腺滤泡性腺瘤(follicular adenoma)是发生于滤泡上皮、有包膜、具有滤泡细胞分化的肿瘤,较多见。乳头状腺瘤(papillary adenoma)又称为乳头状囊腺瘤(papillary cystodenoma)或囊腺瘤(cystodenoma),较少见,多呈囊实性,囊内可见乳头结构。囊内乳头由单层立方或低柱状细胞围绕血管及结缔组织束构成。具有乳头状结构的甲状腺腺瘤有较大的恶性倾向,需进一步检查以确诊。特殊类型腺瘤包括不典型性腺瘤(atypical adenoma)、透明细胞腺瘤(clear cell adenoma)、印戒细胞腺瘤(signet ring cell adenoma)、腺脂肪瘤(adenolipoma)和腺软骨瘤(adenochondroma)。

【临床表现】

甲状腺腺瘤常为生长缓慢的颈前包块,一般无任何症状,常偶然发现。多表现为单侧及单发,类圆形肿物。表面光滑,质地坚韧,边界清楚,随吞咽活动,不与皮肤粘连。部分病史较长者可合并钙化,临床触诊往往较硬。当肿瘤内发生出血,肿块可短期迅速增大,局部可伴疼痛感,疼痛感于10日左右可自行消退。甲状腺腺瘤直径自数毫米至数十厘米。当肿块较大时,对邻近气管、食管及喉返神经产生压迫作用,而导致呼吸困难、吞咽梗阻感及声音嘶哑症状。约20%的甲状腺腺瘤可发展为功能自主性腺瘤,而引起甲状腺功能亢进,近10%的腺瘤可癌变。

【实验室及其他影像学检查】

1. **甲状腺实验室检查** 甲状腺腺瘤的实验室检查通常无异常,但功能自主性腺瘤可引起甲状腺功能亢进。甲状腺功能检查 T_3、T_4、FT_3、FT_4 增高,TSH 降低。部分甲状腺腺瘤胶质可进入血循环,使甲状腺球蛋白(Tg)升高。

2. **核医学** 受显像仪分辨率所限,甲状腺核素显像适用于评估直径>1cm 的甲状腺结节。在单个或多个结节伴有血清 TSH 降低时,甲状腺 ^{131}I 或 ^{99m}Tc 核素显像可判断该腺瘤是否有自主摄取功能。

3. **CT、MRI 及 ^{18}F-PET-CT 检查** 甲状腺是射线的敏感器官,尽量降低射线暴露量是甲状腺 CT 检查的重要原则,优选平扫或单期增强扫描。MRI 对于颈部软组织的解剖结构及肿瘤毗邻关系的显示优于 CT。但 CT、MRI 及 ^{18}F-PET-CT 对于甲状腺结节的定性效果不及超声检查,不建议作为常规检查方法。

4. **甲状腺细针穿刺细胞学活检技术** 甲状腺细针穿刺细胞学活检技术(fine needle aspiration cytology,FNA)可帮助诊断甲状腺结节性质。但 FNA 难以鉴别甲状腺滤泡性腺瘤和滤泡状腺癌,仍然需依靠外科手术病检。

【超声表现】

1. 甲状腺大小、形态及结构多无异常。

2. 甲状腺内单发结节,大小数毫米至数厘米,形态规则,边界清楚,有包膜,周边可见低回声晕,纵横比<1。与邻近脏器结构组织分界清楚,较大腺瘤可推挤周围组织结构。

3. 内部结构多呈实性,可表现为高、等、低回声。部分大于 20mm 以上腺瘤瘤体内常出现无回声区。因囊内出血时间和上皮脱落时间的长短不同,囊液声像图表现各异,可表现为点状弱回声,絮状或团状高回声等。钙化:分为微钙化(钙化长径≤2mm)和粗大钙化(钙化长径>2mm)。少部分甲状腺腺瘤瘤体内可出现钙化,多表现为粗大的、周边部的蛋壳样及圆弧形钙化。

4. 多普勒超声多表现为周边丰富的环形血流,内部可检出较丰富的血流信号(图 2-6-34)。

5. 典型甲状腺腺瘤超声造影表现为:弥漫性高增强,分布均匀或不均,部分结节周边可见环形高增强。大部分甲状腺腺瘤晚于周围正常甲状腺实质开始消退,且腺瘤包膜增强的消退要晚于腺瘤实质(图 2-6-35)。

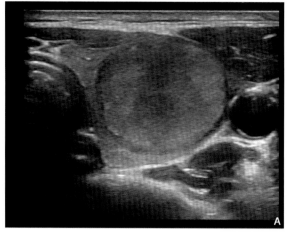
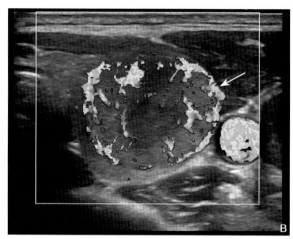

图 2-6-34 甲状腺滤泡状腺瘤

A.甲状腺左侧叶椭圆形实性团块,边界清楚,周边可见低回声晕;B.CDFI:内部血流丰富,周边可见环形血流

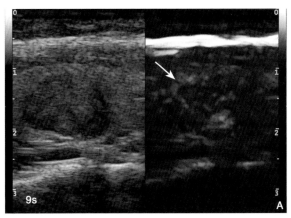 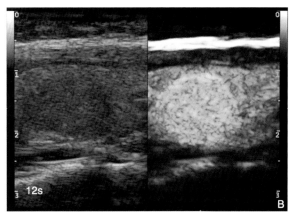

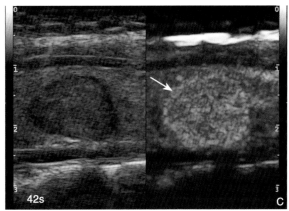

图 2-6-35 甲状腺滤泡状腺瘤超声造影表现

A. 9s 病灶早于周围组织开始增强,自周边向中心部填充;B. 12s 病灶迅速增强达峰值,呈均匀高增强,周边可见高增强环;C. 42s 病灶仍为高增强,病灶内部造影剂消退早于周边部,周边高增强环愈明显

6. 弹性成像技术中甲状腺腺瘤的硬度与其内部病理结构密切相关。五分法弹性评分通常在 1~3 分之间,呈中等偏软的质地(图 2-6-36)。

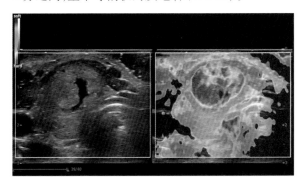

图 2-6-36 甲状腺滤泡状腺瘤弹性成像

结节内大部分为红色,弹性评分为 3 分

【超声诊断与鉴别诊断要点】

1. 甲状腺腺瘤的超声诊断 典型甲状腺腺瘤超声表现通常为:单侧单发的圆形或类圆形肿物,边界清楚,形态规则,内部回声为多样,分布不均匀,部分实性回声内可伴有液性回声区,周边可探及环形血流信号。CEUS:表现为弥漫性高增强模式,周边可见环形高增强。

2. 甲状腺腺瘤的鉴别诊断

(1)结节性甲状腺肿:结节性甲状腺肿和甲状腺腺瘤临床表现相似,但两者存在截然不同的病理基础,故临床表现及超声表现均存在诸多鉴别点(表 2-6-6)。

表 2-6-6 甲状腺腺瘤与结节性甲状腺肿的鉴别诊断

	甲状腺腺瘤	结节性甲状腺肿
结节数量	单侧单发	双侧多发
形状	规则,圆形或类圆形	规则或不规则形
边界	清楚	清楚或模糊
包膜	有	无
声晕	有均匀低回声晕	无
内部回声	均匀,内部回声相对单一	不均匀,内部回声多样
血流	周边环绕血流	无环绕血流

（2）甲状腺恶性结节：甲状腺瘤还应与甲状腺恶性结节相鉴别，二者临床表现及超声表现均存在诸多鉴别点详见表 2-6-7。

【治疗方法】

对于没有症状及临床表现和恶性风险的甲状腺腺瘤，随访即可，间隔时间为 12～24 个月。对有症状的甲状腺腺瘤（包括颈部压迫感、吞咽困难、呼吸困难、疼痛等）可采取多种治疗方法。

表 2-6-7　甲状腺腺瘤与甲状腺恶性结节的鉴别结节

	甲状腺腺瘤	甲状腺恶性结节
病程	发展缓慢	1～3 年明显进展
形状	规则，圆形或类圆形	不规则形
边界	清楚	不清楚
包膜	有	无
声晕	有，均匀低回声晕	无或不规则，厚薄不一声晕
内部回声	均匀，内部回声相对单一	不均匀
钙化	少见，粗大钙化、蛋壳样或弧形的边缘钙化	多见，微小钙化、针尖样弥散分布或簇状分布
血流	周边环绕血流	无环绕血流，内部血流杂乱
颈部淋巴结	无或伴反应性淋巴结	伴发转移性淋巴结
周围组织	压迫或推挤	侵犯
核素扫描	热结节	冷结节

1. 外科手术切除　采用传统的开放手术或腔镜辅助手术均可。

2. 放射性碘治疗　对高功能或毒性甲状腺结节可行放射性同位素治疗。在放射性同位素治疗后，85%～100% 的甲状腺高功能可恢复正常。

3. 热消融治疗　大体积病灶推荐使用"移动消融技术"，对于小体积病灶则可使用"固定消融技术"。

【思考题及测试题】

患者女性，47 岁，因发现左侧颈部肿物 1 周就诊。应该如何为此位患者设计检查流程？如何分析可能的检查结果？

【病例分享】

患者女性，41 岁。发现左颈部肿块 10 个月余。

现病史：患者 10 个月前无意中发现左颈部约"鹌鹑蛋"大小无痛性肿块，未行特殊处理。现患者自觉肿块缓慢增大，今至我院就诊，门诊以"左颈肿物性质待查"收入我科。患者无声嘶、饮水呛咳及吞咽困难，无发热，皮肤无红肿，无疼痛。病程中，患者精神、饮食及睡眠可。二便正常。体重无明显改变。

查体：甲状腺左侧叶可扪及一大小约 25mm×25mm 的肿块。质地中等，无压痛，边界清楚，可随吞咽上下移动。

肿瘤标志物：CA242 升高，CEA、AFP、CA125、CA153 及 CA19-9 等均正常。

甲状腺功能检查：T_3、T_4 正常，TSH、Tg 降低，Tg-Ab、TM-Ab 升高。

超声检查：甲状腺左侧叶可探及一个肿块图像，大小约 32mm×28mm×25mm，形状呈椭圆形，边界清楚，周边可见低回声晕，内部为实质性中等稍强回声，分布欠均，后方回声稍增强，彩色多普勒显示：周边可见环绕血流信号，内部可见丰富的血流信号（图 2-6-37、图 2-6-38）。

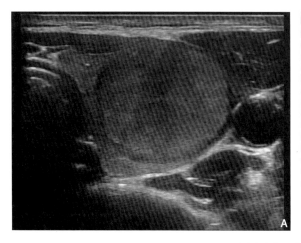
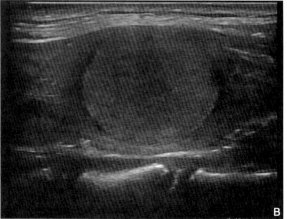

图 2-6-37　甲状腺腺瘤
A. 甲状腺左侧叶肿块横切面；B. 甲状腺左侧叶肿块纵切面

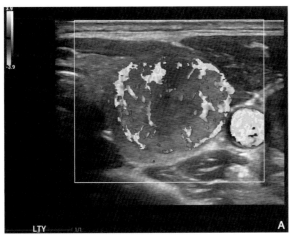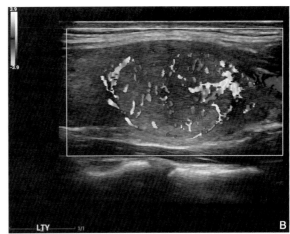

图 2-6-38　甲状腺腺瘤
A. 横切面;B. 纵切面

　　弹性成像:结节内大部分为红色,弹性评分为4分(图 2-6-39、图 2-6-40)。

　　超声造影:经肘静脉团注造影剂 1.0ml,增强早期病灶与周围甲状腺组织同步开始增强,病灶周边可见环形增强影,内部呈均匀高增强;增强晚期病灶仍呈稍高增强。实质部分造影剂消退早于包膜

部分(图 2-6-41)。

　　超声诊断:甲状腺左侧叶实质性占位病变,性质待查,TI-RADS:3类,考虑甲状腺腺瘤可能。

　　CT:甲状腺左侧叶异常低密度结节,大小约20mm×18mm,边缘模糊,增强后明显不均匀强化,性质待查(图 2-6-42)。

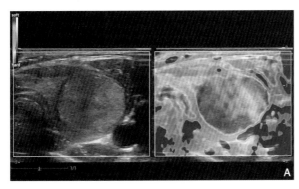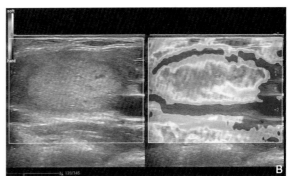

图 2-6-39　甲状腺左侧叶腺瘤应力式弹性成像
A. 横切面;B. 纵切面

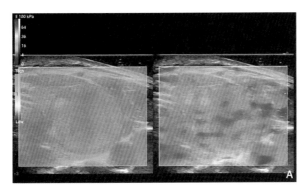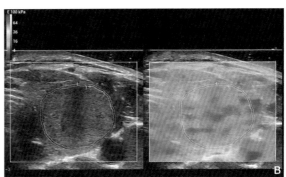

图 2-6-40　甲状腺左侧叶腺瘤剪切波弹性成像
A. 横切面剪切波弹性成像;B. E_{max}:38.35kPa,E_{min}:4.39kPa,E_{mean}:12.99kPa

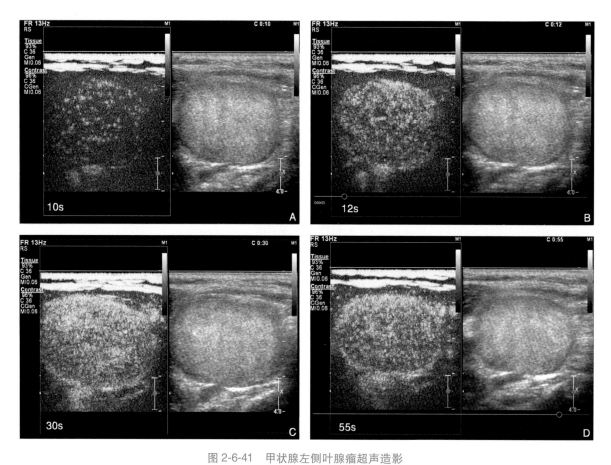

图 2-6-41　甲状腺左侧叶腺瘤超声造影

A. 10s 病灶与周围组织同步开始增强；B. 12s 病灶周边看见环形增强影；C. 30s 病灶增强达峰值呈高增强；D. 55s 病灶内部增强消退早于周边包膜区域

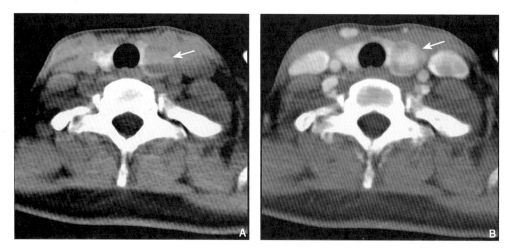

图 2-6-42　甲状腺左侧叶腺瘤 CT 检查

A. 平扫：甲状腺左侧叶异常低密度结节，大小约 20mm×18mm；B. 增强后明显不均匀强化病理:冰冻示甲状腺左侧叶肿物,滤泡状肿瘤,倾向良性。石蜡切片示甲状腺左侧叶肿物为嗜酸细胞腺瘤。

(杨丽春)

十、甲状腺癌

甲状腺癌是源于甲状腺上皮以及 C 细胞的恶性肿瘤,占全身恶性肿瘤的 1.3%~1.5%,好发年龄 40~50 岁,女性多见。按病理类型,一般分为甲状腺乳头状(微小)癌、滤泡状甲状腺癌、甲状腺髓样癌和甲状腺未分化癌。此外,还有一些少见的恶性肿瘤,如甲状腺淋巴瘤、甲状腺转移癌等。其中乳头状甲状腺癌的比例约为 90%,滤泡状甲状腺癌的比例约为 5%,甲状腺髓样癌的比例约为 2%,甲状腺未分化癌所占比例不到 1%,其余为其他少见的恶性肿瘤。乳头状癌恶性程度较低,发展缓慢,可生存 15~20 年,多年无临床症状,较早出现颈部淋巴结转移,但预后良好。滤泡状癌生长较快,属中度恶性,容易通过血液转移。髓样癌分化程度低。未分化癌恶性程度较高,发展快,病程短,转移迅速,预后不良。

年龄是影响甲状腺癌死亡的重要因素之一,年龄越大的患者死亡率越高。在美国癌症联合会(American Joint Committee on Cancer, AJCC)对甲状腺癌的分期中,年龄是一个重要的指标。另一个影响甲状腺癌患者死亡的重要原因是病理类型。多数甲状腺癌患者的临床经过几乎与良性肿瘤相似,而部分患者病情迅速发展而致死。其中,致死性最大的是未分化癌,分化较好的乳头状癌和滤泡状癌死亡率则较低。

(一)乳头状甲状腺癌

【概况及流行病学】

乳头状甲状腺癌(papillary thyroid carcinoma, PTC)是甲状腺癌最常见的病理类型,发病年龄 10~88 岁,在 30~40 岁女性比例明显增加。女性多于男性,女性与男性的发病率之比为 2.6:1~4:1。10%~20% 是多发的。电离辐射是分化型甲状腺癌主要的也是唯一被确定的危险因素。儿童甲状腺对电离辐射尤其敏感。高碘饮食可能增加乳头状癌的发病率。此外,研究表明 5% 的乳头状癌具有家族遗传性。

弥漫硬化性乳头状癌是乳头状癌的一种亚型,占所有甲状腺癌的 0.7%~6%,多见于青年女性,儿童中也常见。

【病理与病生改变】

1. 组织学特征 细胞一般为立方形或低柱状,排列于乳头间质或肿瘤性滤泡的基底膜上,胞核具有如下特征改变:①核增大;②核排列拥挤、重叠;③核轮廓不规则;④核内假包涵体;⑤核沟;⑥毛玻璃样改变;⑦沙砾体:40%~50% 的乳头状癌可见。除了乳头轴心内纤维间质,50%~90% 乳头状癌常见散在纤维区。纤维束穿过肿瘤结节,或者位于结节外周形成假包膜。纤维化区域一般细胞数较少。

滤泡型乳头状甲状腺癌是乳头状癌的一种亚型,因不同的病理类型又被分为包裹型和非包裹型两种。包裹型肿瘤边界比较清楚,具有完整包膜,和滤泡状腺瘤比较相似;非包裹型部分有包膜或完全没有包膜,常呈侵袭性生长。2017 年 4 月,美国甲状腺学会(ATA)在其官方期刊 *Thyroid* 上正式发布指南,确认更改包裹型滤泡性乳头状甲状腺癌(encapsulated follicular variant of papillary thyroid carcinoma, EFVPTC)为带乳头状细胞核特征的非侵袭性滤泡型甲状腺肿瘤(noninvasive follicular thyroid neoplasm with papillary-like nuclear features, NIFTP),为非恶性肿瘤。并确定了 NIFTP 的诊断标准,为:①包膜完整或边界清楚。②滤泡状生长模式,伴乳头结构<1%、无沙砾体、<30% 实性/梁状/岛状生长模式。③核评分 2~3 分。Ⅰ. 大小和形态,核增大/重叠/拥挤/拉长(0 或 1 分);Ⅱ. 核膜不规则,轮廓不规则/核沟/核内假包涵体;Ⅲ. 染色质特征,透明/玻璃状核。④无血管或包膜浸润。⑤无肿瘤坏死。⑥核分裂活性不高(每 10 个高倍视野下小于 3 个)。

弥漫硬化性乳头状癌其组织学特征为单侧叶或双侧叶出现弥漫性浸润、多个微乳头结构(内含淋巴细胞渗透,大量鳞状上皮细胞化生、大量沙砾样小体、淋巴细胞浸润和显著的纤维化),对应超声上的不均匀低回声和微钙化。

2. 免疫组化

(1)甲状腺球蛋白:甲状腺球蛋白(Tg)阳性程度取决于肿瘤细胞的分化程度和组织学亚型,低分化癌所含 Tg 低于分化较好的癌。乳头状癌和滤泡性肿瘤 95% 以上表达 Tg,因为甲状腺癌的腺外转移灶也表达 Tg,因此 Tg 在确定转移性肿瘤是否起源于甲状腺有特定价值。

(2)TTF-1:几乎所有的乳头状癌都呈弥漫性核增强阳性。

(3)甲状腺转移因子:PAX8 是一种转录调节因子,对甲状腺发生和分化至关重要,在乳头状甲状腺癌显示强核阳性。但是很多未分化癌和髓样癌 PAX8 表达也可呈阳性。

（4）galectin-3：大部分乳头状癌 galectin-3 阳性，通常不见于非肿瘤性甲状腺细胞。

【临床表现】

乳头状甲状腺癌早期临床症状不明显，偶然发现颈部肿块，体积较小者常于体检时发现，多无自觉症状。结节多表现为单发性，少数为多发性，质地较硬，边界不规则，活动度差。肿块生长缓慢，无明显不适感。结节逐渐增大后可导致声音嘶哑，呼吸不畅，吞咽困难或局部压痛等压迫症状，颈内静脉受压时可出现患侧静脉怒张与面部水肿等体征。需注意的是，有相当比例的 PTC 为微小癌，其临床表现隐匿，这类患者多在常规体检时行颈部超声检查发现，或以颈部淋巴结转移为首要症状就诊。乳头状癌恶性程度低，转移较晚，常侵犯淋巴管，故早期多见颈部淋巴结转移，以同侧Ⅵ区最为常见，后期可发生远处转移，如肺、骨转移等，甚至发生病理性骨折。弥漫硬化性乳头状癌颈部淋巴结转移出现较早，肺转移发生率高。约 40% 的弥漫硬化性乳头状癌合并桥本甲状腺炎，而单纯性弥漫硬化性乳头状癌仅占 10% 左右。

【超声表现】

1. **部位** 大样本调查表明，甲状腺癌的发病率在单发或多发结节患者中并无差异。病灶可位于甲状腺任何区域，异位甲状腺癌也可发生乳头状癌。

2. **大小** 结节的大小并非乳头状癌诊断的要素，但体积越大，恶性结节的检出率越高。直径<1cm 的乳头状甲状腺癌又称"微小癌"（PTMC）或"偶发癌"。约 20% 的微小乳头状癌是多灶性的，常可见颈部淋巴结转移，但其肿瘤相关的死亡率几乎为 0。有研究发现约 60% 的淋巴结转移来自于多灶性甲状腺微小乳头状癌。

3. **纵横比** 横切前后径/横径比值（anteroposterior/transverse diameter ratio，A/T，纵横比）>1 是甲状腺恶性肿瘤的特征性表现之一（A/T 大于 1 是诊断典型乳头状癌较具特异性的指标）（图 2-6-43）。

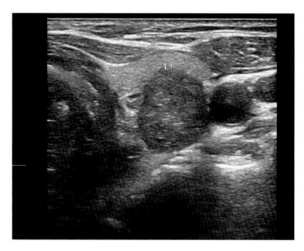

图 2-6-43 甲状腺恶性肿瘤纵横比大于 1

4. **形态** 多为不规则，可表现为毛刺样（图 2-6-44A）、乳头状、分叶状（图 2-6-44B）或花瓣状，这与恶性肿瘤特有的浸润性生长方式有关。

5. **边界** 多模糊不清。乳头状癌常向甲状腺包膜外浸润性生长，后期还可累及颈部软组织以及气管、血管和神经等。其中囊性乳头状癌结节液化部分边界清晰，实性部分边界常模糊不清。

6. **结构与回声** 乳头状癌大致可分为囊性、囊实混合性以及实性，实性约占 70%。典型乳头状癌 77%~90% 表现为低回声，12% 表现为极低回声，高回声罕见，仅占 0~2%。

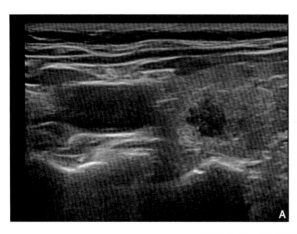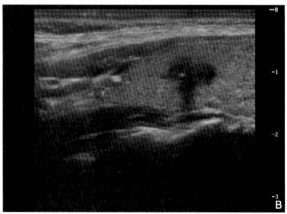

图 2-6-44 甲状腺恶性肿瘤形态表现
A. 毛刺样；B. 分叶状

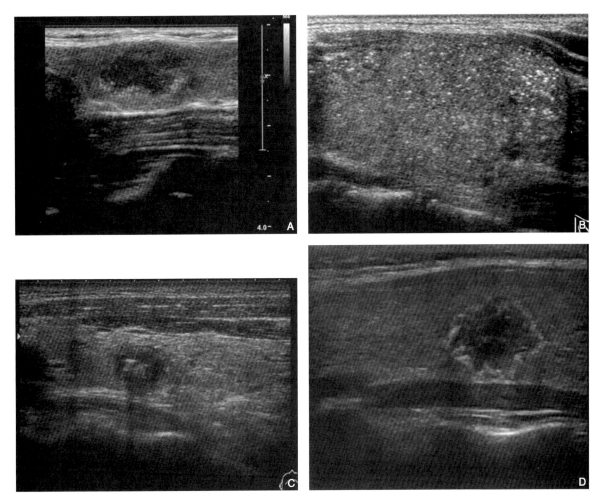

图 2-6-45 乳头状甲状腺癌不同类型钙化

A. 微钙化;B. 弥漫性硬化性乳头状癌的"暴风雪征";C. 粗大钙化;D. 不连续环状钙化

7. 钙化 乳头状癌可以出现各种类型的钙化,以微钙化(直径≤2mm 且不伴声影的强回声)多见。微钙化(图 2-6-45A)诊断乳头状癌的超声敏感性并不高,而特异性却较高。囊性乳头状癌的实性成分存在微钙化是其特征表现之一。如果微钙化体积越小,数目越多,则诊断可靠性越高,如弥漫性硬化性乳头状癌的腺体内可见弥漫分布的针尖样强回声,呈"暴风雪征"(图 2-6-45B)。粗大钙化(图 2-6-45C)诊断价值低于微钙化,但是其出现率不低,很多情况下合并微钙化一起出现。另外,不连续的环状钙化(图 2-6-45D)也具有较高的诊断价值。

8. 声晕 甲状腺良性或恶性肿瘤均可出现声晕(图 2-6-46)。乳头状癌不常见声晕,若出现声晕,往往呈非完整环状,或者表现为宽窄不等。乳头状癌中有一类组织亚型,称为滤泡亚型乳头状癌,占乳头状癌的 15%~20%,出现完整包膜或部分包膜的可能性较高。

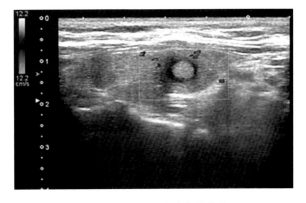

图 2-6-46 甲状腺结节伴声晕

9. 血流 恶性结节的血流分布与其病理类型及结节大小有关。微小乳头状癌,多表现为无血流分布或以周边血流为主。体积较大的乳头状癌,以周边以及混合性血流分布为主,血供中度增多。乳头状癌结节内部血流阻力指数增高,这主要是因为恶性结节内部血管容易产生挤压扭曲,同时形成的动静脉瘘其血管壁不存在弹力纤维层,血管伸缩性差,因此,脉冲多普勒探测不到舒张期血流,出现阻力指数增高。值得注意的是囊性乳头状癌实性部分的彩色血流分布有一定特点,如果实性部分偏心分布,血流多由囊壁或者基底部通入,向乳头部延伸。如果液化部分包绕实性部分,则实性部分血流多以富血供为主,血流分布杂乱无规律。

10. 颈部淋巴结转移 乳头状甲状腺癌常发生颈部淋巴结转移,Ⅵ区转移最为常见,但超声诊断该区域的淋巴结转移灵敏度较低(术前超声检查有大约50%的漏诊率)。颈侧Ⅲ区和Ⅳ区淋巴结转移的超声诊断价值较大。转移性淋巴结的超声表现与乳头状甲状腺癌的相似,且以高回声多见(80%)。在转移的初期,可在淋巴结内出现局限性分布的高回声转移灶;随着病程进展,转移灶体积增大,数目增多,导致淋巴结增大,长短径比值逐步缩小,外形逐步趋圆;受累淋巴结常出现微钙化(图2-6-47A)和液化(图2-6-47B),彩色血流丰富且分布杂乱。

【超声诊断与鉴别要点】

超声声像图上表现为实性低回声结节,结节形态和边界不规则,晕环缺如,沙砾样钙化,同时伴有颈部异常淋巴结(高回声,微钙化)提示乳头状甲状腺癌的可能性大。

1. 甲状腺髓样癌 超声表现与乳头状甲状腺癌相似,常见粗大钙化伴声影,与之相关的异常低回声淋巴结。

2. 滤泡状甲状腺癌 实性的等或高回声病灶,边界清楚,内部回声均匀,可探及周边血流信号,无局部侵犯或淋巴结转移。

3. 甲状腺未分化癌 迅速增大的侵袭性肿瘤,低回声,边界模糊,可有钙化,丰富杂乱的血流信号。

4. 结节性甲状腺肿 多发结节,内部回声不均匀,常伴有囊性变及粗大钙化,结节周边探及血流信号。

5. 甲状腺囊腺瘤 囊性乳头状癌与甲状腺囊腺瘤的区别主要是:囊性乳头状癌实性部分与囊壁之间的夹角存在一个或多个锐角,而良性囊腺瘤实性部分与囊壁过渡较为平缓,夹角为钝角居多;囊腺瘤实性部分几乎不存在钙化;囊腺瘤实性部分的血流信号偏少,多以低阻动脉或静脉频谱为主。

【实验室及其他影像学检查】

1. 甲状腺球蛋白 甲状腺球蛋白(thymoglobulin,Tg)>10ng/ml 为异常。任何甲状腺疾病的活动期,如单纯性甲状腺肿、结节性甲状腺肿、甲亢、亚急性甲状腺炎、甲状腺瘤及甲状腺癌等,均可发现血清 Tg 升高,故 Tg 不能作为肿瘤标记物用于定性诊断。但甲状腺全切的患者,且^{131}I 治疗后无正常甲状腺组织的患者,正常情况下无法测及 Tg。如发现 Tg 增高,则表明体内可能有甲状腺的复发或转移,此时 Tg 可作为特异性的肿瘤标志物,了解体内是否有甲状腺癌复发或转移。

2. 甲状腺功能检测 甲状腺癌患者都应进行甲状腺功能检测,包括血浆蛋白结合碘(PBI),血清 T_3、T_4、FT_3、FT_4、TSH 及 TGA、TMA 等。研究表明 TSH 升高可能增加罹患分化型甲状腺癌的风险。乳头状甲状腺癌患者甲状腺功能多数在正常范围。

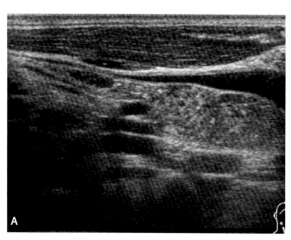
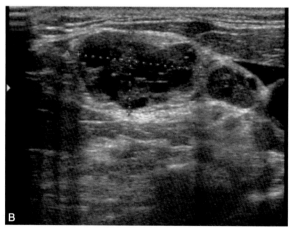

图2-6-47 转移性淋巴结
A.转移性淋巴结伴微钙化;B.转移性淋巴结伴液化形成

3. **基因检测** 在甲状腺癌的发生、发展过程中，多种癌基因与抑癌基因参与其中，目前已经确定的有 *BRAF* 癌基因（*BRAF*）、*RAS* 癌基因（*RAS*）、*RET/PTC* 融合基因（*RET/PTC*）和特异性结合域转录因子/过氧物酶体增殖物激活受体基因重排（*PAX8/PPAR*），其他相关基因包括 *p53*、*HIF-1α*、*Wnt/β-catenin*、*microRNA*、*NF-κB*、*PI3K*、端粒反转录酶 TERT 等与甲状腺癌的关系正在研究中。*BRAF* 突变有 99% 为 *BRAF^{V600E}*（T1799A 点突变）突变，是甲状腺癌最常见的基因突变；*RAS* 突变是仅次于 *BRAF* 的突变基因，*RAS* 基因家族包括 *HRAS*、*KRAS*、*NRAS* 及特定密码子核苷酸置换；*PAX8/PPAR* 是第 2 号染色体 q13 与第 3 号染色体 p25 发生了异位。在乳头状甲状腺癌中，*BRAF^{V600E}* 突变占 40%～45%；*RAS* 突变约占 13%；*RET/PTC* 融合基因与放射相关的乳头状甲状腺癌有关，可达 60%～70%；*PAX8/PPAR* 重排基因很少见。另外，端粒反转录酶 TERT 见于 <10% 的乳头状甲状腺癌。

4. **CT 诊断** CT 检查可为大多数病例提供良、恶性诊断依据，且可明确显示病变范围，尤其对扩展的病变范围以及与邻近重要器官及大血管的关系，对术前制订方案及预测手术中可能发生的损伤有重要意义，必要时可行增强 CT。然而，CT 检查仍有其局限性，不可避免地存在误诊或漏诊，因此在诊断时需同时结合超声、MRI、PET-CT 及放射性核素检查。

5. **MRI 诊断** MRI 检查可以明确显示甲状腺肿瘤的范围及其与邻近组织的关系。

6. **正电子发射型计算机断层成像（PET-CT）** PET-CT 检查能更早的发现颈部淋巴结转移。此外，PET-CT 对甲状腺癌治疗后的评估、确定复发或残留病灶及对部分甲状腺良、恶性肿瘤的鉴别有较大的应用价值。但 PET-CT 价格昂贵，无法作为常规检查。

7. **甲状腺功能成像** 甲状腺癌组织血管增多，血流加快，因而可用锝作为显影剂进行甲状腺动态显像。动态成像时，正常甲状腺在 16s 左右开始显像，并逐渐增强，22s 左右达高峰。而甲状腺癌结节在 14～18s 显像，16s 达高峰，如果是甲状腺良性肿物，结节在 30s 内不显影。

【治疗方法】

1. **外科治疗**

（1）甲状腺全切术+甲状腺旁受侵软组织切除+颈部异常淋巴结清扫

适应证：①明确的远处转移；②甲状腺外侵犯；③直径>4cm 的肿瘤；④颈部淋巴结转移；⑤低分化；⑥放射性物质接触史；⑦对侧多发结节。

（2）甲状腺峡部及侧叶切除

适应证：①无放射性物质接触史；②无远处转移；③无颈部淋巴结转移；④无甲状腺外侵犯；⑤直径<4cm 的肿瘤。

2. **放射性碘治疗** 放射性核素治疗是利用部分 PTC 具有吸碘功能的特点，将放射性碘高度浓聚于肿瘤组织中，达到杀死癌细胞的目的。主要应用于原发肿瘤无法彻底切除或出现的远处转移无法手术切除时，治疗前应该尽量确保甲状腺全切，并常规行全身 ^{131}I 扫描，确定肿瘤组织有吸碘功能才能进行。

3. **TSH 抑制治疗** PTC 患者术后均应接受 TSH 抑制治疗，定期随访甲状腺功能调整最佳的药物剂量，将 TSH 水平控制在正常值低限。

值得注意的是：如果确诊为 NIFTP 即非癌症，除了切掉肿瘤之外，患者将不需要进行扩展手术，如甲状腺全切除术，也不需要在术后采用放射性碘治疗及 TSH 抑制治疗。

4. **靶向治疗** 甲状腺癌的分子靶向治疗药物主要包括针对血管内皮生长因子靶点、肿瘤信号通路、针对原癌基因 *RET*、针对 *BRAF* 基因、针对 VEGF 靶点的药物，索拉非尼和乐伐替尼被美国 FDA 批准用于进展期碘难治性的分化型甲状腺癌的治疗。其他针对 *RET/PTC*、*PAX8/PPAR* 突变的靶向药物，还处于临床试验测试阶段。

【思考题及测试题】

乳头状甲状腺癌的典型超声表现有哪些？

【病例分享】

患者女性，35 岁，因"体检发现甲状腺肿物 4 个月余"就诊。

专科查体：左侧甲状腺近峡部可扪及一结节，约 1.0cm×1.1cm，质中，无压痛，可随吞咽上下活动，右侧甲状腺未扪及明显包块。

甲状腺超声检查：甲状腺左侧叶下极探及大小约 1.0cm×1.1cm 的低回声，形态不规则，边界欠清，内可探及散在点状强回声，后方不伴声影。CDFI：结节内可探及杂乱丰富的彩色血流信号。

超声提示：甲状腺左侧叶下极低回声病灶，TI-RADS 4c 级（图 2-6-48A、B）。

术中所见：左侧甲状腺中下部一结节，大小约 1.6cm×1.3cm，质硬，与周围组织粘连无明显界限。

病理诊断：左侧乳头状甲状腺癌（图 2-6-48C）。

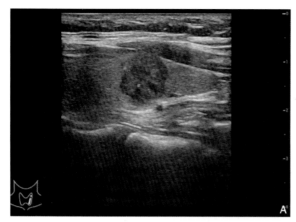
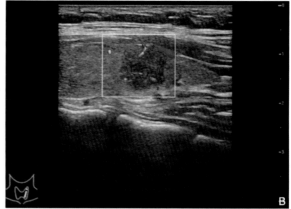
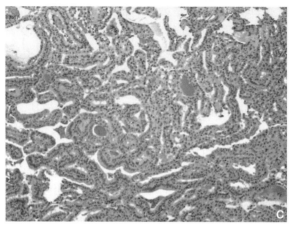

图 2-6-48　乳头状甲状腺癌

A. 显示甲状腺左侧叶下极低回声病灶,形态不规则,呈分叶状,边缘模糊,内探及散在点状强回声,后方不伴声影;
B. 结节内部探及杂乱丰富的彩色血流信号;C. 组织学病理证实为乳头状甲状腺癌

(二) 滤泡状甲状腺癌

【概况及流行病学】

滤泡状甲状腺癌(follicular thyroid carcinoma, FTC)是指有滤泡分化而无乳头状结构的甲状腺癌,占甲状腺癌总数的 10%~20%,其恶性程度高于乳头状癌。患者多为中老年人,特别是 40 岁以上的女性。发病年龄 15~84 岁,19 岁以下,男:女发病率之比为 1:4;20~45 岁,男:女发病率之比为 1:3;45 岁以上,男:女发病率之比为 1:4。滤泡状癌与电离辐射、缺碘、ras 基因突变存在一定相关性。

【病理与病生改变】

1. **组织学特征** 滤泡状甲状腺癌呈滤泡状结构,无乳头状形成,一般具有境界清晰的完整包膜,中等厚度,包膜由平行排列的胶原纤维组成,常含有中等大小的血管。

包膜或脉管受侵犯是滤泡状癌的重要诊断依据。血管侵犯是肿瘤直接侵入血管腔或肿瘤聚集于管腔内,受累的血管必须位于包膜内或刚超出包膜,而不是位于结节内部的血管。包膜侵犯是指肿瘤细胞穿透包膜全层。晚期病例肿瘤穿透包膜进入甲状腺实质,常呈蕈样或钩状,当切面不在肿瘤穿透包膜的同一平面时,肿瘤扩散可能表现为邻近包膜的卫星结节。

2. **免疫组化** 甲状腺球蛋白仅由甲状腺滤泡细胞产生,是最特异的标记。核转录因子 TTF-1 呈弥漫性核强阳性。当怀疑有血管侵犯时,内皮细胞标记物如 CD3、CD31 有助于证实肿瘤位于血管腔内。Galectin-3、HBME-1 以及 CTTED1 染色也可以帮助诊断,但这些染色对滤泡状癌诊断并不具备特异性。

【临床表现】

患者表现为颈部肿块,质地偏硬。滤泡状癌发展较缓慢,但是经血行播散较快,常转移至肺、骨及肝等部位,10%~15%的滤泡状癌会出现肺和骨转移,淋巴结转移不足 10%。由于其组织细胞学近似甲状腺滤泡结构,具有吸碘功能,因此,少数患者可表现为甲状腺功能亢进,摄碘率升高,晚期肿瘤发展较大时,还可引起上腔静脉压迫综合征。

【超声表现】

1. **部位与大小** 可发生于甲状腺任何部位;有学者认为滤泡状肿瘤越大,其癌变的概率也越大,其认为滤泡状癌是由一部分滤泡性腺瘤逐步去分化形成的,结节从良性向恶性转化的过程经历了相当长时间,结节体积的增大可以反映这一逐步进展的过程。

2. 形态与边界 更倾向于椭圆形或卵圆形。由于外周多存在包膜,因此与周围正常组织分界清楚,并且多数滤泡状癌形态规则,无分叶或毛刺样改变(图2-6-49)。

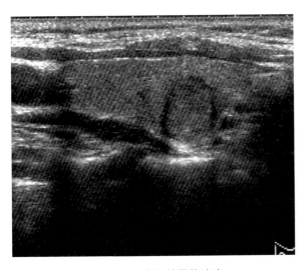

图 2-6-49 滤泡状甲状腺癌

3. 结构与回声 滤泡状癌形态学变化丰富,既包含分化良好的滤泡也存在细胞成分丰富的实体性增殖,同时滤泡中富含大量胶质,彼此之间声阻抗较大,容易形成多界面反射,在声像图上表现为低回声或低回声合并等或高回声,实性为主。与滤泡状腺瘤相比,滤泡状癌内部回声更加不均匀,但较少见到液化区。

4. 声晕 大部分存在厚度不一的周边低回声晕或者局部低回声晕,甚至部分呈毛刺样凸起改变。部分滤泡状癌可见侧边声影,一般认为是周边纤维化包裹的结果。

5. 钙化 可出现钙化,但几乎不存在微钙化。在液化区域,可能会存在由于胶质凝集产生的微小强回声,但其后方常伴有彗星尾征以及彩色闪烁伪像,并非是微钙化。

6. 血流 与滤泡状腺瘤相比,滤泡状癌血流信号更丰富,以内部血流为主。

【超声诊断与鉴别要点】
滤泡状甲状腺癌的超声声像图特征与甲状腺良性肿瘤极为相似,可伴有液化或囊性成分,遇到甲状腺囊实性肿物,不能忽略滤泡状癌,需谨慎做出鉴别诊断。

1. 甲状腺滤泡状腺瘤 甲状腺滤泡状腺瘤多

为等或高回声,形态规则,边界规整,钙化相对少见,少数病灶内可见粗大钙化,血供较丰富,以周边血流多见,无血管或腺外侵犯。

2. 滤泡型乳头状癌 以滤泡结构为主体的肿瘤,通过识别毛玻璃样核,核沟和核内包涵体等乳头状癌核型特点予以鉴别。免疫组化标记有助于鉴别诊断。

3. Hurthel 细胞瘤 二维超声表现及彩色多普勒与滤泡状癌很相似,常与桥本甲状腺炎或结节性甲状腺肿有关,转移比滤泡状癌更多见。

【实验室及其他影像学检查】
滤泡状甲状腺癌患者甲状腺功能多在正常范围内。

滤泡状甲状腺癌中,*RAS* 突变占 40% ~ 50%;*PAX8/PPAR* 基因重排占 30% ~ 40%,且 *PAX8/PPAR* 阳性多发生在年轻患者。

CT/MRI 用于较大肿瘤的分期,可明确显示病变范围,了解甲状腺肿瘤对邻近肌肉组织、气管、食管壁、颈血管鞘的侵犯和是否存在淋巴结转移。

【治疗方法】
1. 外科治疗

(1)甲状腺全切+临床明确或细胞学证实的颈部受累组织切除,术后予^{131}I 治疗。

适应证:①浸润性癌;②转移性癌;③患者意愿。

(2)甲状腺侧叶+峡部切除,或保守治疗,给予左旋甲状腺激素使 TSH 维持在正常水平及以下。主要用于非侵袭性的滤泡状癌。

2. 放射治疗 适应证:①甲状腺外侵犯;②原发肿瘤>4cm;③广泛的血管侵犯;④术后 Tg>5 ~ 10ng/L。

3. 靶向治疗 放射性碘难治性或转移性滤泡状癌患者(指南推荐索拉非尼和乐伐替尼)。

【思考题及测试题】
滤泡状甲状腺癌和滤泡状腺瘤的超声鉴别要点?

【病例分享】
患者女性,72岁,因"发现颈前肿物 1 年余"就诊。

专科查体:颈前左侧触及一 6cm×3cm 左右大小的肿物,质中,轻度压痛,边界清,可随吞咽上下活动。

甲状腺超声检查:甲状腺左侧叶形态失常,体积增大,其内探及大小约 7.5cm×4.6cm 的实性为主的混合回声,形态规则,边界清,内回声不均匀,可探及不规则液性暗区,其内透声好。CDFI:病灶内实性成分及周边探及彩色血流信号。

超声提示:甲状腺左侧叶实性为主的混合回声病灶,TI-RADS 3 级(图2-6-50A、B)。

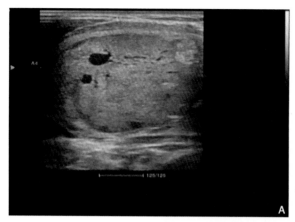
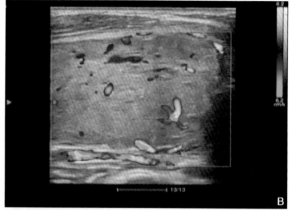
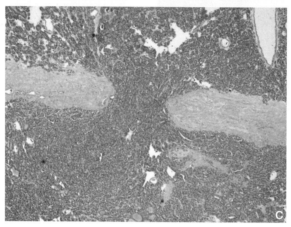

图 2-6-50　滤泡状甲状腺癌

A. 甲状腺左侧叶巨大低回声病灶, 形态规则, 呈分叶状, 边界清晰, 内部回声不均匀, 可探及不规则液性暗区; B. 结节内部及周边探及散在分布的彩色血流信号; C. 组织学病理证实为滤泡状甲状腺癌

术中所见: 甲状腺左侧叶一结节, 大小约 7cm×5cm, 质中, 活动度可, 与周围组织粘连。

病理诊断: 左侧滤泡状甲状腺癌(图 2-6-50C)。

(三) 甲状腺髓样癌

【概况及流行病学】

甲状腺髓样癌(medullary thyroid carcinoma, MTC)起源于甲状腺 C 细胞, 即滤泡旁细胞, 常位于甲状腺侧叶上极, 是一种神经内分泌细胞, 属中度恶性肿瘤, 10 年生存率达 40% ~ 50%。

髓样癌一般分为散发性和遗传性, 散发性占 75% ~ 80%, 遗传性占 20% ~ 25%。散发性髓样癌多见于中老年患者, 平均发病年龄为 50 岁左右, 女性居多。结节常为单发, 局限于单侧叶。遗传性如果没有其他的神经性内分泌特征, 这类肿瘤被称为家族型甲状腺髓样癌(familial medullary thyroid cancer, FMTC)。如果同时伴其他相关的神经内分泌肿瘤(如甲状旁腺肿瘤或肾上腺嗜铬细胞瘤)时, 则被称为多发性内分泌瘤病(multiple endocrine neoplasia, MEN)2 型(MEN2), MEN2 又可分为 2 种类型, 即

MEN2A 和 MEN2B。FMTC 平均发病年龄为 30 岁, 为常染色体显性遗传, 男女发病率无差别。常为双侧多发。诊断 FMTC, 必须首先排除 MEN2 型肿瘤。

【病理与病生改变】

1. 组织学特征　髓样癌细胞一般呈圆形或多边形, 细胞最大直径一般为 9 ~ 16μm。核圆形或卵圆形, 染色质为细粒状, 染色质常使胞核呈斑点状, 这是神经内分泌瘤共有的特征。

大多数细胞胞质呈细粒状, 嗜酸性或双性染色, 胞质边界不清。间质可见钙化, 瘤细胞也可见钙化, 这些钙化缺乏半层结构。淀粉样变是 MTC 的常见特征, 见于 60% ~ 80% 的肿瘤。淀粉样物质由降钙素激素完整蛋白组成, 可在间质中呈均匀弥散分布, 也可以形成小结节状沉积。

2. 免疫组化　95% 的髓样癌降钙素染色阳性。多数髓样癌 CEA 可呈阳性, 由于 CEA 表达稳定, 因此 CEA 染色对降钙素表达低的髓样癌诊断有帮助。45% ~ 80% 的髓样癌细胞中可检测到 galectin-3, 表达强度不等。

【临床表现】

患者主要表现为单侧或双侧甲状腺肿块。肿块压迫气管、食管可表现为胸闷、气促、吞咽梗阻。若累及喉返神经可表现为声音嘶哑。髓样癌主要转移方式为淋巴结转移，就诊时常有淋巴结转移，常见转移部位是中央区淋巴结和颈侧区淋巴结，少数可转移至上纵隔淋巴结；也可经血液转移至肺、肝脏及骨骼。

由于甲状腺滤泡旁细胞属于弥散神经内分泌细胞系统，肿瘤能产生降钙素、5-羟色胺和前列腺素等生物活性物质，因此患者可出现头晕、乏力、心动过速、面部潮红、血压下降、顽固性腹泻等类癌综合征症状。肿瘤切除术后症状消失，复发或转移时可重新出现。

【超声表现】

1. **部位**　由于C细胞位于甲状腺侧叶上极区域，因而好发于甲状腺上极。

2. **形态与边界**　边界多清楚，形态规则，更倾向于水平位生长，即纵横比<1。

3. **结构与回声**　多表现为低回声或极低回声，相对均质。

4. **声晕**　可见低回声声晕，多不完整，且厚薄不均。

5. **钙化**　髓样癌患者血清降钙素能促进骨骼钙质沉着，降低血钙水平。由于钙质代谢异常，髓样癌结节超声钙化的显示率超过55%。此外，颈部转移性病灶或者转移性淋巴结内部也可见多发粗大钙化，对诊断有提示意义。

6. **血流**　内部血流多丰富，走行紊乱。

7. **其他检查**　淋巴结转移多发生在同侧的颈静脉链中下部以及上纵隔，超声表现为低回声，内常可见粗大钙化，后方伴声影。如果髓样癌是MEN2型，还需要评估甲状旁腺和肾上腺。

【超声诊断与鉴别要点】

甲状腺髓样癌声像图表现为相对均质实性低回声、形态不规则、粗大钙化、中心血供丰富。

1. **乳头状甲状腺癌**　病灶内可见微钙化；转移淋巴结为高回声，可见囊性变及微钙化。

2. **转移癌**　甲状腺弥漫性或局部增大，病灶表现为实性低回声，边界清楚，异常的血流信号，常可伴有易转移至颈部淋巴结的疾病。

3. **结节性甲状腺肿**　甲状腺弥漫性增大，多发甲状腺结节伴粗大钙化，可见"彗星尾"。

4. **滤泡状腺瘤**　实性的等或高回声结节，内部回声均匀，无钙化，边界清楚，丰富的周边血流信号。

【实验室及其他影像学检查】

血浆降钙素水平测定是髓样癌的主要诊断依据，有较高特异性。根据基础和激发后血浆降钙素水平升高，特别是后者，就可诊断髓样癌。如未完全切除肿瘤，降钙素不会降至正常。如术后复发或者广泛转移，降钙素可再度升高。

由于MEN2A和MEN2B均与嗜铬细胞瘤有关，还需行尿检(24h尿香草基杏仁酸、总3-甲基肾上腺素、儿茶酚胺)和/或血清检查(儿茶酚酶、游离总3-甲基肾上腺素、游离去甲肾上腺素)，若结果为阴性，可排除嗜铬细胞瘤，若为阳性，需做肾上腺CT/MRI。诊断MEN2A时，必须要排除甲状旁腺功能亢进。

目前认为髓样癌术前定性诊断最有效的方法之一是细针穿刺细胞学活检技术(FNA)。文献报道术前诊断准确率高达80%以上，并可明确组织类型。此外，无论是家族性还是分散性的甲状腺髓样癌在RET基因或者RAS基因上常发生点突变，有助于髓样癌的诊断。

CT/MRI检查可明确病变范围，尤其是对中晚期甲状腺髓样癌，可明确胸内扩展的病变范围以及与邻近大血管的关系，为制订治疗方案提供可靠依据，必要时可行强化CT。胸部CT还可早期发现有无肺转移。PET-CT检查能更有效的判断肿瘤的良恶性以及早期发现淋巴结转移，但其价格高，无法作为常规检查。

【治疗方法】

甲状腺髓样癌对放射性碘治疗及外放射治疗均不敏感。目前外科治疗仍是甲状腺髓样癌的首选根治方式。对伴有嗜铬细胞瘤的MTC患者，应先行处理嗜铬细胞瘤，否则可激发致死性高血压。

1. **外科治疗**

(1) 甲状腺全切术加高度怀疑和/或活检证实的颈部受累组织切除：双侧发病的散发型甲状腺髓样癌。

(2) 甲状腺全切术加颈中央区及相关区域淋巴结清扫：针对有RET种系突变的患者；所有甲状腺髓样癌患者术后应常规检测降钙素。

2. **放疗和化疗**　可作为姑息疗法。

3. **靶向药物治疗**　用于晚期(转移性)MTC成年患者(指南推荐凡德他尼和卡博替尼)。

【思考题及测试题】

哪一类甲状腺癌好发于甲状腺上极？需要关注哪些基因检测指标？

【病例分享】

患者男性，48岁，因"发现左侧颈部1个月余"就诊。

专科查体：左侧颈部Ⅰ度肿大，并可触及约

1cm×1cm 大小的肿物,质软,活动度可,轻度压痛,与周围组织无粘连,可随吞咽上下活动,未闻及血管杂音,左侧可触及肿大淋巴结。

甲状腺超声检查:甲状腺左侧叶形态正常,内探及大小约 1.9cm×1.5cm 的低回声,形态不规则,边缘模糊,内回声不均匀,其内探及点状强回声聚集。CDFI:其内及周边探及血流信号。

超声提示:甲状腺左侧叶低回声病灶,TI-RADS 4c 级(图 2-6-51A)。

术中所见:甲状腺左侧叶结节,大小约 3.0cm×3.5cm,质硬,活动度差,与周围组织粘连。

病理诊断:左侧甲状腺髓样癌(图 2-6-51B)。

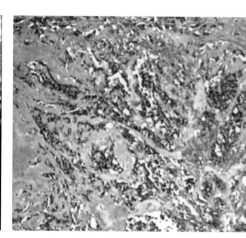

图 2-6-51　甲状腺髓样癌

A. 显示甲状腺左侧叶低回声病灶,形态不规则,边缘模糊,内部回声不均匀,可探及点状强回声聚集,结节周边探及星点状彩色血流信号;B. 组织学病理证实为甲状腺髓样癌

(四)甲状腺未分化癌

【概况及流行病学】

甲状腺未分化癌(anaplastic thyroid carcinoma,ATC)是高度恶性肿瘤,较少见,占全部甲状腺癌的 1%~2%。未分化癌生长迅速,往往早期侵犯周围组织,其预后较差,即使采用积极的治疗手段,平均生存时间不足 6 个月。

甲状腺未分化癌病因尚未明确,可能与环境、遗传和激素等因素有关。

甲状腺未分化癌好发于 70 岁左右的老年人,以女性居多。该病常见于地方性甲状腺肿好发地区,患者常有甲状腺疾病史,与缺碘存在一定相关性。

【病理与病生改变】

未分化癌组织学改变复杂多样,肉眼观癌肿无包膜,切面呈肉色,苍白,并有出血、坏死;组织学上可分为小细胞型、梭形细胞型、巨细胞型和混合细胞型,多数具有以下特点:显著的结构及细胞异型性;明显的浸润性生长;广泛肿瘤坏死;多见核分裂。可用抗 Keratin、CEA 及 Thyroglobulin 等抗体作免疫组化学染色与肉瘤、恶性黑色素瘤及大细胞淋巴瘤相鉴别。

【临床表现】

80% 的未分化癌患者首发表现为颈部迅速增大的肿块,伴有声音嘶哑、呼吸或吞咽障碍。肿块常为单发,质硬,形态不规则,边界不清晰,活动度差。由于肿瘤的恶性程度高,且病情发展非常迅速,多数患者就诊时即已扩散至甲状腺外。甲状腺未分化癌早期即可通过血液和淋巴管发生远处转移,90% 有局部淋巴结转移。少数患者以远处转移为首发症状,转移灶常见于肺、骨、肝和脑。

【超声表现】

甲状腺癌未分化癌具有甲状腺恶性肿瘤的常见特征:

1. 体积较大、边界不清楚的低回声肿块。
2. 约一半的患者有结节性甲状腺肿背景。
3. 结节内部常见坏死及粗大钙化。
4. 部分患者可出现包膜外侵犯,累及气管、食管,喉返神经,喉部和颈部血管。
5. 患者多有局部或远处转移,转移淋巴结多为低回声,内部伴有液化坏死。
6. 颈静脉内或颈动脉内的血栓引起血管扩张或闭塞。
7. 彩色多普勒显像结节内部出现杂乱的丰富血流信号。

【超声诊断与鉴别要点】

ATC 的术前诊断主要依靠细胞学或粗针穿刺组织学检查,其阳性率一般可达 80% 以上;术中冰冻切片的组织病理学分析具有很高的诊断价值,是确诊的主要手段。

1. **非霍奇金淋巴瘤** 弥漫性或局灶性的低回声，边界模糊，血流信号异常，常有桥本甲状腺炎的背景，呈"网格"样。

2. **乳头状甲状腺癌** 实性低回声，边界模糊，内部回声不均匀，血流信号异常，可见微钙化，邻近淋巴结转移及血管和腺外侵犯。

3. **甲状腺转移癌** 已知的原发肿瘤或有明确转移的疾病，实性低回声，边界清或不清，无钙化，异常的血流信号，甲状腺肿大并腺体回声弥漫性降低，有淋巴结转移。

4. **甲状腺髓样癌** 实性低回声，边界模糊，可见粗大钙化，探及邻近异常的淋巴结。

5. **结节性甲状腺肿** 多发，结节回声不均匀，常伴有粗大钙化、囊性变、"彗星尾"及分隔，无血管或软组织侵犯，无转移淋巴结。

【实验室及其他影像学检查】

未分化癌中，*BRAF*^{V600E} 突变约占 45%，*RAS* 突变约占 24%，*TP53* 突变>70%，端粒反转录酶 *TERT* 突变>70%，此外还可见 *CTNNB1* 癌基因。

CT/MRI 检查可明确病变范围及腺外侵犯情况，为制订治疗方案提供可靠依据，必要时可行强化 CT。PET-CT 检查能更有效的判断肿瘤的良恶性，并可了解全身病变情况。

【治疗方法】

目前未分化癌的治疗原则应该以手术+放疗为主，同时结合化疗的综合治疗。

【思考题及测试题】

发现甲状腺占位性病变时哪些情况应该怀疑未分化癌？

【病例分享】

患者女性，67 岁，因"发现颈部十年余，肿物增大、疼痛 3 个月余"就诊。

专科查体：左侧颈部Ⅰ度肿大，并可触及约 1cm×1cm 大小的肿物，质软，活动度可，轻度压痛，与周围组织无粘连，可随吞咽上下活动，未闻及血管杂音，左侧可触及肿大淋巴结。

甲状腺超声检查：甲状腺左侧叶形态失常，体积增大，其内探及大小约 4.3cm×2.6cm 的低回声，形态不规则，边界不清，内回声不均匀，可探及弧形强回声，后方伴声影。CDFI：其内及周边探及血流信号。

超声提示：甲状腺左侧叶低回声病灶，TI-RADS 4c 级（图 2-6-52A、B）。

术中所见：甲状腺左侧叶瘤体大小约 6.0cm×

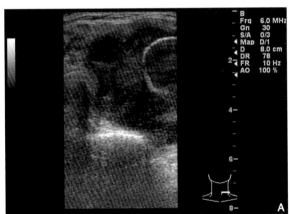

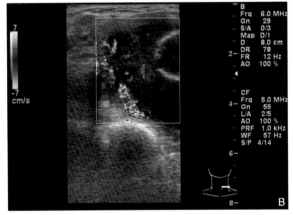

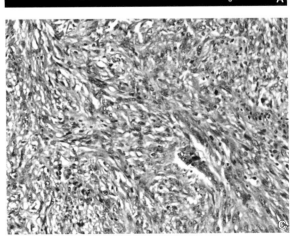

图 2-6-52 甲状腺未分化癌
A. 甲状腺左侧叶低回声病灶，形态不规则，边界不清晰，内部回声不均匀，可探及弧形强回声；B. 结节内部及周边探及彩色血流信号；C. 组织学病理证实为甲状腺未分化癌

5.0cm,壁光滑,质韧,呈囊实性,活动度可,与周围组织轻度粘连。

病理诊断:左侧甲状腺未分化癌(图 2-6-52C)。

(五)甲状腺淋巴瘤

【概况及流行病学】

甲状腺淋巴瘤(thyroid lymphoma,TL)较少见,小于 2% 的淋巴结外淋巴瘤见于甲状腺。多发生于老年患者。分原发性和继发性。原发性甲状腺淋巴瘤以女性为主,绝大多数为非霍奇金淋巴瘤,主要为弥漫性大 B 细胞淋巴瘤,其次结外边缘区 B 细胞淋巴瘤/低度恶性黏膜相关组织淋巴瘤。继发性甲状腺淋巴瘤多于原发,以非霍奇金淋巴瘤占多数,病灶可较小,常伴淋巴结肿大,可在身体其他部位发现原发病灶。甲状腺淋巴瘤患者 90% 伴有桥本甲状腺炎,桥本甲状腺炎患者发生甲状腺淋巴瘤的风险是普通人群的 60 倍。

【临床表现】

临床上原发性甲状腺淋巴瘤表现为迅速增大的无痛性颈部肿块,常伴有颈部淋巴结肿大,30% ~ 50% 的患者有压迫导致的症状,包括吞咽困难、喘鸣、声嘶和颈部压迫感等症状。

【超声表现】

一般体积较大,导致甲状腺局限性或整个侧叶明显增大,常呈内部伴周边的血供。根据病灶的内部回声及边界状况可将肿瘤分为三型:结节型、弥漫型、混合型。

结节型:最多见,表现为形态不规则,边界清,内部低回声,可有高回声分隔,一般不出现钙化或液化。

弥漫型:表现为双侧叶肿大,内部回声极低。与结节型不同,该型肿瘤和甲状腺组织的分界不清。

混合型:表现为多个低回声病灶,不均分布于甲状腺内,这些病灶可能是结节型也可能是弥漫型。

上述三型有两个共同特点:和残余甲状腺组织相比,肿瘤呈显著低回声;后方回声增强。

【超声诊断与鉴别要点】

甲状腺原发淋巴瘤常与桥本甲状腺炎并存,肿块生长很快。

1. 甲状腺未分化癌 迅速增大的、侵袭性的甲状腺肿瘤,老年人多见,常有结节性甲状腺肿的病史,肿瘤内部回声不均匀,可见钙化、坏死,有血管或软组织侵犯以及液化坏死的异常淋巴结。

2. 乳头状甲状腺癌 单侧多见,实性低回声,异常的血流信号,微钙化,邻近特征性的转移性淋巴结。较大的、侵袭性的肿瘤需与未分化癌及淋巴瘤相鉴别。

3. 转移癌 已知的原发肿瘤或有明确转移的疾病。局灶性,病灶单发或多发,边界清楚,血供丰富;或甲状腺弥漫性增大伴有邻近特征性的淋巴结。

4. 结节性甲状腺肿 多发,病灶呈低回声,内部回声不均匀,常见囊变及分隔,探及周边血流信号,常伴粗大钙化及"彗星尾"。

【实验室及其他影像学检查】

抗甲状腺球蛋白抗体(Tg-Ab)、抗甲状腺过氧化物酶抗体(TPO-Ab)升高有助于甲状腺淋巴瘤的诊断。

CT/MRI 检查可以明确显示甲状腺肿瘤的范围及其与邻近组织的关系。PET-CT 对颈淋巴结定性诊断灵敏度较高,可为外科精确制订治疗方案提供有益参考,但价格昂贵。

【治疗方法】

全身化疗及局部放疗是诊断明确的原发性甲状腺瘤的主要治疗手段。根据不同的分期、分型采取化疗和/或放疗,能较好地控制全身及局部病变,减少复发。经典、有效的化疗方案为 CHOP 方案,对控制局部病变的有效率可达 85%。

1. MALT 淋巴瘤 一般是无痛性的,如果诊断时肿瘤局限于甲状腺实质,为 ⅠE 期,单纯手术可能治愈。

2. 弥漫性大 B 淋巴细胞瘤 比 MALT 淋巴瘤侵袭性强,有报道显示约 40% 是由 MALT 淋巴瘤转化而来的,但在确诊时,超过 50% 的患者出现扩散。这类肿瘤需要放疗或化疗,手术的作用主要限于活检和缓解呼吸道症状。

【思考题及测试题】

甲状腺淋巴瘤与桥本病能否区别?

【病例分享】

患者女性,54 岁,因"自觉颈部不适 3 个月余"就诊。

查体:右侧颈部可触及鸡蛋大小样肿物,质软,活动度可,无压痛,与周围组织无粘连,可随吞咽上下活动,未闻及血管杂音。

甲状腺超声检查:甲状腺右叶体积增大,其内探及大小约 3.6cm×2.1cm 的不均质实性低回声,边缘模糊,外形欠规则,内伴高回声分隔。CDFI:其内见杂乱的血流信号。

超声提示:甲状腺右侧叶低回声病灶,TI-RADS 4b 级(图 2-6-53A、B)。

超声引导下粗针穿刺活检,病理提示:穿刺组织内异型细胞巢,核分裂象易见。结合免疫组化结果,考虑 B 细胞淋巴瘤(图 2-6-53C)。

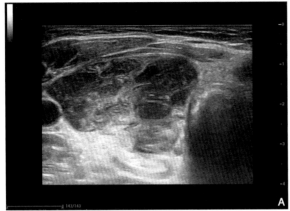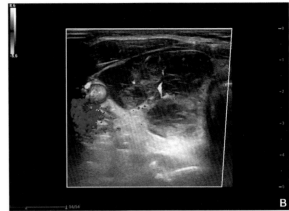

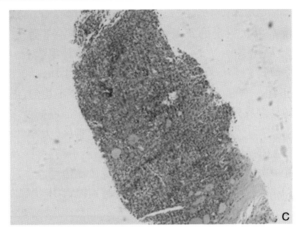

图 2-6-53　甲状腺淋巴瘤

A. 二维超声显示甲状腺右侧叶低回声肿物,边缘不规则,内部回声不均匀,伴高回声分隔;B. CDFI 显示结节内部彩色血流信号;C. 组织学病理证实为甲状腺 B 细胞淋巴瘤

(六) 甲状腺转移癌

【概况及流行病学】

甲状腺转移癌(thyroid metastatic carcinoma)是非甲状腺来源的肿瘤转移至甲状腺,发生在 1.9%～24% 的已知原发肿瘤患者。男性与女性发病率之比约 1∶1.4。60% 的甲状腺转移癌患者有甲状腺腺外转移。

【病理与病生改变】

原发肿瘤来源依次为肾透明细胞癌、肺、直肠、乳腺、黑色素瘤、肉瘤等。

甲状腺转移癌免疫组化甲状腺球蛋白(Tg)染色为阴性,而甲状腺原发肿瘤 Tg 染色一般为阳性,故免疫组化有助于排除甲状腺原发肿瘤。

【临床表现】

临床上甲状腺转移癌多表现为迅速增大的无痛性颈部肿块,可伴有压迫导致的症状,包括吞咽困难、声嘶、咳嗽、下颈部压迫感。25% 的患者于体检或影像学检查时偶然被发现。

【超声表现】

明确的甲状腺外的肿瘤病史。迅速增大的低回声肿块,无钙化,杂乱的内部血流信号。根据淋巴结的内部回声及边界状况可将肿瘤分为三型:边界清楚型、边界不清型、弥漫型。

边界清楚型:最多见,单发或多发,结节边界清,实性低或等回声,质地均匀,无钙化,可有囊性变。

边界不清型:表现为不均匀的低回声肿块,多见于甲状腺下极,与周围甲状腺组织分界不清,常侵犯至甲状腺包膜外。囊性为主的肿块内部可见厚的、不规则分隔,与原发肿瘤表现相似。

弥漫型:表现为多个低回声病灶,不均匀分布在甲状腺内,可致甲状腺弥漫性增大。

此外,邻近的病灶也可直接侵犯甲状腺,如食管癌,Ⅵ区转移性淋巴结等。

【超声诊断与鉴别要点】

本病诊断主要依靠病史、体检及必要的辅助检查,有恶性肿瘤病史的患者发现甲状腺肿物,特别是有高转移倾向的食管癌、肾癌、肺癌、乳腺癌等,应考虑到甲状腺转移癌的可能性。超声声像图主要表现为内部不均匀低回声,形态不规则,边界欠清楚,部分伴有强回声光点。值得提出的是肾透明细胞癌甲状腺转移的声像图特征常与甲状腺良性肿瘤相似,较难鉴别,因此,凡有肾癌病史的患者,因甲状腺肿物前来就诊者,要考虑到肾透明细胞癌甲状腺转移的可能。

1. **甲状腺腺瘤** 卵圆形,实性成分,有晕环,腺瘤血流信号周边>内部。

2. **甲状腺未分化癌** 迅速增大的临床病史,很难与老年人的甲状腺转移癌鉴别。

3. **乳头状甲状腺癌** 微钙化及与之相关的转移性淋巴结。

4. **甲状腺炎** 好发于中年女性,甲状腺功能异常。

5. **甲状腺淋巴瘤** 有桥本甲状腺炎的背景;全身性淋巴瘤。

【实验室及其他影像学检查】

88%的患者甲状腺功能正常。

CT/MRI 可以帮助诊断转移癌腺外侵犯情况及原发肿瘤。

PET-CT 对于诊断恶性肿瘤的灵敏度较高,有利于发现早期微小病灶,并可一次性了解全身病变情况,因此,对于甲状腺转移癌的早期诊断具有较高价值。

【治疗方法】

甲状腺转移癌的治疗应根据原发肿瘤的部位、临床分期、组织学类型、全身状况及转移情况定制个体化治疗方案。有研究显示,肾透明细胞癌甲状腺转移术后应用免疫治疗可取得良好的效果。

【病例分享】

患者男性,44 岁,因"发现颈部包块 2 个月"就诊。既往肝细胞性肝癌 1 年余。

专科查体:左侧颈前区可触及多个肿大淋巴结,左侧甲状腺区可触及鸡蛋大小样肿物,质硬,无压痛,活动度良好,与周围组织界限清楚,表面光滑,可随吞咽上下活动,未闻及血管杂音。

甲状腺超声检查:甲状腺左叶体积增大,内可探及大小约 4.0cm×2.8cm 的低回声,边界清,外形规则,内回声不均匀,周边及内部可探及血流信号。

左侧颈部可探及多个增大的淋巴结声像图,较大者位于Ⅲ区,大小约 2.2cm×1.3cm,皮髓界限不清,内回声不均,可探及不规则无回声区,内部及周边探及血流信号。

超声提示:甲状腺左侧叶低回声,TI-RADS 5 级;

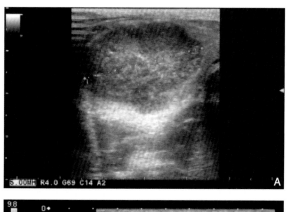

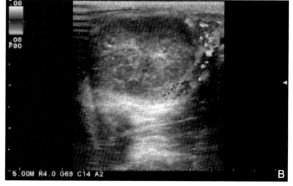

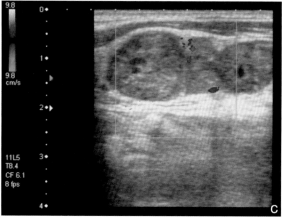

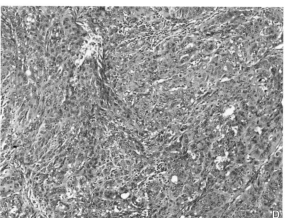

图 2-6-54 甲状腺转移癌

A. 显示甲状腺左侧叶低回声,形态不规则,边界清,内部回声不均匀;B. 显示结节内部及周边彩色血流信号;C. 左侧颈部异常增大的淋巴结声像图;D. 组织学病理证实为肝细胞性肝癌转移至甲状腺

左侧颈部多发可疑恶性淋巴结(图2-6-54A~C)。

病理诊断:

1. 结合免疫组化结果及患者临床病史,考虑肝细胞性肝癌转移至甲状腺(图2-6-54D)。

2. 淋巴结见癌转移,分别为:颈部1区(4/4)、2区(2/2)、3区(6/6)

(聂芳 王辉)

第七节 新技术应用

随着影像医学的快速发展,超声新技术在甲状腺疾病中的应用日益广泛。目前,应用最普遍的超声新技术包括超声造影和超声弹性成像。以常规二维灰阶超声和彩色多普勒检查为基础,联合应用各项超声新技术,提高了超声诊断甲状腺结节的准确性,减少了漏诊和误诊,为甲状腺结节的早期诊疗及预后提供了更多的诊断信息。

一、超声造影

高分辨率彩色多普勒超声检查在甲状腺疾病的筛查和鉴别诊断以及介入治疗引导等方面的诊断价值已得到了临床的广泛认可。然而,对于肿瘤内部微血管的显像还具有很大的局限性。

超声造影成像(contrast-enhanced ultrasound, CEUS)技术利用造影微泡的背向散射和非线性谐波信号,提高了血流信号与周围组织的信噪比,显著增强了超声图像的对比分辨率,提高了超声诊断的能力。

超声造影弥补了多普勒超声对肿瘤内细小血管显示的不足,能更好地显示肿瘤内流速为0.1~10mm/s的微小血流。应用造影定量分析软件还可以绘制出感兴趣区微泡灌注的时间-强度曲线,评估病灶的微血管的血流灌注特征。

甲状腺超声造影的适应证包括:①甲状腺结节的诊断与良恶性鉴别;②甲状腺良性增生性结节出血囊变后与恶性结节鉴别;③甲状腺结节或病变超声引导下穿刺活检部位的判断;④颈部异常淋巴结性质的判断;⑤甲状腺结节消融术的术前评估及术后疗效评估。

甲状腺结节的超声造影特征分析容易受诸多因素影响,因此,目前甲状腺结节的超声造影诊断尚无统一的标准,参照中国超声造影临床应用指南,超声造影剂经外周静脉团注,每次用量1.2~2.4ml(用量以造影效果达到最佳为宜)。选取病灶最大切面或血流最丰富切面,尽量显示部分病灶周围腺体组织作对照,必要时全面扫查,观察时间至少100s。甲状腺病灶超声造影的观察内容主要包括病灶的增强程度、增强分布、增强方式、增强时间及病灶边界,具体如下:

(一)增强程度

将病灶增强的强度与周围甲状腺组织对照,高于周围甲状腺组织为高增强,等同于周围甲状腺组织为等增强,低于周围甲状腺组织为低增强,病灶内未见造影剂增强的为无增强。

(二)增强分布

依据造影后病灶组织内增强强度分布特征,分为以下3种模式:①均匀增强。超声造影增强达峰时病灶呈弥漫均匀性增强。②不均匀增强。超声造影增强达峰时,病灶部分区域增强,或增强部分分布不均匀。③环状增强。超声造影后病灶周边出现环状高增强,厚薄均匀,边界整齐呈弥漫均匀性增强。

(三)增强方式

病灶内血流灌注增强方式为向心性、离心性、一致性增强。向心性增强指由病灶周边开始向中央增强,离心性增强指由病灶中央开始向周边增强,一致性增强指病灶周边及中央同时增强。

(四)增强时间

应用时间-强度曲线,得到感兴趣区血流灌注的增强开始时间、持续时间、达峰时间、廓清时间、峰值强度及曲线下面积。

(五)病灶边界

观察病灶与周围甲状腺组织的分界情况,分为边界清晰、边界不清。边界清晰是指病灶内50%以上的边缘与周围甲状腺组织分界清晰可见,边界不清是指病灶内50%以上的边缘与周围甲状腺组织分界不清晰。

甲状腺良恶性结节的增强模式总体上存在差别。研究表明,甲状腺恶性结节多数呈均匀或不均匀低增强,但也有少数结节呈等增强或高增强,分布均匀或不均匀。结节性甲状腺肿多呈弥漫性等增强,部分呈低增强,囊性变时呈无增强。滤泡状腺瘤多呈弥漫性高增强,分布均匀或不均匀。结节周边规则环状增强多见于良性结节,特别是滤泡状腺瘤或腺瘤样增生结节。

目前利用超声造影对甲状腺结节鉴别诊断的价值尚不统一,尤其是小于5mm的微小病灶。相信随着更适合高频探头的超声造影剂及造影成像技术的研发,超声造影技术在甲状腺结节的诊断和鉴别诊断方面一定会发挥更大的作用。

二、超声弹性成像

1991年Ophir等根据不同组织间的弹性模量比声阻抗差大几个数量级的原理,提出了超声弹性成像的概念,并且由此逐渐形成了用于临床的弹性成像设备。

弹性成像技术利用超声检查获得组织弹性的相关参数,通过评价组织硬度从而判断组织的良恶性,是一种评估病变性质的新方法。目前,用于甲状腺的弹性成像技术主要有应变弹性成像和剪切波弹性成像(shear wave elastography,SWE)技术。应变弹性成像技术利用弹性图像反映组织的应变,探头轻触皮肤,垂直且有节奏地轻度压放。剪切波弹性成像技术探头轻触皮肤,不用加压,尽量垂直皮肤,必要时屏住呼吸,通过测量剪切波速度和杨氏模量值(kPa),反映组织的硬度。虽然原理不同,但都可应用于甲状腺局灶性病变的诊断。

应变弹性成像,通常将弹性图像的表现分为5级,或称为5分法:0级,病灶区以囊性成分为主,表现为红蓝相间或蓝绿红相间;1级,病灶与周围组织呈均匀的绿色;2级,病灶区以绿色为主,周边呈蓝色;3级,病灶区呈杂乱的蓝绿相间分布;4级,病灶区完全或超过90%为蓝色覆盖。分析时,将0~2级判断为良性,将3~4级判断为恶性。也有学者提出用邻近正常甲状腺组织与结节间的应变比来区分良恶性结节。

剪切波弹性成像技术是目前较先进的超声弹性技术,与之前静态型和动态型弹性成像相比,SWE能够以二维形式结合传统超声成像,定量评价组织及其病变的弹性特征,并以杨氏模量值的方式表达。点式剪切波弹性成像可显示局部采样区的剪切波速度(m/s),也可转换为杨氏模量(kPa);二维剪切波弹性成像可实现弹性模量的二维成像,可测量弹性最大值、最小值、平均值和标准差SD等。恶性结节的剪切波传播速度(或杨氏模量)一般高于良性结节。

大量文献报道,SWE在肝脏疾病、乳腺病变定性诊断中的价值已经被证实,成为超声诊断的一项重要工具,具有良好的临床应用前景。有学者研究发现,无论是SWE技术还是应变弹性成像技术,对甲状腺结节良恶性的鉴别诊断都有很好的应用价值。尽管弹性成像技术对肿瘤良恶性的判定有较好的敏感性和特异性,但也存在一定的局限性,在甲状腺结节良恶性鉴别诊断中的价值有待于进一步深入研究。

【思考题及测试题】

1. 请简述甲状腺检查超声新技术有哪些?

2. 请简述甲状腺超声造影的适应证。

3. 熟悉甲状腺病灶超声造影的观察内容及特征分析。

4. 熟悉甲状腺弹性成像的原理及适应证。

(罗渝昆)

第八节　专业规范解读

由于高分辨率超声的普及,甲状腺癌的检出率急剧上升,但甲状腺癌的总体死亡率并无明显变化。因此,近年来主流观点认为甲状腺结节的过度诊断是当前面临的主要问题。如何避免甲状腺癌的过度诊断以及随之而来的过度治疗,同时准确识别高侵袭性的甲状腺癌是需要解决的关键问题。

在此背景下,国内外制定了大量关于甲状腺结节的诊治指南,试图针对当前甲状腺结节诊治的不统一、不规范的现象进行指导。如2010年日本甲状腺外科医师学会和内分泌医师学会颁布的指南、2012年欧洲肿瘤内科学会颁布的《甲状腺癌诊治和随访指南》、2013年欧洲甲状腺学会指南、2014年英国甲状腺学会指南、2015年美国甲状腺学会(American Thyroid Association,ATA)发布的《甲状腺结节和分化性甲状腺癌诊治指南》(简称2015年ATA指南)、2015年美国国家综合癌症网提出的《甲状腺癌临床实践指南》、2016年美国临床内分泌医师学会(American Association of Clinical Endocrinologists,AACE)、美国内分泌学院(American College of Endocrinology,ACE)以及意大利临床内分泌协会(Italian Association of Clinical Endocrinologists,AME)联合发布的AACE/ACE/AME指南(简称2016年3A指南)。在国内,四个专业委员会(中华医学会内分泌学分会、中华医学会外科学分会、中国抗癌协会头颈肿瘤专业委员会、中华医学会核医学分会)联合制定了《甲状腺结节和分化型甲状腺癌临床诊治指南》(简称国内指南)。因此,有关甲状腺的指南也呈现出多量的态势,而且版本也在不断更新。

在这些指南当中,以2015年ATA指南和2016年3A指南权威性较高。梳理和解读为数众多的指南、筛选出和超声相关部分的内容,能节约广大超声医师的时间,促进诊治水平的提高。

一、甲状腺结节风险评估体系

2009年和2015年ATA指南均提到的甲状腺

结节的可疑征象包括:微小钙化、低回声、边缘不规则及纵横比大于 1。ATA 最大特点是对甲状腺结节的诊疗提出了各种程度的建议及具体参考的指标。2016 年 3A 指南在此基础上又有补充,如实性、富血供及同时伴颈部淋巴结超声异常等。

2015 年 ATA 及 2016 年 3A 指南中降低了实性和低回声征象的权重,因为实性低回声诊断甲状腺癌的敏感性虽达 80% ~ 85%,特异性仅为 15% ~ 25%。2015 年 ATA 指南同时删除了富血供这个超声恶性征象,因多数研究并未发现结节内血流信号丰富是甲状腺癌的独立预测指标。同时该指南强调结节内大钙化与微钙化同时存在时,恶性风险与微钙化单独存在相关,大钙化单独存在时不一定是恶性标志。两个指南均指出如果出现不完整的环形钙化应高度怀疑恶性可能,因病理学诊断时会发现不完全钙化区域有肿瘤侵犯。另外微钙化应注意与伴有"彗星尾"征的高回声亮点相鉴别,因为后者通常是良性结节的特征。

2016 年 3A 指南指出由于各个超声特征的敏感性较低,对于大多数结节,存有这些超声可疑恶性特征也并不能确定性的进行恶性诊断,而没有明显可疑恶性特征的结节也不能确定的诊断为良性。但是值得注意的是,具有 2 个或以上可疑恶性超声特征能增加甲状腺结节恶性风险性。

根据不同超声特征的组合,2015 年 ATA 和 2016 年 3A 指南分别建立了甲状腺结节的危险分级,其中 2015 年 ATA 指南包括高度可疑恶性(恶性风险 70% ~ 90%)、中度可疑恶性(恶性风险 10% ~ 20%)、低度可疑恶性(恶性风险 5% ~ 10%)、极低度可疑恶性(恶性风险约<3%)和良性结节(恶性风险约<1%)(表 2-8-1)。2016 年 3A 指南则将结节的风险程度分为三级,即低风险(恶性风险约 1%)、中风险(恶性风险 5% ~ 15%)和高风险(恶性风险 50% ~ 90%)(表 2-8-2)。

表 2-8-1　ATA 指南甲状腺结节风险分层(2015)

超声分层	超声特征	恶性率	FNA 适应证（最大径）
高度可疑	实性低回声结节或囊实性结节的低回声实性部分,具备以下一项或多项超声特征:边缘不规则(如浸润、微小分叶、毛刺状)、微钙化、垂直位生长、结节的环状钙化局部破坏伴破坏区低回声软组织外凸、或有甲状腺外扩散的证据	>70% ~ 90%	≥1cm
中度可疑	实性低回声结节,边缘光滑规则。无微钙化,无甲状腺外扩散,无垂直位生长	10% ~ 20%	≥1cm
低度可疑	实性等回声或高回声结节,或囊实性结节且实性区域质地均匀位于结节边缘。结节无微钙化,无边缘不规则,无甲状腺外扩散,无垂直位生长	5% ~ 10%	≥1.5cm
极低度可疑	海绵状或囊实性结节。不具备低度恶性、中度恶性或高度恶性可疑结节所具备的任何特征	<3%	≥2cm
良性	单纯囊性结节(无实性成分)	<1%	不考虑 FNA

表 2-8-2　AACE/ACE/AME 指南甲状腺结节危险分级(2016)

超声分层	超声特征	恶性率	FNA 适应证
低度危险	囊性为主(>50%),伴混响伪像,无可疑超声征象;等回声海绵状结节,或相互融合,或伴规则声晕	1%	只有以下情况建议 FNA:结节>20mm、体积增大或有相关高危病史时;甲状腺手术或微创消融治疗前
中等危险	稍低回声结节(和周围甲状腺组织相比较)和等回声结节,椭圆形-圆形,边缘光滑或不清;可出现结节内血流,弹性成像硬度增高,粗钙化或连续性无中断的环状钙化,或意义不明确的点状强回声	5% ~ 15%	>20mm
高度危险	结节出现至少以下 1 项可疑特征:极低回声(和甲状腺前方肌肉相比较);边缘毛刺状或微小分叶;微钙化;垂直位生长;出现甲状腺外生长或相关病变淋巴结的证据	50% ~ 90%	>10mm 者常规推荐 FNA;5 ~ 10mm 者可根据临床情况和患者意愿考虑 FNA 或观察等待,但在以下特殊情况推荐进行 FNA:①包膜下或气管旁甲状腺病变;②可疑淋巴结或甲状腺外蔓延;③阳性个人史或甲状腺癌的家族史,包括头颈部辐照史和同时合并可疑临床表现(如声音嘶哑)

2015 年 ATA 指南中也对边缘不规则与边界不清做了明确说明，边缘不规则是指结节与腺体实质分界清晰，而边界不清则为结节与腺体实质之间的界限难以界定。所以，超声医师在对结节进行描述时应对这两个概念注意区分。

多个指南提到甲状腺结节良性特征包括：纯囊性和海绵状。指南同时指出没有一个超声特征为恶性病变所独有，综合分析判断能够提高良、恶性鉴别诊断率。

二、甲状腺结节随访

对甲状腺结节的最佳随访频度缺乏有力证据。依据 2015 年 ATA 指南，对多数甲状腺良性结节，可每隔 12~24 个月进行随访。对暂未接受治疗的可疑恶性或恶性结节，随访间隔可缩短。对细胞学证实是良性的结节宜根据恶性风险分级进行超声随访。对超声高度怀疑恶性的结节，如≤1cm，应在6~12 个月之内进行重复超声和超声引导下的 FNA，如>1cm，应缩短复查间隔，如结节紧贴包膜，应及时行 FNA。如果 1 个结节做了 2 次 FNA，2 次都提示良性，则没有必要再对这个结节进行密切的超声监测。

每次随访必须进行病史采集和体格检查，并复查颈部超声。部分患者（初次评估中发现甲状腺功能异常者，接受手术、TSH 抑制治疗或 ^{131}I 治疗者）还需随访甲状腺功能。如随访中发现结节明显生长，要特别注意是否伴有提示结节恶变的症状、体征（如声音嘶哑、呼吸吞咽困难、结节固定、颈部淋巴结肿大等）和超声征象。对"明显生长"的结节，即体积增大 50% 以上，或至少有 2 条径线增加超过 20%（并且超过 2mm），应行 FNA 进一步明确诊断。对囊实性结节来说，根据实性部分的生长情况决定是否进行 FNA。

三、多结节恶性风险评估

2015 年 ATA 指南中指出患者若为多发结节，且最大径均>1cm 时，超声评估方法应同单发结节。若每个结节都具有恶性风险的独立因素，则多个结节均需要行 FNA。FNA 应根据每个结节的恶性风险级别和结节的大小进行。当出现 TSH 低值或正常时，提示多个结节中的某些结节为自主功能性。此时应对照患者核素扫描（最好是 ^{123}I）的结果进行超声检查，判断>1cm 的结节哪个为高功能性。FNA 仅对功能正常或无功能的结节进行穿刺，尤其对那些具有恶性超声特征的结节应优先进行穿刺。

多发结节与单发结节具有相同的恶性风险。尽管有研究认为，单发结节的恶性风险要略高于多发结节，但是，若 FNA 只选择了大的或主要的结节，则有遗漏恶性病变的可能。因此，2015 年 ATA 指南推荐宜对每个结节分别进行超声评估，根据其超声特征及各自的大小界值来决定是否需要进一步 FNA 检查。

四、甲状腺术后评估

甲状腺术后超声评估是甲状腺癌患者随访管理的重要内容，主要是监测复发或残存的癌灶。超声评估内容包括颈部淋巴结和甲状腺手术床。由于超声有时不易区别甲状腺床的良性结节（如瘢痕或反应性增生淋巴结）和复发病灶，因此还需要结合化验指标，必要时行 FNA 进一步明确。

对于术后的患者应每 6~12 个月行 1 次颈部超声检查，依据风险分层和血清 Tg 水平及其改变来规定随访计划，对于径线>8mm 的淋巴结应行 FNA Tg 检查，对于≤8mm 的淋巴结可以进行随访，暂可不行 FNA 或其他干预。淋巴结 FNA Tg 冲洗液的 Tg 浓度与转移相关性较好，当其浓度>10ng/ml 时，应高度怀疑转移病灶，1~10ng/ml 时，则中度怀疑，此时应结合血清 Tg 水平给予判断。

五、甲状腺肿瘤标记物检测

2015 年 ATA、2016 年 3A 指南及国内指南均对甲状腺癌的分子标记物检测表现出浓厚的兴趣。大量研究显示，$BRAF^{V600E}$ 突变与 PTC 预后密切相关，是 PTC 的独立危险因素。在一项对 1849 例 PTC 患者进行的单因素分析中，$BRAF^{V600E}$ 突变的存在与疾病的特异性死亡率有关。而那些 FNA 不能确定良恶性的甲状腺结节，一项前瞻性研究证实，对穿刺标本进行某些甲状腺癌的分子标记物（例如 BRAF 突变、RAS 突变、RET/PTC 重排、PAX8/PPARγ 突变等）检测，能够提高确诊率。因此，对于不能确定良恶性的甲状腺结节，可对其穿刺标本进行甲状腺癌分子标记物如 BRAF 突变、RAS 突变、RET/PTC 重排、PAX8/PPARγ 突变等检测。须注意的是，行 FNA 检查时，在穿刺过程中增加样本细胞量确认环节十分重要，不仅可以提高细胞病理学诊断率，同时确保了 FNA 诊断不清时足以提取基因进行分子标记物检测。2015 年 ATA 指南中提到，对于那些细胞涂片质量不高的 FNA 标本进行基因突变分析是有帮助的,但对那些因为细胞数量不够而无法诊断的标本,基因检测也是没有价值的。

多个指南中均指出血清标志物检测能更好地提高辅助诊断的敏感性。其中,Tg 凭借特异性好、敏感性强的特点,成为已清除全部甲状腺的患者检测是否存在肿瘤残留或复发的重要监测手段。

六、甲状腺细胞病理学 Bethesda 报告系统

超声引导下细针穿刺细胞学活检技术(fine-needle aspiration,FNA)是诊断甲状腺结节最常用的方法,多个指南均推荐其为甲状腺结节的首选确诊方法。2007 年由美国国立癌症研究院颁布的甲状腺细针穿刺 Bethesda 细胞病理学报告标准系统(简称 Bethesda 标准系统),对细胞学改变进行风险分级,并建议了处理方法,在国际上得到公认并广泛应用,2017 年又颁布了新版 Bethesda 标准系统。该系统风险分级分为 6 类,新版本添加了 FNA 甲状腺肿瘤的新类别,即具有乳头状癌核特点的非浸润性甲状腺滤泡性病变(noninvasive follicular thyroid neoplasm with papillary-like nuclear features, NIFTP)(表 2-8-3)。

表 2-8-3　Bethesda 细胞病理学报告标准系统(2017)

诊 断 类 别	NIFTP≠CA 的情况下恶性风险/%	NIFTP=CA 的情况下恶性风险/%	处理方法
Ⅰ. 标本无法诊断或标本不满意(nondiagnostic or unsatisfactory)	5~10	5~10	重复超声引导下 FNA
Ⅱ. 良性病变(benign)	0~3	0~3	临床和超声随访
Ⅲ. 意义不明确的非典型病变或滤泡性病变(atypia of undetermined significance or follicular lesion of undetermined significance)	6~18	10~30	重复 FNA,进行分子标记物检测或甲状腺侧叶切除
Ⅳ. 滤泡性肿瘤或可疑滤泡性肿瘤(follicular neoplasm or suspicious for follicular neoplasm)	10~40	25~40	FNA 进行分子标志物检测或甲状腺侧叶切除
Ⅴ. 可疑恶性肿瘤(suspicious for malignancy)	45~60	50~75	甲状腺次全切除或侧叶切除术
Ⅵ. 恶性肿瘤(malignant)	94~96	97~99	甲状腺次全切除或侧叶切除术

2015 年 ATA 和 2016 年 3A 指南均推荐使用 Bethesda 报告标准系统对 FNA 细胞病理学结果进行分析诊断,Bethesda 标准系统有助于规范甲状腺细胞病理学诊断,提高 FNA 临床应用价值,以及对指导临床治疗决策的制订有十分重要的价值。总之,超声检查在甲状腺结节和甲状腺癌诊治的全过程中充当不可替代的角色,包括结节的恶性风险评估、FNA 适应证的推荐、颈部淋巴结转移风险的评估、手术后原发病灶是否残留以及复发转移的检测,以及良性结节的随访、监测。理解上述甲状腺指南的超声部分诊疗原则,并加以合理运用,对于甲状腺结节诊治的规范化将发挥重要作用。

【思考题及测试题】

1. 简述甲状腺疾病的各种专业规范和指南的特点。

2. 对于甲状腺疾病的各种专业规范和指南应该如何采用?

(徐辉雄)

第九节　细针穿刺细胞学活检技术在甲状腺中的作用

甲状腺结节是临床中较为常见的疾病,随着高分辨率超声技术的迅速发展,大大提高了甲状腺结节的检出率。尽管高分辨率超声、彩色多普勒成像以及超声弹性成像可反映结节的形态、血供及组织质地等多种信息,但单纯靠超声影像难以对甲状腺结节进行定性诊断。术后病理诊断虽具有较高的准确性及可靠性,但病理检查需要借助手术取样,对于大多数良性甲状腺病变则会导致过度治疗。超声引导下细针穿刺细胞学活检技术(fine-needle aspiration,FNA)是一种操作简便、安全性高、创伤

小、经济且敏感性较高的术前定性诊断方法，FNA在一定程度上规范了甲状腺结节的临床诊治，遏制了对良性甲状腺结节的过度治疗，同时避免甲状腺结节性病变的患者产生心理恐惧，提高了术前甲状腺癌的诊断准确率。

由于FNA对设备的要求并不复杂，且该技术的可操作性较强，因此可以在不同级别的医院中开展。该技术诊断快捷，且对患者近乎无创，并发症较少，适应证较粗针穿刺相对较宽，对于病变的良恶性确诊率较高，同时可以判断是否存在颈部淋巴结转移。FNA的穿刺标本也可进行洗脱液细胞蜡块检查、分子生物学或基因检测，近年来FNA与靶向基因突变检测的结合提高了FNA的诊断效能，特别是有助于筛选出高危甲状腺癌患者。甲状腺癌的相关基因包括：*BRAF*基因点突变、*RET/PTC*基因重组、*RAS*点突变、*PAX8/PPARγ*基因重组等。

另外FNA在应用中也存在着一些局限性：

（1）甲状腺癌的临床分期直接关系到手术治疗的范围及方案的选择，这些信息还有助于判断病情以及估计预后。FNA虽然对甲状腺结节诊断准确率较高，但该技术不能确定甲状腺癌的临床分期，并且对甲状腺癌T分期存在一定的影响，由于甲状腺癌T3分期是指肿瘤局限于甲状腺内且最大径>4cm，或伴有甲状腺外微小突破（肿瘤大小不限），因此当对最大径≤4cm的甲状腺恶性结节进行穿刺时，则人为影响该结节达到T3分期。

（2）FNA在诊治中可能出现取材不满意的情况，因而大大影响对甲状腺结节的诊断效能，因此减少取材涂片的不满意率十分关键，如：①对于混合回声结节，选择实性区域或超声显示的可疑区域或超声造影增强的区域进行穿刺；②对于血供丰富的结节，首先采用无负压穿刺，穿刺过程中需快速提插穿刺针并迅速拔针可有效减少取材中的血细胞，另外可在穿刺前利用超声造影评价结节灌注信息，选择合适的穿刺部位；③病理科医师及时涂片，并现场评估涂片质量，需确保至少2张涂片且每张涂片中至少有可观察的保存完好的10～20个滤泡上皮细胞。

（3）FNA虽能有效区分乳头状甲状腺癌和髓样癌，由于滤泡性腺瘤与癌的鉴别在于是否有包膜穿透性浸润和/或脉管侵犯，因此FNA不能有效鉴别滤泡性良恶性病变及Hurthle细胞病变，需进行手术切除标本进行明确诊断。因此，在临床工作中需结合常规超声、弹性成像、超声造影及基因检测等手段来综合评价FNA在甲状腺结节中的诊断

意义。

【思考题及测试题】

FNA有哪些优缺点？对于它的缺点应该如何避免和弥补？

（黄品同）

参 考 文 献

［1］Frank H. Netter. 奈特人体彩色解剖图谱. 3版. 王怀经, 主译. 北京: 人民卫生出版社, 2005.

［2］周华, 崔慧先. 人体解剖生理学. 7版. 北京: 人民卫生出版社, 2016.

［3］任卫东. 超声诊断学. 3版. 北京: 人民卫生出版社, 2013.

［4］中国医师协会超声医师分会. 中国浅表器官超声检查指南. 北京: 人民卫生出版社, 2017.

［5］赵新宇, 苗凤玲, 王俊青, 等. 甲状腺毗邻结构的高频超声研究. 中国医学计算机成像杂志, 2016, 22（4）: 361-367.

［6］李建初. 甲状腺疾病的超声诊断及其进展. 2008年全国医学影像（呼和浩特）学术研讨会, 2008, 116-126.

［7］贾文秀, 朱强, 许怀瑾. 如何阅读B超图像（2）. 中国临床医生, 2011, 39（6）: 70-73.

［8］翟建敏, 南杰, 原韶玲, 等. 超声附加绘图定位甲状腺微小结节的临床应用. 中华耳鼻咽喉头颈外科杂志, 2013, 48（9）: 730-732.

［9］张波, 姜玉新, 戴晴, 等. 前瞻性观察甲状腺结节的SonoVue超声造影增强模式. 中国医学影像技术, 2010, 26（5）: 844-847.

［10］陈孝平, 汪建平. 外科学. 8版. 北京: 人民卫生出版社, 2013.

［11］李玉林. 病理学. 8版. 北京: 人民卫生出版社, 2013.

［12］中华医学会内分泌学分会, 中华医学会外科学分会内分泌学组, 中国抗癌协会头颈肿瘤专业委员会, 等. 甲状腺结节和分化型甲状腺癌诊治指南. 中华核医学与分子影像杂志, 2013, 33（2）: 96-115.

［13］刘彤华. 诊断病理学. 3版. 北京: 人民卫生出版社, 2013.

［14］郭敏, 董晓秋, 王思明, 等. 不同甲状腺功能状态下慢性淋巴细胞性甲状腺炎声像图及弹性成像特征. 中华地方病学杂志, 2015, 34（5）: 379-383.

［15］赵瑞娜, 张波, 杨筱, 等. 超声造影对桥本甲状腺炎合并甲状腺结节的诊断价值. 中国医学科学院学报, 2015, 37（1）: 66-70.

［16］朱琳, 白雪, 滕卫平, 等. 硒对自身免疫性甲状腺炎自身抗体的影响. 中华医学杂志, 2012, 92（32）: 2256-2260.

[17] 张峰,李平,姚建,等.量化 MRI 对良恶性甲状腺结节的定性诊断与超声对比分析.医学影像学杂志,2017,27(4):611-615.

[18] 韩志江,包凌云,陈文辉,等.甲状腺及甲状旁腺病变影像比较诊断学.北京:人民卫生出版社,2016.

[19] 李晓曦.2016 年美国临床内分泌医师协会《甲状腺结节诊断和治疗临床实践医学指南》解读.中国实用外科学杂,2017,37(2):157-161.

[20] 岳林先,陈琴,陈吉东,等.甲状腺超声诊断.北京:人民卫生出版社,2015.

[21] 中华医学会内分泌学分会,中华医学会外科学分会内分泌外科学组,中国抗癌协会头颈肿瘤专业委员会,等.甲状腺结节和分化型甲状腺癌诊治指南.中华内分泌代谢杂志,2012,28(10):779-797.

[22] 高明.头颈肿瘤学.3 版.北京:科学技术文献出版社,2014.

[23] Louis B.头颈部恶性肿瘤-多学科协作诊疗模式.3 版.郑亿庆,主译.北京:人民卫生出版社,2011.

[24] 邬宏恂,包建东.甲状腺疾病超声诊断图谱.天津:天津科技翻译出版公司,2014.

[25] 中国医师协会超声医师分会.中国超声造影临床应用指南.北京:人民卫生出版社,2017.

[26] 中华医学会内分泌学会,中华医学会外科学分会内分泌外科学组,中国抗癌协会头颈肿瘤专业委员会,等.甲状腺结节和分化型甲状腺癌诊治指南.中国肿瘤临床,2012,39(17):1249-1272.

[27] 卢斌,游向东,黄品同,等 甲状腺结节大小对细针穿刺细胞学诊断结果的影响.中华超声影像学杂志,2014,23(9):778-781.

[28] 严佳梅,黄品同,游向东,等 超声造影结合细针穿刺对甲状腺癌的诊断价值.中华超声影像学杂志,2014,23(3):222-226.

[29] 洪玉蓉,罗志艳,闻卿,等 甲状腺结节细针穿刺标本 BRAF V600E 基因突变检测的临床应用.中华超声影像学杂志,2015,24(8):671-674.

[30] NIKIFOROV YE. Thyroid carcinoma:molecular pathways and therapeutic targets. Mod Pahtol, 2008, 21 (Supp 2):37-43.

[31] ELISEI R, VIOLA D, TORREGROSSA L, et al. The $BRAF^{V600E}$ mutation is an independent,poor prognostic factor for the outcome of patients with low-risk intrathyroid papillary thyroid carcinoma:single-institution results from a large cohort study. J Clin Endocrinol Metab,2012,97(12):4390-4398.

[32] CUI S L,LIU P,SU X H,et al. Surveys in Areas of High Risk of Iodine Deficiency and Iodine Excess in China, 2012-2014: Current Status and Examination of the Relationship between Urinary Iodine Concentration

and Goiter Prevalence in Children Aged 8-10 Years. Biomedical and environmental sciences:BES,2017,30(2):88-96.

[33] GR ASADI KARAM, M SAJADI, M S FATOLLA-HEE,et al. Study of the Prevalence of Endemic Goiter and Its Relation with Urinary Iodine and Thyroid Hormonal Levels in 6-18 Year Old School Children in Rafsanjan in 2000. Journal of Shahid Sadoughi University of Medical Sciences,2004,12(2):68-72.

[34] F ASHRAFI, M MOMEN-ZADEH, M AMINI, et al. Study of Anti Thyroidal Antibodies in Simple Goiter Patients and Comparison with a Control Group. Journal of Shahid Sadoughi University of Medical Sciences, 2004,12(1):435-452.

[35] M MASHAYEKHI, H ALIZADEH, F DAVOUDI, et al. Assessment of State of Function & Anatomical Form of Thyroid in Patients with Goiter. Razi Journal of Medical Sciences,2012,9(32):66-69.

[36] ALI HONARPISHEH, ABBAS TAGHAVI, HOSSEIN AKBARI,et al. Association between Goiter Prevalence and Urine Iodine Levels in 6-12-Year-Old Children in Central Iran. Iranian Journal of Medical Sciences, 2009,34(4):31-38.

[37] YASIN K, HALIL S, KADRI K, et al. Evaluation of Children with Goiter and Treatment Outcomes. Journal of Current Pediatrics,2008,6(1):10-18.

[38] GHARIB H,PAPINI E,PASCHKE R,et al. American Association of Clinical Endocrinologists, Associazione Medici Endocrinologi,and European Thyroid Association Medical guidelines for clinical practice for the diagnosis and management of thyroid nodules:executive summary of recommendations. Endocr Pract,2010,16(1):468-475.

[39] HAUGEN B R,ALEXANDER E K,BIBLE K C,et al. 2015 American Thyroid Association management guidelines for adult patients with thyroid nodules and differentiated thyroid cancer:The American thyroid association guidelines task force on thyroid nodules and differentiated thyroid cancer. Thyroid,2016,26(1):1-133.

[40] HUGO N,MONICA S,KARINA D,et al. Epidemiology of palpable goiter in Greater Buenos Aires,an iodine-sufficient area Epidemiología del bocio palpable en el Gran Buenos Aires,un área suficiente en yodo. Medicina(Buenos Aires),2013,64(1):69-75.

[41] COOPER D S,DOHERTY G M,HAUGEN B R,et al. Revised American Thyroid Association management guidelines for patients with thyroid nodules and differ-

entiated thyroid cancer. Thyroid,2009,19(11):1167-1214.

[42] RAGO T,VITTI P. Diagnostic role of ultrasound and elastosonography in nodular goiter. Best practice & research. Clinical endocrinology & metabolism,2014,28(4):519-529.

[43] MOON H J,SUNG J M,KIM E K,et al. Diagnostic performance of gray-scale US and elastography in solid thyroid nodules. Radiology, 2012, 262 (3): 1002-1013.

[44] AZIZI G,KELLER J,LEWIS M,et al. Performance of elastography for the evaluation of thyroid nodules:a prospective study. Thyroid,2013,23(6):734-740.

[45] FRANCIS GL,WAGUESPACK SG,BAUER AJ,et al. Management guidelines for children with thyroid nodules and differentiated thyroid cancer. Thyroid, 2015, 25(1):716-759.

[46] ZAKARIJA M,MCKENZIE JM. The spectrum and significance of autoantibodies reacting with the thyrotropin receptor. Endocrinol Metab Clin North Am 1987, 16(2):343-363.

[47] VITTI P. Grey scale thyroid ultrasonography in the evaluation of patients with Graves' disease. European journal of endocrinology,2000,142(1):22-24.

[48] RALLS PW,MAYEKAWA DS,LEE KP,et al. Color-flow Doppler sonography in Graves disease:"thyroid inferno". AJR Am J Roentgenol,1988,150(4):781-784.

[49] DONKOL RH,NADA AM,Boughattas S. Role of color Doppler in differentiation of Graves' disease and thyroiditis in thyrotoxicosis. World J Radiol,2013,5(4):178-183.

[50] LAGALLA R,CARUSO G,BENZA I,et al. Echo-color Doppler in the study of hypothyroidism in the adult. Radiol Med,1993,86(3):281-283.

[51] PAES JE,BURMAN KD,COHEN J,et al. Acute bacterial suppurative thyroiditis:a clinical review and expert opinion. Thyroid,2010,20(3):247-255.

[52] HONG JT,LEE JH,KIM SH,et al. Case of concurrent Riedel's thyroiditis,acute suppurative thyroiditis,and micropapillary carcinoma. Korean J Intern Med,2013, 28(2):236-241.

[53] AHMED R,ALSHAIKH S,AKHTAR M. Hashimoto thyroiditis:a century later. Adv Anat Pathol,2012,19(3):181-186.

[54] JANKOVIC B,LE KT,HERSHMAN JM. Clinical Review:Hashimoto's thyroiditis and papillary thyroid carcinoma:is there a correlation?. J Clin Endocrinol

Metab,2013,98(2):474-482.

[55] AHN D,HEO SJ,PARK JH,et al. Clinical relationship between Hashimoto's thyroiditis and papillary thyroid cancer. Acta Oncologica,2011,50(8):1228-1234.

[56] KIM SK,WOO JW,LEE JH,et al. Chronic lymphocytic thyroiditis and $BRAF^{V600E}$ in papillary thyroid carcinoma. Endocr Relat Cancer,2016,23(1):27-34.

[57] ZHANG Y,DAI J,WU T,et al. The study of the coexistence of Hashimoto's thyroiditis with papillary thyroid carcinoma. J Cancer Res Clin Oncol,2014,140(6):1021-1026.

[58] LEE S,SHIN JH,HAN BK,et al. Medullary thyroid carcinoma:comparison with papillary thyroid carcinoma and application of current sonographic criteria. AJR Am J Roentgenol,2010,194(4):1090-1094.

[59] URBANO F, ACQUAFREDDA A, ACETO G, et al. Unusual pediatric co-morbility:autoimmune thyroiditis and cortico-resistant nephrotic syndrome in a 6-month-old Italian patient. Ital J Pediatr,2012,38:57.

[60] PISHDAD P,PISHDAD GR,TAVANAA S,et al. Thyroid Ultrasonography in Differentiation between Graves' Disease and Hashimoto's Thyroiditis. J Biomed Phys Eng,2017,7(1):21-26.

[61] SUPAKUL N,DELANEY LR,SIDDIQUI AR,et al. Ultrasound for primary imaging of congenital hypothyroidism. Am J Roentgenol,2012,199(3):W360-366.

[62] SHIN DY,KIM EK,LEE EJ. Role of ultrasonography in outcome prediction in subclinical hypothyroid patients treated with levothyroxine. Endocr J, 2010, 57(1):15-22.

[63] GHARIB H,PAPINI E,GARBER JR,et al. American Association of Clinical Endocrinologists, American College of Endocrinology, and Associazione Medici Endocrinologi Medical Guidelines for Clinical Practice for the Diagnosis and Management of Thyroid Nodules-2016 UPDATE. Endocr Pract,2016,22(5):622-639.

[64] BALOCH Z W,LIVOLSI V A. Fine needle aspiration of the thyroid:today and tomorrow. Best Pract Res Clin Endocrinol Metab,2008,22(6):929-939.

[65] AHUJA AT. Diagnostic ultrasound:Head and Neck. Amirsys Publishing,Inc,2014.

[66] WD MIDDLETON,AB KURTZ,BS HERTZBERG. Ultrasound:The Requisites. 2nd ed. Montgomery,Mosby,2004.

[67] NICOLA M. H,ANDREEA N,JOSEPHINE B,et al. Sonographic differences between conventional and follicular variant papillary thyroid carcinoma. Eur Arch

Otorhinolaryngol,2017,274(7):2907-2913.

[68] KONSTANTINIDIS A,STANG M,ROMAN SA,et al. Surgical management of medullary thyroid carcinoma. Updates Surg,2017,69(2):151-160.

[69] LA VECCHIA C,MALVEZZI M,BOSETTI C,et al. Thyroid cancer mortality and incidence:A global overview. Int J Cancer,2015,136(9):2187-2195.

[70] HAUGEN BR,ALEXANDER EK,BIBLE KC,et al. 2015 American Thyroid Association Management Guidelines for Adult Patients with Thyroid Nodules and Differentiated Thyroid Cancer:The American Thyroid Association Guidelines Task Force on Thyroid Nodules and Differentiated Thyroid Cancer. Thyroid, 2016,26(1):1-133.

[71] BRYAN RH,ANNA MS,ERIK KA,et al. American Thyroid Association Guidelines on the Management of Thyroid Nodules and Differentiated Thyroid Cancer Task Force Review and Recommendation on the Proposed Renaming of Encapsulated Follicular Variant Papillary Thyroid Carcinoma Without Invasion to Non-invasive Follicular Thyroid Neoplasm with Papillary-Like Nuclear Features. Thyroid, 2017, 27 (4): 481-483.

[72] DURANTE C,GRANI G,LAMARTINA L,et al. The Diagnosis and Management of Thyroid Nodules:A Review. JAMA,2018,319(9):914-924.

[73] CHEN H,LUTHRA R,ROUTBORT MJ,et al. Molecular Profile of Advanced Thyroid Carcinomas by Next-Generation Sequencing:Characterizing tumors beyond diagnosis for targeted therapy. Mol Cancer Ther,2018, 17(7):1575-1584.

[74] SLAPA RZ,PIWOWONSKI A,JAKUBOWSKI WS,et al. Shear wave elastography may add a new dimension to ultrasound evaluation of thyroid nodules:case series with comparative evaluation. J Thyroid Res, 2012: 657147.

[75] GODDI A,BONARDI M,ALESSI S. Breast elastography:a literature review. J Ultrasound,2012,15(3): 192-198.

[76] SLAPA RZ,PIWOWONSKI A,JAKUBOWSKI WS,et al. Shear wave elastography may add a new dimension to ultrasound evaluation of thyroid nodules:case series with comparative evaluation. J Thyroid Res, 2012: 657147.

[77] SHUZHEN C. Comparison analysis between conventional ultrasonography and ultrasound elastography of thyroid nodules. Eur J Radiol, 2012, 81 (8): 1806-1811.

[78] JEMAL A,SIEGEL R,WARD E,et al. Cancer statistics. CA Cancer J Clin,2009,59(4):225-249.

[79] PACINI F,CASTAGNA MG,BRILLI L,et al. Thyroid cancer:ESMO Clinical Practice Guidelines for diagnosis, treatment and follow-up. Ann Oncol, 2012, 23 (7):110-119.

[80] PERROS P,BOELAERT K,COLLEY S,et al. Guidelines for the management of thyroid cancer. Clin Endocrinol (Oxf),2014,81 Suppl 1:1-122.

[81] LEENHARDTL,ERDOGANMF,HEGEDUS L,et al. 2013 European thyroid association guidelines for cervical ultrasound scan and ultrasound-guided techniques in the postoperative management of patients with thyroid cancer. Eur Thyroid J,2013,2(3):147-159.

[82] HAUGEN B R M,ALEXANDER E K,BIBLE K C,et al. 2015 American Thyroid Association management guidelines for adult patients with thyroid nodules and differentiated thyroid cancer. Thyroid. 2016,26(1):1-133.

[83] GHARIBH,PAPINIE,GARBERJR,et al. American Association Of Clinical Endocrinologists, American College Of Endocrinology, Andassociazione Medici Endocrinologimedical Guidelines Forclinical Practice For The Diagnosis And Management Ofthyroid Nodules-2016 Update. Endocrpract, 2016, 22 (5): 622-639.

[84] MOON W J,JUNG S L,LEE J H,et al. Benign and malignant thyroid nodules:US differentiation—multicenter retrospective study. Radiology,2008,247(3): 762-770.

[85] MOON HJ,KWAK JY,KIM MJ,et al. Can vascularity at power Doppler US help predict thyroid malignancy? Radiology,2010,255(1):260-269.

[86] KWAK JY,HAN KH,YOON JH,et al. Thyroid imaging reporting and data system for US features of nodules:A step in establishing better stratification of cancer risk. Radiology,2011,260(3):892-899.

[87] PAPINI E,GUGLIELMI R,BIANCHINIA,et al. Risk of malignancy in nonpalpable thyroid nodules:predictive value of ultrasound and color-Doppler features. J Clin Endocrinol Metab,2002,87:1941-1946.

[88] MOON HJ,SUNG JM,KIM EK,et al. Diagnostic performance of gray-scale US and elastography in solid thyroid nodules. Radiology, 2012, 262 (3): 1002-1013.

[89] PARK YJ,KIM JA,SON EJ,et al. Thyroid nodules with macrocalcification:sonographic findings predic-

tive of malignancy. Yonsei Med J,2014,55(2):339-344.

[90] BRITO JP,GIONFRIDDO MR,AL NA,et al. The accuracy of thyroid nodule ultrasound to predict thyroid cancer:systematic review and meta-analysis. J Clin Endocrinol Metab,2014,99:1253-1263.

[91] HORVATH E,MAJLIS S,ROSSI R,et al. An ultrasonogram reporting system for thyroid nodules stratifying cancer risk for clinical management. J Clin Endocrinol Metab,2009,94:1748-1751.

[92] PAPINI E,GUGLIELMI R,BIANCHINI A,et al. Risk of malignancy in nonpalpable thyroid nodules:predictive value of ultrasound and color-Doppler features. J Clin Endocrinol Metab,2002,87(5):1941-1946.

[93] FRATES M C,BENSON C B,DOUBILET P M,et al. Prevalence and distribution of carcinoma in patients with solitary and multiple thyroid nodules on sonography. J Clin Endocrinol Metab, 2006, 91(9):3411-3417.

[94] TORLONTANO M, CROCETTI U, AUGELLO G, et al. Comparative evaluation of recombinant human thyrotropinstimulated thyroglobulin levels,[131]I whole-body scintigraphy,and neck ultrasonography in the follow-up of patients with papillary thyroid microcarcinoma who have not undergone radioiodine therapy. J Clin Endocrinol Metab,2006,91(1):60-63.

[95] GRANI G, FUMAROLA A. Thyroglobulin in lymph node fine-needle aspiration washout:a systematic review and meta analysis of diagnostic accuracy. J Clin Endocrinol Metab,2014,99(6):1970-1982.

[96] SNOZEK CL,CHAMBERS EP,READING CC,et al. Serum thyroglobulin, high-resolution ultrasound, and lymph node thyroglobulin in diagnosis of differentiated thyroid carcinoma nodal metastases. J Clin Endocrinol Metab,2007,92(11):4278-4281.

[97] NIKIFOROV YE,STEWARD DL,ROBINSON-SMITH TM,et al. Molecular testing for mutation in improving the fine-needle aspiration diagnosis of thyroid nodules. J Clin Endocrinol Metab, 2009, 94(6):2092-2098.

[98] FAQUIN WC,BONGIOVANNI M,SADOW PM. Update in thyroid fine needle aspiration. Endoc rPathol, 2011,22(4):178-183.

[99] CIBAS ES,ALI SZ. The Bethesda system for reporting thyroid cytopathology. Thyroid,2009,19(11):1159-1165.

[100] HAUGEN BR,ALEXANDER EK,BIBLE KC,et al. 2015 American Thyroid Association Management Guidelines for Adult Patients with Thyroid Nodules and Differentiated Thyroid Cancer:The American Thyroid Association Guidelines Task Force on Thyroid Nodules and Differentiated Thyroid Cancer. Thyroid,2016,26(1):1-133.

[101] SRINIVAS MN,AMOGH VN,GAUTAM MS,et al. A Prospective Study to Evaluate the Reliability of Thyroid Imaging Reporting and Data System in Differentiation between Benign and Malignant Thyroid Lesions. J Clin Imaging Sci,2016,6:5.

[102] HUANG J,LUO J,CHEN J,et al. Intraoperative frozen section can be reduced in thyroid nodules classified as Bethesda categories V and VI. Sci Rep,2017, 7(1):5244.

[103] MAO F,XU HX,ZHAO CK,et al. Thyroid imaging reporting and data system in assessment of cytological Bethesda Category III thyroid nodules. Clin Hemorheol Microcirc,2017,65(2):163-173.

[104] HONG YR,YAN CX,MO GQ,et al. Conventional US,elastography,and contrast enhanced US features of papillary thyroid microcarcinoma predict central compartment lymph node metastases. Sci Rep,2015, 5:7748.

[105] XIANG D,HONG Y,ZHANG B,et al. Contrast-enhanced ultrasound (CEUS) facilitated US in detecting lateral neck lymph node metastasis of thyroid cancer patients:diagnosis value and enhancement patterns of malignant lymph nodes. Eur Radiol, 2014,24(10):2513-2519.

[106] COOPER DS,DOHERTY GM,HAUGEN BR,et al. Revised American Thyroid Association management guidelines for patients with thyroid nodules and differentiated thyroid cancer. Thyroid,2009,19(11): 1167-1214.

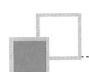

第三章　甲状旁腺

第一节　概　　述

甲状旁腺疾病分为甲状旁腺功能亢进（甲旁亢）和甲状旁腺功能减退两大类。甲旁亢根据发病原因不同，常分为原发性、继发性和三发性三类。原发性甲旁亢病因尚不完全明确，少部分与颈部辐射有关，另约10%的疾病与遗传有关。

甲旁亢通常因血钙升高和/或甲状旁腺激素（parathyroid hormone，PTH）升高而被发现。甲旁亢的症状常常不典型，比如肌无力、不适、便秘、消化不良和多尿等，问诊时需要格外注意。当血钙超过3mmol/L时，比较典型和严重的症状，例如骨痛、泌尿系结石、腹痛和精神性疼痛等才会出现。

超声在甲状旁腺疾病中的最主要作用为定位功能亢进的甲状旁腺病变，有着经济、便捷、无电离辐射等特点，是首选的无创影像学方法。在定位诊断中，超声联合^{99m}Tc-甲氧基异丁基异腈（^{99m}Tc-ses-tamibi，^{99m}Tc-MIBI）甲状旁腺显像可以使敏感性达到95%，阳性预测值接近100%，但病变为多发性时，敏感性下降。超声定位诊断的优势在于可以描述病变的具体位置，包括病变与甲状腺、大血管等周围毗邻器官的细节，这些信息对于外科手术非常重要，同时，超声也可用于引导穿刺活检、消融治疗及治疗后随访。

【思考题及测试题】

甲旁亢精神症状有哪些？为什么会出现这些症状？

（夏　宇）

第二节　解剖与生理

大多数人有4个甲状旁腺，两上两下，每个大小约5mm×3mm×1mm。超多甲状旁腺（>4个）少见，目前认为超多腺体是由于胚胎发育时期甲状旁腺始基从咽囊脱离时分裂所致。这些超出正常数量的腺体通常暗示着下甲状旁腺与位于前纵隔胸腺之间的关系。超多甲状旁腺在尸检研究中报道约13%，多数比较小，为退化或分裂的腺体。临床上少于4个腺体者较少，尸检研究中报道约3%。

上甲状旁腺与甲状腺来源于第四咽囊，位置相对固定，多位于甲状腺侧叶上中部后方，异位常见于气管食管旁、食管后、颈动脉分叉、甲状腺内等；下甲状旁腺与胸腺来源于第三咽囊，多位于甲状腺下极下方1~2cm附近，在胚胎期可降入胸腔，位置变化较大。

甲状旁腺的颜色多为黄色或棕红色，其颜色深浅主要取决于血供、脂肪含量以及产生PTH的主细胞含量。腺瘤或增生引起的高功能的腺体脂肪含量少，血供丰富，多呈更微红的颜色。腺体通常呈卵圆形或豆状，也可能是球状、分叶状、细长或扁平的形状。

【思考题及测试题】

甲状旁腺和胸腺在胚胎发育过程中有何关系？

（刘明辉）

第三节　正常超声表现

正常甲状旁腺因体积较小、含有较多脂肪细胞，因此与周围脂肪结缔组织不能形成良好的声学对比，从而在超声上较难显示。然而，超声设备和高频探头的性能逐渐提高，使其显示率得到提高。但显示率目前报道不一，上、下甲状旁腺的显示率差别较大（57.6%~90.0% vs 93.3%~100%），总体表现为下甲状旁腺的显示率和显示质量高于上甲状旁腺。

正常甲状旁腺在超声上大多表现为椭圆形或圆形结构，内部呈均匀的高回声，边界清楚，长宽厚分别为6~7mm、3~4mm和2~3mm。彩色多普勒超声显示部分甲状旁腺内可有少量点状或条状血流（图3-3-1）。

正常甲状旁腺由主细胞、嗜酸性细胞组成，并有大量脂肪细胞。与毗邻的甲状腺实质比较，甲状旁腺声阻抗略高，故应注意避免将中央区淋巴结或周围的脂肪结构，误认为是甲状旁腺。

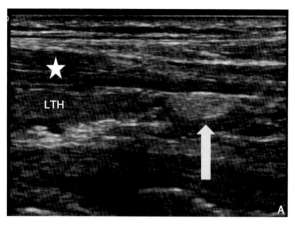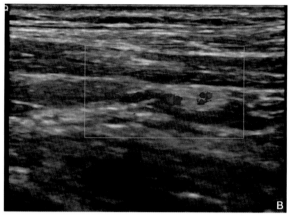

图 3-3-1 正常甲状旁腺

女性,71 岁,因结节性甲状腺肿检查甲状腺时显示正常甲状旁腺。A. 左下甲状旁腺灰阶超声图,箭示左下甲状旁腺,紧邻甲状腺左侧叶(LTH)下极下缘,为椭圆形结构,呈均匀高回声,边界清楚。星号:颈前带状肌;B. 左下甲状旁腺彩色血流图,内见点状血流信号

【思考题及测试题】

正常的甲状旁腺超声容易识别吗？为什么？

（朱 强）

第四节 检查适应证

甲状旁腺超声的主要适应证可以简要概括为以下四个方面:

1. 定位已知或怀疑甲旁亢病变。

2. 引导穿刺、消融或其他介入操作。

3. 甲旁亢药物治疗、外科手术治疗或消融治疗前后随访观察。

4. 评估自体移植后的甲状旁腺。

【思考题及测试题】

超声引导甲状旁腺穿刺、消融或其他介入操作有何优势？

（夏 宇）

第五节 检查内容与方法

检查前,要尽可能了解患者临床特点、相关实验室及影像学检查,只要可能,一定要参考对比其他影像学信息。

检查时,患者取仰卧位,可于肩胛后放置枕头使颈部过伸,要求使用高频宽带探头(如 5 ~ 13MHz),对于肥胖患者或者甲状腺多发结节患者可使用较低频率探头以取得更好的穿透力。

选择纵切、横切及斜切等多个切面进行扫查,重点扫查区域为两侧颈动脉之间、颈动脉分叉处水平至胸廓入口水平。检查完一侧颈部后,按同样的方式检查另一侧。有 1% ~ 3% 的异位病变不能在甲状腺附近找到,当甲状腺附近未能发现可疑病变时,需扩大范围沿着颈动脉鞘、颌下、胸骨上凹及以下进行扫查,当病变位于上纵隔时可换用凸阵探头,同时注意甲状腺内部有无异位。由于甲状旁腺可以隐藏在下颈部锁骨后方或上纵隔,检查时嘱患者做吞咽动作实时观察可能会有帮助。同时,参考^{99m}Tc-MIBI 甲状旁腺显像非常有帮助,可以缩小检查范围,进行重点的、有针对性的扫查。加压超声扫查法在检查甲状旁腺中也常用到,加压后皮下组织发生微小变形、肌肉牵拉可以使深部较小的病变更容易显示。彩色多普勒可以显示甲状旁腺病变的供养血管,有利于与其他组织结构相鉴别。

【思考题及测试题】

甲状旁腺超声检查时嘱患者做哪些动作有利于显示甲状旁腺？

（夏 宇）

第六节 甲状旁腺疾病

一、甲状旁腺腺瘤

【概况及流行病学】

甲状旁腺腺瘤是原发性甲旁亢最常见的病因,约占甲旁亢病因的 80%,其次是甲状旁腺增生,甲状旁腺癌少见。腺瘤单发多见,多见于下甲状旁腺,可以发生于异位部位(如胸腺、甲状腺、食管等)。

【病理与病生改变】

典型的甲状旁腺腺瘤呈棕褐色至红褐色,软而均质,表面光滑,有薄包膜。大体上呈椭圆形或肾

形。腺瘤多包膜完整,少部分腺瘤缺少完整的结缔组织包膜。活检后的腺瘤病理上可以表现假性浸润,容易误诊为甲状旁腺癌,组织学观察到含铁血黄素、巨噬细胞浸润、肉芽组织增生以及瘢痕形成等有助于判断活检后假性浸润。

【临床表现】

甲状旁腺腺瘤典型的临床表现为甲旁亢,主要表现为高钙血症和低磷血症,可有骨折、骨量减少症状。

【超声表现】

甲状旁腺腺瘤多表现为内部回声均匀的低回声,边界清晰,彩色多普勒血流信号丰富。腺瘤侧颈长肌大于健侧为可能的间接征象。

【超声诊断与鉴别要点】

甲状旁腺腺瘤诊断时需纵切和横切两切面确认,以免将其他结构,如:淋巴结或甲状腺结节误认为腺瘤。

【实验室与其他影像学检查】

可有 PTH 升高、血钙升高等相应甲旁亢实验室表现,^{99m}Tc-MIBI 甲状旁腺显像可以显示亢进的病变。

【治疗方法】

甲状旁腺腺瘤所致的甲旁亢首选外科手术治疗,对于不愿手术治疗或不能手术治疗的患者,可以通过药物治疗来控制高血钙并增加骨密度。

【病例分享】

患者女,67 岁,因"头晕、乏力半年"来院就诊。血压正常,神经系统检查未见明显异常,PTH:127pg/ml(12.0~65.0pg/ml),颈部超声提示:甲状腺左叶中上部背侧低回声结节,需除外甲状旁腺来源可能。^{99m}Tc-MIBI 甲状旁腺显像提示:甲状腺左叶中上部背侧异常所见,功能亢进之甲状旁腺组织可能性大。手术病理结果提示:考虑甲状旁腺腺瘤(图 3-6-1)。

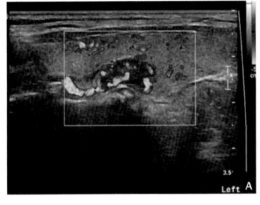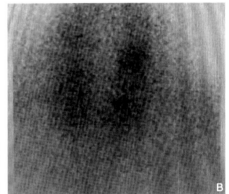

图 3-6-1 甲状旁腺腺瘤
A. 甲状腺左叶中上部背侧低回声,血流信号丰富;B. ^{99m}Tc-MIBI 甲状旁腺显像甲状腺左叶中上部放射性增高区

二、甲状旁腺增生

【概况及流行病学】

甲状旁腺增生多继发于慢性肾功能衰竭,血液透析患者中甲状旁腺超声检查约 80% 的患者有甲状旁腺增生。

【病理与病生改变】

原发甲状旁腺增生为不明原因导致甲状旁腺主细胞、嗜酸细胞增生,甲状旁腺激素分泌增加,增生根据形态分对称性和非对称性。继发性甲状旁腺增生多为腺体不对称性增大。术中快速冰冻可以判断病变是否为甲状旁腺来源,但很难区别甲状旁腺增生与腺瘤,缺乏足够的临床信息,即使术后病理也很难从形态学鉴别甲状旁腺结节状增生与腺瘤。

【临床表现】

甲状旁腺增生多为继发性,可有肾功能不全表现及继发甲状旁腺功能亢进表现,包括骨折、骨量减少表现。

【超声表现】

病变多发常见,形态多样,内部均呈低回声,少数可伴有囊性变。彩色多普勒超声检查,绝大多数甲状旁腺增生血流信号较丰富,为穿行或绕行血流信号;少数表现为血流信号稀少,呈星点状血流信号。

【超声诊断与鉴别要点】

甲状旁腺增生单靠形态学很难与甲状旁腺腺瘤鉴别,如病变为多发,有肾功能不全表现,多应考虑甲状旁腺增生可能。

【实验室与其他影像学检查】

存在甲旁亢时可有 PTH 升高、血钙升高等相应实验室及其他影像表现。

【治疗方法】

如果是慢性肾功能衰竭继发的甲旁亢,治疗以降低血磷、维持血钙、治疗异常的 PTH 水平为主。肾移植是最佳的病因治疗方法;拟钙剂西那卡塞可在透析的人群中使用;超声引导下各种消融,如:酒精消融,是常用的局部治疗;外科手术治疗只有在甲旁亢严重到一定程度时方考虑使用。

【病例分享】

患者女,63 岁,反复肾绞痛 20 年,体检发现血钙增高 5 个月。PTH 428.1pg/ml,Ca 2.88mmol/L。甲状旁腺超声检查示:甲状腺左叶下极下方、左叶上极背侧、右叶中部背侧多发结节。(图 3-6-2)

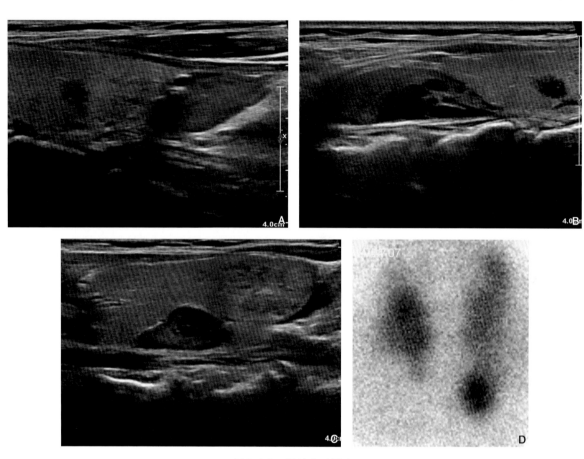

图 3-6-2　甲状旁腺增生

A.甲状腺左叶下极下方低回声,大小约 3.1cm×1.4cm;B.甲状腺左叶上极背侧低回声,大小约 3.9cm×1.0cm;C.甲状腺右叶中部背侧低回声,大小约 1.8cm×0.8cm;D.甲状旁腺显像:甲状腺左右叶下极、上极、右叶中部水平多个放射性增高区

三、甲状旁腺腺癌

【概况及流行病学】

甲状旁腺癌占甲状旁腺病变的 4% 以下,75% 的患者会有明显的颈部肿块,很容易被误诊为甲状腺肿瘤。甲状旁腺癌预后差,造成患者死亡的主要原因多为顽固甲旁亢引起的并发症,而非肿瘤扩散。

【病理与病生改变】

甲状旁腺癌体积大,常侵入周围组织,如:甲状腺、食管周围组织。镜下表现有特征性的宽纤维带,血管浸润和远处转移是可靠的组织学诊断指标。活检后的腺瘤标本,可以表现假性浸润,某些免疫组化检查对诊断甲状旁腺癌有参考价值,如

Ki-67 高表达、p27 低表达等。

【临床表现】

甲状旁腺癌临床表现广泛,常表现为明显的颈部肿块,通常有较高的血钙水平以及甲状旁腺激素水平,并多有明显的骨病。

【超声表现】

甲状旁腺癌多表现为甲状旁腺区体积较大的低回声病变,形态不规则,内部回声不均匀,可见增厚的囊壁,血流信号丰富杂乱。

【超声诊断与鉴别要点】

超声对鉴别甲状旁腺腺瘤与甲状旁腺腺癌有一定帮助。甲状旁腺癌超声相对特点为分叶状、体积相对较大、边界不清、呈低回声、内部回声不均、

周边及内部血流信号丰富杂乱。当出现以下表现时,应将甲状旁腺癌列入鉴别诊断:①三个径线任意一条超过1.5cm;②内部血流信号紊乱、血管粗细不一;③呈不规则类圆形,可见增厚的囊壁。囊性变对于鉴别癌和腺瘤没有帮助。

【实验室与其他影像学检查】

甲状旁腺激素通常增高,血钙通常很高(大于3.5mmol/L);[99m]Tc-MIBI甲状旁腺显像可以发现功能亢进的甲状旁腺组织;增强CT对于术前评估非常重要。

【治疗方法】

甲状旁腺癌手术将病灶完整切除、避免包膜破裂是最有效的减少复发和转移的方法;复发情况可以考虑消融治疗;内科治疗方面多为针对高钙血症的药物,拟钙剂西那卡塞可减轻高钙血症症状。

【病例分享】

患者女性,65岁,发现肾结石、腰背痛5年,血钙升高3年。超声发现左侧甲状旁腺区实性包块,体积较大,血流信号丰富。术后病理示:甲状旁腺癌,肿瘤侵入甲状腺腺体。(图3-6-3)

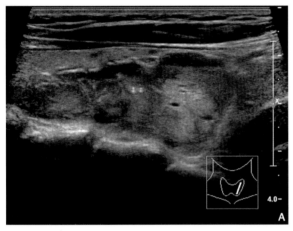
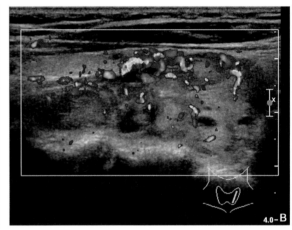
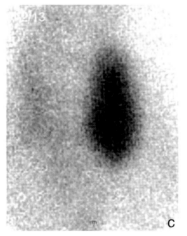

图3-6-3 甲状旁腺腺癌

A.甲状腺左叶下极后方甲状旁腺区可见5.1cm×1.9cm低回声,内部回声不均匀,与甲状腺边界不清;B.CDFI:低回声血流信号丰富,杂乱;C.甲状旁腺显像:甲状腺左叶下极水平放射性增高区

四、多发性内分泌肿瘤伴发甲状旁腺病变

【概况及流行病学】

多发性内分泌瘤病(multiple endocrine neoplasia,MEN)综合征是罕见的疾病,其特征是由至少两种不同的内分泌器官和其他非内分泌肿瘤(疾病)不同组合而成。累及甲状旁腺的情况主要见于MEN1和MEN2A。MEN1有较高的常染色体显性遗传比例,可以导致甲状旁腺腺瘤样增生、胰岛细胞瘤和垂体腺瘤等,超过90%的MEN1患者有多个甲状旁腺增大。大多数MEN1患者在30~40岁患有甲旁亢,初次手术时并不是所有甲状旁腺都增大,但是所有患者最终腺体都会受累。MEN2A综合征患者甲状旁腺增生较MEN1少见。

【病理与病生改变】

MEN1 和 MEN2A 甲状旁腺腺瘤和增生都可以发生,癌非常罕见。

【临床表现】

MEN1 常出现各种组合的甲状旁腺腺瘤,肠胰来源的神经内分泌肿瘤和垂体肿瘤,原发性甲旁亢是最常见的和首发的内分泌系统表现。MEN2A 常有甲状腺髓样癌,嗜铬细胞瘤,原发性甲状旁腺功能亢进症,甲状腺髓样癌通常是首发临床表现,嗜铬细胞瘤发生在 50% 病例中,原发性甲旁亢发生率只有 25%。

【超声表现】

病变边界清晰,内部多呈低回声,绝大多数病变血流信号丰富。

【超声诊断与鉴别要点】

超声不能鉴别甲状旁腺腺瘤和甲状旁腺增生,定位诊断时应注意和淋巴结、颈长肌等结构相鉴别。

【实验室与其他影像学检查】

可有 PTH 升高、血钙升高等甲旁亢相关实验室表现及其他相关内分泌肿瘤相关实验室表现;^{99m}Tc-MIBI 甲状旁腺显像可以发现亢进的病变,其他部位病变常用的影像学方法有 MRI、CT、PET-CT、生长抑素受体显像等。

【治疗方法】

有甲旁亢症状时,首选外科手术治疗,治疗时应注意避免甲状旁腺功能减退。对于不愿手术治疗或不能手术治疗的患者,可以通过药物治疗来控制高血钙并增加骨密度。无水酒精消融可以作为备选方案。

【病例分享】

1. 病例一 患者男性,51 岁,3 年前饮酒后出现上腹胀,伴食欲减退,症状反复发作,外院 CT 提示胰头占位,右肾上腺结节。就诊我院,奥曲肽显像:胰头占位生长抑素受体表达不均匀略增高,神经内分泌肿瘤不能除外;内镜超声:胰头区高回声占位。FDG-PET-CT 示胰腺钩突区不均匀代谢轻度增高灶,右肾上腺轻度代谢活性结节;垂体区代谢增高灶,良性病变可能性大,不除外腺瘤。考虑多发性内分泌腺瘤病 1 型(MEN-1)。(图 3-6-4)

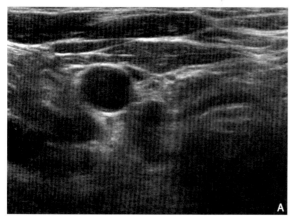
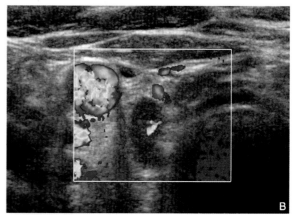
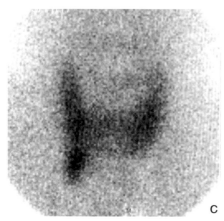
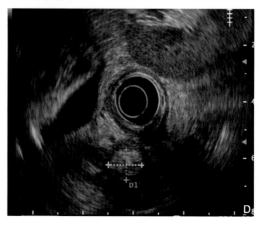

图 3-6-4 多发性内分泌腺瘤病 1 型
A. 甲状腺右叶下极后方甲状旁腺区低回声,大小约 3.0cm×2.1cm;B. CDFI:低回声血流信号丰富;C. 甲状旁腺显像:甲状腺右叶下极水平放射性增高区;D. 内镜超声:胰头区高回声占位

2. 病例二　患者女性，65岁，发作性头痛、心悸、大汗17年，再发3个月于我院就诊。尿去甲肾上腺素616.56μg/24h，肾上腺素25.2μg/24h、多巴胺216.83μg/24h。血总钙2.8mmol/L，游离钙1.35mmol/L，甲状旁腺激素101pg/ml。MIBG：左肾下方、脊柱上前方放射性浓聚（大小约7.5cm×6cm），符合异位嗜铬细胞瘤；⁹⁹ᵐTc-MIBI甲状旁腺显像：甲状腺左叶下方可见放射性增高区；诊断为"MEN2、异位嗜铬细胞瘤、原发性甲旁亢"。（图3-6-5）

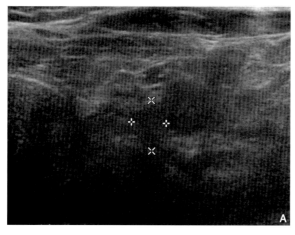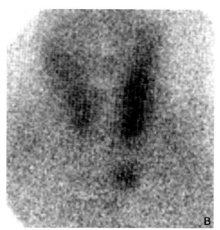

图3-6-5　多发性内分泌腺瘤病2型
A. 甲状腺左叶下极后方甲状旁腺区可见低回声，大小约0.7cm×0.6cm；B. 甲状旁腺显像：甲状腺左叶下极水平放射性增高区

五、甲状旁腺囊肿

【概况及流行病学】

甲状旁腺囊肿病因不清，临床非常少见，占所有甲状旁腺疾病的0.6%。

【病理与病生改变】

甲状旁腺囊肿根据是否分泌甲状旁腺激素（PTH）分为功能性甲状旁腺和无功能性甲状旁腺囊肿两类，多数为无功能性。无功能性的甲状旁腺囊肿多数体积较小，偶于头颈部影像学检查或手术时发现。

【临床表现】

甲状旁腺囊肿大多数位于甲状腺下极深部，因多数为无功能性，多为偶然发现或长大到有压迫症状时才发现；有功能性者可有相应甲旁亢临床表现。

【超声表现】

常表现为壁薄、光滑的椭圆形无回声，如有出血或感染，内部可以出现散在点状回声。甲状旁腺囊肿与甲状腺实质间存在一条高回声分隔，囊壁较薄，厚度一般小于1mm，包膜与甲状腺的包膜之间呈锐角。

【超声诊断与鉴别要点】

甲状旁腺囊肿超声缺乏特异性，很难与颈部淋巴管囊肿或甲状腺胶质囊肿区分，要确定囊肿来源须进行超声引导下穿刺抽吸，囊液PTH水平高于血清正常值上限者方可定为甲状旁腺囊肿。

【实验室与其他影像学检查】

存在甲旁亢时可有PTH升高、血钙升高等相应实验室及功能影像学检查表现。

【治疗方法】

体积小、无功能者多无需治疗；当体积大有压迫症状，或有甲旁亢时需要治疗。主要治疗方式为外科治疗；对于不愿手术治疗或不能手术治疗的甲旁亢患者，可进行药物治疗。

【病例分享】

患者女性，61岁，体检发现甲状腺右叶下极后方囊肿2个月。甲状旁腺激素轻度增高，PTH 65.9pg/ml（正常范围12～65pg/ml），血钙、尿钙及血磷正常，甲状腺超声未见异常。甲状旁腺超声提示：甲状腺右叶下极后方甲状旁腺区囊性病变。（图3-6-6）

六、甲状旁腺异位的超声定位

甲状旁腺异位发生率在15%左右，下甲状旁腺多见。异位的原因主要有两方面：一为早期发育阶段的异常迁移；另一可能原因为受重力和局部外力影响，病理性增大的腺体发生迁移。甲状旁腺异位大致可以分为以下四种情况：

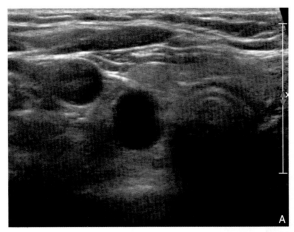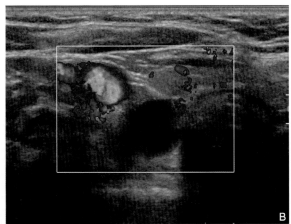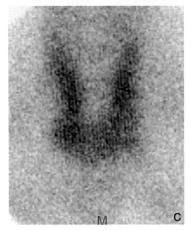

图 3-6-6 甲状旁腺囊肿

A. 甲状腺右叶下极后方甲状旁腺区见无回声,壁薄、光滑,大小约 1.2cm×1.0cm;B. CDFI:无回声内未见血流信号;
C. 甲状旁腺显像:甲状腺右叶下极水平放射性增高区

（一）气管后或食管后异位

上甲状旁腺腺瘤可达后纵隔,位于气管或食管的后方及后外侧。气管的声影常使该处超声检查受限,扫查时,探头可向内侧倾斜以显示气管后方组织。通常腺瘤在气管后方只显示一部分,很难完整显示。嘱患者头部转向对侧对显示病变可能有帮助。这一过程类似于术中触诊引导寻找气管后方腺瘤。

（二）纵隔异位

下甲状旁腺腺瘤最常异位于下颈部或前上纵隔内。腺瘤呈低回声,为了探查该区域,可嘱患者颈部后伸位,探头向后方倾斜。

异位于胸腺的上甲状旁腺腺瘤相比于异位于该区域的下甲状旁腺位置更靠后,常规超声通常不能探及,可试用穿透力较高的 5MHz 探头进行扫查。上甲状旁腺腺瘤与气管后区域关系密切,头部旋转法检查、嘱患者颈部后伸可能会有帮助。

（三）甲状腺内

甲状腺内甲状旁腺腺瘤非常罕见,多数甲状腺内腺瘤位于甲状腺中下部,被甲状腺组织包绕。甲状腺内甲状旁腺腺瘤质地和周围甲状腺组织相近,触诊困难。术前超声结合^{99m}Tc-MIBI甲状旁腺显像定位及手术探查是找到腺瘤的主要方式。

在超声上,甲状旁腺腺瘤与甲状腺实质相比回声更低,容易被发现,其内部结构以及外形同颈部其他部位的甲状旁腺腺瘤相同,可显示丰富的彩色多普勒血流信号,在甲状腺和腺瘤之间可见高回声线。但少见异位病变和常见的甲状腺结节鉴别并不容易,应充分结合临床特点,诊断困难时可考虑超声引导下穿刺活检。

此外,少部分甲状旁腺腺瘤可能位于假包膜内或甲状腺鞘的下方,此类情况是否定义为甲状腺内异位腺瘤有争议,但除非手术中打开这层膜,否则这些甲状旁腺腺瘤很难被看见,因此术前超声提示是否有异位可能对于手术非常重要。

（四）动脉鞘或未下降

异位的腺瘤偶见于颈部上方和侧方、邻近周围腺体及大血管。这些腺瘤可能由于下甲状旁腺未下降或部分下降而在位于颈动脉鞘、颈静脉迷走神经区域。它们可能伴有少部分异位的胸腺组织,容易漏诊。在超声上,这部分腺瘤和颈部淋巴结表现相似。当上甲状旁腺位于较高的咽旁位置时,超声上很难发现。

【思考题及测试题】

1. 什么样的情况需要怀疑甲状旁腺癌可能? 是否需要穿刺活检? 为什么?

2. 甲状旁腺增生和腺瘤各有什么临床和超声的特点?

（夏　宇）

第七节　新技术应用

超声造影成像(contrast-enhanced ultrasound, CEUS)目前已成为甲状旁腺超声诊断中一个重要的辅助手段。CEUS弥补了常规彩色多普勒超声对细小血管显示的不足,利用微泡造影剂的非线性谐波信号和背向散射特性,过滤组织信号,保留及增强微泡的散射信号,提高了血流信号的信噪比,可以更灵敏地显示甲状旁腺病变的微血管分布。

甲状旁腺超声造影的适应证包括:①甲状旁腺腺瘤、增生及腺癌的诊断;②甲状旁腺增生性结节超声引导下穿刺活检部位的判断;③甲状旁腺结节消融术的监测及术后疗效评估。

超声造影剂经外周静脉团注,每次用量1.2~2.4ml,选取病灶最大切面或血流最丰富切面,尽量显示病灶相邻的甲状腺腺体组织作对照,观察时间至少2min。甲状旁腺超声造影的观察内容主要包括病灶的增强程度、增强分布、增强方式、增强时间及病灶边界,具体如下:

1. **增强程度**　将病灶增强的强度与相邻甲状腺组织对照,高于相邻甲状腺组织为高增强,等同于相邻甲状腺组织为等增强,低于相邻甲状腺组织为低增强,病灶内未见造影剂增强的为无增强。

2. **增强分布**　依据造影后病灶组织内增强强度分布特征,分为以下3种模式:

(1) 均匀增强:超声造影增强达峰时病灶呈弥漫均匀性增强。

(2) 不均匀增强:超声造影增强达峰时,病灶部分区域增强,或增强部分分布不均匀。

(3) 环状增强:超声造影后病灶周边出现环状高增强,厚薄均匀,边界整齐呈弥漫均匀性增强。

3. **增强方式**　病灶内血流灌注增强方式为向心性、离心性、弥漫性增强。向心性增强指由病灶周边开始向中央增强,离心性增强指由病灶中央开始向周边增强,弥漫性增强指病灶周边及中央同时增强。

4. **增强时间**　对感兴趣区进行时间-强度曲线分析,得到血流灌注的增强开始时间、持续时间、达峰时间、廓清时间、峰值强度及曲线下面积。

5. **病灶边界**　观察病灶与相邻组织的分界情况,分为边界清晰、边界不清。

正常甲状旁腺超声造影的灌注模式与相邻甲状腺实质基本一致,同步增强,同步消退,增强的强度与相邻甲状腺实质相近。甲旁亢时,增强的强度高于相邻甲状腺实质,甲状旁腺腺瘤多呈弥漫性高增强,周边环状增强多见。

对于一些小病灶,由于分辨率的制约,超声造影有时难以提供更多有利的血流信息。相信随着超声造影剂的研发及造影成像技术的改进,超声造影技术在疾病诊疗中一定会发挥越来越大的作用。

【思考题及测试题】

超声造影在甲状旁腺中的主要应用价值?

（罗渝昆）

第八节　专业规范解读

超声在甲状旁腺中的主要作用为定位诊断功能亢进的甲状旁腺病变,为手术切除提供帮助。基于循证医学证据,美国内分泌外科协会于2016年8月发布了《原发性甲状旁腺功能亢进症诊疗指南》。指南中关于影像定位的说明与其他部位肿瘤有很大区别,这进一步说明了这种相对少见的内分泌肿瘤的特殊性,主要内容如下:

单凭影像学检查很难确诊或除外原发性甲旁亢。

即使影像学检查结果阴性或不满意,手术指征应由甲状旁腺外科医生全面评估而定。

不同医院影像定位准确性差异很大,最初影像学结果阴性的患者应在经验丰富的影像中心重复检查,经验丰富的影像中心甲状旁腺病变检出的敏感性可以高达92%。

系列的影像学检查可以在甲状旁腺手术决策制订后逐步完善。

多腺体疾病影像学检查准确性明显减低。

对于拟行甲状旁腺切除术的患者,建议由经验丰富的临床医生根据当地影像学水平选择影像学检查方式(强烈推荐/低级别证据)。

对于拟行甲状旁腺手术切除的患者,即使影像学检查结果阴性或不一致,仍应由甲状旁腺外科医生评估手术指征(强烈推荐/低级别证据)。高质量的颈部超声联合^{99m}Tc-MIBI 甲状旁腺显像及 CT 是最为有效的定位组合,超声引导下细针抽吸活检虽然特异性高,但并非必要。

推荐应用颈部超声检查定位甲状旁腺疾病,并对可能合并的甲状腺疾病进行评估(强烈推荐/低级别证据)。

除了少数特殊、复杂的原发甲旁亢病例,一般不推荐在术前进行甲状旁腺细针穿刺活检;如果怀疑甲状旁腺癌,则不应行穿刺术(证据不足)。

^{99m}Tc-MIBI 甲状旁腺显像在多腺体疾病中的敏感性不高,超声结合^{99m}Tc-MIBI 甲状旁腺显像可提高诊断能力。传统 CT 对于甲状旁腺定位意义不大,但四维 CT 近来受到越来越多关注。

磁共振成像在定位困难的病例及放射性检查禁忌的患者中可以考虑使用(弱推荐/低级别证据)。

【思考题及测试题】

超声是甲状旁腺病变定位最准确的影像学方法吗?为什么?

(夏 宇)

参 考 文 献

[1] GUIDO G,MICHELE C,樊有本. 甲状旁腺外科诊治进展. 上海:上海科学技术出版社,2017.

[2] BONNIE J. HUPPERT, CARL C. Reading. Diagnostic Ultrasound, 4th ed, Carol M. Rumack, Stephanie R. Wilson, J. William Charboneau, and Deborah Levine. Philadelphia, PA:Mosby,2011.

[3] WILHELM SM, WANG TS, RUAN DT, et al. The American Association of Endocrine Surgeons Guidelines for Definitive Management of Primary Hyperparathyroidism. JAMA Surg,2016,151(10):959-968.

[4] POLICENI BA,WRK SMOKER,DL REEDE. Anatomy and Embryology of the Thyroid and Parathyroid Glands. Seminars in Ultrasound CT and MRI, 2012, 33(2): 104-114.

[5] American Institute of Ultrasound in Medicine. AIUM practice guideline for the performance of a thyroid and parathyroid ultrasound examination. J Ultrasound Med, 2013,32(7):1319-1329.

[6] LEE JH, ANZAI Y. Imaging of thyroid and parathyroid glands. Semin Roentgenol,2013,48(1):87-104.

[7] DEVCIC Z, JEFFREY RB, KAMAYA A, et al. The elusive parathyroid adenoma:techniques for detection. Ultrasound Q,2013,29(3):179-187.

[8] CHANDRAMOHAN A, SATHYAKUMAR K, IRODI A,et al. Causes of discordant or negative ultrasound of parathyroid glands in treatment naïve patients with primary hyperparathyroidism. Eur J Radiol, 2012, 81 (12):3956-3964.

[9] ZHAO J, QIAN L, ZU Y, et al. Efficacy of Ablation Therapy for Secondary Hyperparathyroidism by Ultrasound Guided Percutaneous Thermoablation. Ultrasound Med Biol,2016,42(5):1058-1065.

[10] WANG G,LIU S,LIU X,et al. Microwave ablation:an effective treatment for mild-to-moderate secondary hyperparathyroidism in patients undergoing haemodialysis. Int J Hyperthermia,2017,2:1-7.

[11] PATEL CN, SCARSBROOK AF. Multimodality imaging in Hyperparathyroidism. Postgrad Med J, 2009, 85(1009):597-605.

[12] RIBEIRO C,PENIDO MG,GUIMARAES MM,et al. Parathyroid ultrasonography and bone metabolic profile of patients on dialysis with hyperparathyroidism. World J Nephrol,2016,5(5):437-447.

[13] SUNG JY. Parathyroid ultrasonography:the evolving role of the radiologist. Ultrasonography,2015,34(4): 268-274.

[14] ZHUO L, PENG LL, ZHANG YM, et al. US-guided Microwave Ablation of Hyperplastic Parathyroid Glands: Safety and Efficacy in Patients with End-Stage Renal Disease-A Pilot Study. Radiology,2017,282(2):576-584.

[15] TUBLIN ME, YIM JH, CARTY SE. Recurrent hyperparathyroidism secondary to parathyromatosis:clinical and imaging findings. J Ultrasound Med, 2007, 26 (6):847-851.

[16] NIECIECKI M,CACKO M,KRÓLICKI L. The role of ultrasound and nuclear medicine methods in the preoperative diagnostics of primary hyperparathyroidism. J Ultrason,2015,15(63):398-409.

[17] COSTACHE A, DUMITRU M, ANGHEL I, et al. Ultrasonographic anatomy of head and neck-a pictorial for the ENT specialist. Med Ultrason, 2015, 17(1): 104-108.

[18] VULPIO C,BOSSOLA M,DE GAETANO A,et al. Ultrasound patterns of parathyroid glands in chronic hemodialysis patients with secondary hyperparathyroidism. Am J Nephrol,2008,28(4):589-597.

[19] CAO XL, CHENG ZG, YU XL, et al. Ultrasound-Guided Percutaneous Microwave Ablation of Parathyroid Adenoma. J Vasc Interv Radiol, 2016, 27(12): 1929-1931.

第四章　乳腺

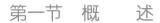

第一节　概　述

一、乳腺超声的历史和发展

乳腺超声始于 20 世纪 50 年代初期，Wild（1951 年）、贺井敏夫（1952 年）和 Howry（1954 年）等是乳腺超声诊断的开拓者。几位学者先后应用 A 超和 B 型超声获得了乳腺超声图像，分析了正常乳腺和乳腺肿瘤的超声图像表现。由于当时的探头频率较低和仪器分辨率不足，临床价值有限，发展缓慢。20 世纪 80 年代中期，B 型超声设备不断改进，5MHz 高频线阵探头问世，国内外诸多学者开展了大量的乳腺超声的临床研究。20 世纪 90 年代，彩色多普勒超声进入临床应用，高频线阵探头中心频率达到 7.5MHz 或更高，高分辨率的超声图像和多普勒超声对肿瘤和淋巴结的研究不断深入，在乳腺肿瘤检出、良恶性甄别和早期乳腺癌诊断等方面显示出巨大优势。

目前，超声已经成为乳腺癌筛查和乳腺病变良恶性甄别不可或缺的重要手段。由于我国的超声设备比乳腺 X 线设备更加普及，亚洲女性体积相对较小和致密性乳腺居多，将乳腺超声作为乳腺癌筛查的首选影像技术的呼声越来越高，国家卫生健康委员会已经关注超声对乳腺癌筛查的有效性和成本等。乳腺超声发现了大量临床触诊和/或乳腺 X 线检查阴性的乳腺良恶性病变，其中含有早期乳腺癌。当前的乳腺超声发现病变的能力已经进入毫米级，但良恶性质的甄别特别成为新的瓶颈和研究热点。

乳腺病变良恶性质的甄别是当前影像技术的研究重点。新技术层出不穷，超声成像后处理技术（复合成像、微血管显影技术）、三维超声（ABUS、ABVS）、弹性成像、超声造影、基于肿瘤代谢即血红蛋白成分和浓度定量分析的光学成像（超声光散射成像、热层析成像）等发展迅速，基于大数据和人工智能的计算机辅助诊断研究成为新的热点。

乳腺介入超声迅速发展。随着乳腺影像技术的广泛应用和乳腺癌筛查项目的逐渐普及，越来越多的有可疑征象的乳腺病变（BI-RADS 评估 4 级和 5 级）需要超声引导下穿刺活检获得组织学诊断和乳腺癌分子分型，对不可触及的乳腺病变则需要术前在超声引导下导丝定位辅助外科医师精准切除、超声引导下的脓肿或囊肿抽吸治疗、良性肿瘤微创旋切治疗或微波/射频/激光消融治疗等可视化精准治疗等临床应用不断拓展。

二、乳腺超声的优点和局限性

（一）优点

超声检查对受检者无痛苦、无放射性损害，检查前无需特殊准备，无检查盲区，因此，可用于任何年龄和任何生理周期包括妊娠期和哺乳期、乳腺癌手术后评估、男性乳腺检查等，可弥补乳腺 X 线检查可能遗漏的区域（乳房边缘、发育不良的乳房、胸壁肿块、致密性乳腺等）。

（二）局限性

超声对微钙化的显示受限，肋骨和胸骨影响胸骨旁淋巴结的显示。乳腺脂肪较多、腺体结构不均匀、活动度较大等容易漏诊与脂肪回声相似的病变。厚度效应和复合成像使小囊肿内部显示有回声、后方回声增强的特征减轻或消失。

【思考题及测试题】

乳腺超声在中国的应用有什么优势？

（彭玉兰）

第二节　解剖与生理

女性乳房是两个半球形性征器官，位于胸前部，胸大肌和胸筋膜的表面，上起第 2~3 肋，下至第 6~7 肋（图 4-2-1）；在乳房的外上方，腺体向腋窝呈角状伸延，形成一尾部，又称为 spence 腋尾（spence axillary tail），应与副乳腺相鉴别，当其内出现结节样肿物时应与腋窝肿大淋巴结相鉴别。男性乳房不发达，但乳头位置较恒定，多位于第 4 或第 5 肋

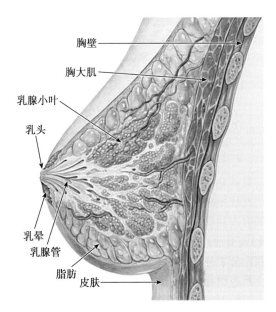

图 4-2-1 正常乳腺解剖示意图

骨水平,常用于体表定位。

每一乳房有腺叶 15~20 个,呈轮辐状排列,腺叶分成若干小叶,小叶由腺泡、腺管组成;各小叶内的腺管逐渐汇集成腺叶内输乳管行向乳头,在近乳头处膨大为输乳管窦,其末端变细,开口于乳头。叶间、小叶间和腺泡间有结缔组织间隔。乳腺腺体受许多纤维束支撑,这些纤维束向深面连于胸筋膜,穿过腺体层向浅面连于皮肤和浅筋膜浅层,称为乳房悬韧带(suspensory ligament of breast),又称

库珀韧带(Cooper ligament)。当各种病变侵及库珀韧带时,纤维组织增生,韧带缩短,牵引皮肤向内凹陷,出现橘皮样改变,为乳腺癌常见体征。

乳腺的动脉血供主要来源于胸肩峰动脉、胸外侧动脉、胸廓内动脉、肋间动脉穿支等。乳腺的静脉系统分为浅静脉(包括乳静脉、颈浅静脉、颈前静脉)和深静脉,深静脉包括:内乳静脉、腋静脉(引流乳腺上、外侧的静脉血,注入奇静脉或半奇静脉,并与椎静脉相交通,此为乳腺癌发生椎骨、颅骨以及盆骨等转移的解剖基础)、肋间静脉。三条静脉血流均可经上腔静脉进入肺,是乳腺癌发生肺转移的主要途径。

乳腺的生理活动受垂体前叶激素、肾上腺皮质激素和性腺激素制约。在妊娠期及哺乳期,乳腺明显增生,腺管伸长,腺泡分泌乳汁;哺乳期以后,乳腺又退化而处于相对静止状态。在月经周期的不同阶段,乳腺的生理状态也在各种激素的影响下,呈现周期性改变。因乳腺大小受年龄、哺乳及遗传因素影响无正常值。

乳腺的淋巴回流包括乳腺内部的淋巴回流和乳腺外部的淋巴回流,腺体内部的淋巴引流由浅层和深层淋巴管网组成。浅层无瓣膜;深层淋巴管网含瓣膜。乳腺内的淋巴管起源于小叶周围,与各级导管伴行,之间相互吻合成网,汇集成集合淋巴管,伴随深静脉汇入相应的淋巴结(图 4-2-2)。乳腺外部的淋巴引流区包括腋淋巴结区和乳内淋巴结区,

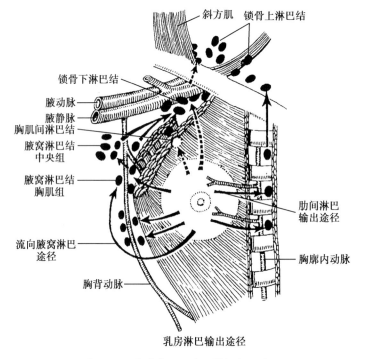

图 4-2-2 乳腺淋巴回流系统解剖示意图

约75%的乳腺淋巴液流向腋淋巴结区,约25%流向乳内淋巴结区(图4-2-3)。

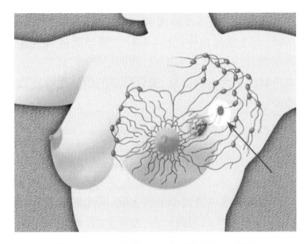

图4-2-3　乳腺淋巴回流系统解剖示意图

【思考题及测试题】

请说明乳腺癌皮肤"橘皮样"改变及"酒窝征"的解剖组织基础。

（张　巍）

第三节　正常超声表现

超声检查能清晰显示乳房内各层软组织结构,超声诊断乳腺疾病主要用于:①确诊乳腺内肿块并判断囊实性;②鉴别乳腺肿瘤良恶性及肿瘤定位;③无创观察部分乳腺导管情况;④观察腋窝及胸廓旁淋巴结肿大情况并判断肿大淋巴结性质。

由浅至深,正常乳腺的声像图由皮肤、皮下脂肪层、腺体层组成,乳腺后方为乳腺后间隙和胸壁结构。乳腺随年龄和生理状态的变化主要表现在脂肪和腺体的变化,通常,随着年龄增加,腺体内终末导管和腺泡萎缩,腺体变薄,回声增高,皮下脂肪和乳腺后间隙脂肪相对增多。

一、皮肤

皮肤表现为一条平直带状稍强回声,厚度<2mm(厚度>2mm定义为皮肤增厚,在乳晕周围区域和乳房下皱襞,正常的皮肤厚度可达4mm)。乳头大小因年龄、发育及经产情况而异。年轻、乳房发育良好及未生育者,乳头较小,哺乳后乳头增大,色素加深。

二、皮下脂肪层

介于皮肤和腺体层之间,除乳头外,腺体层均被脂肪组织覆盖。皮下脂肪厚薄因年龄和肥胖程度差异较大。皮下脂肪呈较低回声,穿行于其间的线状高回声为库珀(Cooper)韧带。库珀韧带将皮下脂肪分隔为结节样低回声结构,检查时需注意观察,勿误认为肿瘤。老年女性库珀韧带较青春期女性容易显示。

三、腺体层

腺体层回声与年龄及妊娠哺乳相关。青春期腺体组织相对较多,呈低回声,分布可稍不均匀,其间高回声的间质偏少,扪诊质地稍硬(图4-3-1)。性成熟期或生育期腺体层回声结构差异较大,整体上腺体组织相对减少,结缔组织较多,两者交织而成,此时腺体层的回声相对青春期增高,其间可见低回声条状结构,时常可见高回声管腔闭合线,向乳头方向汇聚,为导管所致,呈高低回声相间的斑纹征图像,并可见少量散在的片状低回声区域,为腺体(小叶为主)组织所致(图4-3-2)。妊娠期受激

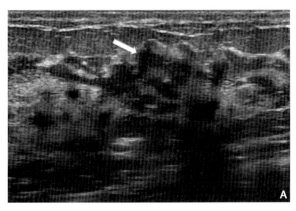

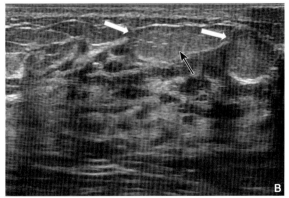

图4-3-1　青春期女性乳腺

A.青春期女性乳腺,白箭所示靠近中央区回声较低;B.青春期女性乳腺,白箭所示为乳腺Cooper韧带,黑箭所示为皮下脂肪

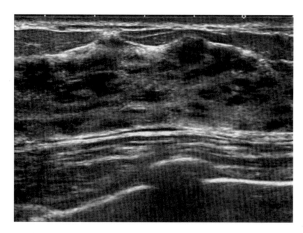

图 4-3-2 正常生育期女性乳腺

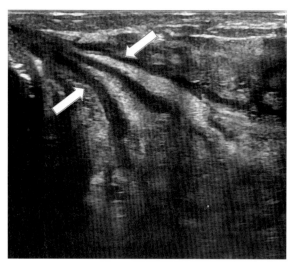

图 4-3-3 哺乳期女性乳腺

箭示乳管扩张,内可见乳汁回声,动态观察可见向乳头方向流动汇合

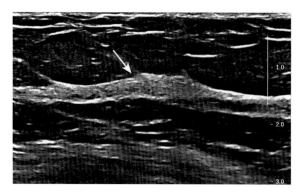

图 4-3-4 绝经后女性乳腺

箭示绝经后乳腺腺体,可见腺体变薄,回声增强,周围尤其是后方的脂肪组织增多

素影响,腺泡充分发育,腺管内径增宽、分支增多,此时间质变薄,腺体层增厚,腺体层回声普遍减低。哺乳期腺管腔进一步扩张,管壁薄而光滑,腔内充满乳汁,有时可见流动现象,CDFI 显示血管增多、增粗,血流速度加快(图 4-3-3)。绝经后进入老年萎缩期,此时腺体萎缩退化,腺体层变薄,高回声的索条状结构为主或突现,中等回声的脂肪组织随之增多(图 4-3-4)。

四、乳腺后间隙及胸壁

乳腺后间隙位于浅筋膜深层与胸壁肌层之间,以脂肪为主。

超声图像可清楚显示胸大肌、胸小肌以及肋间肌,肌筋膜为线状稍高回声,连续光滑,肌纤维呈相对稍低回声。肋骨长轴为带状强回声伴声影,肋骨短轴为弧形强回声伴声影。肋软骨短轴声像与乳腺低回声肿瘤尤其是纤维腺瘤类似,可根据解剖层次、内部及后方回声进行鉴别。

五、区域淋巴结

正常腋窝淋巴结呈卵圆形或蚕豆形,长径与短径的比值大于 2,淋巴门结构表现为中心稍高回声,与周围脂肪纤维结缔组织的回声相似,皮质表现为淋巴门周围、位于被膜下的薄层低回声,显示或不显示淋巴门血流。胸骨旁淋巴结、胸肌间淋巴结通常不显示。

【思考题及测试题】

1. 如何进行超声扫查以避免对乳腺肿物的漏诊?

2. 请描述女性乳腺腺体层各年龄段(青春期、生育期、更年期后、老年期等)的回声类型及组织学基础。

(张 巍)

第四节 检查适应证

乳腺超声检查的主要适应证有:

1. 患者主诉乳腺不适或有乳腺疾病相关临床症状和体征。

2. 患者经钼靶 X 线摄影检查、磁共振检查或其他影像检查提示乳腺病变。

3. 致密型乳腺患者排除隐匿型乳腺病变。

4. **常规体检** 包括乳腺疾病的筛查,以及哺乳期妇女、妊娠期妇女的乳腺评估。

5. **乳腺植入物的评估** 植入物的完整性、有无变形等。

6. **乳腺疾病患者的术前和术后评估** 包括术前对肿块位置、大小、数目、血流情况和淋巴结转移的评估，以及术后排除局部血肿、皮下积液、胸壁局部复发和转移等。

7. **乳腺病变的随访** 包括一般乳腺病变的随访和放化疗患者的疗效评估。

8. 超声引导下乳腺疾病和腋窝淋巴结的穿刺活检以及介入治疗。

9. 胸壁皮肤肿块或异物的评估。

乳腺超声检查无绝对禁忌证。

（李 杰）

第五节 检查内容与方法

一、检查内容

（一）乳腺整体评估

1. 乳腺外形有无失常，双侧是否对称，乳腺表面皮肤有无改变（如橘皮样变）。

2. 乳腺回声强度（随乳腺组织中腺体与脂肪组织比例的变化而有差异）。

3. 乳头有无牵拉、内陷。

4. 乳腺内的血流情况，双侧是否对称。

5. 腺体层结构的评价。

（二）乳腺病变的评估

1. **病变的性质** 弥漫性病变或局限性病变。

2. **病变的范围** 一般测量三个径线，包括肿块的最长径、前后径以及与之垂直断面的上下径。对有晕环征的肿块，测量时应包括周边回声增强的不规则外缘。

3. **病变的特征**

（1）形态（分为3类）：椭圆形（可能包括2~3个大分叶）、圆形、形态不规则。

（2）方位（分为2类）：平行、不平行。参照皮肤回声线来定义方位，平行是指肿块长轴与皮肤平行，横径大于前后径；不平行是指肿物前后径大于横径，圆形肿块定义为不平行。

（3）边缘（分为2类）：光整、不光整。光整是指整个肿块的全部边缘都是界限清晰的。当肿块任意部分不光整时，肿块的边缘即描述为不光整。不光整可进一步详述为模糊、成角、微小分叶、毛刺或这些特征的组合。

（4）内部回声（分为6类）：无回声、低回声、等回声、高回声、囊实混合性回声和不均匀回声。

将肿物与乳腺脂肪组织相比较来确定其内部回声。其中不均匀回声仅用来描述实性肿块。

（5）后方回声特征（分为4类）：后方回声无改变、后方回声增强、后方回声衰减和后方回声混合性改变。需注意的是肿块侧方声影不属于后方回声衰减。当肿块具备一种以上的后方回声特征时，可描述为肿块后方回声呈混合性改变。

（6）钙化（分为3类）：导管内钙化、肿块内钙化和肿块外钙化。以≥0.5cm为界值，钙化可分为微钙化和粗钙化。

（7）血供情况（分为3类）：肿块没有血流信号显示、肿块内部显示血流信号和肿块周边显示血流信号。血流信号的显示与肿块大小有关，需结合肿块大小、血流丰富程度和分布来判断肿块性质。

（8）弹性：利用弹性成像技术评价肿块的软硬度。

（9）肿块周围组织改变（分为4类）：①结构扭曲，指正常乳腺解剖层次破坏，库珀韧带增厚或僵直；②导管改变，表现为不正常的管径或导管呈树枝样改变；③皮肤改变，包括皮肤增厚（正常皮肤厚度<2mm）和皮肤回缩（皮肤表面凹陷或边界不清，呈绷紧状态）；④水肿，声像图表现为周围组织增厚、回声增强。

4. **乳腺病变的位置** 首先，明确肿块的解剖层次，乳腺区域肿块可位于乳腺腺体、皮肤、皮下脂肪层或胸壁。其次，乳头和乳晕区肿块单独描述，其他区域肿块采用象限定位法和时钟定位法相结合的方式描述。以乳头为中心，经过乳头的水平线和垂直线将乳腺分为4个象限，即外上象限、外下象限、内上象限和内下象限，乳头和乳晕所在区域为中央区。时钟定位法即参照时钟表盘形式定位（图4-5-1）。例如：左乳外上象限1点位距乳头约3.1cm处腺体内探及3.1cm×2.6cm×2.3cm低回声结节。

（三）双侧腋窝淋巴结的评估

根据美国癌症联合委员会（American Joint Committee on Cancer，AJCC）的资料，腋窝淋巴结分为3区：Ⅰ区（低位腋窝），胸小肌外侧缘以外的淋巴结；Ⅱ区（中位腋窝），胸小肌内外侧缘之间的淋巴结；Ⅲ区（高位腋窝），胸小肌内侧缘以内、位于锁骨下的淋巴结。超声检查时，腋窝Ⅰ区通常都能显示数个正常淋巴结，但Ⅱ区、Ⅲ区正常淋巴结一般不能显示。

超声检查淋巴结时应注意其大小、形态、皮质

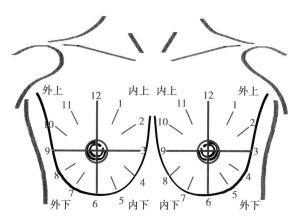

图 4-5-1 象限定位法和时钟定位法示意图

厚度、边缘和淋巴门受压、移位的情况。恶性淋巴结可以呈椭圆形、类圆形或形态不规则,声像图上表现为淋巴结皮质不均匀增厚、回声减低,高回声的淋巴门被压缩、移位或完全消失。

二、检查方法

(一) 患者准备

患者仰卧位,双侧手臂置于头部两侧,充分暴露双侧乳腺和双侧腋窝。乳房过大的患者,检查一侧乳房时,身体向对侧倾斜。

(二) 仪器及调节

采用彩色多普勒超声诊断仪,一般选择高频线阵探头。病变位置表浅者可调高探头频率,位置较深者则调低探头频率。检查深度一般调节至图像刚好显示胸膜。焦点位置与腺体深度一致,随病灶深度的改变而随时调节。对于较小病变,可选择局部放大功能观察病变及其周围。

(三) 检查方法

1. 放射状扫查(旋转扫查) 从乳腺外缘向乳头方向,以及从乳头向乳腺外缘连续扫查。以顺时针或逆时针连续扫查 360°。

2. 横向扫查 从胸骨旁向腋前线乳腺外侧缘方向,或从腋前线乳腺外侧缘向胸骨旁方向扫查。

3. 纵向扫查 从乳腺上缘至乳腺下缘,沿乳腺依次扫查。

4. 乳头和乳晕区扫查 乳头和乳晕深面为病变好发部位,尤其对于有乳头溢液、特别是有血性液体溢出的患者,应多角度多方位仔细检查,观察乳晕区域有无导管扩张,管壁有无增厚,导管走行是否自然,导管内有无结节等。

5. 腋窝淋巴结扫查 分别沿腋窝长轴和短轴扫查,检查腋窝肿大淋巴结、副乳腺或其他病变。

6. 扫查过程中各扫查路径要有重叠,以避免遗漏,遇到可疑区域时可通过结合病史、乳房触诊、双侧乳腺对照扫查,运用彩色多普勒超声、弹性成像等多种方法相结合,帮助做出最终诊断。

【思考题及测试题】

1. 乳腺超声扫查的要点是什么?

2. 腋窝淋巴结超声扫查应注意什么?

(李 杰)

第六节 乳 腺 疾 病

一、乳腺增生症

【概况及流行病学】

乳腺增生症(breast hyperplasia disease,BHD)是一种良性乳腺疾病(benign breast disease,BBD),是正常乳腺组织发育和退变过程中发生的结构失常(aberrations of normal development and involution,ANDI),与内分泌紊乱有关,是女性中多见的一类临床症候群。其在欧美的病理学名称是导管/小叶增生(ductal/lobular hyperplasia),旺炽性增生(florid hyperplasia),不典型增生(atypical hyperplasia);疾病名称是腺病/结构不良(mastopathy/dysplasia)。在国内,大部分学者认为它是一种疾病。

乳腺增生症多见于 30~50 岁的女性,据证实的病例系列统计,占乳腺良性病变的 3%~4%。乳腺增生症并非炎症性或肿瘤性疾病,其大多数情况下是乳腺组织对激素的生理性"过度"反应,仅有少部分病变将会发展成为非典型增生或原位癌。

【病理与病生改变】

一般组织学上将乳腺增生症分为乳腺腺病(breast adenosis)、乳腺纤维囊性增生症(breast cystic hyperplasia)及放射状瘢痕(radial scar,RS)等,它们之间有依存关系,但不一定同时存在。

1. 大体病理

(1) 腺病通常肉眼下不容易被发现,少数病例表现为一种坚硬的、有弹性的灰色结节(又称结节性腺病或腺病瘤)。在极少数情况下,病灶内出现较多的钙化。微腺型腺病则表现为边界不清的硬化结节。

(2) 乳腺纤维囊性增生症主要受累部位是乳腺终末导管——小叶单元,大的囊肿肉眼可见,小的镜下才可发现,为终末导管高度扩张所致,其内常含黄色或棕褐色的液体。

(3) 放射状瘢痕一般肉眼也不容易被发现。

当病灶较大时,形成由黄色条纹,即反应性弹性纤维基质组成的质地坚硬的改变,形态不规则,此时可被肉眼所见,但难以与浸润性癌相鉴别。

2. 组织病理学

(1)腺病主要包括硬化性腺病、结节型腺病、微腺型腺病、大汗腺腺病和腺管腺病等,最常见的特征是小叶、腺泡和管状结构的增生,由一层基底膜包围的上皮细胞和肌上皮细胞层组成。其中,常见的硬化性腺病表现为腺泡结构、周围肌上皮细胞层和基底膜的密集增生,小叶结构可发生扩张和变形,但小叶中央性排列仍可见,常见沙砾体钙化。大汗腺腺病表现为腺泡细胞的明显增生。微腺病呈非小叶中央型,腺泡由单层扁平立方上皮细胞构成,浸润基底膜并缺乏肌上皮细胞。

(2)乳腺纤维囊性增生症是由终末导管、终末小叶增生形成被覆扁平上皮的囊肿,常伴有大汗腺化生。纤维囊性乳腺病中最重要的部分是上皮增生,其增生程度变化很大,大多数病例仅表现为轻度增生,无继发浸润性癌的危险性。

(3)放射状瘢痕病灶中心区可见透明变性的致密胶原纤维,有时可存在小而不规则的导管,其细胞无异形性,导管周围基底膜完整,间质中缺乏反应性成纤维细胞增生。病灶周围可存在不同程度的导管扩张、导管上皮增生、大汗腺化生及增生等改变。

【临床表现】

乳腺增生症多见于30~50岁的女性,临床主要表现为一侧或者双侧乳房胀痛及肿块,具有周期性。乳房胀痛一般于月经前明显,月经后减轻,严重者整个月经周期都有疼痛。体检发现一侧或者双侧乳房内可有大小不一、质韧的单个或多个细小结节感,可有触痛,与周围分界不清,亦可表现为弥漫性增厚。少数患者(约20%)可有乳头溢液,多为浆液性或乳汁样液体,血性液体少见。

【超声表现】

乳腺增生症发生于腺体层,超声基本征象一般可分为五种类型:

1. 散在分布的囊肿,可为圆形或椭圆形,也可呈囊管状结构,内部为无回声(图4-6-1、图4-6-2);有些病灶内部可见分隔,分隔可以厚薄不均,呈囊实性回声;部分病灶囊壁或分隔上可见实性结节样改变,形成复杂性囊肿。

2. 单发或多发的索条状低回声,直径≥2.0mm,此为导管增生所致(图4-6-3)。

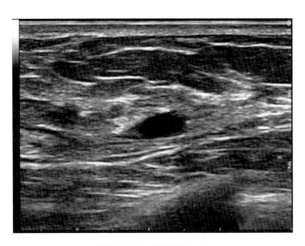

图 4-6-1 囊管状改变

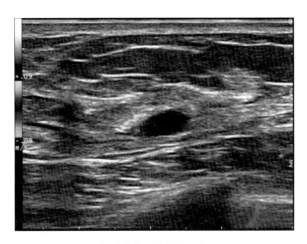

图 4-6-2 囊管状改变

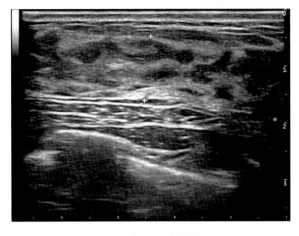

图 4-6-3 低回声索条状改变

3. 单发或多发的片状或不成形的低回声区,回声可不均匀,边界不具体,后方回声无改变或稍增强或稍衰减(图4-6-4、图4-6-5)。

4. 单发或多发的局部增厚,回声不均,伴有较小的囊性改变,边界不清,后方可衰减,呈结构紊乱状态,多为纤维囊性病或者腺病所致(图4-6-6)。

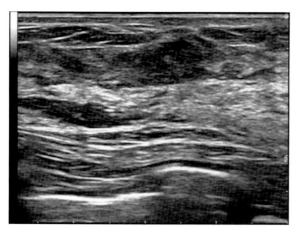

图 4-6-4　片状低回声改变

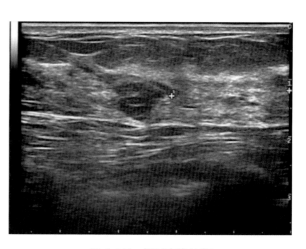

图 4-6-7　低回声类结节

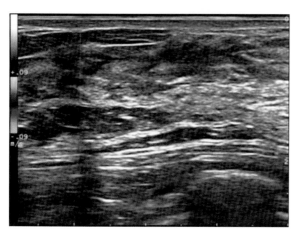

图 4-6-5　片状低回声改变

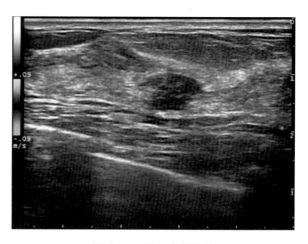

图 4-6-8　低回声类结节

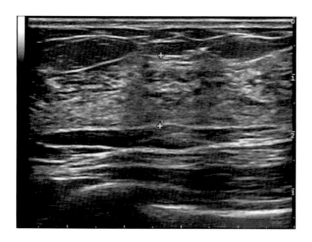

图 4-6-6　结构紊乱及增厚

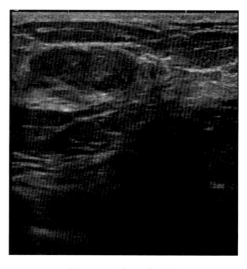

图 4-6-9　低回声结节

5. 单发或多发的低回声结节,回声可不均匀,边界欠清或较清,可不规则,有时可伴衰减,多为腺病所致(图4-6-7~图4-6-10)。

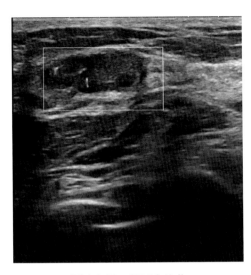

图 4-6-10　低回声结节

以上病变类型可多种同时出现，累及一侧或双侧。CDFI 显示大多数结节内部无血流信号；上述复杂性囊肿的实性部位可见血流，血流增多时需要考虑是否行活检除外恶性。少数病变形态不规则，边界不清，部分呈毛刺状，类似乳腺浸润性癌的超声改变，但密切随访（间隔 3~4 个月）变化不明显，CDFI 显示内部无血流信号。对于年龄较大，病灶短期内明显生长、血流增多的病变则应行超声引导下穿刺活检除外恶性。

【鉴别诊断要点】

乳腺增生症根据患者临床表现结合超声、X 线及 MRI 检查均可以做出诊断，若与乳腺癌鉴别较困难时，可行活检或切除进行确诊。日常工作中常常要与以下疾病进行鉴别：

1. 乳汁潴留囊肿　一般见于哺乳期或哺乳后妇女，当囊内乳汁稀薄呈无回声时，易与乳腺纤维囊性增生症相混淆，后者常伴有与月经周期相关的乳痛症。

2. 纤维腺瘤　当小叶内纤维组织增生明显、纤维化、玻璃样变性成瘤样肿块时，应与纤维腺瘤鉴别。结节是否有包膜是两者的主要鉴别点。纤维腺瘤常为单发，大多有完整的包膜，声像图上呈薄而光滑的包膜回声，可有侧方声影；而乳腺囊性增生症的结节无包膜，声像图上缺乏包膜回声。

3. 乳腺癌　外形不规则的实性乳腺增生结节需与乳腺癌鉴别。根据结节边缘、纵横比、内部钙化、后方回声、血流等进行鉴别。增生结节虽外形不规则，但边缘无蟹足状或角状凸起，结节纵横比 < 1，内部无血流或仅见少量血流；乳腺癌病灶多外形不规则，边缘模糊，可见角状凸起，肿瘤纵横比 > 1，内部可见沙砾样钙化，后方回声可衰减，肿瘤内常

可见动脉血流，好发于中老年女性。

4. 术后瘢痕　需与放射状瘢痕相鉴别。术后瘢痕有明确手术史，病变部位与手术部位完全一致。放射状瘢痕是一种少见的上皮性病变，超声难以分辨，在 X 线检查中的典型表现包括中央不透明区、星芒状结构、钙化等。MRI 检查可通过动态增强显像进行鉴别。

【实验室及其他影像学检查】

乳腺增生症在 X 线中可表现为：①病变部位的棉花团或毛玻璃状密度增高影，边缘模糊不清，有时可见索条状结缔组织穿越其间，当伴有囊性改变时，其内可见圆形透亮影；②仅表现为病变区域不规则、沙砾状、点状钙化或绒毛样纤维密度影；③病灶中央不透明区、星芒状结构、钙化等，常导致周围结构的牵拉、扭曲，此时需要与乳腺癌相鉴别。

乳腺增生症 MRI 的表现为乳腺导管扩张，形态不规则，边界不清楚；分期不同，MRI 表现不同。早期为小叶增生型，表现多较典型，为弥漫性、区域性或局灶性的非肿块样强化；中期为纤维腺病型，晚期为硬化性腺病型，此两期多表现为肿块样，与乳腺癌相似，其强化特点也多变，可表现为无强化、显著强化、延时强化、快速强化等，易造成诊断不明确或误诊。MRI 可通过动态增强鉴别手术后瘢痕与放射状瘢痕，后者表现为病灶边缘模糊，可见毛刺，呈等 T_1 稍高 T_2 信号，DWI 呈等高信号，ADC 值减低，增强扫描病灶呈不均匀明显强化，时间-信号强度曲线呈快速上升平台型。

【治疗方法】

本病的治疗主要是对症治疗，大部分患者通过休息甚至服用中药，不但临床症状可以得到缓解或消失，部分增生病变可以缩小甚至消失。

【思考题及测试题】

不典型乳腺增生如何与乳腺癌相鉴别？

【病例分享】

患者女性，29 岁，因"发现左乳肿物 9 年余"就诊。

查体：双乳对称无畸形，皮肤光滑，乳头对称无凹陷、溢液，左侧乳房内上象限触及一大小约 1.5cm×1.0cm 的肿物，形态不规则，边界清，活动度尚可。左乳未见明显包块，双侧腋窝及锁骨上未触及肿大淋巴结。

超声表现：左乳 10~11 点方向距乳头 2.0cm 处探及大小约 1.9cm×1.6cm 的低回声，外形规则，边界清，内回声不均匀，其内可探及多个粗大点状强回声，后方伴淡声影。CDFI：周边可探及点状血流信号（图 4-6-11、图 4-6-12）。超声提示：左乳低回

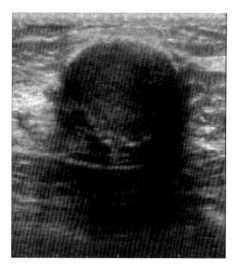

图 4-6-11 乳腺囊性增生症

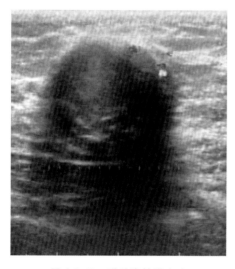

图 4-6-12 乳腺囊性增生症

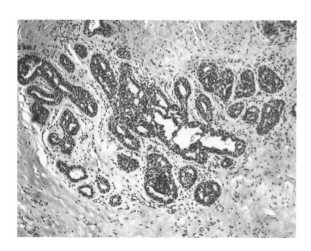

图 4-6-13 乳腺囊性增生症

声病灶,BI-RADS 3 级。

病理诊断:乳腺囊性增生症,伴乳腺组织钙盐沉着(图 4-6-13)。

（聂芳 朱强）

二、乳腺炎性疾病

乳腺炎性疾病(mastitis)是女性常见的疾病,是由于各种病原体导致的乳腺组织炎性改变,可发生于任何年龄,常见哺乳期。乳腺炎性病变可分为特殊性和非特殊性乳腺炎两种。特殊性炎症较少见,由结核、真菌、寄生虫及理化因素所致;非特殊性乳腺炎多为细菌性炎症,主要包括急、慢性乳腺炎和乳腺脓肿。

(一) 急、慢性乳腺炎及乳腺脓肿

【概况及流行病学】

急性乳腺炎(acute mastitis)是乳腺的急性化脓性病变,多见于初产妇的哺乳期,由细菌(主要为金黄色葡萄球菌)经乳头逆行感染乳腺导管,进而扩散到乳腺腺体。急性乳腺炎一般病程较短,预后良好,治疗不当时会加重成全身化脓性感染。急性非哺乳期乳腺炎可能是由于导管上皮细胞增生伴有导管狭窄,引起导管内分泌物潴留及导管扩张。外伤也可引起急性乳腺炎。近年来,急性哺乳期乳腺炎的发病率呈下降趋势,非哺乳期乳腺炎呈上升趋势。慢性乳腺炎的病因主要有两个,一是由急性乳腺炎治疗不及时或不当所致;二是发病本身表现为慢性炎症过程。

【病理与病生改变】

乳腺炎的早期,病灶区乳腺组织在炎症因子的直接作用下发生变性坏死,血管扩张,血流加速。进展期,病灶区血管通透性增加、血管内液体渗出,伴有大量炎性细胞聚集。晚期炎症时周围结缔组织增生、增厚,液化坏死组织可被吸收,由纤维瘢痕组织所取代,炎症可逐渐局限化直至恢复正常。如果大量乳腺组织发生坏死和溶解,可形成乳腺脓肿。位置表浅的脓肿可向外至皮肤形成破溃。深部脓肿可缓慢向外破溃,也可以向深部蔓延至乳房与胸肌间的疏松组织中,形成乳房后脓肿。感染严重者,可并发脓毒症。乳腺炎的大体病理标本主要表现为肿块无包膜,边界不清,质较硬韧。切面灰白间杂,弥漫分布大小不等的暗红色结节,部分结节中心可见大小不等的脓腔,并可见脓汁流出。

【临床表现】

急性乳腺炎起病急,常单侧发病,哺乳期急性乳腺炎往往在产后 3~4 周发病。炎症多位于乳头

和乳晕周围,患侧腋窝淋巴结可肿大。患者的乳腺病变区常有红、肿、热、痛等局部改变,并伴有高热、寒战、脉搏加快和白细胞增高。可演变成慢性乳腺炎和乳腺脓肿,临床表现多以局部肿块为主,可伴有不同程度的压痛。

【超声表现】

1. 常规超声

(1) 乳腺炎早期:灰阶超声表现为局部皮下软组织和腺体层回声紊乱,彩色多普勒超声可在周边及内部组织探及较丰富血流信号。此时如果治疗及时有效,局部的回声改变可以消退。

(2) 乳腺炎进展期:病情如果进一步加重,腺体层及其周围组织内探及片状不均匀低回声,形态不规则,边界欠清晰,病灶与周边正常组织和导管呈延续性改变(图 4-6-14),病灶区域内的导管扩张。彩色多普勒超声检查显示,病灶的实性部分内部及周边血流丰富(图 4-6-15),血流速度常

增快,但阻力指数多<0.7,频谱多为低阻力型和静脉型血流(图 4-6-16)。脓肿形成后,片状低回声区内探及无回声区,壁厚,内部可见点状和絮状回声,探头按压病灶时,可见较为明显的流动感(图 4-6-17)。

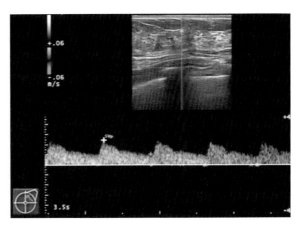

图 4-6-16　急性乳腺炎
病灶内的血流频谱为低阻力型

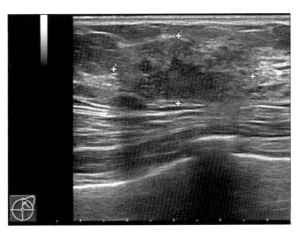

图 4-6-14　急性乳腺炎
腺体层内探及片状不均匀低回声,动态扫查时病灶与周边导管呈延续性改变

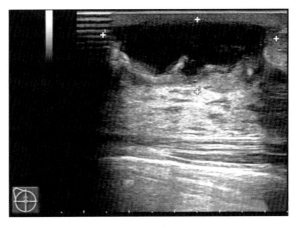

图 4-6-17　乳腺脓肿
乳腺脓肿病灶呈无回声区,壁厚

(3) 乳腺炎周围组织:乳腺炎病灶的周围脂肪层、库珀韧带及皮肤回声增厚和回声增强。腋窝淋巴结增大,但淋巴结的基本结构正常。

2. 弹性成像　超声的弹性成像半定量评分法具有方便快捷、易于掌握的优点,常用的方法为触压式和脉冲式弹性成像,后者会自动发送一个穿透组织的"推力脉冲波",以便让组织位移,从而显示相对硬度。由于它不依赖于使用者的触压操作习惯,能较触压式弹力成像提供重复性和准确度更好的组织硬度影像。乳腺炎性病灶的超声弹性半定量评分多<4分,以2分和1分多见(图4-6-18)。但是由于乳腺炎病灶内含有导管扩张、脓

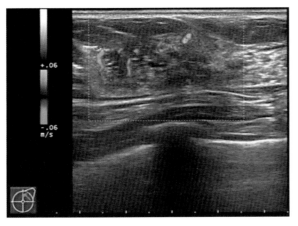

图 4-6-15　急性乳腺炎脓肿形成
病灶内部的血流信号较丰富,急性乳腺炎脓肿形成

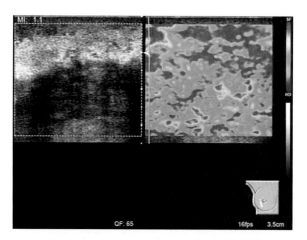

图 4-6-18　触压式弹性成像半定量评分
乳腺炎病灶内以绿色和橘色为主,提示病灶的硬度较
软,评分为 1 分

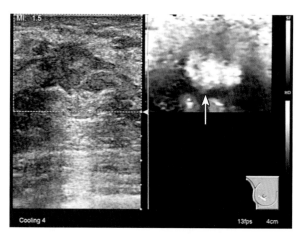

图 4-6-19　脉冲式弹性成像半定量评分
乳腺炎病灶区域为亮度较高的白色(箭),提示病灶的
硬度较软,评分 1 分

肿、钙化等多种成分,超声表现复杂多样,少部分
炎性病灶的弹性评分与乳腺癌重叠,此时脉冲式
弹性成像半定量评分法更为可靠(图 4-6-19)。定
量剪切波速度(shear wave velocity,SWV)技术可
直接反映乳腺病变区域的硬度,并且可获得客
观的量化指标,同样能为乳腺炎性病灶的准确
诊断提供依据,炎性病灶的 SWV 明显低于乳腺
癌病灶,但仍需结合常规彩色多普勒超声和患
者病史。

3. 超声造影　由于乳腺炎是一个逐渐演变的
过程,其超声检查在不同阶段会出现不同的声像
图特征,超声造影也同样表现出不同的图像特征。
急性乳腺炎的超声造影多为增强早期病灶周边可
见较为粗大的血管,病灶中心可呈不同程度的低
增强或无增强(图 4-6-20)。慢性乳腺炎内有明
显的导管扩张和脓肿形成时,超声造影显示周

边环状稍增强,内部无增强区,即灌注缺损区
(图 4-6-21)。

【鉴别诊断要点】

1. 乳腺癌　乳腺炎的超声诊断需要注意和乳
腺癌的鉴别,尤其是炎性乳腺癌。炎性乳腺癌是一
种罕见的特殊类型乳腺癌,肿瘤特点酷似急性炎症
改变,乳腺弥漫性增大,乳腺皮肤红、肿、热、痛,易
误诊为急性乳腺炎。约 50%的炎性乳腺癌摸不到
肿块,需经病理诊断为乳腺癌,由于它酷似急性乳
腺炎,如发生在哺乳期更易造成临床上的误诊,两
者的主要鉴别点见表 4-6-1。

2. 乳腺囊肿　乳腺脓肿的声像图表现为内部
呈近无回声,内布满细点样或絮状强回声,边界模
糊、壁厚,周围组织回声多紊乱;乳腺囊肿声像图表
现为边界光滑、壁薄、内部呈均质无回声。二者的
鉴别诊断还需要结合患者的病史。

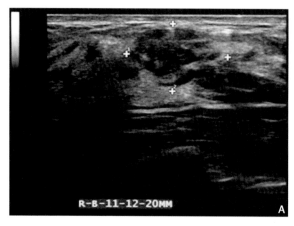

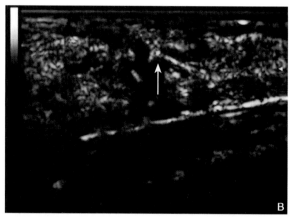

图 4-6-20　急性乳腺炎
A.灰阶超声显示乳腺腺体层类结节样改变,近似囊实性;B.超声造影显示内部类似分隔样结构有增强(箭)

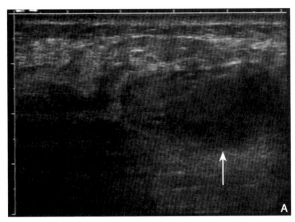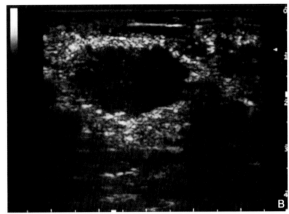

图 4-6-21　乳腺脓肿

A. 灰阶超声显示乳腺腺体层局限性低回声改变(箭);B. 超声造影显示内部无增强,呈充盈缺损

表 4-6-1　乳腺炎和炎性乳腺癌的鉴别诊断

	乳腺炎	炎性乳腺癌
临床表现	红、肿、热、痛,白细胞可升高	无发热、白细胞计数可升高
灰阶超声	皮下淋巴管无扩张;超声测得的肿块大小等于或大于临床触诊	皮下淋巴管扩张;超声测得的肿块大小较临床触诊小,部分可见蟹足状浸润
多普勒超声	血管走行正常,未见明显粗大扭曲血管。阻力指数通常<0.7,收缩期峰值血流速度通常<20cm/s	血管粗大,多走行扭曲,阻力指数通常>0.7,收缩期峰值血流速度通常>30cm/s
乳腺 X 线检查	炎症局部密度增高	多为局部结构扭曲,病变密度较炎症更高
MRI 增强	轻至中度强化	快速明显强化
治疗	抗生素治疗有效	抗生素治疗无效

【实验室及其他影像学检查】

1. **血常规检查**　白细胞计数和中性粒细胞比例可能升高。

2. **诊断性穿刺**　脓肿形成后,可在超声引导下行穿刺抽脓,抽出的脓液可用于细菌培养、药敏实验等,有利于临床选择正确的治疗方案。

3. **乳腺 X 线检查**　急性和慢性乳腺炎的乳腺 X 线均可表现为片状密度增高影,密度不均,边缘模糊,周围出现较粗大的网状结构。乳腺脓肿表现为边界清晰或部分清晰的类圆形低或中等密度区,脓肿壁呈等密度影,可合并钙化及漏斗征。由于 X 线检查时必须挤压乳腺,不仅给患者带来痛苦,而且会加重感染,因此急性乳腺炎患者一般不提倡 X 线检查。

4. **MRI**　急性和慢性乳腺炎的 MRI 平扫多表现为斑片状的 T_1WI 低、T_2WI 高信号影,形态不规则,炎症周边腺体结构紊乱。增强扫描时,病灶呈斑片状或弥漫性的轻度到中度非肿块强化影。动态增强 MRI 检查显示乳腺炎病灶时间-信号强度曲线多呈 I 型(持续上升型)和 II 型(平台型),与乳腺癌多呈 III 型(动态增强早期明显强化后,在中后期信号强度明显降低)有所不同,但是 II 型曲线在良恶性病变中均可出现,此时结合临床病史或者病变的形态学特征是有必要的。乳腺脓肿的 MRI 平扫表现为不规则或规则的脓腔形成,脓肿壁呈 T_1WI、T_2WI 等信号,内部呈 T_1WI 低和 T_2WI 高信号影。动态增强扫描时脓肿壁强化快速而明显,中间无增强。脓肿 DWI 呈不同程度高信号,推测可能与脓肿内容物成分的不同相关。

【治疗方法】

乳腺炎的基本治疗原则是消除感染、排空乳汁和切开引流。早期呈蜂窝织炎表现,未形成脓肿之前,应用抗菌药可获得良好的结果。如有脓肿形成,则应在超声引导下穿刺抽脓,并根据细菌培养结果选用抗菌药。脓肿形成后,应及时作脓肿切开引流。对于哺乳期急性乳腺炎,患侧乳腺应停止哺乳,并用吸奶器吸尽乳汁,促使乳汁通畅排出。

(二) 浆细胞性乳腺炎

【概况及流行病学】

浆细胞性乳腺炎(plasma cell mastitis)是一种非肿瘤、非细菌性炎症,它不是一种独立的疾病,是乳腺导管扩张症的后期表现,发病率占乳腺良性病变的4%~5%。当导管扩张病变发展到一定时期,导管周围出现以浆细胞浸润为主的炎症时称其为浆细胞性乳腺炎。乳腺导管扩张症(mammary duct ectasia)是乳腺的一根或数根乳导管因某些原因引起扩张,其中以乳腺中央区主导管或大导管扩张为主,并累及所属导管分支及其周围乳腺组织的一系列疾病。浆细胞性乳腺炎多发生于妊娠哺乳期后的妇女,好发绝经期前后,其发病机制与乳腺导管发育异常、乳头凹陷、自身免疫等有关。多数患者有授乳困难史,其病程长短不一,有的只有几天,有的则可长达数十年。可以一侧单发,也有双侧同时发病。

【病理与病生改变】

早期病理改变主要以导管扩张为主,扩张的导管腔内含有糊状或颗粒状嗜酸性分泌物,可伴钙化。病情继续发展时,扩张的导管壁伴随炎性反应和淋巴细胞浸润,由于纤维化而变得增厚,使得乳腺导管变短而引起乳头回缩,乳头呈中心性凹陷。也有患者因先天性乳头凹陷引发导管排泄不畅,导致乳导管扩张和浆细胞性乳腺炎发生。随着炎症进一步向四周扩散,病灶迅速扩大。肿块迅速增大、与周围组织有粘连,局部皮肤有橘皮样变和僵硬感,乳头回缩,腋下淋巴结肿大,此时常被误诊为乳腺癌。病理切片上可见到导管上皮增生,大量浆细胞弥漫浸润导管和小叶周围。

【临床表现】

浆细胞性乳腺炎或乳腺导管扩张症在临床上主要表现为乳头溢液、乳腺肿块以及脓肿或瘘管等。根据病程可分为急性期、亚急性期和慢性期。急性期临床上出现乳晕范围内皮肤红、肿、发热、触痛。腋下可触及肿大的淋巴结并有压痛。全身可有寒战、高热等表现,一般抗生素治疗无效。亚急性期主要表现为炎性肿块,边缘不清,伴有不同大小的脓肿形成。慢性期可表现为单发或多发结节,边界不清,质地偏硬,多位于乳晕范围内,与皮肤粘连明显,局部皮肤呈橘皮样改变,乳头回缩,类似乳腺癌的表现。在慢性期中可能出现经久不愈的乳晕旁瘘管。

【超声表现】

1. 常规超声

(1) 导管扩张型:急性期主要表现为导管扩张型,即腺体层内可探及单纯扩张的乳腺导管,导管壁光滑,无明显增厚,导管内可见点状弱回声,导管腔内未见实性回声充填。

(2) 肿块型:数周后,可发展为囊实性或实性肿块,即乳晕区或者周围腺体内探及边界不清的不均匀低回声改变,可逐渐发展为囊实性肿块,其中实性低回声成分位于导管内和/或导管周围,其内扩张的导管管腔内呈无回声,部分管腔内回声透声差,多为导管内黏稠分泌物所致(图4-6-22);部分可呈实性结节,需与乳腺癌鉴别。彩色多普勒超声可探及较丰富的肿块内及周围血流信号(图4-6-23),血流速度一般较低,如为动脉血流,RI指数一般<0.7。

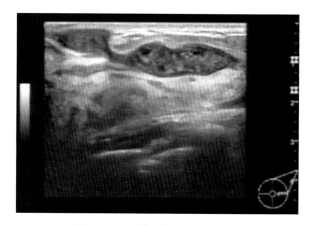

图 4-6-22 肿块型浆细胞性乳腺炎
导管扩张,管腔内呈低回声

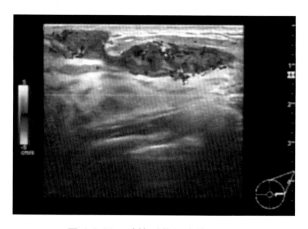

图 4-6-23 肿块型浆细胞性乳腺炎
肿块内部及周边较丰富的血流信号

(3) 脓肿型:部分患者的超声图像以脓肿型为主,即病灶中心形成明显的脓肿,内部可探及细点样强回声,探头加压时,可见细点样回声位置移动。脓肿位置表浅时,常突破皮下脂肪层到达皮下(图4-6-24),进而形成皮下瘘口,可在超声引导下准确抽吸脓液,可排除细菌和结核分枝杆菌感染,有利于明确浆细胞性乳腺炎的诊断。

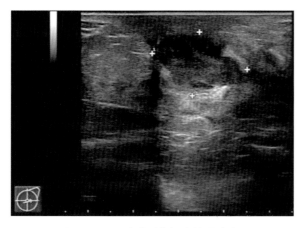

图 4-6-24　脓肿型浆细胞性乳腺炎
脓肿到达皮下组织,内部可见细点样回声

2. **弹性成像和超声造影**　浆细胞性乳腺炎的超声弹性成像和超声造影检查与慢性乳腺炎的表现类似,超声弹性成像所反映的病灶组织硬度一般较软,半定量评分多<4分,以2分和1分多见。超声造影图像特征为病灶呈蜂窝状的低增强或无增强,内有明显的导管扩张和脓肿形成时,超声造影显示周边环状稍增强或等增强,内部有灌注缺损区。

【鉴别诊断要点】

1. **导管内乳头状瘤**　导管扩张型浆细胞性乳腺炎与导管内乳头状瘤均可表现为乳头溢液,但前者声像图为导管扩张,管腔内呈无回声或近无回声,可有点状或絮状强回声,彩色多普勒超声显示强回声内部没有血流信号;后者声像图表现为扩张的乳腺导管内有实性低回声,实性回声内部可见彩色血流信号。

2. **急性化脓性乳腺炎**　浆细胞性乳腺炎形成脓肿后与急性化脓性乳腺炎从声像图上很难鉴别,需结合临床。前者发生于非哺乳期妇女,病程较长,且抗感染治疗效果差;后者多发生于哺乳期妇女,病灶多在乳腺的外下象限或者乳腺后,血白细胞总数显著增高,抗感染治疗有效。

3. **乳腺结核**　部分浆细胞性乳腺炎和乳腺结核病灶的声像图类似,两者鉴别很困难,需结合病史进行鉴别诊断。原发性乳腺结核很少见,临床上所见的乳腺结核多合并其他部位的结核病灶。

4. **乳腺癌**　声像图表现为极低回声为主,形态不规则,多见沙砾样钙化,其边缘不齐可见蟹足状凸起,病灶后方回声衰减,病灶内血流丰富,血流分布紊乱,RI常>0.7。虽然部分浆细胞性乳腺炎的二维图像与乳腺癌有相似之处,但是前者的彩色多普勒血流信号常不丰富,且流速低,阻力指数RI<0.7。

5. **肉芽肿性乳腺炎**　二者从二维声像图上鉴别困难,浆细胞性乳腺炎病灶内可见扩张的导管,彩色多普勒显示血流信号不丰富。而肉芽肿性乳腺炎病灶内常表现为较丰富的血流信号,且多位于周边。

【实验室其他相关影像学检查】

1. **诊断性穿刺活检或抽脓**　如有脓肿形成,可在超声引导下抽出脓液,细菌培养无细菌生长,能进一步证实浆细胞性乳腺炎(图4-6-25)。超声引导下组织穿刺活检有助于确诊。

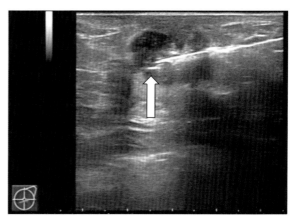

图 4-6-25　超声引导下穿刺抽脓
超声引导下准确抽脓,进行细菌培养,明确诊断(箭示针尖)

2. **乳腺 X 线检查**　乳腺 X 线表现为乳晕下密度均匀或不均匀的高密度影,边缘模糊而无明显境界,相邻的导管呈迂曲扩张,可见乳头内陷。有时发生钙化,表现为境界清楚的点状或类圆形钙化斑。

3. **MRI 表现**　浆细胞性乳腺炎的 MRI 表现具有一定的影像特征性。病灶表现为 T_1WI 呈均匀或不均匀等、低信号影,周围可见"假毛刺";T_2WI 呈均匀或不均匀稍高信号,边界不清,周围可见斑片状、索条状高信号;DWI 成像呈高信号,不均匀强化结节的中心呈不同程度高信号。动态增强后病灶呈不均匀明显强化,强化程度明显高于正常腺体组织,时间强度曲线多为 Ⅰ 型(持续上升型)和 Ⅱ 型

（平台型）。

【治疗方法】

浆细胞性乳腺炎的治疗一直是临床的难题,由于其对普通的抗生素治疗效果不明显,手术是主要的治疗方法,主要包括乳管切除术、乳腺区段切除术和单纯乳腺切除术,但是手术存在的问题是复发的概率较高,大约在 20% 左右,同时,手术要求切除的病变的范围比较大,往往会造成乳腺外观的受损。

（三）肉芽肿性乳腺炎

【概况及流行病学】

肉芽肿性乳腺炎（granulomatous mastitis,GLM）又称特发性肉芽肿性乳腺炎、乳腺肉芽肿或肉芽肿性小叶炎,是指乳腺的非干酪样坏死局限于小叶的肉芽肿病变,查不到病原体,病因不明,可能是自身免疫性疾病,易与结核性乳腺炎混淆。

【病理与病生改变】

肉芽肿性乳腺炎的病理表现为肿块无包膜,边界不清,质较硬韧,切面呈灰白间质淡棕黄色,弥漫分布着粟粒至黄豆大小不等的暗红色结节,部分结节中心可见小脓腔。镜下见病变以乳腺小叶为中心,呈多灶性分布;一般局限在乳腺小叶内少数亦可累及乳腺小叶外。病变小叶的末梢导管或腺泡大部分消失。少数在边缘区尚有残存的乳腺小叶内导管。病理切片上显示病变多呈结节状,大小不等,主要由淋巴细胞、上皮样细胞、多核巨细胞及少量中性粒细胞构成,偶见浆细胞。无干酪样坏死及结核分枝杆菌,无真菌,无脂质结晶及明显的泡沫细胞、扩张的导管。

【临床表现】

临床表现主要为乳腺肿块,质地较硬,形态不规则,与正常组织界限不清,可有同侧腋下淋巴结肿大。发病突然或肿块突然增大,几天后皮肤发红形成小脓肿,破溃后脓液不多,可久不愈合。

【超声表现】

1. **常规超声** 根据肉芽肿性乳腺炎声像图表现与病理对照分析,可将其分为肿块型、片状低回声型和弥散型,上述各型是疾病发展或转归不同时期的表现,各分型间相互转化。肉芽肿性乳腺炎的超声表现分别为:

（1）肿块型:灰阶超声表现为边界模糊、形态不规则的低回声区(图 4-6-26),其内伴有或不伴有无回声区。彩色多普勒超声显示,病灶内可探及血流信号,部分病灶及周边可见较丰富彩色血流信号,但血管走行纤细,常无粗大、走行迂曲的血管。

（2）片状低回声型或弥散型:部分患者灰阶超

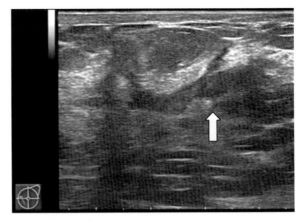

图 4-6-26　肿块型肉芽肿性乳腺炎
边界模糊、形态不规则的低回声肿块(箭)

声显示位于腺体层内的片状低回声(图 4-6-27),部分患者的灰阶超声显示腺体层呈弥漫性改变,无正常腺体显示且回声明显低于正常腺体组织(图 4-6-28)。部分可穿过脂肪层向皮下延伸,在皮肤表面

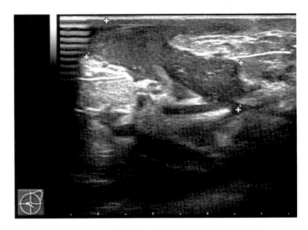

图 4-6-27　片状低回声型肉芽肿性乳腺炎
片状低回声多位于腺体内,也可向皮下延伸,可伴有细密点状回声

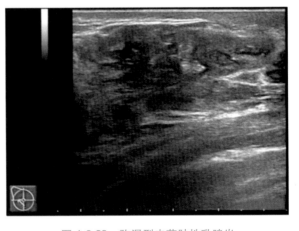

图 4-6-28　弥漫型肉芽肿性乳腺炎
腺体层呈弥漫性改变,无正常腺体

形成局部破溃;合并脓肿时,片状低回声区内可伴有细密点状回声,加压前后细密点状回声有运动感。病灶内及周边常可见较丰富彩色血流信号,血管纤细(图 4-6-29),多为低阻力血流频谱(RI<0.7)。

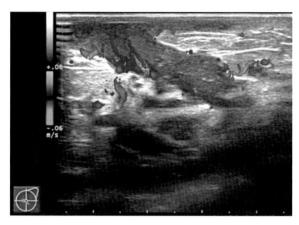

图 4-6-29　肉芽肿性乳腺炎
病变区内及病变边缘部常可见较丰富彩色血流信号

2. 超声弹性成像和超声造影　病变区质地较软,半定量评分法显示乳腺炎性病灶多<4 分,定量剪切波速度(shear wave velocity,SWV)多低于乳腺癌病灶。超声造影技术能显示病灶区域内的微循环灌注,因此在肉芽肿性乳腺炎的诊断及鉴别诊断中具有重要的临床价值,不仅能实时动态地显示出肉芽肿性乳腺炎病灶区域内及周边的血流灌注形态、内部坏死液化反位,同时也是评价疾病进展及转归的重要指标。

【鉴别诊断要点】

1. 乳腺癌　肉芽肿性乳腺炎的临床表现、MRI和超声检查均与乳腺癌有一定的重叠,二者发生误诊高达 50%以上,必要时需要结合穿刺活检。主要鉴别点在于:

(1)乳腺癌肿块边缘常呈蟹足样生长,而肉芽肿性乳腺炎边缘多与周围腺体和脂肪组织存在延续关系。

(2)肉芽肿性乳腺炎肿块内散在分布的小囊状、导管状无回声,而乳腺癌病灶内部散在的、多发性的无回声区较少见,较大范围的乳腺癌中心会伴有片状坏死液化区域,形态多不规则,常位于肿块的中心区域。

(3)肉芽肿性乳腺炎与乳腺癌血流信号检出率均较高,但肉芽肿性乳腺炎内血管走行自然,乳腺癌肿块内血管排列不规则,且粗细不一,特别是周边到内部可见粗大迂曲的滋养血管,此时彩色多

普勒血流和超声造影技术能有效显示出肉芽肿性乳腺炎与乳腺癌不同的微循环灌注特征;频谱多普勒超声显示,肉芽肿性乳腺炎内动脉阻力指数 RI常<0.70,而乳腺癌肿块内动脉 RI>0.70。

2. 乳腺结核　弥漫型肉芽肿性乳腺炎需与乳腺结核的混合型及窦道型相鉴别,二者的超声图像特征相似,需结合患者的临床表现和相关病史,如乳腺结核常继发于其他部位的结核,病程缓慢,初期无触痛;而肉芽肿性乳腺炎伴疼痛,具有发病突然、抗感染及抗结核治疗无效等特点。

3. 局限脂肪坏死　肉芽肿性乳腺炎需与局限脂肪坏死相鉴别,二者的超声图像特征也具有一定的重叠,需结合相关病史,后者多见于 40 岁以上女性,特别是体型肥胖者,且为外伤引起的无菌性炎症。

【实验室及其他影像学检查】

1. 诊断性穿刺　超声引导下穿刺活检有利于本病的诊断,如有积液或脓肿形成,穿刺出脓液或液体用于细菌培养、药敏实验等,有利于临床治疗方案的选择。超声引导下穿刺活检有助于确诊。

2. 乳腺 X 线检查　主要表现为形态不规则的高密度或稍高密度影,部分全乳密度增高和乳房增大。常伴有周围皮肤水肿、增厚和乳头内陷、腋下淋巴结肿大等。X 线表现与乳腺癌鉴别困难可结合超声、MRI 等其他影像学方法进行诊断和鉴别诊断。

3. MRI　平扫表现为边缘不规则,边界欠清;T_1WI 呈等信号及稍低信号,T_2WI 呈高信号,信号欠均匀,增强扫描呈明显不均匀强化。DWI 呈高低混杂信号,以高信号为主。动态增强 MRI 扫描显示为渐进性、不均匀强化病变中心伴多发环形强化,时间信号强度曲线多表现为 I 型(持续上升型)和 II 型(平台型)。

【治疗方法】

肉芽肿性小叶性乳腺炎一旦确诊,手术治疗效果较好。手术是治疗本病的主要手段,既要彻底切除病变,防止复发,又要最大限度地保留正常的组织,尽量保持乳房的完美。

(四)乳腺结核

【概况及流行病学】

乳腺结核(breast tuberculosis)大都继发于肺或肠系膜淋巴结结核的血源性播散,或由于邻近的结核病灶(肋骨、胸骨、胸膜或腋淋巴结结核)经淋巴管逆行播散或直接蔓延而引起。本病常见于 20~40 岁的妇女,病程缓慢。

【病理与病生改变】

早期乳腺结核病灶呈结节状,质硬,边界不清,晚期病灶相互融合成不规则的肿块,质较软,边界不清。大体切面上可见病灶为相互融合性,内部可见干酪样坏死灶,可伴空洞形成。典型的镜下表现主要为类上皮细胞、朗汉斯巨细胞、淋巴细胞及少量成纤维细胞形成的结核结节,伴有纤维化时,病变主要为纤维组织和钙质。

【临床表现】

乳腺结核的临床表现多样,初期局限于乳房一处呈单一或数个结节状肿块,不痛,边界不清可与皮肤粘连,肿块液化形成寒性脓肿,破溃后形成一个或数个窦道或溃疡,分泌物稀薄伴豆渣样物,分泌物涂片染色偶可找到抗酸杆菌。患侧腋窝淋巴结可肿大。可伴有低热、盗汗、血沉快。少数患者的肿块经纤维化而变成硬块,使乳房外形改变和乳头内陷,从而与乳腺癌不易鉴别。

【超声表现】

1. **常规超声** 乳腺结核声像图表现复杂,这与乳腺在受到结核分枝杆菌侵袭后可表现为不同病变类型是分不开的。

(1) 肿块型:乳腺腺体层内探及低回声病灶,可以表现为范围局限、类椭圆形的低回声实质性肿块,边界较清或欠清,内部回声较均匀(图4-6-30);也可以表现为不均质低回声肿块(图4-6-31),边界不清,形态不规则,内有点状、团状或条形钙化灶。彩色多普勒超声可在肿块内部及周边探及较丰富血流信号,可类似于乳腺癌的彩色多普勒血流特征,但多为低阻力性血流频谱(RI<0.7)。

(2) 混合型及窦道型:病灶可呈无回声或近无

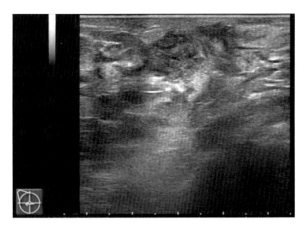

图 4-6-31 肿块型乳腺结核
不均质低回声区

回声区,形态不规则,内部回声不均匀,部分呈细点样回声,有明显的流动感;液化不完全的病灶,内部回声不均匀,可见实性回声与无回声、强回声钙化斑混合分布,病灶来源于乳腺深部组织时,可探及病灶破坏深部肌层、腺体层、脂肪层和皮肤,并可显示有窦道与表皮相连通(图4-6-32)。彩色多普勒超声显示窦道液化区域未见明显血流信号,周边组织可探及血流信号(图4-6-33)。

2. **超声弹性成像和超声造影** 液化不明显的肿块型乳腺结核的常规超声图像与乳腺癌较难鉴别时,可采用超声弹性成像和超声造影检查。乳腺结核的弹性成像半定量分析显示弹性分级多<4分,但是钙化明显时,弹性分级也可≥4分,与乳腺癌不易鉴别。超声造影能实时动态地显示乳腺结核病灶周边和内部的血流灌注状态,但血流丰富时与乳腺癌常常不易鉴别,此时需密切结合病史和常规彩色多普勒超声。

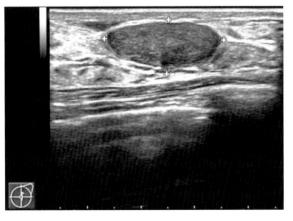

图 4-6-30 肿块型乳腺结核
类似纤维腺瘤的表现

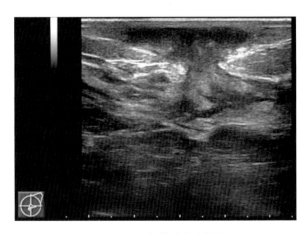

图 4-6-32 窦道型乳腺结核
病灶可呈近无回声区,内布满细点样回声,从深部肌层组织一直延续到皮下

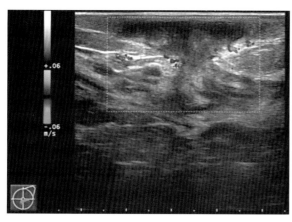

图 4-6-33 窦道型乳腺结核
窦道液化区域内未见血流信号,周边组织可探及血流信号

【鉴别诊断要点】

1. 胸壁结核 胸壁结核是继发于肺或胸膜结核感染的肋骨、胸骨、胸壁软组织结核病变,是一种常见的胸壁疾病。本病常见于 20~40 岁的青、中年人,男性较多。病变好发于乳腺与腋后线之间的第 3~7 肋骨处。较乳腺结核常见,超声检查时显示病变主要累及胸肌层和肋骨周围,呈现不同程度的坏死液化区域。部分病例向前方的腺体或脂肪组织延伸,同时也可向深部组织延伸,需要结合 X 线、MRI 等其他影像学检查鉴别诊断。

2. 乳腺癌 乳腺结核的声像图表现复杂,特别是液化不明显的不均质肿块型乳腺结核与乳腺癌的鉴别诊断较为困难,所以必须结合临床、实验室检查及其他影像学检查进行综合分析。

【实验室及其他影像学检查】

1. 诊断性穿刺 在超声引导下进行病变组织穿刺活检和抽吸脓液,有利于明确诊断。有脓肿形成时,可穿刺出脓液用于细菌培养、药敏试验、抗酸杆菌培养等,有利于指导临床选择合理的治疗方案。对病灶的实性组织可进行穿刺活检,进行病理检查,有助于在术前明确诊断,以避免患者遭受不必要的根治术。

2. 乳腺 X 线和 MRI 检查 乳腺 X 线表现多呈局限性片状影,边缘模糊,呈磨玻璃样。病灶向周围浸润,形成毛刺状肿块,可累及浅筋膜浅层。MRI 平扫和动态增强检查与乳腺慢性炎和肉芽肿性乳腺炎表现类似,即 MRI 平扫表现为边缘不规则、边界欠清肿块影,T_1WI 呈低信号,T_2WI 呈高信号,信号欠均匀,增强扫描呈明显不均匀强化。动态扫描时间强度曲线以Ⅱ型为主。但由于有时肿块内可见结核性钙化灶,呈沙砾状或条片状等,易误诊为

乳腺癌,必须结合临床病史及其他检查综合分析。

【治疗方法】

明确为乳腺结核患者需要注意休息、增加营养,并同时进行全身抗结核治疗。如果乳腺结核病变仅局限一处者可做病灶切除,范围大者可做单纯乳房切除,患侧淋巴结肿大者可一并切除。有原发灶患者在手术后仍需继续抗结核治疗。

【思考题及测试题】

1. 请简述浆细胞性乳腺炎的病理学分型及其超声图像特征?

2. 请简述肉芽肿性乳腺炎与乳腺癌的超声鉴别诊断要点?

3. 请简述超声诊断乳腺结核的要点和临床诊断思路?

【病例分享】

1. 病例一 患者女性,29 岁。哺乳期(孩子 7 个月)。因"左乳疼痛、发现肿块 1 个月"就诊。查体:左侧乳腺皮肤无明显红、肿,皮温稍高于周围正常皮肤;左乳内象限触及条形肿块。追问病史,患者 1 个月前曾有发烧史,体温 38.7℃,经抗感染治疗后体温恢复正常。血常规检测显示:白细胞计数 $12×10^9$ 个/L,中性粒细胞百分比为 80%。

超声图像:右乳外上象限腺体层厚 10mm;左乳外上象限腺体层厚 10mm。乳腺层次结构清晰。右乳内上象限局部腺体回声不均匀,其内可见导管扩张,较宽处内径约 2.0mm,CDFI:其内血流信号不丰富。右乳头后方可见局部导管扩张,较宽处间距约 2.0mm。左乳 7~12 点钟顺时针方向、腺体层内可见一囊实性(囊变区较多)病变(图 4-6-34),边界欠清,最大前后径为 15mm,部分囊变区内部可见密集的细点样回声(图 4-6-35),CDFI:实性部分可见点状血流信号(图 4-6-36)。

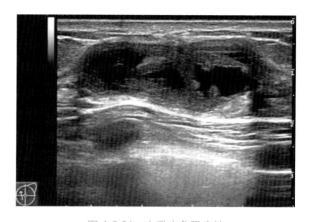

图 4-6-34 左乳内象限病灶
以低回声和无回声为主的混合回声

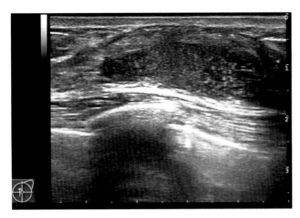

图 4-6-35　左乳内象限病灶
透声差的无回声病灶，内部布满细点状回声

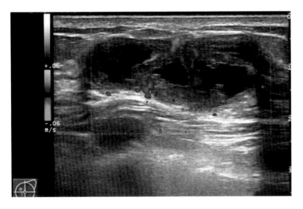

图 4-6-36　左乳内象限病灶
左乳低回声病灶内少量点状或短棒状血流信号

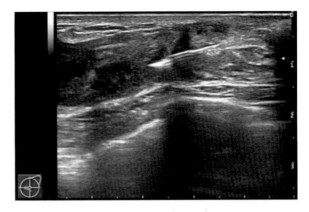

图 4-6-37　超声引导下低回声病灶穿刺抽脓液

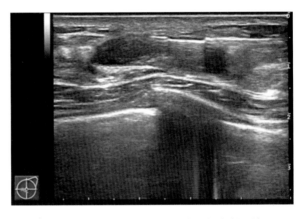

图 4-6-38　超声引导下低回声病灶穿刺活检

超声诊断：①右乳内上象限局部腺体回声不均匀，右乳腺体层内可见导管扩张；②左乳腺体层内混合回声，BI-RADS 3 级，考虑乳腺炎伴脓肿形成，建议超声引导下穿刺抽脓细菌培养、结核抗体检测以及组织活检。

超声引导下穿刺活检：常规消毒铺巾，2%利多卡因局麻，高频探头引导下用空针穿刺进入右乳腺体层内混合回声，抽出黄色脓液 5ml 脓液送细菌培养+鉴定以及结核抗体（"金标准"）检测（图 4-6-37）；用 18G 自动活检针穿刺进入左乳腺体层内混合回声内 4 针，取出长约 1.0cm 灰白色组织 4 条（图 4-6-38），甲醛固定。标本送病理检查。

确诊结果：脓液检测细菌培养显示金黄色葡萄球菌阳性；结核抗体（"金标准"）检测阴性。

穿刺组织病理诊断：慢性化脓性乳腺炎。

诊断要点：

（1）患者：青年女性，已婚，有生育史（孩子 7

个月），哺乳期；患者曾有发热史；血常规检查：白细胞计数增高，中性粒细胞百分比增高。

（2）临床触诊检查：左乳内象限触及条形肿块，肿块处皮肤温度稍高于周围皮肤。

（3）超声检查：左乳内象限见一囊实性病变，部分囊变区内部可见密集的细点样回声。CDFI：实性部分可见点状血流信号。

（4）脓液细菌培养：金黄色葡萄球菌阳性；结核抗体（"金标准"）检测阴性。

（5）超声引导下病灶穿刺活检组织病理：左乳慢性化脓性乳腺炎。

2. 病例二　患者女性，26 岁。育有 2 岁儿子。因"发现右侧乳腺肿块 2 个月"就诊。查体：患侧乳腺无红肿；触诊：可于右乳外象限触及多个质软结节样肿块。

超声图像：右乳外上象限腺体层厚 20mm，左乳外上象限腺体层厚 20mm。双乳层次结构清晰。右乳 9~11 点钟方向，腺体层内可见多个低回声病变，边界不清，较大范围约 30mm×14mm，部分内部可见囊变区（图 4-6-39、图 4-6-40），CDFI：实性部分可见点状或短棒状血流信号(图4-6-41、图4-6-42)。

超声诊断:右乳腺体层内低回声病变,BI-RADS 3级,考虑乳腺炎可能性大,建议超声引导下穿刺抽脓细菌培养、结核抗体检测以及组织活检。

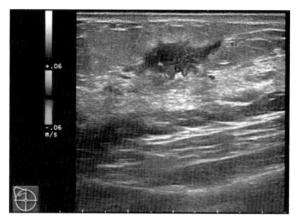

图4-6-42　右乳外象限多个低回声病灶的彩色多普勒血流图

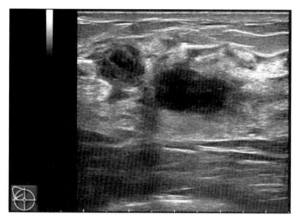

图4-6-39　右乳外象限多个低回声病灶

超声引导下穿刺活检:常规消毒铺巾,2%利多卡因局麻,高频探头引导下用空针穿刺进入右乳腺体层病灶内,抽出黄色脓液3ml脓液送细菌培养+鉴定以及结核抗体("金标准")检测(图4-6-43);再用18G自动活检针穿刺4针,取出长约1.0cm灰白色组织4条(图4-6-44),甲醛固定。标本送病理检查。

确诊结果:

脓液检测细菌和结核抗体:阴性。

穿刺组织病理诊断:右乳慢性肉芽肿性乳腺炎。

诊断要点:

(1)患者:青年女性,已婚,有生育史(孩子2岁)。

(2)临床触诊检查:右乳外象限质地较软肿块。

(3)超声检查发现:右乳外象限探及多个低回声病灶,边界不清,部分内部可见囊变区;CDFI:实

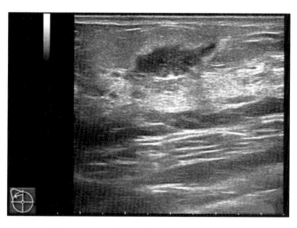

图4-6-40　右乳外象限多个低回声病灶

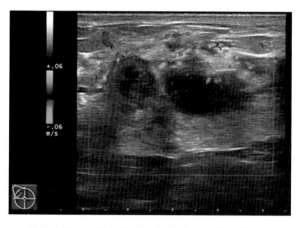

图4-6-41　右乳外象限多个低回声病灶的彩色多普勒血流图

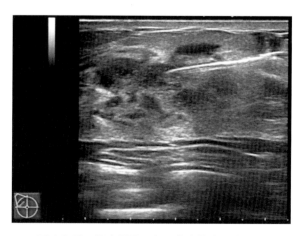

图4-6-43　超声引导下低回声病灶穿刺抽脓液

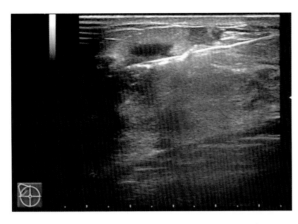

图 4-6-44 超声引导下低回声病灶穿刺活检

性部分可见点状或短棒状血流信号。

（4）脓液细菌培养和结核抗体检测：阴性。

（5）超声引导下病灶穿刺活检组织病理：右乳慢性肉芽肿性乳腺炎。

（郭燕丽）

三、乳腺良性占位性病变

（一）乳腺纤维腺瘤

【概况及流行病学】

乳腺纤维腺瘤（breast fibroadenoma）是青年女性最常见的肿瘤，其发病率在乳腺良性肿瘤中居首位，在成年妇女中的发病率为 9.3%，肿瘤好发于 18~35 岁妇女，尤以 20~25 岁女性最为常见。大多为单发，但 15%~20% 的病例可单侧或双侧多发。其病因尚未完全明确，可能与以下因素有关：①体内雌激素水平相对或绝对增高，雌激素的过度刺激导致乳腺导管上皮和间质成分异常增生，形成肿瘤；②乳腺局部组织对雌激素过度敏感；③高脂高糖饮食；④家族遗传等。

【病理与病生改变】

根据构成肿瘤的纤维成分和腺上皮成分的不同，而被称为乳腺纤维腺瘤、腺纤维瘤、腺瘤等。肿瘤构成以腺管上皮增生为主，而纤维成分较少时称为纤维腺瘤；纤维组织在肿瘤中占多数，腺管成分较少时称为腺纤维瘤；肿瘤由大量腺管成分组成时称为腺瘤。

纤维腺瘤的恶变率很低，仅为 0.1%，多见于 40 岁以上患者，尤以绝经期和绝经后妇女恶变危险性较高，形成小叶癌或导管癌，大部分为原位癌，亦可为浸润性癌，肿瘤间质成分恶变即为肉瘤，如果肿瘤上皮成分及间质成分均发生恶变即形成癌肉瘤。

1. **大体所见** 大体上纤维腺瘤表现为大小不一的卵圆形或分叶状质韧肿块，有包膜，表面光滑，与周围组织分界清楚，容易推动，活动度大；切面质地均匀，呈实性灰白色或淡粉色，若上皮成分多呈浅棕色，肿瘤内可有旋涡状结构及裂隙状区域，通常无坏死。

2. **镜下所见** 纤维腺瘤的镜下表现因腺管和纤维结缔组织的相互关系分为 5 型：①管内型。主要为腺管上皮下结缔组织增生形成的肿瘤。②管周型。主要为腺管周围弹力纤维层外的管周结缔组织增生，弹力纤维也参与肿瘤形成。③混合型。一个肿瘤中存在管内型和管周型两种形态。④囊内增生型。由腺管上皮和上皮下或弹力纤维外结缔组织增生而成。⑤分叶型。瘤体较大，由于上皮下结缔组织从多点突入高度扩张管腔，又未完全充满后者，故在标本肉眼观察和显微镜检查时皆呈明显分叶状。

【临床表现】

通常无任何明显症状，大多无疼痛或触痛，偶可有轻微触痛，往往于无意中发现，大多因洗澡时被触及，单发或多发，肿瘤呈圆形或椭圆形，也可为结节状，分叶状，表面光滑，质实韧，边界清楚，与周围组织无粘连，触及有滑动感，表面皮肤无改变，腋窝淋巴结无肿大。肿瘤多位于乳腺外上象限，乳头上方较下方多见，外侧较内侧多见。肿瘤直径一般为 1~3cm，亦可超过 10cm，甚至占据整个乳房，又称为巨纤维瘤或分叶型纤维瘤，多见于 13~18 岁青春期女性。

【超声表现】

1. **灰阶超声**

（1）肿块呈圆形、椭圆形或分叶状，有些甚至成多结节融合状，亦可见大的角状凸起，肿块长轴与乳腺腺体平面方向平行。

（2）边界清晰，有完整包膜，包膜回声偏强，部分可伴侧方声影；形态不规则的纤维腺瘤其周围组织常合并乳腺增生，因而肿瘤边缘毛糙，甚至无明显包膜显示（图 4-6-45A）。

（3）多为中等偏低回声，内部回声均匀，较大瘤体内可见索条细带状强回声，散在分布，这些强回声可能为增生的纤维索条回声，也可能是间质中增生的纤维组织推挤扩大的腺管而形成狭长的裂隙。病灶后方的腺体回声多数正常，少数回声增强。

（4）与周围组织无粘连，稍用力肿瘤就容易快速滑过探头，加压时，可被轻度压缩（前后径减小）。

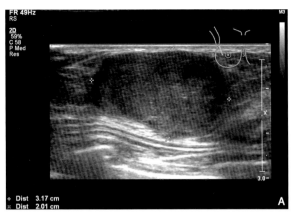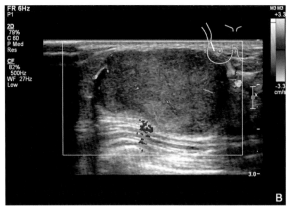

图 4-6-45　乳腺纤维腺瘤

A. 右乳外上低回声包块，边界清晰，内部回声均匀，后方回声无衰减，有侧方声影；B. 彩色多普勒血流成像：周边及内部有少量血流信号

2. 多普勒超声　较小的纤维腺瘤内多无血流信号；较大肿瘤周边及内部均可见彩色血流信号，肿瘤周边的血流信号多呈环绕走行，可见有细小分支进入肿瘤内部。血流频谱多数为低速低阻型，阻力指数多低于 0.70(图 4-6-45B)。

3. 超声造影　纤维腺瘤可因腺管成分与纤维组织成分构成比例不同表现为不同的造影增强模式。与周围腺体比较可表现为快进高增强、慢进低

增强、同进等增强或同进低增强，且造影剂消退较周围组织快，其内增强多较均匀，增强后边界清楚，形态规则，无扩大表现。

4. 超声弹性成像　纤维腺瘤质地较软，肿瘤组织弹性系数较低，弹性评分常为 3 分以下。

【鉴别诊断要点】

乳腺纤维腺瘤与其他肿瘤的鉴别要点见表 4-6-2。

表 4-6-2　乳腺纤维腺瘤与其他肿瘤的鉴别要点

	形态	边界及边缘	高宽比	回声	内部结构	后方回声	血流	病理
乳腺纤维腺瘤	圆形、椭圆形、粗大分叶状	清晰，有包膜	<1	低回声	均匀	无衰减	无血流或少许血流，低速低阻	纤维组织
腺病瘤	圆形	清晰，无包膜	<1	低回声	均匀	无衰减	无血流	局部增生组织
叶状肿瘤	分叶状	清晰，边缘圆钝	<1	低回声	不均匀	伴有栅栏样回声衰减	少许、较多血流	纤维上皮
乳腺内脂肪组织	圆形或分叶状	与腺体浅面的脂肪相延续	<1	低回声	均匀/不均匀	无衰减	无血流	脂肪组织
乳腺癌	不规则	分叶、毛刺	>1	低回声	不均匀，可见钙化	衰减	较多血流，高速高阻	恶性细胞组织

【实验室及其他影像学检查】

1. X 线表现　类圆形结节边界清楚，可见分叶，病变密度较均匀致密，边缘可见透亮晕征。肿块内可见点状、片状或类圆形钙化。病变可单发或多发。

2. CT 表现　类圆形软组织密度结节，内可见

低密度囊变。增强后，结节呈轻度强化，CT 值增加不超过 25HU。

3. MRI 表现　边界清楚的类圆形结节，在 T_1WI 上呈中低信号，在 T_2WI 上可呈不同信号强度，信号均匀。增强后，结节可强化或不强化。

【治疗方法】

1. 密切观察、定期随诊 乳腺纤维腺瘤是常见的良性肿瘤,极少恶变。发展缓慢,没有症状,不影响生活和工作,可以密切观察定期随诊。

2. 外科手术切除

(1) 观察过程中,如乳房自查或去医院检查,发现纤维腺瘤有增大倾向,应手术切除。

(2) 乳腺纤维腺瘤患者,准备怀孕之前,应进行纤维腺瘤切除术。

(3) 青少年巨大纤维腺瘤(幼年性纤维腺瘤),因肿瘤生长快,体积大,对正常乳腺组织产生挤压,应考虑手术切除。

(4) 有乳腺癌家族史者可考虑手术切除。

【病例分享】

患者女性,23岁,因"发现左侧乳房包块1年余"就诊。

专科查体:左乳外上象限1点方向扪及一大小约2cm×1cm包块,质韧,边界清,表面光滑,活动佳,无压痛。双侧腋窝未扪及肿大淋巴结。

超声检查:左乳外上象限约1点钟方向距乳头2.0cm处探及一大小约2.1cm×1.1cm低回声结节,纵横比<1,边界清,形态规则,结节内部回声均匀,未探及明显钙化,周围腺体无纠集表现,周边及内部探及少量血流信号。

超声提示:左乳外上病变,BI-RADS分级3级,符合良性肿瘤性病变,考虑纤维腺瘤(图4-6-46)。

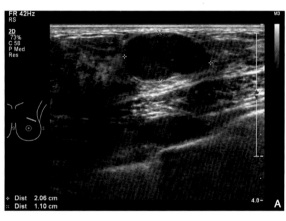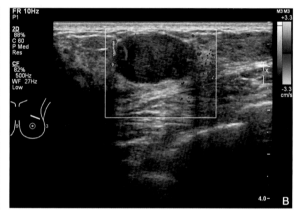

图4-6-46 乳腺纤维腺瘤

A.左乳外上低回声包块,边界清晰,内部回声均匀,后方回声无衰减;B.病变周边及内部有少量血流信号

(二) 乳腺导管内乳头状瘤

【概况及流行病学】

乳腺导管内乳头状瘤(breast intraductal papilloma)是较常见的乳腺良性上皮性肿瘤,根据其病灶的多少和发生部位,分为中央型导管内乳头状瘤和周围型导管内乳头状瘤,前者约占90%,发生于乳腺大导管,后者起源于末梢导管,常常是多中心性,可以延伸入邻近的大导管,通常位于乳腺周边组织。多数学者认为本病的发生与雌激素水平增高或相对增高有关。

【病理与病生改变】

1. 大体所见 中央型导管内乳头状瘤的大导管明显扩张,内含淡黄色或棕褐色血性液体,管腔内壁可见乳头状物向腔内凸起,大者肉眼可见,为导管内息肉样肿块,小者仅能在显微镜下看见。肉眼可见的中央型乳头状瘤可出现血性乳头溢液,部分可在乳晕下方扪及结节,瘤体质软脆,常有坏死出血。周围型乳头状瘤在中小乳管内呈白色半透明状小颗粒,附于管壁,无蒂,上皮生长旺盛,属癌前病变。

2. 镜下所见 乳腺导管内乳头状瘤的基本特点是导管上皮和间质增生,形成具有纤维脉管束的乳头状结构,肿瘤边界清楚,但无纤维包膜。

【临床表现】

中央型导管内乳头状瘤多见于40~50岁经产妇,其主要症状是乳头溢液(浆液性、血性或混合性),见于70%~85%患者,其中一半以上为血性,约30%为浆液性,仅有少数患者可触及乳房肿块。周围型乳头状瘤的发病年龄较中央型年轻,平均年龄为40岁,触诊与乳腺增生症相似,很少触及肿块,乳头溢液亦不常见。

【超声表现】

由于大多数导管内乳头状瘤径线较小,与管壁及周围组织缺乏明显对比,超声上往往难以显示,当瘤体增大、导管扩张时才易被发现。

1. 灰阶超声

(1) 乳腺中央区单支乳导管扩张,扩张导管内可见实性条状、梭形或椭圆形低回声或中等回声结构，一般最大径<1cm，常常为2~3mm，结节形态规则，边界较清，内部回声均匀（图4-6-47A）；当瘤体较小时，可仅显示扩张的导管；导管扩张多见于病变的远端，可能与其有分泌功能有关。

（2）乳头、乳晕深侧的低回声结节，常为1cm左右，形态规则，边界较清，两端可无扩张导管，但可在其前后显示线状高回声为导管壁，挤压此处常可见乳头溢液。

（3）中央区囊肿内实性结节，此型为乳头状瘤所在导管扩张，两端封闭而成，囊内瘤体大小不等，边缘规则，回声均匀。

（4）周围型乳头状瘤表现为周围区导管细小树枝状扩张，导管内可见细小多发的凸起。

2. 多普勒超声 在部分导管内乳头状瘤中，彩色多普勒超声显示为轴心性的血流信号，血流频

谱多数为低速低阻型。部分导管内乳头状瘤无明显血流信号（图4-6-47B）。

3. 超声造影 多数表现为快进快退高增强，其内均匀，增强后边界更清楚，形态规则。

【鉴别诊断要点】

乳腺导管内乳头状瘤与其他肿瘤的鉴别要点见表4-6-3。

【实验室及其他影像学检查】

1. 溢液细胞学检查 将乳头溢液涂片进行细胞学检查，如能找到瘤细胞，则可明确诊断。但阳性率较低。

2. X线 对本病的定位准确率不到30%，但可排除隐性乳腺癌引起的出血。由于乳管内乳头状瘤体积较小，密度淡，故X线平片很难发现。当瘤体较大时，表现为导管扩张索条状阴影，或局部圆形致密影，边缘完整锐利，偶尔可见钙化。

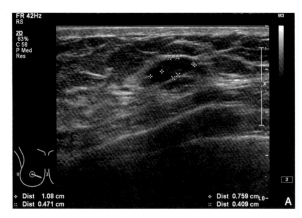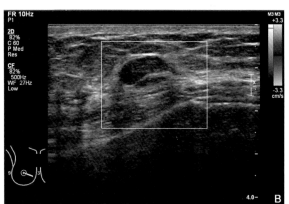

图4-6-47 乳腺导管内乳头状瘤
A.乳腺导管扩张呈囊状，内可见乳头状等回声；B.彩色多普勒血流成像：未见明显血流信号

表4-6-3 乳腺导管内乳头状瘤与其他肿瘤的鉴别要点

	乳头溢液	形态	边界	乳导管	回声	内部结构	血流	病理
乳腺导管内乳头状瘤	有	乳头状	规则	扩张	低回声	均匀	无血流或少许血流，低速低阻	导管上皮和间质增生
乳腺导管内乳头状癌	有（血性多见）	乳头状	不规则，宽基底	扩张，局部管壁可增厚	低回声	不均匀	较多血流	恶性细胞组织
乳腺导管扩张症	可有/无	管状无乳头状凸起	管状	扩张	无回声	均匀	无血流	导管上皮
乳腺纤维腺瘤	无	圆形	规则，可见包膜	不扩张	低回声	均匀	无血流或少许血流，低速低阻	纤维组织

3. 选择性乳腺导管造影 对乳管内的乳头状瘤具有较高的检出率及定位诊断价值,尤其是对触诊阴性的病例。肿瘤多位于1~2级乳腺导管内,一般表现为单发的圆形或椭圆形充盈缺损。可见近、远端导管扩张或梗阻现象,在主导管梗阻处可见"杯口"状改变,管壁光滑,无外浸现象,在分支导管者可呈导管截断现象。

4. 乳管内镜检查 对未触及肿块的乳头溢液,可提高其诊断率。乳管内镜观察,可见乳头状瘤为黄色或充血发红的实质性肿块,表面光滑呈桑葚状凸向腔内,或呈息肉样隆起而周围管壁光滑,无凸凹不平现象。

【治疗方法】

治疗以手术为主,对单发的导管内乳头状瘤应切除病变的乳管系统。常规进行病理检查,如有恶变应施行乳腺癌根治术。

【思考题及测试题】

导管内乳头状瘤与导管内乳头状癌的鉴别诊断要点及其他检查手段?

【病例分享】

患者女性,46岁,因"双乳间断性胀痛半年余,间歇性左乳溢液2个月余"就诊。

专科查体:双乳大小对称,质软,无明显压痛,双乳未扪及异常团块,挤压双侧乳头未见明显溢液。双侧腋窝及双侧锁骨上窝未扪及肿大淋巴结。

超声检查:左乳内下象限8点钟方向靠近乳头处探及一大小约0.6cm×0.2cm低回声结节,纵横比<1,边界清,形态规则,周围导管扩张范围约3.3cm×0.3cm,周围腺体无明显纠集感,结节内部回声均匀,未探及明显钙化,后方无明显衰减,CDFI示结节内未见明显血流信号。左侧腋窝未见明显异常肿大淋巴结。

超声提示:左乳8点钟方向病变,BI-RADS分级4A级,倾向良性肿瘤性病变,导管内乳头状瘤(图4-6-48)。

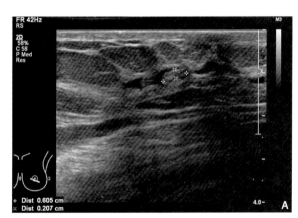
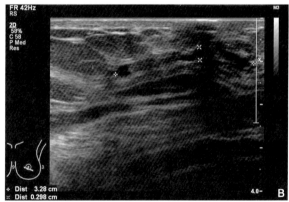
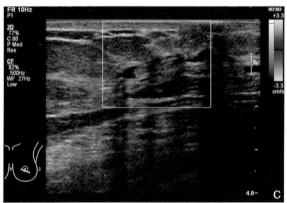

图4-6-48 乳腺导管内乳头状瘤

A、B.乳腺导管扩张呈囊状,内可见乳头状低回声,形态规则,边界清晰,内部回声均匀;C.病变内未见明显血流信号

四、乳腺叶状肿瘤

【概况及流行病学】

乳腺叶状肿瘤（breast phyllodes tumor）是由乳腺纤维结缔组织和上皮组成的纤维上皮性肿瘤，是一组表现为从良性有局部复发风险到表现为恶性有远处转移风险的一系列纤维上皮性肿瘤的总称，其发病率占所有乳腺肿瘤的 0.3%～1.0%。

【病理与病生改变】

乳腺叶状肿瘤尤其良性叶状肿瘤其表现与纤维腺瘤相似，肿块质硬或韧，表面光滑，边界清楚，活动度可，肿瘤大小不一，小者直径 1cm，大者占据整个乳房，平均 4～5cm，较大肿瘤表面皮肤紧绷可伴有浅表静脉扩张。2003 年 WHO 乳腺叶状肿瘤分级标准：①良性叶状肿瘤。肿瘤膨胀性生长，间质细胞明显增生，排列稀疏，细胞无或轻度异型，核分裂 0～4 个/10HPF，无出血、坏死。②交界性叶状肿瘤。肿瘤膨胀性生长或部分浸润性生长，间质细胞过度生长，细胞中度异型，核分裂 5～9 个/10HPF，可见小片出血、坏死。③恶性叶状肿瘤。肿瘤常为浸润性生长，间质细胞显著过度生长，细胞多型性明显，可伴异源性分化，核分裂 ≥10 个/10HPF，可见大片出血、坏死。

【临床表现】

乳腺叶状肿瘤可发生于任何年龄，但主要发生于 35～55 岁的女性，平均发病年龄 45 岁，比纤维腺瘤晚 20 年，青春期罕见，男性极少发病。通常为单侧乳腺发病，左右两侧乳腺发病率大致相等。本病临床主要表现是无痛性肿块，起病隐匿，进展缓慢，病史较长，部分肿瘤可见短期内迅速增大。临床触诊常呈圆形或分叶状，表面不平，质地坚韧，边界清楚，可活动。

【超声表现】

1. 灰阶超声

（1）肿瘤大小不等，多数较大，明显分叶或分叶不明显，边缘圆钝，无毛刺状凸起（图 4-6-49A）。

（2）良性者呈膨胀性生长，即使肿瘤已相当大，但仍可保持完整的包膜，此包膜由于邻近受压的乳腺间质构成，而非真正的包膜，在声像图上表现为清晰的带状回声，交界性和恶性者可向周围组织浸润性生长，当范围较大时，声像图上可表现为局部边界模糊不清。

（3）内部以实性低回声为主，回声不均匀，常出现散在裂隙状无回声区，肿瘤内鲜见钙化，远场回声增强，由于内部纤维成分存在使部分肿瘤后方出现栅栏样回声衰减。

2. 多普勒超声　在肿瘤边缘或肿瘤内条状分隔处可见动脉血流信号，良性叶状肿瘤的血流分级多数为 0 级和 1 级，交界性和恶性叶状肿瘤血流分级多数为 Ⅱ 级和 Ⅲ 级，恶性者阻力指数平均值较高（图 4-6-49B）。

3. 超声造影　乳腺叶状肿瘤病灶的超声造影图像特征多以增强早期快进的高增强多见，达峰时间高于周围正常腺体，并于增强晚期缓慢消退。造影后病灶的边界清晰，部分形态呈分叶状，范围多无明显增大。较大的病灶内部可出现不规则无增强区域。对于部分边界欠清、范围较大的乳腺叶状肿瘤，超声造影有利于完整地显示病灶的边界。

【鉴别诊断要点】

1. 纤维腺瘤　叶状肿瘤与纤维腺瘤鉴别较难，对于体积较小的叶状肿瘤，仅从声像图上无法将两者区分，若肿瘤有短期内长大或有因"纤维腺

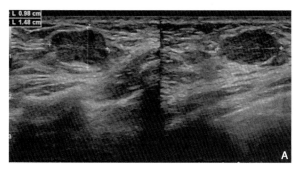

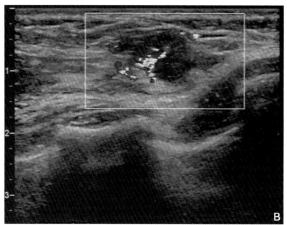

图 4-6-49　乳腺叶状肿瘤
A. 实性低回声，形态呈分叶状，边界清晰，周边可见包膜样回声；B. 低回声内可见血流信号

瘤"切除后复发的病史,应警惕叶状肿瘤的可能,对于巨纤维腺瘤,其鉴别是患者的年龄,即纤维腺瘤多发生在青春期女性,而叶状肿瘤多发生在40岁左右的女性,青春期罕见。

2. 良性叶状肿瘤与恶性叶状肿瘤 仅从声像图上无法鉴别,恶性多伴有液化坏死及囊性变,一旦发现腋窝淋巴转移是间接的恶性征象。超声造影如观察到增强后边界欠清晰或不清晰,甚至有扩大现象,应警惕恶变可能。此外,随访中肿物短期内明显增大、出现囊变且不规则、血流增多,可能是恶变的征象。

3. 乳腺癌 发病时间短,生长速度快,肿块与周围组织粘连固定,内部血流丰富,血流频谱异常。病变较大且多伴有皮肤和乳头改变,常有腋窝淋巴结和远处淋巴结转移。

【实验室及其他影像学检查】

1. X线平片 小的肿瘤可见边缘清楚的球形、椭圆形或有分叶的均匀致密影,边缘光滑,没有毛刺现象;大的肿瘤外形呈波浪形或多囊形,偶见钙化。与癌肿不同的地方是皮下脂肪层仍完整。

2. CT、MRI检查 无特征性表现,诊断价值有待进一步研究。

【治疗方法】

乳腺叶状肿瘤虽有良性、交界性及恶性之分,但由于肿瘤生长迅速,加之肿瘤易于复发,因此即使良性的叶状肿瘤也需局部广泛手术切除,因此一旦组织学诊断为叶状肿瘤应立即行根治术。

乳腺叶状肿瘤经手术治疗后预后良好,其组织学分级是影响预后的主要因素,其中核分裂增多、间质过度增生、重度核异型及肿瘤边缘浸润等为预测预后的重要指标。

【思考题及测试题】

乳腺纤维腺瘤与叶状肿瘤的鉴别诊断要点及治疗策略?

【病例分享】

患者女性,53岁,因"发现右乳包块3年"就诊。

专科查体:双乳大小对称,质软,右乳外上象限可扪及一包块,大小约为4cm×3cm,表面光滑,边界较清,质韧,活动度尚佳,无明显压痛。左乳未扪及异常。双侧腋窝及双侧锁骨上窝未扪及肿大淋巴结。

超声检查:右乳外上象限探及一大小约3.8cm×3.2cm低回声,纵横比<1,边界清,形态欠规则,呈大分叶状,内部回声欠均匀,未见明显钙化,结节后方无明显衰减,CDFI示结节边缘少许血流信号。右侧腋窝未见明显异常肿大淋巴结。

超声提示:右乳外上象限病变BI-RADS分级4A级,倾向良性肿瘤性病变,考虑叶状肿瘤。(图4-6-50)

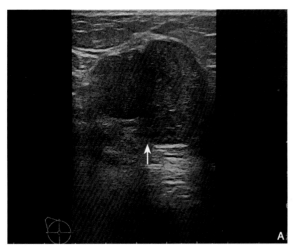
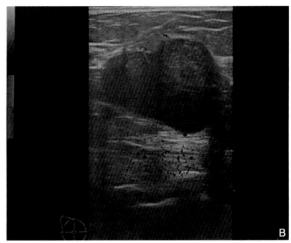

图4-6-50 乳腺叶状肿瘤
A.右乳外上不规则低回声,边界清,内部回声欠均匀;B.彩色多普勒血流成像:结节边缘少许血流信号

(杨敬春)

五、乳腺恶性肿瘤

【概况及流行病学】

1. 病因学 乳腺癌的病因尚未明确,与女性的年龄、乳腺癌家族史、月经、生育、饮食、乳腺疾病等多种因素相关。我国乳腺癌发病高峰年龄是40~60岁,月经初潮年龄小、绝经年龄晚是乳腺癌发生的重要危险因素,生育和初潮年龄晚是乳腺癌

发生的独立危险因素,绝经后肥胖、乳腺癌家族史阳性增加乳腺癌发生风险。一级亲属中有乳腺癌患者,50 岁前发生乳腺癌的概率增加 2 倍及以上,与乳腺癌有关的基因包括 *BRCA1*、*BRCA2*、*P53*、*ATM* 和 *PTEN* 等,*BRCA1* 和 *BRCA2* 占所有遗传性乳腺癌的 80%~90%,但仅有 5%~10%乳腺癌与基因相关。乳腺良性疾病与乳腺癌的关系尚有争议,多数学者认为乳腺非典型增生与乳腺癌的发病有较密切的关系,被视为癌前病变。乳腺癌的预后与初诊时的临床分期和病情程度密切相关,乳腺癌预后的相关因素包括组织学类型、肿瘤大小、是否伴有淋巴结及远处转移和分子标志物,是否伴有淋巴结转移是影响预后的一个关键因素。40 岁以上的女性进行有规律的乳腺筛查可以发现体积小、尚未发生引流区域淋巴结转移的早期乳腺癌,从而提高乳腺癌远期生存率,降低死亡率。

2. 流行病学　在全球范围内,乳腺癌是妇女最常见的恶性肿瘤,是威胁女性健康的主要疾病。乳腺癌发病率存在明显的地区差异,北美和北欧等西方发达国家均为乳腺癌的高发地区,中国属于乳腺癌相对低发地区,但沿海城市高于内陆地区、经济发达和人口密度高的城市高于经济落后和人口密度低的城市,在我的上海、北京、天津,乳腺癌发病率已跃居女性恶性肿瘤首位。美国国家综合癌症网络(NCCN)报道,在美国的大多数种族中乳腺癌的发病率保持平稳或降低,而亚洲人种的乳腺癌发病率却以每年 1.1%的速率在增长。乳腺癌发病率存在种族差异,白种人乳腺癌发病率最高。乳腺癌发病还存在明显的年龄分布差异,我国女性>25 岁乳腺癌发病率逐渐增高,45~50 岁是乳腺癌高发年龄,而欧美等乳腺癌高发地区乳腺癌发病年龄是随年龄的增长而持续增高,一直延续到绝经后,70~80 岁是乳腺癌高发年龄。欧美国家乳腺癌死亡率每年下降 1%~3%的,我国乳腺癌的死亡率城市高于农村,经济发达地区高于落后地区,并呈上升趋势。

【病理与病生改变】

乳腺癌大多数起源于终末导管小叶单元(TDLU),来源于导管上皮细胞,TDLU 是腺上皮最丰富的地方,癌细胞可以沿导管进入小叶或者腺叶中更大的导管。乳腺癌组织学分类包括非浸润性癌和浸润性癌。非浸润性癌包括导管原位癌和小叶原位癌,浸润性癌包括浸润性导管癌、浸润性小叶癌、髓样癌、黏液癌、炎性乳腺癌等,最常见的病理类型是浸润性导管癌。乳腺少见的恶性肿瘤包括原发性淋巴瘤、白血病、肉瘤及转移性肿瘤。

1. 乳腺非浸润性癌

(1)原位癌:原位癌(carcinoma in situ,CIS)指肿瘤细胞局限于导管内或者小叶内,未突破基底膜侵及周围组织,转移风险极低,包括导管原位癌(ductal carcinoma in situ,DCIS)和小叶原位癌(lobular carcinoma in situ,LCIS)。导管原位癌,也称导管内癌是最常见的非浸润性癌,有不同的组织学亚型,多数亚型缺乏特异性的肉眼改变而与乳腺腺病类似,仅粉刺型原位癌可在肉眼识别。导管原位癌及时治疗的五年生存率接近 100%,非典型导管上皮增生是发展为 DCIS 的前兆。小叶原位癌生长于乳腺小叶的导管内,通常多中心生长或者累及双侧乳腺。小叶原位癌临床征象、乳腺 X 线及超声图像表现不典型,通常由于偶然的穿刺活检或者手术标本的病理检查发现。

(2)乳头湿疹样癌:由于湿疹样病变发生在乳头乳晕区皮肤,故称为乳头湿疹样癌,又称乳头派杰氏病(Paget 病),临床少见,常伴发乳晕下主导管内导管原位癌,浸及乳头表皮。也可表现为乳头内陷或缺乏肉眼可见的改变。

2. 浸润性癌　浸润性癌是指癌细胞突破导管或者小叶基底膜向间质浸润,癌细胞可以通过血管和淋巴管两种途径转移。包括浸润性导管癌、浸润性小叶癌和特殊类型浸润性癌(髓样癌、黏液癌、导管内乳头状癌等)。

(1)浸润性导管癌:浸润性导管癌(invasive ductal carcinoma,IDC)是指没有特定病理类型的浸润性癌,是乳腺癌最常见的病理类型,占乳腺浸润癌的 75%~80%。肿瘤质硬、活动度差、周围呈星状分布(硬癌特征)。浸润性导管癌肿瘤细胞浸润周围组织,引起结缔组织增生,生长缓慢的浸润性导管癌肿瘤纤维组织成分含量较高,恶性级别低。反应性纤维组织增生可牵拉库珀韧带(Cooper 韧带)引起皮肤回缩。生长速度快的肿瘤由于炎性反应形成肿瘤周围组织水肿,肿瘤级别高,高级别的肿瘤通常含有丰富的肿瘤细胞、浆细胞和淋巴细胞,血供丰富。高级别肿瘤和伴有导管内癌(DCIS)者更容易伴有卫星灶导致多灶性病变,预后比其他浸润性癌差。

(2)浸润性小叶癌:浸润性小叶癌(invasive lobular carcinoma,ILC)主要起源于乳腺腺泡,肿瘤细胞往往呈线状排列,并以弥漫性生长方式浸润基质,大体改变多种多样,可形成局限性肿块,也可弥漫性累及全乳腺,或者类似于乳腺腺病。肿瘤形状多不规则,质地中等或偏硬,缺乏在浸润性导管癌中常见到的坏死改变,钙化和囊性变亦少见。浸润性小叶癌是最易累及双侧乳腺的原发性恶性肿瘤。

(3) 特殊型浸润性导管癌:髓样癌、黏液癌、导管内乳头状癌是一小群具有特定的形态学和组织学特征的浸润性导管癌,淋巴结转移率低,预后亦较非特殊性浸润性导管癌好。除导管内乳头状癌外,这类特殊类型的浸润性导管癌富含肿瘤细胞,肿瘤边界相对较清晰。

1) 髓样癌:髓样癌(medullary carcinoma)占所有乳腺癌的 5%~7%。组织学表现为极高的异型性,癌细胞较多,纤维成分含量较少,肿瘤质地较硬癌软,淋巴结转移少见,预后较好。肿瘤膨胀性生长,与周围组织分界清楚,不存在明显浸润周围组织的现象,呈分叶状或结节状。可有不同程度的小灶性坏死、出血和囊性变。

2) 黏液癌:黏液癌(mucinous carcinoma)占乳腺恶性肿瘤不到 2%,肿瘤大小不等,边界多清楚,质地较软。黏液癌的诊断主要依靠组织学构象,多少不等的细胞外黏液分泌是其特征。癌细胞可以呈不规则团巢、腺样、乳头状、筛状,漂浮于黏液湖中。癌细胞异型性多不明显,核分裂象少见。如果黏液癌与非特殊型浸润性导管癌并存或相混,则诊断为混合型癌。

3) 导管内乳头状癌:实性乳头状癌和囊内乳头状癌常发生于老年女性,占乳腺浸润性癌的 1%~2%,乳头状癌(papillocarcinoma)可以生长在乳腺中央区,由较大的导管内乳头状瘤演变而成,也可以发生于周边末端导管小叶单元,单发或者多发。肿瘤生长缓慢,乳头状癌多为原位癌,部分浸润性癌常为低级别肿瘤,囊内癌常见出血囊性变。导管内或者囊内乳头状癌与乳头状癌鉴别困难,需进一步行组学诊断评估。

3. 少见的恶性肿瘤　根据组织学来源不同大致分为恶性叶状肿瘤、淋巴瘤、炎性乳腺癌、间叶组织肉瘤和癌肉瘤等。

(1) 恶性叶状肿瘤:叶状肿瘤是一种少见的纤维上皮性肿瘤,是最常见的乳腺肉瘤,肿瘤间质细胞结构酷似纤维腺瘤,叶状肿瘤分良性、交界性和恶性三类,良性多见。恶性叶状肿瘤(malignant phyllodes tumour)常经血液转移到肺、骨和肝脏,而不是累及淋巴结,肿瘤呈类圆形、分叶状,界限清楚,有或无包膜,质地较硬,肿瘤体积可以很大,有时突然长大,可见线状黏液性、出血性的液性区。叶状肿瘤需要广泛的局部切除或者乳腺全切除。

(2) 淋巴瘤:乳腺淋巴瘤(lymphoma)发病率极低,属结外性淋巴瘤,非霍奇金淋巴瘤为主,弥漫性大 B 细胞性淋巴瘤是最常见的组织学类型。可原发于乳腺,也可以是系统性淋巴瘤累及乳腺。形态呈多样性,单发或多发,界限清楚或不清楚。瘤细胞常呈弥漫性浸润性生长。粒细胞性白血病可累及乳腺形成粒细胞肉瘤,俗称"绿色瘤",需要与淋巴瘤鉴别,免疫组织化学染色有助于确诊淋巴瘤和分型。

(3) 炎性乳腺癌:炎性乳腺癌(inflammatory carcinoma)的命名来自临床,患者皮肤水肿,皮色变红且色质不均,皮温可升高,类似急性乳腺炎的临床表现。普遍的观点认为由于乳腺实质内淋巴管广泛癌栓形成,导致炎性乳腺癌的皮肤病变。炎性乳腺癌的病理类型通常是浸润性癌或其他病理类型,并非独立的组织学类型。

【临床表现】

肿块较小时无任何症状和体征,常因体检或乳痛症就诊由影像学检查(超声或 X 线)发现。乳腺癌最常见的临床表现是扪及乳腺肿块,肿块大小、形态、硬度和边界等变化很大,主要取决于癌细胞和纤维性介质的构成比例,多数肿块质硬、与周围组织粘连、活动度差。少见的临床表现是乳头溢液、乳头回缩、"橘皮征"甚至腋窝肿块,单导管血性乳头溢液是乳头状癌较常见症状。肿瘤侵及库珀韧带可出现皮肤凹陷,肿瘤累及乳头可导致乳头内陷,累及淋巴管导致淋巴回流受阻、组织水肿而毛囊处皮肤凹陷,皮肤表现呈"橘皮样"改变。浸润性小叶癌有时触诊表现与腺体非特异性增厚相似。湿疹样癌可表现为乳头红肿、溃疡、结痂及湿疹样改变。乳腺癌晚期表现包括橘皮征、皮肤溃疡或伴化脓性感染等。淋巴瘤多见于年轻女性,生长迅速,多为单侧,伴有不同程度的发热,炎性乳腺癌临床表现类似急性乳腺炎,多见于青年妇女,特别是在哺乳期,肿瘤生长迅速。

【超声表现】

乳腺癌的病理类型较多,病理组织特点不一,声像图表现多种多样,超声对乳腺癌做出确切的病理分型尚有一定困难,但大多数乳腺癌的声像图表现有相似的共同特征。

1. 乳腺非浸润性癌

(1) 原位癌:导管内癌最常见,表现为扩张导管内钙化或低回声肿块伴钙化(图 4-6-51)。钙化多表现为细小的点状强回声,通常不伴有后方声影。肿块多表现为微小分叶状。其他征象包括不规则扩张导管、管壁不对称性增厚、管壁不清楚或者局限性的结构扭曲。多普勒显示血流穿过管壁延伸到导管内肿瘤。厚壁的簇状小囊肿或者其内有伴有血流信号的实性成分则提示早期恶性肿瘤可能。导管内癌可发生淋巴结转移，但概率很低。

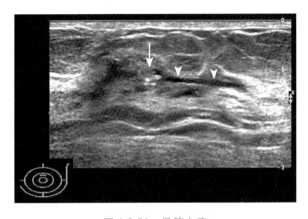

图 4-6-51 导管内癌

箭头示扩张导管，长箭示导管内实性小结节伴点状钙化，结节边界模糊

（2）乳头湿疹样癌：乳头湿疹样癌如果有肿块，多数在乳头附近而且体积较小，伴或不伴有同侧腋窝和锁骨上窝淋巴结肿大（图 4-6-52）。

2. 浸润性癌

（1）浸润性导管癌：多数浸润性癌具有以下恶性征象，部分恶性征象不明显，可能误诊为良性。

肿块形态不规则、方位不平行（肿块长径与皮肤垂直，纵径≥横径即纵横比≥1，方位不平行为小乳癌的重要形态学特征）、边缘模糊（毛刺、成角、细分叶、强回声晕，是浸润性癌的重要边缘特征）、内部回声呈低回声或极低回声、后方回声特征衰减或

混合型是乳腺癌的典型征象。钙化分为肿块内钙化和肿块外钙化，乳腺癌多数表现为肿块内密集的不均匀的点状钙化。周围组织改变包括库珀韧带增厚、变直或者回缩，皮肤增厚、回缩（凹陷），乳头内陷，浅筋膜浅层或深层连续性中断、肿瘤浸润皮肤或胸壁肌层，多普勒超声恶性肿瘤多血流常见，良性肿瘤和恶性肿瘤血流信号特征有重叠（图 4-6-53）。转移性淋巴结典型的超声表现是淋巴结肿大，长/宽比值趋近于1，呈卵圆形或球形，皮质不均匀增厚，门型血流消失，呈周围型血流信号（图 4-6-54）。超声报告不仅要预测淋巴结是否转移，还要准确定位异常淋巴结（腋下组、腋中组或腋上组/内乳组/锁骨上区）。乳腺癌远处转移主要发生在肺、骨、肝和盆腔。肺转移主要依靠胸部 CT 发现，骨转移主要依靠核医学骨扫描发现，超声重点是观察肝脏、盆腔和远处淋巴结是否有转移。肝转移多表现为肝实质内单发或者多发低回声肿块，背景肝实质回声正常或接受过化疗的患者多表现为肝实质回声增强，门静脉和肝静脉通常无栓塞。盆腔转移表现为盆腔内子宫周围不规则实质性肿块，后期均可能出现胸腔积液和/或腹腔积液。远处淋巴结转移主要表现为锁骨上淋巴结肿大。

（2）浸润性小叶癌：浸润性小叶癌超声征象多变，但常表现为形状不规则、边缘模糊、后方回声衰减的低回声实质性肿块（图 4-6-55）。当怀疑或经穿刺活检确诊浸润性小叶癌时，需仔细进行双侧乳腺超声检查确认是否有多灶性、多中心病变。

（3）特殊型浸润性导管癌

1）髓样癌：髓样癌超声表现大多为圆形或椭圆形实质性肿块，边界较清、低回声、后方回声增强，肿瘤血供丰富（图 4-6-56A），肿瘤中心坏死较常

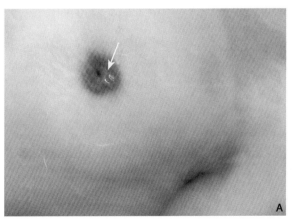
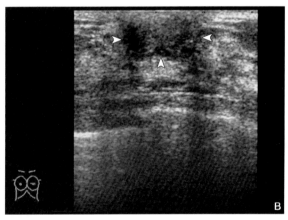

图 4-6-52 乳头湿疹样癌（佩吉特病）

A. 女性，39 岁，箭示左侧乳头糜烂；B. 左侧乳头超声表现为边缘不规则，等回声，不均匀。反复检查左侧乳腺未见占位；病理诊断：左侧乳头佩吉特病

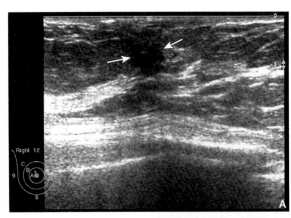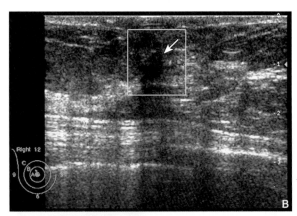

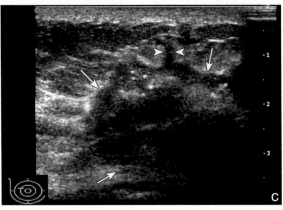

图 4-6-53　浸润性导管癌

A. 女性,65 岁,乳头溢血。右侧乳腺 1 点钟乳头旁肿块,大小 8mm×5mm×5mm,形态不规则,方位不平行(纵径大于横径),低回声,不均匀,边缘不光整,腺体结构扭曲(浅筋膜浅层中断;腺体连续性破坏)。检查时按压该低回声区域可见乳头溢血;B. 彩色多普勒检查:肿块内无血流信号,肿块周边有血流信号。病理诊断:浸润性导管癌;C. 女性,63 岁。右侧乳腺 10 点钟方向距乳头 2cm 处腺体层肿块,大小 38mm×26mm×50mm,形态不规则,边缘不光整(长箭),模糊、毛刺(短箭),低回声,不均匀,肿块内多个点状强回声(微钙化),后方回声混合型,腺体结构扭曲表现为浸润浅筋膜浅层、深层及肌层。病理诊断:浸润性导管癌

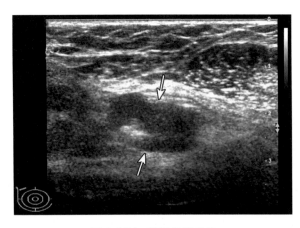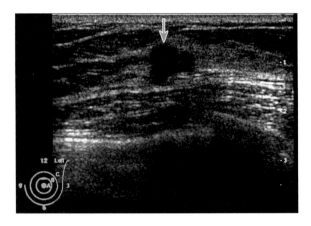

图 4-6-54　转移性淋巴结

右侧腋窝淋巴结肿大,20mm×12mm×12mm,边缘不规则,皮质低回声呈不均匀增厚,淋巴门结构明显缩小。病理诊断:淋巴结癌转移

图 4-6-55　浸润性小叶癌

女性,40 岁,左侧乳腺 12 点钟方向距乳头 2cm 腺体内肿块,8mm×10mm×8mm,形态不规则,方位平行,边缘不光整,分叶状,肿块呈低回声,后方回声无变化,肿块浸润浅筋膜深层导致其连续性破坏。病理诊断:浸润性小叶癌

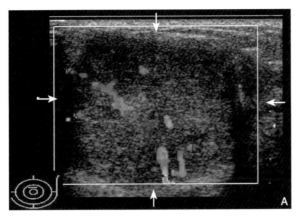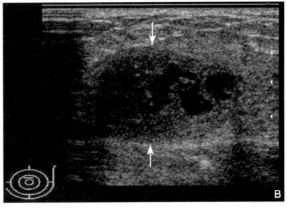

图 4-6-56　髓样癌

　　A. 女性, 33 岁, 左侧乳腺 12 点钟方向乳头旁肿块, 35mm×30mm×32mm, 形态椭圆形, 方位平行, 边缘模糊, 不规则, 肿块呈低回声, 后方回声增强, 浸润乳腺后间隙, 有肿块内血流信号; B. 肿块内不规则液性暗区(箭)。病理诊断: 髓样癌

见, 表现为囊实混合性回声(图 4-6-56B)。

　　2) 黏液癌: 黏液癌超声表现大多为肿块椭圆形或者圆形、边缘光整、等回声、回声均匀或者微小囊性暗区, 后方回声无变化或者增强(图 4-6-57), 容易误诊为良性肿瘤, 但加压时不易发生形变可与脂肪小叶或者脂肪瘤鉴别。

　　3) 乳头状癌: 乳头状癌分实性乳头状癌和囊内乳头状癌, 囊内乳头状癌容易与导管内乳头状瘤混淆, 导管壁毛糙、增厚、肿瘤侵及导管壁外提示恶性。乳头状癌滋养血管较多, 血供丰富(图 4-6-58)。

　　3. 少见的恶性肿瘤

　　(1) 恶性叶状肿瘤: 恶性叶状肿瘤早期通常椭圆形, 方位平行, 边缘光整, 等回声或低回声, 后方回声增强, 类似纤维腺瘤的超声表现。肿瘤可以逐渐长大或突然长大, 呈分叶状, 内部囊性变(图 4-6-59)。

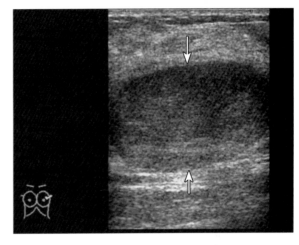

图 4-6-57　黏液癌

女性, 33 岁, 左侧乳腺 2 点钟方向腺体边缘肿块, 40mm×40mm×26mm, 形态椭圆形, 边缘光整, 等回声, 回声均匀, 后方回声增强。超声检查误诊为 BI-RADS 3 级。术中见肿块有完整包膜, 行保乳手术。病理诊断: 黏液癌

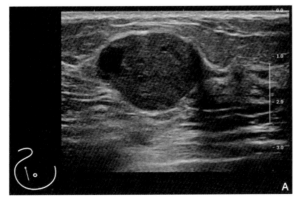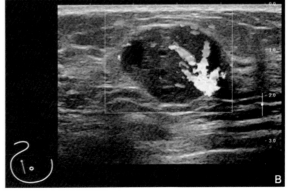

图 4-6-58　乳头状癌

　　A. 女性, 71 岁。右侧乳腺 10 点钟距乳头 3cm 腺体内查见 22mm×17mm×23mm 肿块, 形态较规则, 边界光整, 肿块呈弱回声, 实性成分为主, 内可见小片无回声。腋窝未见肿大淋巴结; B. 肿块实性成分内血流信号丰富。病理诊断: 导管内乳头状癌

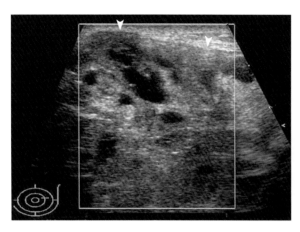

图 4-6-59　恶性叶状肿瘤
女性,44 岁,左侧乳腺巨大肿块 60mm×55mm×48mm,形态近椭圆形,方位平行,边缘模糊,实性为主,伴多处囊性变,浸润皮下脂肪层,乳腺后间隙受压后显示不清楚,肿块内及周边有少量血流信号。病理诊断:恶性叶状肿瘤

（2）淋巴瘤:原发性淋巴瘤超声表现多种多样,多数肿块表现为不规则形、边缘光整、低回声、后方回声增强,彩色多普勒显示血流丰富或不丰富（图 4-6-60）。

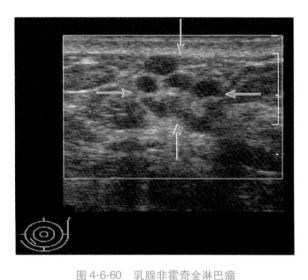

图 4-6-60　乳腺非霍奇金淋巴瘤
女性,49 岁,超声查见肿块,17mm×18mm×12mm,类似椭圆形,浅分叶状,方位平行,内部低回声,不均匀,似多个低回声结节融合并见稍强回声的间隔。病理诊断:乳腺非霍奇金淋巴瘤

（3）多灶性癌和多中心癌:多灶性癌（multifocal carcinoma）是指不同的恶性肿块发生在同一象限或者距离原发肿瘤 5cm 以内（图 4-6-61）,提示肿瘤可能通过导管扩散。多中心癌（multiple centric carcinoma）是指乳腺内肿瘤位于不同象限或者相距

超过 5cm 的多发肿瘤,多中心肿瘤组织类型可以相同或者不相同。

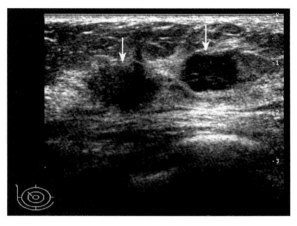

图 4-6-61　多灶性癌
女性,54 岁,右侧乳腺外上象限腺体内两个肿块相距不足 10mm,大小分别为 13mm×9mm×13mm 和 17mm×14mm×17mm,肿块形状不规则,边缘模糊,分叶状和毛刺状,弱回声,不均匀,后方回声分别衰减、增强,乳腺后筋膜受累,浸润肌层。病理诊断:两个肿块均为浸润性导管癌,这是典型的多灶性癌

（4）炎性乳腺癌:皮肤发红水肿,超声显示皮肤增厚,皮下组织水肿,腺体结构紊乱,可没有肿块或有肿块,解剖层次不清,血流信号增多,可探及高速高阻型的动脉频谱,大多伴有腋窝淋巴结肿大（图 4-6-62）。

【诊断与鉴别诊断要点】

乳腺肿块最重要的鉴别诊断是良恶性肿瘤的甄别,鉴别诊断要点见表 4-6-4。在临床工作中,乳腺良、恶性肿瘤之间的图像特征存在重叠和交叉,造成乳腺癌诊断困难。乳腺超声最重要的目的是减少漏诊,发现肿块后依据图像特征进行 BI-RADS 分级评估,不能排除乳腺癌风险的 4 级肿块,建议超声引导下穿刺活检明确诊断。

【实验室及其他影像学检查】

乳头溢液,可通过液体涂片细胞学检查判断有无恶性肿瘤,还可进行乳管镜检查或乳腺导管 X 线造影检查。

超声检查发现乳腺可疑征象者建议乳腺 X 线检查或乳腺 MRI 检查。乳腺 X 线检查发现可疑钙化、微钙化聚集、呈线状或者沿导管分布可能是原位癌最早的唯一的影像学证据。髓样癌和单纯黏液癌乳腺 X 线表现为圆形、椭圆形或者分叶状,边缘光整,低到高密度肿块影,可能误诊为良性肿块。MRI 动态增强扫描能够无创、无害地全面评估肿瘤形态学和微血管变化,对乳腺癌敏感,但有假阳

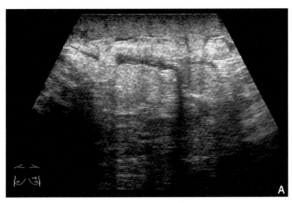
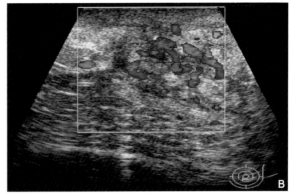

图 4-6-62　炎性乳腺癌

A. 女,43 岁,左侧乳腺炎性乳腺癌,皮肤增厚,皮下组织水肿,腺体结构紊乱,解剖层次不清楚;B. 乳腺解剖层次不清,腺体结构紊乱,血流信号丰富。临床诊断:炎性乳腺癌。病理诊断:浸润性导管癌

表 4-6-4　乳腺肿物良恶性鉴别诊断要点

图像特征	良性	恶性
形态	椭圆形	不规则、圆形
方位	平行	不平行
边缘	光整	模糊、毛刺、成角、分叶状、强回声晕
内部回声	等回声、无回声、低回声	低回声、复杂回声
钙化灶	少见,偶见粗钙化	多见,微钙化
后方回声	无改变、增强	衰减、混合型
侧方声影	有	无
淋巴结受累	无	有,肿大,结构异常
血供	无血流或少血流	有血流,丰富血流

性。时间-信号强度曲线分为 3 型,Ⅰ型持续型,Ⅱ型平台型,Ⅲ型为廓清型,乳腺癌多为Ⅲ型,良性肿瘤多为Ⅰ型,Ⅱ型在良恶性肿瘤中均可出现,需要结合形态学或其他影像。

【治疗方法】

乳腺癌采取以手术治疗为主要治疗手段的综合治疗,包括手术、化疗、放疗、内分泌治疗和免疫治疗等。手术治疗包括乳腺癌根治术、乳腺癌扩大根治术、乳腺癌改良根治术、保乳手术、单纯乳腺切除术、乳腺部分切除术。化疗适应证为>1cm 肿瘤,包括新辅助化疗、辅助化疗和姑息性化疗。内分泌治疗主要用于 ER 和/或 PR 阳性的乳腺癌,靶向治疗适用于 HER2 阳性乳腺癌。放疗适用于行保乳手术的患者(除外 70 岁以上,且激素受体阳性、腋窝淋巴结阴性、肿块 T1、切缘阴性);行全乳切除术,具备以下之一:切缘阴性;淋巴结阴性,且肿瘤≤5cm,但切缘距肿瘤<1cm。

【思考题及测试题】

1. 乳腺恶性肿瘤的典型超声表现有哪些?

2. 乳腺良性瘤样病变和恶性肿瘤的鉴别要点有哪些?

【病例分享】

1. **病例一**　患者,女性,56 岁,因"扪及右乳肿块 6 个月"就诊。

查体:右乳外上象限扪及直径大约 3cm 肿块,边界不清楚,活动度差。

超声图像特征:肿块大小 27mm×26mm×25mm,该肿块具有多个典型的恶性征象,表现为形态不规则,方位不平行,边缘模糊,成角,毛刺,后方特征衰减,低回声,不均匀,肿块内微小钙化,浸润皮下脂肪和后间隙(白箭),血流丰富(图 4-6-63)。右侧腋窝淋巴结肿大,结构异常呈低回声,淋巴门强回声消失(图 4-6-64)。

病理诊断:右乳浸润性导管癌。

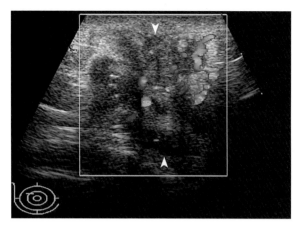

图 4-6-63 浸润性导管癌

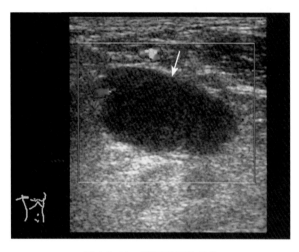

图 4-6-64 腋窝淋巴结转移

2. 病例二 患者,女性,38 岁,因"扪及右乳肿块 10 天"就诊。

查体:右乳外上象限扪及肿块,质硬,大小约 1cm。

超声图像特征:肿块大小 12mm×9mm×7mm,形态不规则,方位不平行,边缘模糊,成角,低回声,后

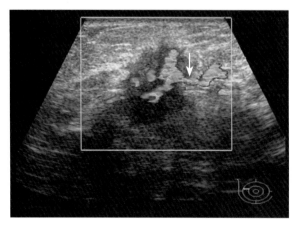

图 4-6-65 浸润性导管癌

方特征衰减,肿块内血流丰富,血流粗大不规则,向肿块内穿越(白箭)(图 4-6-65)。

病理诊断:右乳浸润性导管癌。

3. 病例三 患者,女性,37 岁,因"扪及左乳肿块"就诊。

查体:左乳外上象限乳头旁扪及肿块,质地中等,活动。

超声图像特征:肿块大小 24mm×20mm×25mm,尽管肿块形态基本上较规则,边缘清晰,但后方局部外凸。方位平行,低回声、均匀,可见侧边声影,后方特征增强,肿块内血流信号 2 级(图 4-6-66)。该肿块容易误诊为良性肿瘤。

病理诊断:髓样癌。

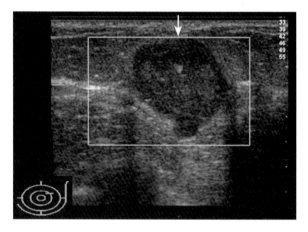

图 4-6-66 髓样癌

4. 病例四 患者,女性,33 岁,因"体检发现右乳肿块"就诊,患者无自觉症状和体征。

超声图像特征:右侧乳腺 12 点钟方向距乳头 2cm 腺体内肿块,大小 16mm×12mm×12mm,形态不规则,方位平行,边缘不光整,低回声,不均匀,后方特征增强,可见侧壁声影(图 4-6-67)。

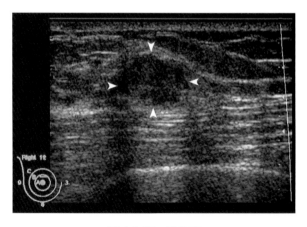

图 4-6-67 黏液癌

病理诊断:黏液癌。

5. 病例五　患者,女性,34 岁,右侧乳腺"肿块"手术切除术后 3 个月复查,手术区域再次扪及肿块就诊。但患者主诉肿块是良性,建议随访。于术后 7 个月复查,发现肿块明显长大。

超声图像特征:患者右侧乳腺 6 点钟方向乳头距乳头 2cm 处、原手术区域的深面腺体层内查见肿块,大小 23mm×21mm×16mm,形态椭圆形,方位平行,边缘光整,低回声,后方特征增强,有侧壁声影,乳腺后间隙未见浸润,肿块内血流信号明显(图 4-6-68)。图 4-6-69 示右侧乳腺"肿块"术后 7 个月,右侧乳腺手术切口的深面腺体层内肿块,大小约 120mm×100mm×56mm,肿块形态椭圆形,边缘光整,但内部出现多处不规则裂隙状微小无回声区,血流信号增多且不规则。

病理诊断:恶性叶状肿瘤。

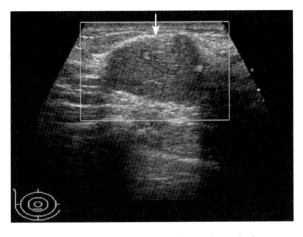

图 4-6-68　恶性叶状肿瘤术后 3 个月,复发

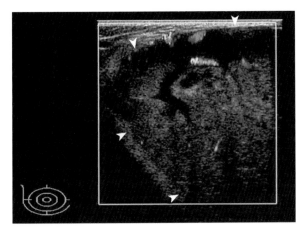

图 4-6-69　恶性叶状肿瘤术后 7 个月,肿块明显变大

（彭玉兰）

六、乳腺其他病变

（一）副乳腺
【概况及流行病学】

副乳腺(mamma accessoria)又称多乳畸形,是由于胚胎乳房始基未退化所致,常为发育不全的组织。女性副乳腺的发生率为 2%~6%,副乳腺常发生于从腋下、胸前至腹股沟内侧的区域的连线上,其中 95% 发生于腋窝前皱襞处,其他罕见部位分别为胸壁、腹部、腹股沟、大腿外侧,也可发生在会阴处。

【病理与病生改变】

副乳腺一般发育都不完全,也极少有正常的分泌功能。按副乳腺的形态将其分为完全型及不完全型。完全型副乳腺指腺体、乳头、乳晕俱全者,因结构齐全,可以分泌乳汁。不完全型副乳腺指腺体、乳头、乳晕部分缺失者,可以为仅有乳头、仅有腺体、仅有乳头和腺体、仅有乳头和乳晕、仅有腺体和乳晕等多种情况。

【临床表现】

副乳腺与正常乳腺组织相类似,因此正常乳腺可以发生的疾病,副乳腺也可以发生。女性副乳腺大多随月经周期变化而发生疼痛、肿胀。副乳腺周围常有增生脂肪组织,使腋窝前出现半球状或不规则隆起,形成腋部畸形。

【超声表现】

1. 常见腋窝区域软组织内可探及类似乳腺腺体样回声,伴有或不伴有导管结构,皮肤表面伴有或不伴有乳头或乳晕结构(图 4-6-70)。

2. 副乳腺组织可发生与正常乳腺组织相同的常见疾病。如增生、囊肿、导管扩张(图 4-6-71)、纤维腺瘤、导管内乳头状瘤,甚至副乳癌等,表现与乳腺此类病变相似。

3. 副乳腺肿瘤的良恶性声像图判断标准与乳腺肿瘤的良恶性声像图判断标准相同(图 4-6-72、图 4-6-73)。

【鉴别诊断要点】

1. 良性肿大淋巴结　良性肿大淋巴结位置较深,声像图表现具有皮髓质结构。

2. 脂肪瘤　脂肪瘤位于皮下脂肪层内,回声与周围脂肪回声相近。

3. 转移性淋巴结　转移性淋巴结相对位置深,常伴有乳腺癌或其他部位原发肿瘤,声像图表现为皮髓质结构部分或完全缺失。

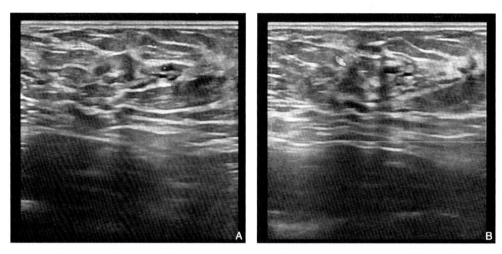

图 4-6-70　副乳
A. 腋窝区域探及乳腺腺体样回声；B. CDFI：可以探及条状血流信号

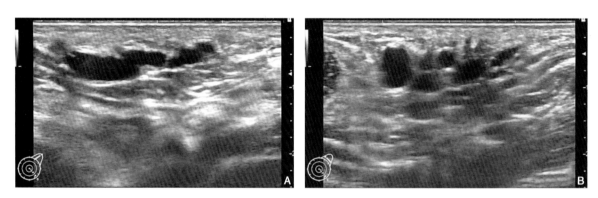

图 4-6-71　副乳导管扩张
A. 左侧腋窝副乳导管呈管状及囊状扩张；B. CDFI：扩张导管内未探及血流信号

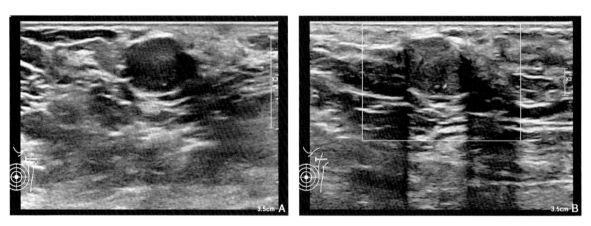

图 4-6-72　副乳纤维腺瘤
A. 左侧副乳内探及椭圆形，边界清楚的低回声肿块；B. CDFI：肿块内可探及少许点状血流信号

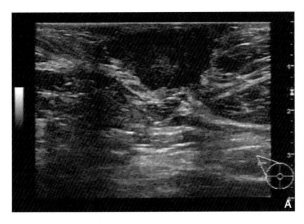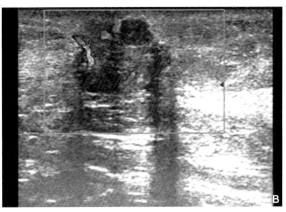

图 4-6-73　副乳浸润性导管癌
A.左侧副乳内探及不规则形,边界不清楚的低回声肿块;B.CDFI:肿块内可探及丰富的血流信号

【实验室及其他影像学检查】

副乳腺在乳腺 X 线检查通常表现为与正常乳腺组织不相连的类似正常乳腺腺体样的密度增高影,呈斑片状及团片影,部分呈索条或分支状,但密度较均匀,结构分布清晰。副乳肿瘤的乳腺 X 线检查表现形式与乳腺肿瘤相似。实验室检查无特殊意义。

【治疗方法】

大多无需治疗,症状严重者或伴发疾病者可行手术治疗。

【思考题及测试题】

1. 副乳的形成原因是什么?

2. 副乳的发生部位有哪些?

3. 副乳及副乳疾病有什么样的超声表现?

（二）巨乳症

【概况及流行病学】

乳腺的发生和发育受垂体、肾上腺皮质激素和卵巢内分泌激素影响,当上述内分泌器官发生生理性或病理性功能异常时,即可引起乳腺增生,出现乳房肥大。乳房过度肥大,与身体其他器官比例失衡,称之为巨乳症(macromastia)。

【病理与病生改变】

巨乳症分单纯型巨乳症和复杂型巨乳症,前者病理表现为乳房结缔组织和上皮组织同时增生,后者合并存在纤维腺瘤或巨纤维腺瘤等其他乳腺病变。另外巨乳症可分为青春期乳腺肥大和妊娠期乳腺肥大。青春期乳腺肥大罕见,病因不明,可能是乳腺组织对雌激素过度敏感所致,亦可能与肥胖及遗传有关。

【临床表现】

巨乳症由于乳房过大,往往两倍于正常乳房或更多,可下垂到脐下甚至达下腹部,一方面严重影响外观,引起患者心理障碍,另一方面由于重量过大,牵拉可引起颈肩部及胸部的沉重及疼痛感,伴行走困难。还可引起局部皮肤受压发生损坏甚至糜烂。

【超声表现】

1. **内部结构**　乳房解剖层次不清,皮肤呈平直带状回声,无明显皮下脂肪层,乳腺结构紊乱,胸壁肌筋膜显示不清。

2. **腺体厚度**　乳房厚度远远超过正常乳房。

3. **回声**　腺体结构极为紊乱,皮下可见片状网线状囊性区域,后方回声增强,片状不规则实性稍强回声区域及片状稍低回声区域混杂,乳腺结构类似地图的板块样,部分区域可见片状相对正常的腺体样回声(图 4-6-74A、B)。

4. 因为乳房较大,腺体厚,结构较乱,通常需要使用腹部探头观察乳房的厚度和整体声像图(图 4-6-74C、D)。

【鉴别诊断要点】

巨乳症应与乳腺肿瘤相鉴别,巨大的乳腺良性肿瘤,如纤维腺瘤和叶状肿瘤引起的乳腺增大时,乳腺内可探及到瘤体声像,比如肿瘤的回声较腺体低,肿瘤可以出现包膜,肿瘤内可探及血流信号等。恶性肿瘤后期发生乳腺肿大时,随着肿瘤的逐渐增大往往会伴有乳腺皮肤及皮下脂肪层的水肿增厚,出现"橘皮样"的改变。

【实验室及其他影像学检查】

巨乳症的发生与乳腺组织对雌激素的敏感性增加有关,实验室检查可以查雌激素水平。X 线检查主要表现为乳房轮廓增大,腺体增厚。

【治疗方法】

在巨乳症的治疗中,单纯型巨乳症宜行缩乳术,复杂型巨乳症应采用彻底切除病变组织的一期

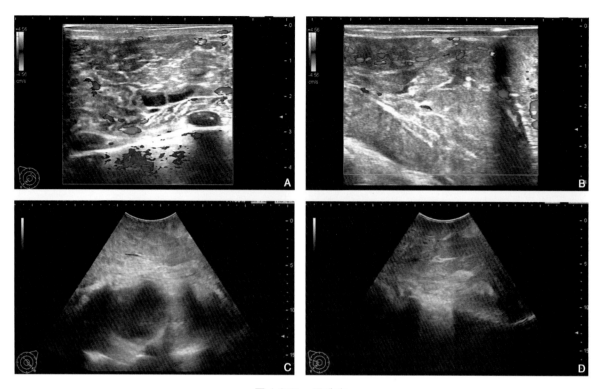

图 4-6-74 巨乳症

A、B. 显示乳腺结构紊乱,无明显皮下脂肪层,乳腺结构类似地图的板块样,并可见片状无回声区;C、D. 为腹部探头观察乳房的厚度和整体声像图,可见乳腺腺体明显增厚

乳房成形术。

【思考题及测试题】

1. 巨乳症的概念。

2. 巨乳症的超声表现有哪些?

(三) 乳腺不发育

【概况及流行病学】

乳房不发育多为遗传、疾患、营养状况等原因引起。若生殖器官和第二性征发育及月经来潮正常,则属生理变异,多数是由于发育成熟期乳腺组织对性激素不敏感所致。

【病理与病生改变】

乳房是一个外胚层器官,起源于皮肤,属于胸壁浅层结构。女孩从 12～13 岁起,乳房开始发育,至 15～17 岁基本成熟。当雌性性激素分泌不够,可直接影响乳腺管的生长发育及乳腺末端的分支,导致小乳腺叶和腺泡发育不良,从而使乳房发育受到影响。另外一些遗传性疾病也可以引起乳房不发育。

【临床表现】

乳房扁平,无轮廓,不能触及乳腺组织。

【超声表现】

乳房不发育超声表现胸部区域探及不到乳腺腺体回声(图 4-6-75)。

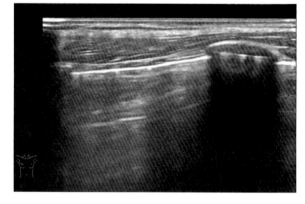

图 4-6-75 乳房不发育

乳腺区域内未探及乳腺腺体回声

【鉴别诊断要点】

本病综合病史,症状以及辅助检查,可做出正确诊断。

【实验室及其他影像学检查】

乳腺不发育在乳腺 X 线检查表现为胸部区域探及不到乳腺组织。实验室检查:主要检查雌激素水平,如有遗传性疾病可行细胞遗传学检查。

【治疗方法】

治疗主要通过补充雌激素,治疗原发病和通过隆胸手术来解决。

（四）乳腺隆胸术后填充物

【概况及流行病学】

隆胸术是指通过手术增加乳房体积,使其膨隆挺拔,使胸部曲线更为优美,以满足女性对丰满健美乳房的追求。隆胸术按手段不同分为假体植入式隆胸术和注射式隆胸术两种类型。

因乳腺发育不良或哺乳后乳腺萎缩、手术切除、美容要求提高等诸多原因,隆胸术现今已被临床广泛应用。

【病理与病生改变】

乳房由结缔组织、乳腺与乳管和脂肪组织组成,乳房组织的后方是胸大肌,在乳腺与胸大肌之间、胸大肌后均存在一间隙。乳房假体常见的放置位置为胸大肌后间隙和乳房后间隙,注射式隆胸填充物的放置位置为乳房后间隙。

【临床表现】

隆胸术后会有一些临床症状,诸如:①隆胸后乳腺,上臂疼痛;②乳房不对称,下垂,形态不好;③隆胸术后填充物位置异常,渗漏等。

【超声表现】

隆胸术后乳腺超声表现很大程度上取决于隆胸术填充物的类型和植入部位。

1. **部位** 隆胸术填充物植入部位通常为乳腺后间隙或胸大肌后间隙。(图4-6-76A、B)。

2. **内部回声** 因隆胸术填充物材料不同,异常回声也不一样,如填充物为硅胶囊,假体呈无回声,囊壁薄光滑连续,呈"等号样"强回声,周围腺体受压变薄(图4-6-76A、B),有时无回声内可见点状弱回声(图4-6-76D)。如为填充物为注射式液体,在高频彩超中可见无回声带,中央区最厚,与周围组织界限清晰(图4-6-76C)。如为自体脂肪移植隆胸术,在高频彩超中可见中等稍高回声,类似脂肪组织回声。

3. 若隆胸术后填充物渗漏,超声可用于检测渗漏的位置及范围等(图4-6-77)。

4. 隆胸后也可能合并乳腺良、恶性肿瘤,隆胸合并良恶性肿瘤时,其声像图判断标准与乳腺肿瘤的良恶性声像图判断标准相同(图4-6-78、图4-6-79)。

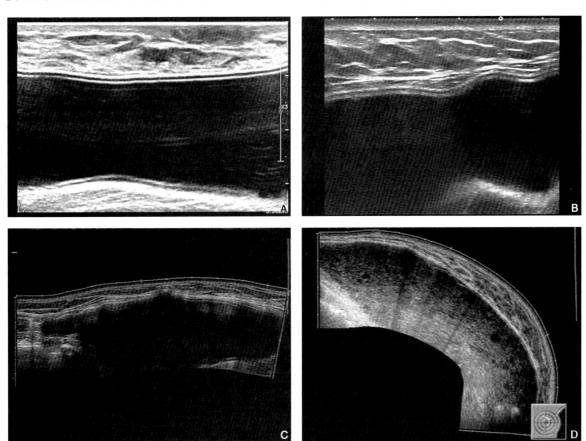

图 4-6-76 隆胸术后
A. 灰阶超声显示乳腺皮下脂肪层、腺体层变薄,假体位于乳房后间隙,包膜呈等号样高回声带,囊壁光滑,连续性好,囊内呈无回声,前壁的后方由于多次反射出现云雾状高回声;B. 灰阶超声显示乳腺皮下脂肪层、腺体层变薄,假体位于胸大肌后间隙,包膜呈等号样高回声带,囊壁光滑,连续性好,囊内呈无回声。C. 宽景成像显示隆胸术后无回声填充物;D. 宽景成像显示隆胸术后填充物内可见点状弱回声

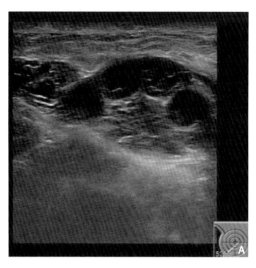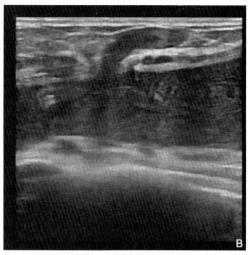

图 4-6-77 隆胸后渗漏

A.乳房后间隙注射填充物渗漏到腺体内；B.乳房后间隙所植入假体内的液体通过漏口渗漏到腺体内

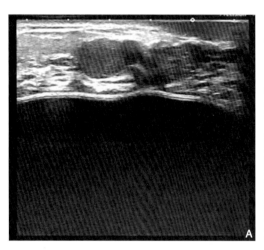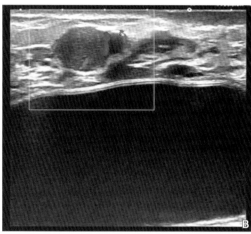

图 4-6-78 隆胸伴纤维腺瘤

A.右侧乳房后间隙假体植入术后，右乳外上象限腺体可见低回声结节，椭圆形，边界清楚，有包膜；B.CDFI：显示结节内条状血流信号

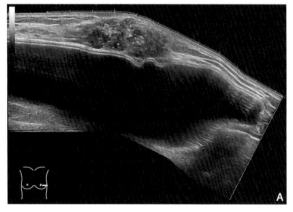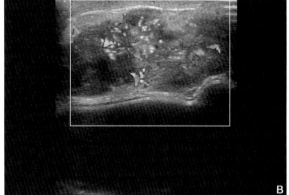

图 4-6-79 隆胸伴浸润性导管癌

A.左侧乳房后间隙假体植入术后，左乳中央区腺体内可见不规则肿块影，边界不清楚，内部为低回声，并可见多发点状钙化灶；B.CDFI：肿块可见稍丰富的血流信号

【鉴别诊断要点】

本病综合病史,症状以及辅助检查,可做出正确诊断。

【实验室及其他影像学检查】

乳腺隆胸术后影像学检查方法包括 X 线、CT、MRI 以及超声检查。由于隆胸材料含水分较多,故超声易于显示。无特殊实验室检查。

【治疗方法】

隆胸术后出现不同并发症需要做出不同处理:如乳房不对称、下垂、形态不好,位置异常,需行修复手术;如隆胸术后填充物渗漏则行填充物取出术。

【思考题及测试题】

1. 隆乳术包括几种类型?

2. 隆乳假体常见的放置位置是哪里?

3. 隆乳术后常见的并发症有哪些?

4. 隆乳术后有什么样的超声表现?

【病例分享】

1. 病例一　患者女性,39 岁,主诉:发现右侧腋窝肿块 1 年余。

现病史:患者于 1 年余前无明显诱因出现右腋窝肿块,质韧,活动度可,无触痛、无乳头溢液,患者未引起重视,未行任何治疗。今为进一步治疗来就诊。自发病以来,患者精神、饮食及睡眠可。二便正常。体重无明显改变。

查体:右侧腋窝可触及一大小约 15mm×15mm×10mm 的肿块,质硬,边界清,活动度可,皮肤无粘连,无红肿及破溃,双乳未及明显异常。

超声检查:右侧腋窝可探及腺体样回声,其内可见一个肿块图像,大小约 27mm×19mm×13mm,形状呈椭圆形,边界清楚,内部为低回声,CDFI:其内可见点条状的血流信号(图 4-6-80)。

术后病理结果:右副乳纤维腺瘤。

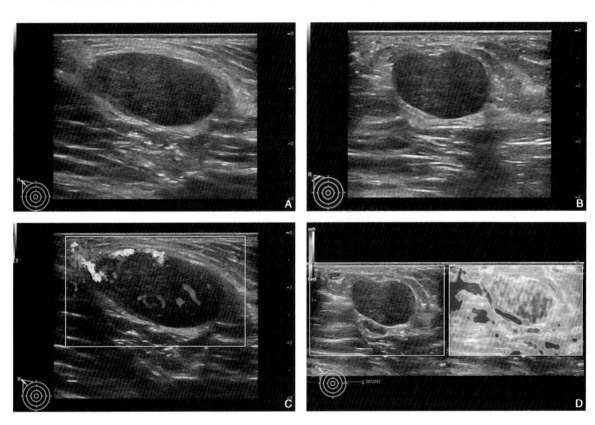

图 4-6-80　副乳纤维腺瘤

2. 病例二　患者女性,37 岁,主诉:发现左乳肿物 1 年余。

现病史:患者 1 年余前无明显诱因发现左乳肿物,似"拇指节"大小,无疼痛、皮肤红肿,无乳头溢液、溢血等不适,患者自以为乳腺增生,自用"乳消贴"后包块无明显变化。近来患者自觉包块明显增大,似"鸡蛋"大小,常有疼痛,疼痛与月经周期无关,无乳头溢液、溢血等不适。患者既往曾行"乳腺假体植入术"。门诊以"左乳肿物"收入院,自发病以来,患者精神、饮食及睡眠可,二便正常。体重无明显改变。

查体:左乳乳晕区触及一大小 35mm×30mm×

20mm 肿块,质硬,边界不清,活动欠佳,皮肤无粘连,无红肿及破溃。

肿瘤标志物检查:CA153 75.30kU/L↑。

超声检查:双乳腺体层与胸大肌层间见异常无回声区,包膜完整,回声连续性好,左乳中央区可见一个肿块图像,大小约41mm×39mm×13mm,形状呈不规则形,边界不清楚,内部为低回声,并可见多个点状强回声,CDFI:其内可见丰富的血流信号(图4-6-81)。

钼靶:双乳腺呈假体植入术后改变,左乳中央区占位性病变伴钙化(图4-6-82),BI-RADS 分级 5级,性质恶性,考虑乳腺癌。

MRI:双侧乳后间隙见半球形长 T_1 长 T_2 信号假体影;左乳中央区异常信号影(图4-6-83),BI-RADS 分级 5级,考虑乳腺癌。

病理结果:左乳浸润性导管癌。

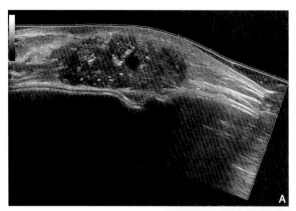
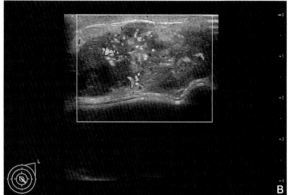
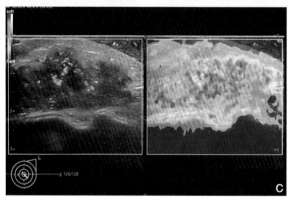

图 4-6-81 超声

图 4-6-82 钼靶

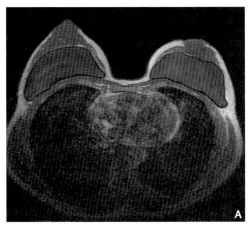 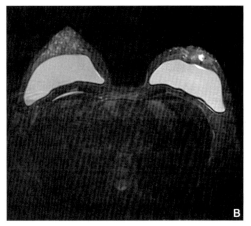

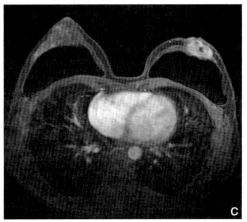

图 4-6-83　MRI

3. 病例三　患者女性,14 岁,主诉:双侧乳房增大 10 个月余,伴红肿、破溃 2 个月余。

现病史:患者于 2015 年 3 月怀孕后出现双侧乳房进行性增大,体毛增多,无疼痛,无皮肤红肿、破溃。于 2015 年 6 月出现乳房红肿,破溃,性激素检查:催乳素 195.52ng/ml,雌二醇 352.33pg/ml,黄体酮 21.10ng/ml。患者于 2015 年 7 月行引产术,术后于 2015 年 8 月行抗感染及内分泌治疗,症状缓解。于 2016 年 1 月继续入院治疗,查体:双乳房巨大,左乳大小约 370mm×240mm×

100mm,右乳大小约 340mm×230mm×95mm,占据整个胸壁,乳房皮肤表面静脉曲张。性激素检查:催乳素 0.54ng/ml,雌二醇 421.73pg/ml,黄体酮>30ng/ml。

超声检查:双乳体积明显增大,腺体增厚,腺体层回声紊乱不均,并可见囊性回声区,CDFI:腺体层内可见丰富的血流信号(图 4-6-84)。

MRI:垂体未见确切异常。

手术病理:乳腺组织伴乳腺小叶增生。

临床诊断:巨乳症。

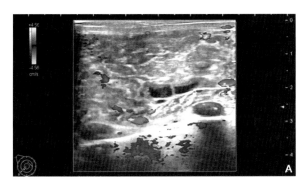 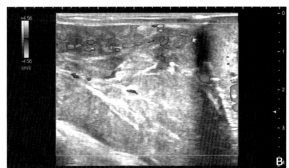

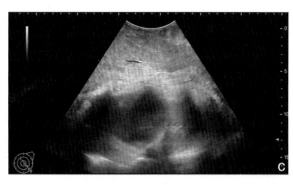
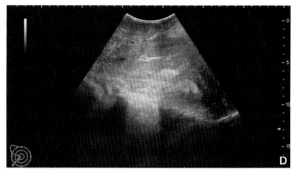

图 4-6-84 巨乳症

A、B. 显示乳腺结构紊乱,无明显皮下脂肪层,乳腺结构类似地图的板块样,并可见片状无回声区,CDFI:腺体层内可见丰富血流信号;C、D. 腹部探头观察乳房的厚度和整体声像图,可见乳腺腺体明显增厚

(杨丽春)

七、男性乳腺病变

出生时,男性与女性拥有相同的乳腺组织构成,随着青春期的到来,二者开始有不同的分化方向。雌激素可诱导乳腺导管上皮增生、导管伸长和形成分支、导管周围成纤维细胞增殖,以及血管分布增多,从而促进乳腺组织增生,而雄激素则与雌激素相互拮抗。在青春期,男性体内的雄激素水平激增 30 倍,雌激素水平仅升高 3 倍,在青春期结束时,男性乳腺组织构成以脂肪组织和纤维组织为主,伴有少量残留的导管组织,男性乳腺中几乎没有小叶结构的出现。因此,来源于以上三种组织的病变,均可能发生于男性乳腺。与女性乳腺病变相比,男性乳腺疾病发病率较低,其中最常见的为男性乳腺发育,其余还包括乳腺癌、假性男性乳腺发育、脂肪瘤、乳腺导管扩张、乳腺炎、乳头状瘤、纤维腺瘤、纤维母细胞瘤、表皮样囊肿、淋巴瘤等。男性乳腺发育和男性乳腺癌的临床和超声表现各有其特点,本章予以介绍,其他疾病请参看女性乳腺疾病等相关章节。

(一) 男性乳腺发育

【概况与流行病学】

男性乳腺发育(gynecomastia)是男性乳腺腺体组织的良性增生,临床上表现为以乳头为中心出现的质软或质韧肿块。男性乳腺发育是最常见的男性乳腺病变,也是最常引起男性乳腺肿块的原因。生理性男性乳腺发育常见于婴儿期、青春期和老年期(65 岁以上常见)。能够引起男性乳腺发育的疾病包括原发/继发性性腺功能减退、来源于睾丸、肾上腺的肿瘤以及其他器官的内分泌肿瘤、甲状腺功能亢进、肝硬化或营养不良、慢性肾脏疾病或肾衰竭等,许多药物也能引起男性乳腺发育,如螺内酯、西咪替丁、酮康唑、生长激素、促性腺激素、α-还原酶抑制剂、外源性雌激素等。

【病理与病生改变】

目前的研究普遍认为,血液中雌激素和雄激素水平的失衡是引起男性乳腺发育的病理生理机制。具体可以分为以下几个方面:

1. 游离雌激素水平的绝对升高　各种原因造成的雌激素分泌增加或代谢减少。

2. 内源性游离雄激素水平的降低　雄激素分泌减少,代谢增加。

3. 游离雌激素/游离雄激素比值升高。

4. 雄激素敏感性低　雄激素受体结构或功能的先天性缺陷,某些药物能够抢先与乳腺腺体组织内的雄激素受体结合导致其与雄激素结合减少。

5. 其他原因　应用类雌激素效应药物,乳腺腺体组织对雌激素的敏感性增加等。

组织病理学上男性乳腺发育分三期:活动期、纤维化期和过渡期。

1. 活动期　男性乳腺发育的早期,一般在 4~6 个月以内,此期的特征是广泛的导管上皮增生,导管增生和延长,基质和导管周围结缔组织增加,以及导管周围炎症细胞增殖。同时有广泛的导管周围水肿和基质成纤维细胞增殖。此期患者可伴有疼痛和/或压痛。

2. 纤维化期　又称晚期或静止期,一般出现在发病一年以后。该时期导管上皮细胞不增殖或仅有极少增殖,导管数目略有增加,导管周围基质明显增多、基质纤维化,炎症反应消失。处于该阶段的患者没有疼痛和压痛的表现。

3. 过渡期　活动期向纤维化期的过渡。

【临床表现】

男性乳腺发育表现为乳头乳晕复合体后方的

无痛性肿块,质软或质韧,常表现为双侧,乳腺区域皮肤无特殊表现,无乳头内陷,无乳头溢液。

生理性男性乳腺发育的婴儿一般于出生 2~3 周内自然消退,青少年男性大多于发病 6~24 个月以内消退。青少年的男性乳腺发育通常疼痛且有压痛,而成年人的男性乳腺发育可无症状,或有轻微疼痛。乳房压痛可见于所有男性乳腺发育患者,同时还表现为乳头对衣物摩擦敏感。

体格检查可触及乳头乳晕复合体后方比较对称的腺体组织隆起。帮助诊断的 4 个典型特征包括:①腺体组织位于中心;②形状对称;③通常是双侧受累;④触诊有压痛(处于病程早期的患者)。虽然男性乳腺发育通常累及双侧,但有一些患者会表现为单侧增大,或双侧不对称性增大,甚至一侧乳房可能会在另一侧乳房增大前的数周至数月时增大。

【超声表现】

根据组织病理学的改变,男性乳腺发育的超声表现可分为三型:弥漫型、结节型和树枝型。

1. 弥漫型 弥漫型男性乳腺发育的组织病理学改变为导管上皮弥漫性增生,可伴少量导管小叶形成,其超声表现类似于女性乳腺腺体的超声表现(图 4-6-85)。

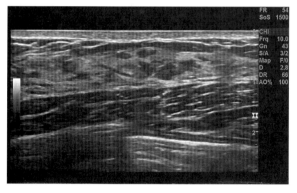

图 4-6-85 男性乳腺发育弥漫型
38 岁男性,10 年前于当地医院诊断为男性腺体发育,未做特殊处理,自觉无明显增大,术后病理为男性乳腺发育伴纤维组织增生

2. 结节型 男性乳腺发育活动期腺体组织广泛增生、导管扩张,声像图上呈结节型表现,乳头、乳晕后方可见对称分布的扁圆盘状或扇形低回声,边界较清,后方回声增强或无明显改变,CDFI 示其内有点、条状血流信号(图 4-6-86)。

3. 树枝型 疾病后期,即纤维化期,导管周围基质纤维化,呈树枝形表现,声像图上可见乳晕后方低回声区,三角形或形态不规则,可发出多个分

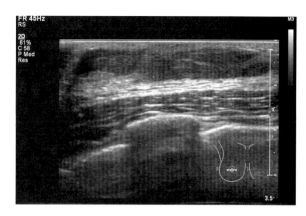

图 4-6-86 男性乳腺发育结节型
18 岁男性,乳头及乳晕后方显示类结节样低回声,内回声尚均匀,术后病理为男性乳腺发育

支,分支可深入周围脂肪组织中,结节后方回声增强或无明显改变,双侧腋窝未探及异常淋巴结(图 4-6-87)。

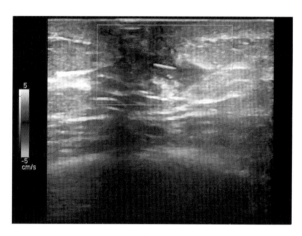

图 4-6-87 男性乳腺发育树枝型
44 岁男性,右乳晕内侧触及结节 10 个月,因局部皮肤略红肿、略有疼痛就诊,当地医院予以消炎治疗好转,10 个月后自觉结节变大就诊,术后病理示右乳乳腺发育

【鉴别诊断要点】

常见男性乳腺疾病的鉴别诊断见表 4-6-5。

男性乳腺发育、乳腺癌和乳腺炎声像图上均可表现为乳晕后方的低回声肿块,形态不规则,略呈毛刺样改变,边缘显示少量血流信号,此时仅凭声像图表现难以做出鉴别诊断,需结合体格检查及病史进行鉴别,必要时应建议患者行穿刺活检或切除活检。

【实验室及其他影像学检查】

1. 实验室检查 对于老年男性,血清总睾酮浓度和黄体生成素(luteinizing hormone,LH)水平能够提示性腺功能减退。如果男性乳房发育是最近

表 4-6-5 常见男性乳腺疾病的鉴别诊断

疾病名称	典型表现	病变位置	单/双侧	质地	内部回声	后方回声	腋窝淋巴结
男性乳腺发育	双侧发病 有压痛	乳头后方	双侧多见	质软 质韧	低回声或 高低相间	增强或无改 变	正常淋巴结
假性男性乳腺 发育	脂肪组织明显增 厚 腺体组织无增生	乳晕后方	双侧多见	质软	低回声区内 见索条样高 回声	无改变	正常淋巴结
男性乳腺癌	乳头牵拉 皮肤增厚	乳晕后方 外上象限	单侧多见	质硬	低回声 不均匀回声	衰减	异常淋巴结
男性乳腺炎	急性期红、肿、 热、痛	乳晕后方 创口附近	单侧多见	质硬 质韧	急性期囊性 回声 慢性期低回 声	增强或无改 变	肿大淋巴结

发生或有疼痛/压痛,血清中人绒毛膜促性腺激素(human chorionic gonadotropin,hCG)、LH、睾酮和雌二醇的浓度有助于诊断睾丸或性腺外生殖细胞肿瘤、睾丸肿瘤(间质细胞或支持细胞)和肾上腺肿瘤。

2. 其他影像学检查

(1)乳腺 X 线检查:男性乳腺发育钼靶 X 线摄影表现为乳头后方结节,大部分边界清,呈盘状、扇形或形态不规则,部分见分支向乳腺深部脂肪组织延伸,与乳腺发育所处的病理分期相关(活动期或纤维化期)。或者钼靶 X 线摄影表现为增大的乳腺内弥漫分布的高密度影,与女性乳腺表现类似,这种称为弥漫型,多出现在应用雌激素治疗的患者中。

(2)MRI:对于男性乳腺发育,MRI 上难以确切显示肿块的边缘,增厚的腺体常以斑片、团片状分布为其特征,MRI 上信号同乳腺组织,无占位表现,增强成像乳腺实质不强化或轻度强化。

【治疗方法】

1. 单纯观察 在排除已知致病因素的前提下,用于病变早期,每 3 个月复诊一次。

2. 停用致病药物 在病情允许的情况下,停用任何可导致男性乳腺发育的药物。

3. 治疗基础疾病 治疗与男性乳腺发育相关的疾病。

4. 药物治疗 有文献报道使用选择性雌激素受体调节剂、芳香酶抑制剂、雄激素治疗男性乳腺发育,但均未获批准用于临床。

5. 手术治疗 应用于男性乳腺发育不能自发消退的患者、导致了显著不适或心理痛苦的患者,或长期存在(超过 12 个月)且已达到了纤维化阶段的患者。

(二)男性乳腺癌

【概况及流行病学】

男性乳腺癌(male breast cancer,MBC)较少见,在所有乳腺癌中所占比例不足 1%,约占男性恶性肿瘤的 0.1%。男性乳腺癌的发病率在不同地区差别很大,非洲较高,欧美次之,亚洲最低。尽管与女性乳腺癌相比,男性乳腺癌较为少见,但也有文献报道,在过去的几十年间,男性乳腺癌的发病率升高了 26%。与女性乳腺癌相比,男性乳腺癌发病年龄大,预后较差,病程长,更容易发生早期转移。

与男性乳腺癌发病相关的因素主要有遗传因素、内分泌因素、生活方式及其他因素。乳腺癌家族史的相对危险度是 2.5,遗传易感性与乳腺癌高致病性基因 BRCA-1 和 BRCA-2 的突变有关,男性患者中 BRCA-2 突变更为常见。遗传因素中另一个重要的高危因素是 Klinefelter 综合征,本病患者比正常男性多 1 条 X 染色体,这种基因型的人较正常基因型的人患 MBC 的风险高 14～50 倍。肝脏疾病、睾丸相关疾病等使雌激素增加或雄激素缺乏的疾病均能增加男性乳腺癌的发病风险。肥胖、嗜酒、吸烟、高温环境、射线、燃料尾气等也是 MBC 的危险因素。

【病理与病生改变】

由于正常男性乳腺组织中没有小叶结构,男性乳腺癌病理学类型中最常见的是浸润性导管癌,约占全部男性乳腺癌的 90%,其他病理类型较少见。浸润性导管癌镜下表现为纤维间质大量增生,其内有癌细胞呈不规则索条或单个散在于间质中,可见玻璃样变、钙化。

由于男性乳腺组织较少,皮下脂肪较少,腺管与乳头之间的距离较短,肿瘤易早期侵及大乳管和乳头,出现皮肤增厚和乳头凹陷。肿瘤组织也易穿透腺体,沿淋巴管侵入腋窝淋巴结,出现腋窝淋巴结肿大。肿瘤组织较大时,易向深处侵犯胸壁。

【临床表现】

男性乳腺癌通常以乳晕区或乳头外上无痛性肿块就诊,触诊肿块质硬、多固定于胸壁,40%～50%的患者有乳头牵拉表现。多为单侧发病,但也有极少数(<1%)双侧发病者。由于男性对乳腺癌普遍缺乏警惕,男性乳腺癌患者病程多较长,就诊时可出现乳头内陷、血性溢液、皮肤溃疡以及腋窝触及异常淋巴结等表现。

【超声表现】

男性乳腺癌的超声表现与女性乳腺癌类似,表现为乳腺区域的低回声肿块,边缘不光整、模糊,呈毛刺样、蟹足样改变,后方回声衰减等(图4-6-88)。肿瘤侵及大乳管和乳头时出现皮肤增厚和乳头凹陷(图4-6-89)。肿瘤组织较大时,易向深处侵犯胸壁。肿瘤组织沿淋巴管侵入腋窝淋巴结时出现腋窝淋巴结肿大、皮质不均匀增厚、淋巴结正常结构消失等淋巴结转移表现。

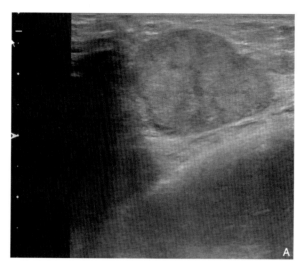
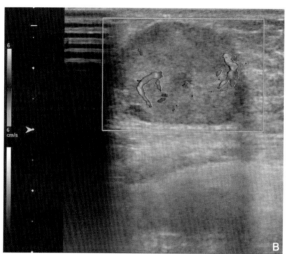

图 4-6-88　男性乳腺癌

80岁男性,右胸壁肿物1个月余入院,查体肿物质硬,活动度好。A.可见椭圆形实性肿块,内回声不均匀,边缘部分欠光整,后方回声无明显改变;B.肿块内显示条状血流信号。术后病理示乳腺实性乳头状癌

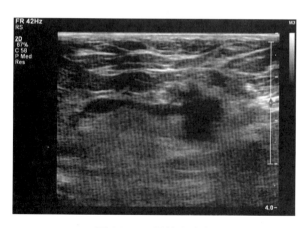

图 4-6-89　男性乳腺癌

31岁男性,右乳肿块4个月余入院,查体右乳头内陷,右乳晕下半部皮肤增厚,乳头深面触及结节,与表面皮肤粘连。超声检查右乳头后方见不规则低回声肿块,边缘不光整,周边见扩张的导管回声,与肿块相连。术后病理示右乳浸润性导管癌

【诊断与鉴别诊断要点】

参见男性乳腺发育。

【实验室及其他影像学检查】

1. X线摄影　男性乳腺癌的钼靶X线摄影表现为乳头后方偏心性肿块,形态不规则,呈分叶征或毛刺征,部分周围可见透亮水肿带,常出现簇状分布的泥沙样或不规则钙化,部分患者局部皮肤可见增厚粘连、腋窝淋巴结肿大固定、融合成团。

2. MRI　男性乳腺癌MRI表现为单侧乳头后方偏心肿块,病变在T_1WI时呈稍低信号,T_2WI时呈高信号,肿块形态不规则,边缘成角或短毛刺样改变。其他有诊断意义的征象还有局部皮肤增厚、乳头凹陷及乳腺轮廓改变。增强后多呈不均匀、环状或片状强化。部分肿块周围在T_2WI可见清晰的低信号包膜,但在增强后包膜变得不清晰或消失,或大部分边界清楚的肿块部分边缘变成毛刺状,提示肿块向周围浸润性生长。

【治疗方法】

目前,由于男性乳腺癌病例临床数据有限,无

法进行大规模的前瞻性随机对照研究,推荐的男性乳腺癌治疗多借鉴绝经后女性乳腺癌的治疗方案。

1. **手术治疗** 外科手术治疗是目前公认的男性乳腺癌首选根治方法。目前常采取的手术方式是乳腺癌改良根治术和腋窝淋巴结清扫或前哨淋巴结活检术。

2. **内分泌治疗** 男性乳腺癌患者雌、孕激素受体阳性率高于女性乳腺癌患者,内分泌治疗效果好于女性乳腺癌患者。他莫昔芬是首选治疗药物。

3. **术后辅助化学药物治疗** 化学药物治疗药物主要为蒽环类药物或 CMF 方案(5-氟尿嘧啶、环磷酰胺、甲氨蝶呤)。

4. **术后辅助放射治疗** 与女性乳腺癌相比,术后辅助放疗更多应用于男性乳腺癌患者,用于提高局部控制率。

【思考题及测试题】

男性乳腺良恶性肿块的鉴别诊断。

【病例分享】

患者男性,71 岁,左乳头后方触及肿块 5 个月余。

体格检查:触诊肿块质韧、表面不光滑、活动度差,左乳头凹陷。

超声检查:①灰阶超声。左乳头后方见大小约 15mm×14mm×12mm 不规则低回声肿块,边缘不光整、呈毛刺样改变,肿块内见多发点状强回声,肿块后方回声略衰减。②CDFI。肿块内部显示条状血流信号(图 4-6-90A)。③PW。肿块内显示动脉血流频谱。④弹性成像。肿块硬度较高(图 4-6-90B)。

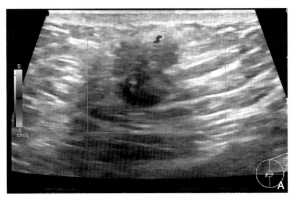

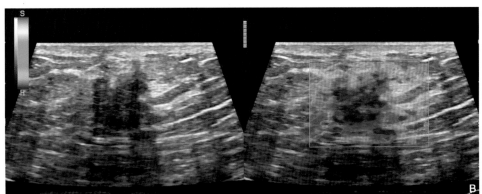

图 4-6-90 男性乳腺癌

超声诊断:符合乳腺癌声像图(BI-RADS 分级:5 级)

术后病理:左乳黏液腺癌。

(李 杰)

第七节 新技术应用

近年来,超声新技术不断涌现,超声弹性成像、超声造影、容积成像等均在乳腺疾病诊断中得到比较广泛的应用,大量的临床研究显示,新技术从不同的角度为临床诊断提供了特别的信息,提高了超声诊断的准确性。但是,任何一项新技术均不能独立应用,必须和传统二维、彩色多普勒超声有机结合,作为重要的补充。

一、超声弹性成像

超声弹性成像技术目前在临床应用的主要有两种模式,一种为触压式弹性成像,一种为实时剪切波弹性成像。即使同一种弹性成像模式，不同的超声仪器厂家其技术也存在一定的差异，因此对图像的判读应该注意其差异性，针对不同的超声仪器进行针对性解读。

（一）触压式弹性成像

触压式弹性成像是最早被超声医师认可的弹性成像技术，主要包括操作者手动触压和呼吸、心跳触压两种模式，其中重复性好并对临床具有一定诊断意义的是前者，后者因重复性差，在临床并未获得广泛的应用。操作者手动触压式弹性成像必须经过一定的训练，根据不同的仪器掌握其特点，才能取得重复性较好的图像质量。

1. 半定量评分法　触压式弹性成像最常用的诊断标准为半定量的筑波评分法（图4-7-1）。该标准在2006年由日本Itoh团队提出，它根据乳腺结节内部以及周边的弹性彩色显示比例的不同，将其分为1~5分，分值越高，恶性程度越高。1~3分认为是良性结节，4~5类建议穿刺活检，其敏感性、特异性、准确性分别为86.5%、89.9%、88.3%。

国内罗葆明团队在筑波法基础上提出改良评分法，可能有利于临床的操作，该标准诊断乳腺良恶性的敏感性、特异性、准确性为87.2%、94.1%、92.7%。1分：病灶整体或者大部分呈现绿色（图4-7-2）；2分：病灶显示中心为蓝色，周边为绿色（图4-7-3）；3分：病灶范围内显示绿色和蓝色比例接近（图4-7-4）；4分：病灶整体为蓝色或内部伴有少量绿色（图4-7-5）；5分：病灶及周边组织均显示为蓝色，内部伴或不伴有绿色显示（图4-7-6）。

2. 半定量应变比值法　应变比（strain ratio）是另一个常用的弹性指标，一般用结节的弹性和皮下脂肪的弹性比值或结节和周围正常乳腺组织的弹性比值，作为半定量的诊断参数（图4-7-7、图4-7-8）。一个9篇文章共计2 087例患者的meta分析研究认为，弹性应变比诊断良恶性的敏感性、特异性分别为88%和83%。但应变比的诊断界值在不同的文章存在很大的差异，从2.9~5.6不等，仪器的不同是导致差异的重要原因，没有统一的诊断标准限制了其临床应用。

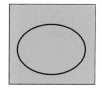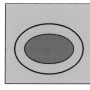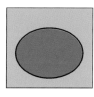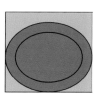

图4-7-1　筑波评分法示意图

1分：乳腺低回声结节与周围腺体组织一致为均匀的绿色；2分：乳腺低回声结节呈现蓝绿相间马赛克图像；3分：乳腺低回声结节周边呈现绿色，中心部分呈蓝色；4分：乳腺低回声结节呈现蓝色，蓝色区域等于二维病灶区域；5分：乳腺结节呈现蓝色，蓝色区域大于二维病灶区域；囊性病灶呈现特殊的三层色征象，分别依次为蓝、绿、红三色图像（其实为一种三色伪像）

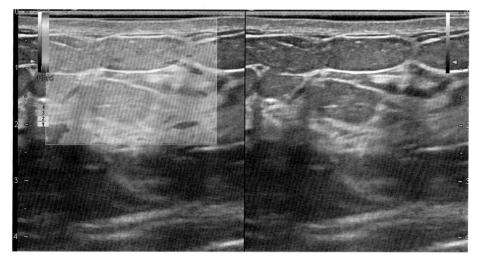

图4-7-2　脂肪组织超声弹性成像评分
病灶整体呈现绿色，评1分，病理为腺体内脂肪组织

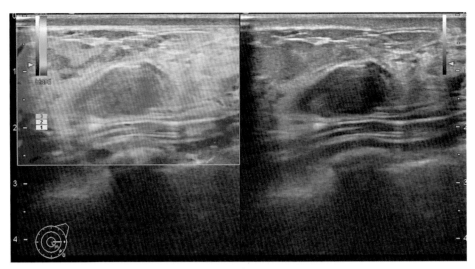

图 4-7-3 纤维腺瘤超声弹性成像评分
病灶中心为蓝色,整体表现为绿色,评 2 分,病理为纤维腺瘤

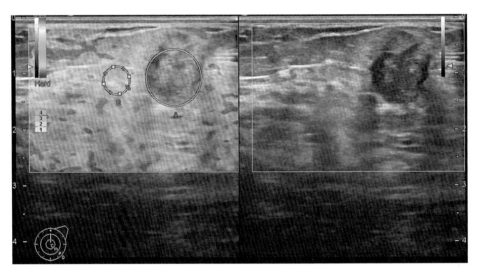

图 4-7-4 纤维腺瘤超声弹性成像评分
病灶范围内显示绿、蓝色相间、比例接近,评分 3 分,病理为纤维腺瘤

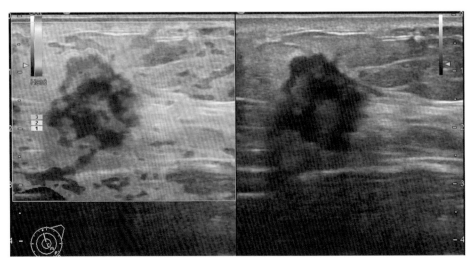

图 4-7-5 浸润性导管癌超声弹性成像评分
病灶整体为蓝色,内部少量绿色,评分 4 分,病理为浸润性导管癌

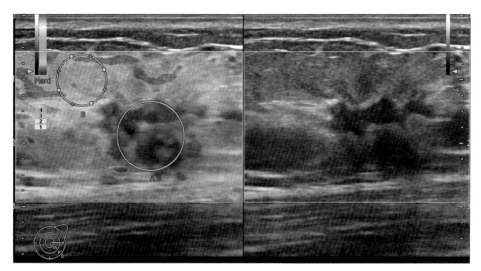

图 4-7-6 浸润性导管癌超声弹性成像评分
病灶以及周围组织均为蓝色,蓝色区域明显大于二维病灶,评分 5 分,病理为浸润性导管癌

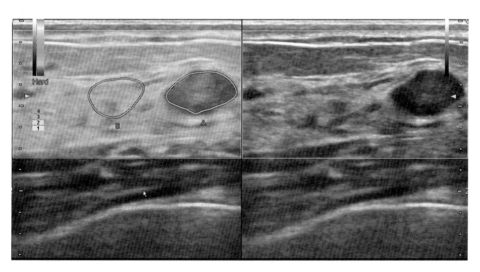

图 4-7-7 纤维腺瘤应变比值法弹性成像
结节和周围乳腺组织比较,SR = 2.37,病理为纤维腺瘤

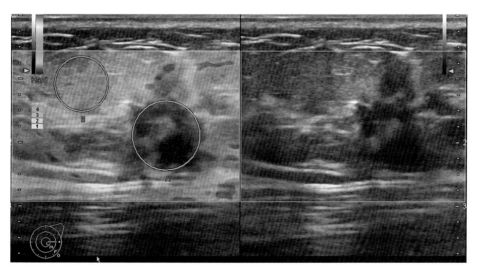

图 4-7-8 浸润性导管癌应变比值法弹性成像
结节和周围乳腺组织比较,SR = 18.75,病理为浸润性导管癌

（二）剪切波弹性成像

最早利用剪切波进行弹性成像（shear wave elastography，SWE）的技术命名为声辐射力脉冲成像（acoustic radiation force impulse imaging，ARFI），但成像速度慢，无法实时显示。近年来出现的实时剪切波弹性成像（supersonic shear imaging，SSI）技术通过声辐射脉冲叩击组织施加激励，利用"马赫圆锥（Mach cone）"原理在不同深度组织中产生剪切波，通过高达 5 000 帧/s 的超高速成像系统捕获、追踪剪切波，所测剪切波速度的精确度达到 1mm/s，然后采用彩色编码技术（蓝色、红色分别代表软、硬）实时呈现组织弹性图，还可进行定量测量杨氏模量或剪切波波速（单位为 kPa 或 m/s）。其最大的优势是不需要人工施加外力或者通过呼吸、心跳激发，是一种能够实时、可视化及定量反映组织硬度的成像技术。该技术可同时进行半定量和定量分析。半定量的评分与筑波法相似，但恶性结节周边的硬环征，是一种恶性特异性表现（图 4-7-9）。定量分析参数包括杨氏模量的最大值（E_{max}）、最小值（E_{min}）、平均值（E_{mean}）和标准差（SD）以及弹性比值（E_{ratio}：结节最硬处/周边正常组织）等（图 4-7-10、图 4-7-11）。在一项包括 5 397 例患者 5 838 处占位（2 093 恶性占位，3 745 良性占位）的 meta 分析中，SWE 结合传统超声诊断乳腺癌的敏感性、特异性、曲线下面积分别为 97.1%、80.1%、0.96，而

传统超声的敏感性、特异性、曲线下面积分别为 94.9%、55.2%、0.93，认为 SWE 与传统超声结合，可以明显提高乳腺疾病的诊断率。但是，关于弹性的诊断界值，不同的机器、不同的研究小组依然获得不同的结果，超声医生应该结合自己的仪器与经验进行临床实践。欧超联对乳腺的弹性成像给出以下的建议：①SWE 应当和二维超声联合应用，而不应该独立应用；②SWE 最有价值的参数为病灶内部或周边的 E_{max}；③乳腺弹性良恶性的评估存在积极和保守两种策略。所有 BI-RADS3 级的结节，当 $E_{max}>160kPa$（7.3m/s）时，均应当上调分级，进行穿刺活检；所有的 4a 级结节，如果弹性值低，应该下调分级并进行随访。这时分为积极和保守两种策略，积极策略是当 $E_{max}<80kPa$ 时，认为是弹性值偏低，即可将 4a 下调；而保守策略是当 $E_{max}<30kPa$ 时，才认为是弹性值偏低，才可将 4a 下调。积极策略可以提高特异性，但是可能将部分 4 级的乳腺癌下调为随访，延误病情。而保守策略几乎将所有的 4 级乳腺癌仍然进行穿刺活检，而依然保持较高的特异性。基于大量的研究结果，美国 ACR 最新的 2013 版 BI-RADS 中，也已经将超声弹性纳入该系统。由于弹性超声不同的仪器以及不同的研究者得出不同的诊断界值，所以，超声医生应该结合自己科室的仪器以及经验进行校正和临床实践。

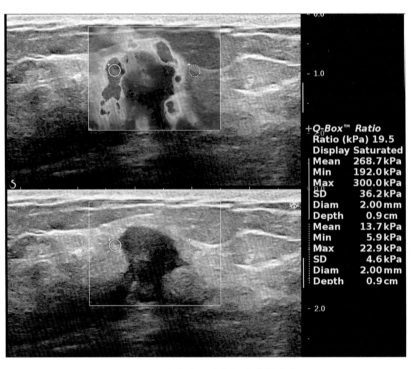

图 4-7-9　乳腺癌实时剪切波弹性成像
显示典型的硬环征，病理为乳腺癌

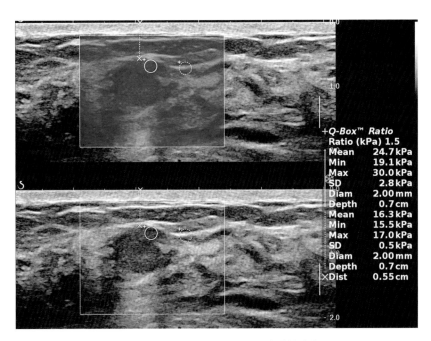

图 4-7-10　纤维腺瘤实时剪切波弹性成像

显示杨氏模量的 E_{max} 30. 0kPa、E_{min}19. 1kPa、E_{mean}24. 7kPa、标准差 2. 8kPa、弹性比值（E_{ratio}）1. 5,病理为纤维腺瘤

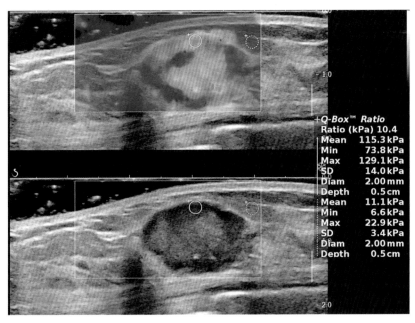

图 4-7-11　乳腺癌实时剪切波弹性成像

显示杨氏模量的 E_{max}129. 1kPa、E_{min}73. 8kPa、E_{mean}115. 3kPa、标准差 14. 0kPa、弹性比值（E_{ratio}）10. 4,病理为乳腺癌

二、超声造影

相对于超声弹性成像来说,尚没有任何指南或规范将乳腺的超声造影纳入。但是,大量的研究认为,超声造影结合传统超声可以明显提高乳腺癌诊断的敏感性(86.6% vs 71.1%)和特异性(96.8% vs 80.6%)。但是,类似于超声弹性成像,仍然不建议将超声造影独立应用,而是应该和 BI-RADS 结合应用。以达到对 BI-RADS 分级的精确校正。一项针对 230 例患者的 235 例 BI-RADS4 级乳腺占位的造影研究显示,超声造影可以将 49.36% 的结节由4a 调整为 3 级,可以明显降低穿刺活检率,提高穿刺结果为乳腺癌的比率。

超声造影几个特异性的良性和恶性征象获得比较广泛的认可。良性征象有:①乳腺结节呈明显高增强,有清晰的边界(图 4-7-12);②乳腺结节和周围腺体呈完全的等增强,无明确的边界(图 4-7-13);③乳腺结节无造影剂进入,为囊性病变(图 4-7-14)。恶性征象有:①乳腺结节造影面积明显大于二维面积(图 4-7-15);②乳腺结节造影出现明显的“毛刺征”或称“太阳征”(图 4-7-16)。

但是超声造影依然存在明显的不足:目前为止,对于超声造影在乳腺癌的诊断和如何校正 BI-RADS 分级方面没有统一的标准;同一种病理结节的超声造影可能存在巨大的差异;超声造影特点如何描述也存在争议;由于乳腺相对的乏血供,每次超声造影必须用一支造影剂才能对一个病灶进行完整的动态显示,增加了经济成本;造影的定量分析仍然处于科学研究的阶段,其造影特征和造影参数的意义尚待进一步研究;造影的过敏反应对急救措施的要求较高;这些不足均限制了该技术在临床的广泛应用。

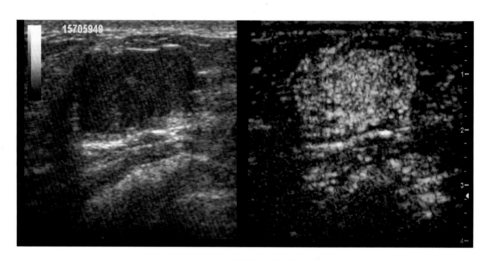

图 4-7-12　乳腺腺病超声造影
乳腺病灶呈现快速高增强,边界清晰完整,病理为乳腺腺病

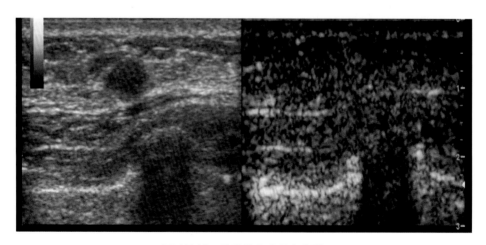

图 4-7-13　乳腺增生症超声造影
显示病灶和周围乳腺组织呈同步等增强,无清晰界限,病理为乳腺增生症伴间质灶状炎细胞浸润

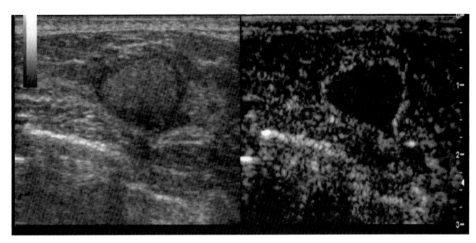

图 4-7-14　积乳囊肿超声造影

病灶可见一薄环状增强,内部无造影剂进入,病理为陈旧性乳汁淤积并慢性炎症

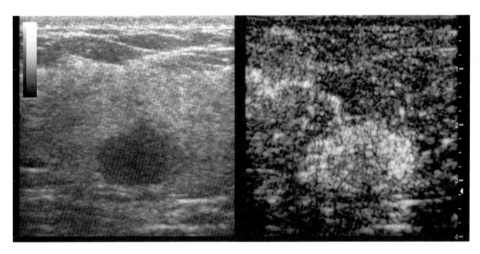

图 4-7-15　浸润性癌超声造影

显示病灶增强面积明显大于二维面积,且周边有少量毛刺出现,病理为浸润性癌

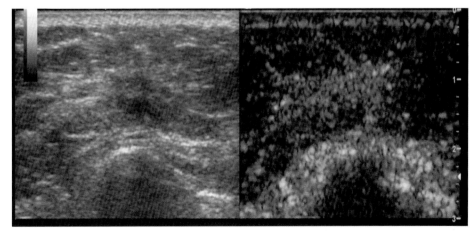

图 4-7-16　非特异浸润性导管癌超声造影

显示病灶增强面积明显大于二维面积,且周边出现大量毛刺,呈现"太阳征",病理为非特异性浸润性导管癌

三、乳腺全自动容积成像

乳腺全自动容积成像经过 10 年的发展与应用,也在临床获得了一定的认可。其最大的优势是可以获得传统二维超声无法获得冠状切面的信息;此外,全自动容积成像可以准确给出乳腺病灶的位置(距离乳头的距离、钟点位置、距离皮肤的距离),减少人为因素的干扰(图 4-7-17);全自动容积成像

可以很好实施远程会诊的要求,解放超声医师的劳动力;全自动容积成像可以获得与磁共振相关性极好的乳腺密度信息,该信息有助于对乳腺疾病的预测和管理。冠状切面上特征性的收缩现象或毛刺征,对诊断乳腺癌具有一定的特异性(图 4-7-18),而良性结节往往不出现该征象,表现为边界清晰,形态规则的低回声(图 4-7-19)。但是,全自动容积成像也存在以下的不足:无法对患者的腋窝进行扫查,导

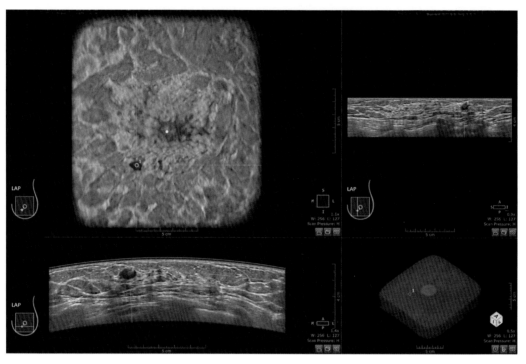

图 4-7-17 乳腺全自动容积成像

分别给出冠状切面、横切面、纵切面三种图像,同时显示病灶位于左乳 7:30 方向,距离乳头 35.9mm,距离皮肤 9mm,病理诊断为纤维腺瘤

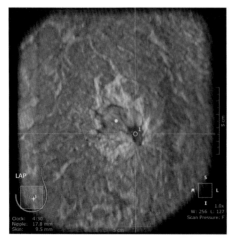

图 4-7-18 乳腺全自动容积成像

冠状切面显示病灶呈明显的火山口征。病理为浸润性导管癌

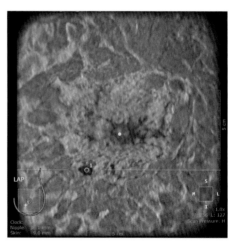

图 4-7-19 乳腺全自动容积成像

冠状切面病灶显示为边界清晰,形态规则的低回声

致不能将其作为独立的诊断工具,必须和传统的手持式超声进行结合;一项 1 890 例的乳腺全自动容积成像研究结果认为,乳腺全自动容积成像探头频率较低、致密性乳腺纤维组织导致的声影伪像、探头盲区导致的外周病灶的丢失、读图训练以及经验对诊断至关重要,这几个因素给乳腺全自动容积成像的读图增加困难。这些均导致乳腺全自动容积成像临床应用的定位存在争议,美国 FDA 建议应充分发挥其在乳腺癌筛查中的价值而不是诊断价值。

四、乳腺癌及淋巴结的穿刺活检

乳腺癌的治疗目前是人类研究最为精细的一种肿瘤,已经进入到精准治疗的阶段。新辅助化疗后再进行保乳手术是目前临床的共识。以往的 TNM 分级已经无法满足临床的需求,明确分子分型

在乳腺癌的新辅助治疗、是否行保乳手术、内分泌治疗、放射治疗等的决策中起到决定性的作用。乳腺癌的分子分型及临床推荐治疗见表 4-7-1。因此,乳腺癌治疗前获得明确的病理诊断和分子分型是所有治疗的基础。这就要求对所有 BI-RADS4 类的乳腺结节,必须进行内外科治疗前的穿刺活检。此外,NCCN 指南中明确提出,对于首次复发的肿瘤,应该进行穿刺活检,因为复发肿瘤的 ER、PR、HER2 的表达可出现改变,而该改变直接影响治疗方案的更改和患者的预后。此外,甄别是复发灶还是新的原发灶,也要求有病理和免疫组化的结果。因此,超声医生必须改正既往两个错误的观念:①既然是恶性,反正必须外科手术,术前穿刺活检就没有必要;②术后复发的肿瘤,不需要再次穿刺活检。

表 4-7-1　乳腺癌分子亚型的定义和治疗推荐

亚型	定义	治疗类型
Luminal A 型	ER 或 PR+且 PR 高表达 HER2- Ki-67 低表达($<14\%$)	单纯的内分泌治疗
Luminal B 型	HER2- ER 和/或 PR+ Ki-67 高表达($>14\%$)或 PR 低表达	全部患者均需内分泌治疗,大多数患者要加用化疗
	HER2+ ER 和/或 PR+ Ki-67 任何水平	化疗+抗 HER2 治疗+内分泌治疗
Erb-B2 过表达型	HER2+(非 Luminal 型) ER 和 PR- HER2 过表达或增强	化疗+抗 HER2 治疗
基底样型	三阴性(导管) ER 和 PR- HER2-	化疗

乳腺癌本身的穿刺活检技术已经是最成熟的超声引导下的穿刺技术。需要注意的是:

1. 乳腺癌的穿刺针　一般选择粗针,常用的规格为 18G 或 16G,在安全的前提下尽量获得足够多的组织样本。

2. 乳腺穿刺进针点的选择　一定要考虑到手术切口的设计,因为,乳腺癌手术中,必须将穿刺点和穿刺针道走行区进行切除。因此,对于常用的乳腺癌手术切口的设计应该有一定的了解,最好能在穿刺前由临床医师描记切口位置和走行。

3. 乳腺癌前哨淋巴结活检(sentinel lymph node biopsy,SLNB)　是一项腋窝准确分期的活检技术,是通过将蓝染料和核素示踪剂注射于肿瘤皮内或皮下、乳晕区皮内或皮下及原发肿瘤周围的乳腺实质内,通过染料沿淋巴管的转送发现前哨淋巴结,进行病理检查。腋窝淋巴结细针穿刺证实为淋巴结转移的患者,无需行 SLNB 检查。

五、乳腺导丝定位术

乳腺导丝定位术是将一种特制的导丝在超声

引导下置入乳腺结节,以帮助外科医师在术中快速准确地切除乳腺结节。乳腺占位切除术是在我国开展的最为普遍的手术,但是,在基层开展极为不规范,由于结节较小手术切开无法清晰显示结节,进而导致扩大手术甚至乳腺切除的病例很常见,严重影响了女性患者的身心治疗。而超声引导下的导丝定位术,可以在任何具有高频超声的医疗单位进行开展,从而提高乳腺结节手术的准确性,减少不必要的创伤。

目前常用的导丝有两种,一种为"Y"型导丝,一种为"√"型导丝。为了防止导丝长时间置入可能随上肢运动游走,所以,导丝置入一般选择术前1h操作,随后直接进入手术室,减少导丝游走的发生。其放置步骤如下:

1. 确定穿刺点 穿刺点尽量选择切口位置或者切除区域内,理论上,如果是恶性病变,定位导丝进针点和针道必须全部切除。

2. 超声引导下将定位导丝针尖穿过乳腺结节到达结节的远端边缘。

3. 手持导丝,退出套针,在退出套针同时,给导丝一定力量,维持导丝位置不变,防止导丝随套针退出,同时观察导丝远端展开,固定于结节内(图4-7-20)。

4. 轻拉导丝,使导丝固定,包扎伤口。

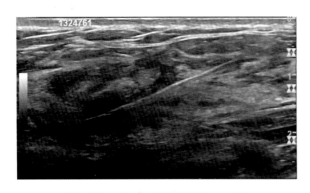

图 4-7-20 "√"型导丝的置入全过程

【思考题及测试题】

患者女性,43 岁。超声检查发现乳腺多发结节,右乳外上象限 2 点方向距乳头 3cm 发现一2.1cm×1.8cm 低回声结节,BI-RADS 分级 5 级;左乳内上象限 2 点方向距乳头 4cm 发现一 1.2cm×1.1cm 的低回声结节,BI-RADS 分级 4b 级。该患者是否需要穿刺活检?是否两个结节均需要穿刺活检?

(阮骊韬)

第八节 专业规范解读

为使乳腺疾病特征的描述和报告标准化,并将影像学诊断对应于规范的临床处理原则,美国放射学会于 2003 年在 BI-RADS(放射学)的基础上发布了第一版乳腺超声影像报告与数据系统(breast imaging reporting and data system;ultrasound,BI-RADS-US),并在 2013 年推出了修订版,实现了对不同危险程度的结节给予不同程度的重视和处理,降低了超声检查假阳性率、减少了患者的过度诊断和治疗。另外,规范乳腺癌的筛查、影像学检查、治疗、术后康复、术后转移及复发处理等,2015 年中国抗癌协会发布了《乳腺癌诊治指南与规范》(简称国内指南),2016 年美国国家综合癌症网络(National Comprehensive Cancer Network,NCCN)发布了《乳腺癌临床实践指南》(简称 NCCN 指南),本文将对上述三个指南中应用范围最广、最为公认的 BI-RADS-US 超声相关部分进行解读与探讨,旨在提高超声医师对乳腺疾病的诊断水平。同时本文引入了 2015 年世界超声医学与生物工程联合会发布的乳腺超声弹性成像技术临床应用指南(简称世超联乳腺弹性指南)的相关内容,以提高超声医生对超声新技术在乳腺疾病诊治中的认识。

一、乳腺超声报告规范

乳腺超声报告规范(BI-RADS-US)主要由乳腺超声影像术语、报告系统和数据收集与质量控制等 3 部分构成。术语是 BI-RADS-US 的核心内容,对术语的描述共分为 5 个部分,分别为:乳腺腺体构成、肿块、钙化、相关征象和特殊情况。超声乳腺的腺体类型为三分法,即均匀脂肪、均匀腺体和不均匀背景,其可大致对应于 X 线、MRI 的四分法,即脂肪型、散在腺体型、非均匀腺体型和致密乳腺。乳腺腺体类型一方面可能会影响扫查病灶的灵敏度,进而影响乳腺癌的检出率,另一方面某些腺体类型也会影响乳腺癌的发生。BI-RADS-US 中指出应对肿块从形态、方位、边界、边缘、内部回声、后方回声、周围结构等 7 个方面进行描述。钙化分为粗钙化与微钙化,其中 <0.5mm 为微钙化(后方无声影),镶嵌在低回声肿物内的最有诊断价值。超声相关征象是指有独特诊断或发现的状况,包括簇状小囊肿、复杂囊肿、皮肤肿块、异物、乳腺内淋巴结及腋窝淋巴结。

临床工作中鼓励使用 BI-RADS-US 的超声描述

词,一致性术语一方面有助于对病灶的评估,另一方面有助于医师和患者间明确的沟通。为对病灶的超声特征做总体评估,BI-RADS-US 分为 0~6 级(表 4-8-1)。

表 4-8-1　BI-RADS-US 分级

分级	定 义	临床管理
0 级	评估不完全	需要其他影像学检查(如乳腺 X 线检查或 MRI 等)进一步评估
1 级	阴性	临床上无阳性体征,超声影像未见异常
2 级	良性病灶	基本上可以排除恶性病变,根据年龄及临床表现可 6~12 个月随诊
3 级	可能良性病灶,恶性可能性应该≤2%	建议短期内复查(3~6 个月)及其他进一步检查
4 级	可疑的恶性病灶,恶性可能性 3%~94% 4a 级:倾向于良性,恶性可能性 3%~10% 4b 级:倾向于恶性,恶性符合率为 11%~50% 4c:恶性可能性较高,恶性符合率为 51%~94%	建议活检
5 级	高度可能恶性,恶性可能性≥95%	应开始进行积极的治疗,经皮活检或手术治疗
6 级	已经活检证实为恶性	应开始进行积极的治疗

美国放射学会提出的 BI-RADS-US 系统在乳腺影像学的发展中发挥了重要作用,实现了报告的标准化,统一乳腺影像解读和临床处理原则。鉴于其规范性及临床实用性,在我国推广使用 BI-RADS-US 有重要价值。但是,如何基于我国国情及中国女性乳腺癌发病特点,在应用中不断完善 BI-RADS-US,是今后需要关注的重点。

另外,笔者建议在进行 BI-RADS-US 分级时应从临床实际出发,除了超声声像图特征以外,还需结合患者是否具有乳腺癌高危因素(如家族史、初潮早、未育或晚育等)、患者的症状、年龄,对于高危年龄(>40 岁)或有明确高危症状(如肿块随诊增大、血性溢液等)者,可适当提高诊断分级。

二、世界超声医学与生物工程联合会乳腺超声弹性指南的建议

2015 年 5 月,世界超声医学与生物工程联合会(WFUMB)发布了超声弹性成像技术临床应用指南及建议:乳腺篇。该指南对于超声弹性成像技术做了较为客观的综述和评价,称其为诊断超声发展历史上最重要的新技术之一。指南中有详细阐述了弹性成像在乳腺肿瘤良恶性判断中的重要价值。组织硬度测量既可以用国际硬度标准单位"kPa"表示,也可以用剪切波的即时速度值"m/s"来表示。弹性成像的测值(最大值及最小值)以及肿物与脂肪硬度之比等参数是最好的乳腺肿瘤良恶性区分指标。将弹性成像加入到 BI-RADS 分级标准中之后,可以将其诊断的特异性由单用传统超声的 57.4% 提升至 76.4%。

关于超声弹性成像在乳腺肿物诊断中的应用,指南中有如下建议:

1. 所有的弹性成像特征均可以提高 BI-RADS 分级的受试者曲线下面积,因此,弹性成像使用时应该与普通超声模式特征相结合,不建议单独使用。

2. 弹性成像对诊断最有帮助的数值是肿物的最大硬度值或者 5 级颜色评估。

3. 基于一项由欧美 16 家大型医院所进行大型乳腺肿物 E 成像前瞻性多中心研究,建议了两套 BI-RADS 修正原则(使用不同的阈值),来帮助乳腺肿物进入 BI-RADS 分级的可疑恶性(4 级)分级:A. 所有的 BI-RADS 3 级肿物如果 E_{max} 值高于 160kPa(7.3m/s)或者 E 成像的彩色硬度为 5 级红色[S_{cale} 为 180kPa(7.7m/s)],可以升级为活检。B. BI-RADS 4a 级的肿物,如果硬度低,可以降为随访病例。相对传统超声,这样可以提高穿刺的特异性和阴性预测值。值得注意的是,弹性成像只能用于 BI-RADS 3 级及 4a 级结节的升级(建议穿刺)或降级(建议随访),而不能用于 2 级结节的升级(建议穿刺)或 4b 级及 4c 级结节的降级(建议随访)。

三、乳腺癌筛查及诊断方法

乳腺癌筛查是一项以预防为主的健康干预措施,筛查分为机会性筛查和群体筛查。机会性筛查是妇女个体主动或自愿到提供乳腺筛查的医疗机构进行相关检查;群体筛查是社区或单位实体有组织地为适龄妇女提供乳腺检查。有关筛查起始年龄,机会性筛查一般建议40岁开始,但对于一些乳腺癌高危人群可将筛查起始年龄提前到20岁,群体筛查国内暂无推荐年龄,国际上推荐40~50岁开始。

(一) 自我检查

与美国癌症学会和世界卫生组织(WHO)不同,NCCN指南坚持推荐乳房自我检查,其依据是一项针对266 064名女性进行的随机临床研究显示乳房自我检查虽未降低乳腺癌病死率,但有助于常规发现筛查的乳腺癌。虽然我国开展的相关研究也显示针对女性人群开展乳房自我检查指导并不能有效提高乳腺癌患者的早期诊断率及降低乳腺癌病死率,但国内指南仍然鼓励普及女性乳腺疾病知识和自我查体方法。此可能与我国国情密切相关:我国人口众多,尚不具备对适龄妇女每年进行超声或钼靶检查的条件,导致临床工作中乳腺癌患者就诊的原因多为自我触及肿块。因此笔者认为在我国积极开展乳房自我检查的培训与指导对提高乳腺癌早期诊断具有一定的临床意义。

(二) 影像学检查

多个指南中提到可用于乳腺检查的影像技术包括:X线检查、超声检查及MRI。国内指南中提到目前研究证据尚不支持近红外线扫描、核素扫描、导管灌洗、血氧检测等检查作为乳腺癌筛查方法。

超声检查是根据机体组织阻抗的不同而形成微小界面成像,软组织分辨率较高,不仅能够显示病灶内部及周围回声的特点,同时还能够对病灶周围的血流信号形态分布进行探测。同时超声检查具有无放射性、无创伤、检查费低、重复性强、易于被女性接受等特点,成为国内外临床工作中对乳腺疾病诊断的最为简便和实用的方法。超声对致密型乳腺显像清楚,多项研究结果也提示对于高危或乳腺组织较致密女性可采用超声检查作为钼靶检查的辅助手段。由于亚洲女性的乳腺更加致密,乳腺癌发病高峰年龄要比西方女性年轻10岁,而超声检查对于年轻乳腺和致密乳腺的检查效果更好,同时乳腺超声价格低于钼靶价格,因此使用乳腺超

声进行乳腺癌筛查可能更符合中国女性的乳腺特征和经济状况。同时超声设备在国内广泛普及,笔者认为应考虑增加超声检查在中国女性乳腺癌筛查中所占的权重。

但是长期以来,超声检查存在诊断缺乏统一标准,专业术语的标准化或规范化不够等缺点,进而影响相关科室间、医生与患者间的沟通以及诊断质量。因此我们在推广乳腺超声检查的同时应该规范乳腺疾病超声诊断标准,并推广BI-RADS-US诊断分级系统,规范诊断报告书写。

乳腺钼靶检查对降低40岁以上妇女乳腺癌死亡率的作用已经得到了国内外大多数学者的认可。乳腺钼靶检查联合超声检查已成为欧美等发达国家乳腺影像学检查的黄金组合。但是对亚洲妇女来说,由于乳腺X线对年轻致密乳腺组织穿透力差,故一般不建议对40岁以下、无危险因素或临床体检阴性的妇女进行乳腺X线检查。

乳房MRI检查具有对设备要求较高,检查时间长,费用高,需静脉注射增强剂,对微小钙化灶发现率低等缺点。在随机临床实验中也并没有发现利用MRI进行筛查能够实现患者生存期的延长,因此NCCN及国内指南并不推荐将MRI用于普通人群乳腺癌的筛查,但MRI检查可作为乳腺X线检查、临床体检或超声检查发现的疑似病例的补充检查措施,有助于发现乳腺隐匿病灶和早期乳腺癌。

四、影像引导下的乳腺组织活检

随着乳腺超声检查的日益广泛,查体不能触及的乳腺病灶发现率逐渐增高。对于乳腺超声发现未扪及的可疑乳腺占位性病变,BI-RADS≥4级或部分3级病灶,若有必要时也可考虑活检;对于可扪及的乳腺肿块,且超声提示相应部位有乳腺内占位性病变,需要行微创活检或微创切除以明确诊断的也需行穿刺活检。影像学引导下乳腺组织学活检指在乳腺X线、超声和MRI影像引导下进行乳腺组织病理学检查(简称活检),特别适合未扪及的乳腺病灶(如小肿块、钙化灶及结构扭曲等)。具体包括影像引导下空芯针穿刺活检(core needle biopsy,CNB)、真空辅助活检(vacuum assisted biopsy,VAB)和钢丝定位手术活检等。

CNB具有创伤小、价格低廉的优势,因此仍继续得到推荐应用,但其需要有经验的病理学专家才能做出诊断,另外对于考虑非典型增生或恶性病变的病灶仍需进行VAB。VAB可以取得足够组织量,并能够在X线或超声引导下将标志导丝放置于

病灶区域。除少数情况外，多数乳腺开放手术前均建议进行 VAB。对临床不能触及的肿物需要行开放穿刺前，放射科医师会在可疑病灶区域放置标记物或导丝，以避免盲目开放活检导致切除范围过大或切除不全。

随着中国经济发展，各地区基础设施和医疗设备配备齐全，乳腺疾病的治疗水平提高较快，医师接受国外研究结论和理念的能力较强，理解国内外乳腺指南的诊疗原则，并加以合理运用，对于乳腺疾病诊治的规范化将发挥重要作用。

【思考题及测试题】

简述 BI-RADS-US 在实际应用中的难点和注意事项。

（徐辉雄）

参 考 文 献

[1] 赵玉华，陈洪耀.乳房超声检查方法与声像图的新概念——乳腺超声图像系列研究之一.中国超声医学杂志，2000，16(8)：589-592.

[2] 朱剑萍，赵玉华.性成熟期健康处女正常乳腺超声图像——乳腺的超声图像系列研究之二.中国超声医学杂志，2000，16：661-664.

[3] 郭万学，周永昌.超声医学.6 版.北京：人民军医出版社，2011.

[4] 中华医学会超声医学分会.乳腺超声检查和诊断共识.中华放射学杂志，2014，(9)：718-722.

[5] 詹维伟，周建桥.乳腺超声影像报告与数据系统解读.北京：人民卫生出版社，2015.

[6] 任卫东.超声诊断学.3 版.北京：人民卫生出版社，2013.

[7] 张建兴.乳腺超声诊断学.北京：人民卫生出版社，2012.

[8] 岳林先.实用浅表器官和软组织超声诊断学.北京：人民卫生出版社，2011.

[9] 夏稻子.超声诊断学.北京：人民卫生出版社，2008.

[10] 白人驹.医学影像诊断学.3 版.北京：人民卫生出版社，2010.

[11] 陈孝平，汪建平.外科学，8 版.北京：人民卫生出版社，2013.

[12] 吕珂，傅先水，张缙熙.浆细胞性乳腺炎的超声诊断.中华超声影像学杂志 2000，9(1)：42-43.

[13] 鲁嘉，刘赫，姜玉新，等.肉芽肿性乳腺炎的超声表现及临床、病理分析.中国医学影像技术，2011，27(11)：2246-2249.

[14] 陈欣，肖晓云，罗葆明，等.超声造影联合弹性成像诊断非哺乳期乳腺炎的价值研究.中国超声医学杂志，2016，32(2)：118-120.

[15] 李泉水，周永昌，郭万学.浅表器官超声.北京：人民卫生出版社，2009.

[16] 张璟，姜玉新，戴晴，等.实时灰阶超声造影参数在鉴别乳腺良、恶性病灶的临床应用价值.中华医学超声杂志：电子版，2011，8(3)：591-597.

[17] 中国医师协会超声医师分会.血管和浅表器官超声检查指南.北京：人民军医出版社，2011.

[18] 国家卫生计生委能力建设和继续教育中心.超声医学专科能力建设专用初级教材：浅表器官分册.北京：人民卫生出版社，2016.

[19] 中国医师协会超声医师分会.中国浅表器官超声检查指南.北京：人民卫生出版社，2017.

[20] 中国医师协会超声医师分会.中国介入超声临床应用指南.北京：人民卫生出版社，2017.

[21] 邵志敏，沈镇宙.乳腺肿瘤学.上海：复旦大学出版社，2013.

[22] 荣雪余，朱强，马腾，等.腋下副乳腺肿瘤超声表现特征.中华医学超声杂志(电子版)，2015，12(10)：778-781.

[23] 王翔，王杰.副乳腺外科治疗策略.中国实用外科杂志，2016，36(07)：810-811.

[24] 彭玉兰，魏兵，庄华，等.青春期巨乳症超声和病理特征对比研究.中华超声影像学杂志，2005，(02)：47-49.

[25] 唐利立，刘少华，龙剑虹，等.单纯型和复杂型巨乳症的诊断及治疗.中国普通外科杂志，2001，(02)：169-172.

[26] 冉旭，姜颖，乔群.超声诊断青春期巨乳症 1 例.中国临床医学影像杂志，2010，21(07)：530.

[27] 周永昌，郭万学.超声医学.5 版.科学技术文献出版社，2006.

[28] 顾本宏，田汝辉，李铮.外胚层发育不良分子机制及子代出生缺陷的研究进展.上海交通大学学报(医学版)，2017，37(02)：240-244.

[29] 严松莉.乳腺超声与病理.人民卫生出版社，2009.

[30] 马步云，魏兵，贾湜萍，等.注射式隆乳术后哺乳期并发症的超声诊断价值.中国超声医学杂志，2004，(09)：67-69.

[31] 鲁英，刘佩，唐金海.男性乳腺癌的研究现状.中国肿瘤外科杂志，2017，9(04)：264-267+272.

[32] 中国抗癌协会乳腺癌专业委员会.中国抗癌协会乳腺癌诊治指南与规范(2015 版).中国癌症杂志，2015，25(9)：692-754.

[33] 高道利，王文婉，胡永佳，等.乳腺癌二级预防-上海 266 064 名妇女乳房自我检查效果的评估.中国肿瘤，2008，17(4)：264-269.

[34] ELLIS H, COLBORN GL, SKANDALAKIS JE. Surgical embryology and anatomy of the breast and its re-

lated anatomic structures. Surg Clin North Am,1993, 73(4):611-632.

[35] MOREHEAD JR. Anatomy and embryology of the breast. Clin Obstet Gynecol,1982,25(2):353-357.

[36] SEHGAL CM,WEINSTEIN SP,ARGER PH,et al. A review of breast ultrasound. J Mammary Gland Biol Neoplasia,2006,11(2):113-123.

[37] SENCHA AN,EVSEEVA EV,MOGUTOV MS,et al. Breast ultrasound. Springer Science & Business Media,2014.

[38] MENDELSON EB,BÖHM VÉLEZ M,BERG WA,et al. ACR BI-RADS® Ultrasound. ACR BI-RADS® Atlas,Breast Imaging Reporting and Data System. Reston:American College of Radiology,2013.

[39] SUNIL R. LAKHANI. WHO Classification of Tumours of the Breast. International Agency for Research on Cancer Lyon,2012.

[40] D'ALFONSO TM,GINTER PS,SHIN SJ. A Review of Inflammatory Processes of the Breast with a Focus on Diagnosis in Core Biopsy Samples. J Pathol Transl Med,2015,49(4):279-287.

[41] LEE CH,SHARIF SZ. Primary breast tuberculosis (TB) in a patient with known invasive breast carcinoma:A case report. Med J Malaysia,2016,71(3):149-151.

[42] DU J,WANG L,WAN C F,et al. Differentiating bengin from malignant solid breast lesions:combined utility of conventional ultrasound and contrast-enhanced ultrasound in comparison with magnetic resonance imaging. Eur J Radiol,2012,81(12):3890.

[43] DRUDI FM,CANTISANI V,GNECCHI M,et al. Contrast-enhanced ultrasound examination of the breast:a literature review. Ultraschall Med,2012,33(7):E1.

[44] SARACCO A,SZABO BK,ASPELIN P,et al. Differentiation between benign and malignant breast tumors using kinstic features of real-time harmonic contrast-enhanced ultrasound. Acta Radiol,2012,53(4):382-388.

[45] WENHUA D,LIJIA L,HUI W,et al. The clinical significance of real-time contrast-enhanced ultrasonography in the differential diagnosis of breast tumor. Cell Biochem Biophys,2012,63(2):117-120.

[46] LASZLO T,TIBOR T,PETER BD. Understanding the breast in health and diease(Vol 1). C & C offset priting Co. ,Ltd. 2013:1-64.

[47] JULIE KS. Diagnostic medical sonography:abdomen and superficial structures. Wolters kluwer health,Lippincott Williams & wilkins of US. 2012.

[48] DEFILIPPIS EM,ARLEO EK. The ABCs of accessory breast tissue:basic information every radiologist should know. Ajr American Journal of Roentgenology,2014, 202(5):1157.

[49] PATEL BK,JAFARIAN N,ABBOTT AM,et al. Imaging Findings and Management of Primary Breast Cancer in Accessory Axillary Breast Tissue. Clinical Breast Cancer,2015,15(4):e223-e229.

[50] FRANCONE E,NATHAN MJ,MURELLI F,et al. Ectopic breast cancer:case report and review of the literature. Aesthetic Plastic Surgery,2013,37(4):746.

[51] DANCEY A,KHAN M,DAWSON J,et al. Gigantomastia—a classification and review of the literature. Journal of Plastic Reconstructive & Aesthetic Surgery Jpras,2008,61(5):493-502.

[52] SENCHA AN,EVSEEVA EV,MOGUTOV MS,et al. Breast ultrasound. Springer Science & Business Media,2014.

[53] EDGE SB,BYRD DR,COMPTON CC,et al. AJCC Cancer Staging Manual. 7th ed. New York:Springer, 2010.

[54] STARVES AT. Evaluation of the male breast. Breast Ultrasound. 1st ed. Philadelphia,PA:Lippincott Williams & Wilkins,2004:712-741.

[55] BRAUNSTEIN GD. Gynecomastia. New England Journal of Medicine,2007,357(12):1229-1237.

[56] DEEPINDER F,BRAUNSTEIN GD. Drug-induced gynecomastia:an evidence-based review. Expert opinion on drug safety,2012,11(5):779-795.

[57] ŞAFAK KY. Mammography Findings of Male Breast Diseases. The Journal of Breast Health,2015,11(3): 106.

[58] CORDOVA A,MOSCHELLA F. Algorithm for clinical evaluation and surgical treatment of gynaecomastia. Journal of Plastic,Reconstructive & Aesthetic Surgery, 2008,61(1):41-49.

[59] FIALA L,COUFAL O,FAIT V,et al. Male breast cancer—our experience. Rozhledy v chirurgii:mesicnik Ceskoslovenske chirurgicke spolecnosti, 2010, 89 (10):612-618.

[60] KORDE LA,ZUJEWSKI JA,KAMIN L,et al. Multidisciplinary meeting on male breast cancer:summary and research recommendations. Journal of clinical oncology,2010,28(12):2114-2122.

[61] JAVIDIPARSIJANI S,ROSEN LE,Gattuso P. Male breast carcinoma:a clinical and pathological review. International journal of surgical pathology, 2017, 25 (3):200-205.

［62］ NGUYEN C, KETTLER MD, SWIRSKY ME, et al. Male breast disease: pictorial review with radiologic-pathologic correlation. Radiographics, 2013, 33 (3): 763-779.

［63］ BARR RG, NAKASHIMA K, AMY D, et al. Wfumb Guidelines And Recommendations For Clinical Use Ofultrasound Elastography: Part 2: Breast. Ultrasound in Med. & Biol, 2015, 41 (5): 1148-1160.

［64］ LIU B, ZHANG Y, HUANG G, et al. Breast Lesions: Quantitative Diagnosis Using Ultrasound Shearwave Elastography—A Systematic Reviewand Meta-Analysis. Ultrasound in Med. & Biol, 2016, 42 (4): 835-847.

［65］ ITOH A, UENO E, TOHNO E, et al. Breast Disease: Clinical Applicationof US Elastography for Diagnosis. Radiology, 2006, 239: 341-350.

［66］ LUO J, CHEN J, CHEN Q, et al. Contrast-enhanced ultrasound improved performance ofbreast imaging reporting and data system evaluation ofcritical breast lesions. World J Radiol, 2016, 8 (6): 610-617.

［67］ XIAO X, DONG L, JIANG Q, et al. Incorporating Contrast-Enhanced Ultrasound into the BI-RADS Scoring System Improves Accuracy in Breast Tumor Diagnosis: A Preliminary Study in China. Ultrasound in Med. & Biol, 2016, 42 (11): 2630-2638.

［68］ VAN ZELST JCM, BALKENHOL M, TAN T, et al. Sonographic Phenotypes of Molecular Subtypes of Invasive Ductal Cancer in Automated 3-D Breast Ultrasound. Ultrasound Med Biol. 2017, 43 (9): 1820-1828.

［69］ BETTAIEB A, PAUL C, PLENCHETTE S, et al. Precision medicine in breast cancer: reality or utopia? Journal of Translational Medicine, 2017, 15: 139-152.

［70］ GRADISHAR WJ, ANDERSON BO, BALASSANIAN R, et al. Invasive Breast Cancer Version 1. 2016, NCCN Clinical Practice Guidelines in Oncology. J Natl Compr Canc Netw, 2016, 14 (3): 324-354.

［71］ BARR RG, NAKASHIMA K, AMY D, et al. WFUMB guidelines and recommendations for clinical use of ultrasound elastography: Part 2: breast. Ultrasound Med Biol, 2015, 41 (5): 1148-1160.

［72］ US Department of Health and Human Services. United States Cancer Statistics: 2004 incidence and mortality. Washington: US Department of Health and Human Services, 2007.

［73］ LI J, ZHANG BN, FAN JH, et al. A nation-wide multicenter 10-year (1999-2008) retrospective clinical epidemiological study of female breast cancer in China. BMC Cancer, 2011, 11: 364.

［74］ FAN L, STRASSER-WEIPPL K, LI JJ, et al. Breast cancer in China. Lancet Oncol, 2014, 15 (7): e279-289.

［75］ JEMAL A, SIEGEL R, WARDE, et al. Cancer Statistics, 2009. CA Cancer J Clin, 2009, 59: 225-249.

［76］ SIEGEL RL, MILLER KD, JEMAL A. Cancer statistics, 2015. CA Cancer J Clin 2015, 65: 5-29.

［77］ MANN RM, KUHLCK, KINKEL K, et al. Breast MRI: guidelines from the European Society of Breast Imaging. Eur Radiol, 2008, 18: 1307-1318.

［78］ BARR RG, DESTOUNIS S, LACKEY LB 2nd, et al. "Evaluation of breast lesions using sonographic elasticityimaging: a multicenter trial. J Ultrasound Med, 2012, 31 (2): 281-287.

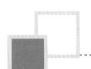

第五章 涎腺

第一节 概　述

涎腺超声检查开始于 20 世纪 70 年代,但早期超声分辨率有限,关于涎腺的超声研究十分有限。从 20 世纪 80 年代起,随着高分辨率超声的应用,超声对涎腺内部细节的显示能力提高,国内外的超声学者对涎腺疾病的研究不断深入,Gritzmann 通过对大样本涎腺病变超声图像的回顾性分析,认为超声是涎腺病变的首选检查方式,彩色多普勒和能量多普勒超声的应用,也为涎腺疾病的诊断提供补充信息。近年来,超声造影、超声弹性成像等超声新技术在各系统超声检查中广泛应用,多数研究认为超声造影可为涎腺肿瘤的鉴别诊断提供参考信息,但超声弹性成像的价值尚有争议,多数研究认为弹性成像受颌面部骨骼及操作者手法的影响较大。目前超声对涎腺肿瘤的诊断特异性仍不尽如人意,超声引导下细针活检仍具有不可替代的临床价值。

(牛丽娟)

第二节　解剖与生理

涎腺是位于口腔周围分泌唾液的腺体。涎腺包括腮腺、下颌下腺、舌下腺三对大涎腺及位于口腔黏膜内的小涎腺(图 5-2-1)。

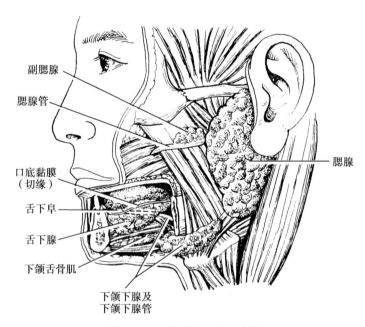

副腮腺
腮腺管
口底黏膜（切缘）
舌下阜
舌下腺
下颌舌骨肌
下颌下腺及下颌下腺管
腮腺

图 5-2-1　正常涎腺解剖示意图

腮腺是涎腺中最大的一对腺体,形似楔形,分为深浅两叶。浅叶位于外耳的前下方,深叶位于下颌后窝,凸向咽旁,两者以下颌骨后缘或穿过腮腺的面神经丛为界。腮腺浅叶前缘发出主腮腺管,于颧弓下一横指水平走行,开口于平上颌第二磨牙颊黏膜的腮腺乳头。颈深筋膜浅层在腮腺区分为深浅两层,形成腮腺鞘包绕腮腺。腮腺鞘向腮腺内伸入形成分隔,将腮腺分隔成多个小叶。约半数人有副腮腺,多数位于腮腺导管上方,可有分支导管进入主导管。腮腺淋巴结分为深浅两组,分别位于腮腺表面及腮腺实质内,引流额、颞、颊部、外耳道及腮腺淋巴。

下颌下腺呈椭圆形,位于下颌下三角,其内侧发出下颌下腺导管,长约5cm,开口于舌下阜。由于下颌下腺导管较长且弯曲,管口粗大,异物容易进入发生导管结石。下颌下腺周围的颌下淋巴结引流面部及口腔器官的淋巴。

舌下腺是大涎腺中最小的一对,呈扁平状,位于口腔底部舌下襞深面。舌下腺有一条大导管,与下颌下腺导管汇合或单独开口于舌下阜,另有10余条小导管开口于舌下襞。舌下腺导管多而细,易因创伤形成舌下腺囊肿。

小涎腺分布于口腔黏膜,根据其部位分为唇腺、腭腺、舌腺、颊腺、磨牙后腺等。

涎腺镜下组织学结构包括腺泡、导管及结缔组织间质。腺泡包括浆液性、黏液性和混合性腺泡,呈球状或囊泡状,分泌涎液入腺泡腔。涎液依次经终末导管(闰管)、导管(纹管)汇入排泄管,最后进入口腔。

【思考题及测试题】
1. 简述腮腺的解剖学特点。
2. 简述唾液腺超声检查的优势及局限性。

(牛丽娟)

第三节　正常超声表现

腮腺分为深叶和浅叶,切面呈楔形。腮腺浅叶容易显示,边界清晰,呈均匀细密高回声,回声强度与甲状腺实质回声相似或略高;腮腺深叶位于下颌骨后方,腮腺后缘不易清晰显示,其位置较深,需降低探头频率观察。腮腺浅叶横切面扫查,可观察到高回声的腮腺主导管。副腮腺与腮腺回声一致。腮腺内可见低回声淋巴结。腮腺长径为5~6cm,宽径为4~5cm,厚径为1.5~2cm,两侧基本对称。多普勒超声可见腮腺实质内散在分布的点状血流信号(图5-3-1)。

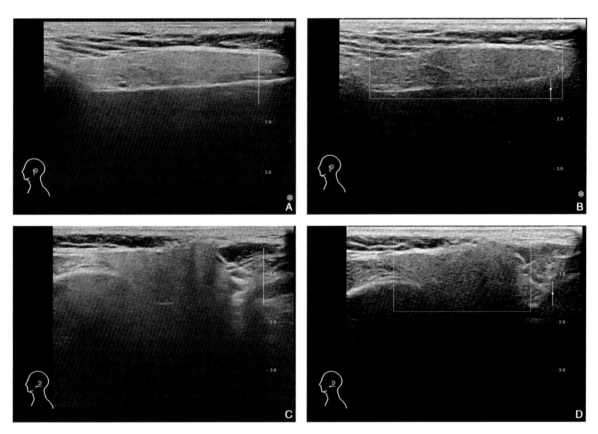

图 5-3-1　正常腮腺声像图
A.腮腺浅叶纵切面,呈均匀细密高回声;B.腮腺浅叶腺体内散在的点状血流信号;C.腮腺深叶略呈楔形,尖端朝向深侧,回声较浅叶略低,后部衰减,后缘显示不清晰;D.腮腺深叶腺体内散在的点状血流信号

下颌下腺位于下颌体与二腹肌之间,呈椭圆形,边界清晰,回声均匀,回声强度与腮腺近似,下颌下腺导管不易显示。下颌下腺长径为3~4cm,厚径为1.5~2cm。多普勒超声下颌下腺内见散在的点状血流信号,并可见穿行的面动脉(图5-3-2)。

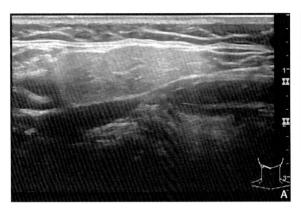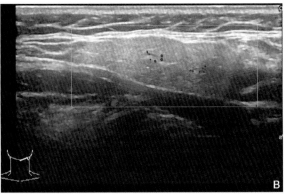

图 5-3-2 正常下颌下腺声像图

A. 下颌下腺呈椭圆形,边界清晰,呈均匀细密高回声;B. 下颌下腺多普勒超声见腺体内散在的点状血流信号

舌下腺位置较深,位于口腔底部,正常舌下腺超声难以显示,当舌下腺有病变时才能探及。

【思考题及测试题】

1. 请简述腮腺超声声像图特点及超声观察内容。

2. 根据下颌下腺导管走行的特点分析其为何易合并涎石症。

(牛丽娟)

第四节 检查适应证

涎腺超声检查一般无禁忌证,适应证有:

1. 涎腺肿大或扪及肿块

2. 涎腺及周围疼痛

3. 涎腺疾病治疗后随访

4. 引导穿刺活检

(牛丽娟)

第五节 检查内容与方法

涎腺超声扫查与其他浅表器官一样,需选择高频宽频带(3~20MHz)线阵探头,一般较高(如10MHz以上)中心频率可以更细致观察浅叶的细微结构。病变较大或扫查深叶时,应降低探头频率。

涎腺扫查通常取仰卧位,头转向健侧,可适当枕高颈部,必要时也可取侧卧位。腮腺检查时,需做纵、横切面及经下颌后窝的冠状切面扫查,在横切面测量腮腺最大宽径,在纵切面测量其最大长径及厚径。在横切面扫查至上颌第二磨牙水平时,嘱患者做咀嚼动作,寻找腮腺导管。下颌下腺检查时,在下颌骨下方做与下颌骨体平行的斜冠状切面扫查,取最大切面测量长径和厚径。彩色多普勒检查时,探头尽量不加压,以增加血流显示率。声像图上需要观察涎腺的大小、形态、边界、内部回声、涎腺导管有无扩张、周围结构及血流等情况。

(牛丽娟)

第六节 涎腺疾病

一、涎腺炎性疾病

【概况及流行病学】

涎腺炎性疾病包括急性化脓性腮腺炎(acute pyogenic parotitis)、病毒性腮腺炎(viral parotitis)及慢性硬化性涎腺炎(chronic sclerosing sialadenitis of the salivary gland)等。

急性化脓性腮腺炎常由金黄色葡萄球菌、链球菌、革兰氏阴性球菌所致。病毒性腮腺炎为腮腺炎病毒所致,较多发生于幼儿或少年时期,有传染接触史,有时可累及其他部位,如睾丸、卵巢、脑膜、胰腺等。涎石病是慢性硬化性下颌下腺炎最常见的病因。

【病理与病生改变】

1. 化脓性腮腺炎时导管上皮肿胀,管腔狭窄,分泌物内的细菌、脓细胞及脱落的上皮细胞形成黏液栓子阻塞腺管,导管周围炎性肿胀,炎症过程中常伴腺泡的破坏及脓肿形成。

2. 病毒性腮腺炎以腮腺的非化脓性炎症为病理特征。

3. 慢性硬化性涎腺炎最初阶段为阻塞性电解质异常性涎腺炎,病变进一步发展,导管上皮出现一系列退行性变,腺实质破坏,大量淋巴细胞浸润,腺实质被纤维结缔组织替代,导致腺体实质的萎缩及纤维化,故慢性硬化性涎腺炎又称为 Kuttner 瘤。

【临床表现】

1. 化脓性腮腺炎　多为单侧发病。病变早期质地较硬,局部红肿及触痛较明显,随后脓肿形成后有波动感,腮腺导管口可有脓性分泌物。炎症扩散到周围的腮腺组织,常伴发蜂窝织炎,出现张口受限。

2. 病毒性腮腺炎　大多发生在 2～14 岁的儿童,临床以非化脓性腮腺肿胀、疼痛、发热为特征。腮腺有轻度触痛,但局部皮肤不红,腮腺导管口分泌物清亮,双侧同时或先后发生,单侧少见。通常只是腮腺受累,也可能下颌下腺同时受累。临床症状一般持续 1～2 周,逐渐自行消退。可并发睾丸炎,少数并发脑膜脑炎。

3. 慢性硬化性涎腺炎　男性发病略多于女性,中青年常见,病程为 3 个月～2 年。多数单侧发病,表现为耳周及颌下区不适或轻微疼痛。约半数患者可同时伴有涎石症。进食时,由于导管阻塞,受累下颌下腺出现剧痛,腺体增大,餐后腺体肿大及疼痛均减轻或消失。

【超声表现】

1. 化脓性腮腺炎　探头加压有压痛,腺体内可见多发的低回声区或无回声区,动态观察时见黏稠液体流动,提示脓肿形成。多普勒检测:炎症早期时腺体内血流信号明显增多,若脓肿形成,往往是片状低回声区周边血流信号丰富。常伴有耳周及颈部淋巴结肿大(图 5-6-1)。

2. 病毒性腮腺炎　见腺体内有多个低弱回声结节,均为肿大的淋巴结。多普勒检测:腺体内血流增多。耳周及颈部淋巴结常肿大(图 5-6-2)。

3. 慢性硬化性涎腺炎　病程早期,涎腺大小无明显改变,表现为腺体回声局灶性或弥漫性轻度不均;随着病情进展,腺实质萎缩,腺体质地较硬且缩小,腺体弥漫性回声增粗、增强。部分病例可见导管扩张,管腔内探及结石。多普勒检测:病变早期及中期血流丰富,病变晚期由于纤维结缔组织明显增生,血管破坏,血流减少甚至消失(图 5-6-3)。

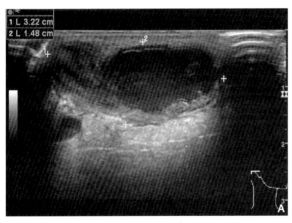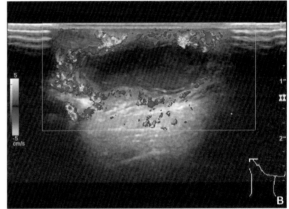

图 5-6-1　右侧腮腺化脓性腮腺炎

患者男性,24 岁。A. 右侧耳前腮腺内囊性回声团,边缘增厚,囊液混浊;B. 囊性团块边缘血流丰富

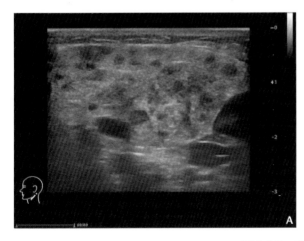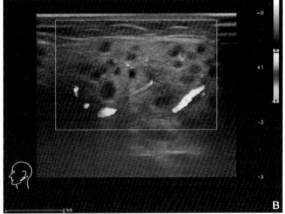

图 5-6-2　病毒性腮腺炎

患者女性,7 岁。A. 左侧腮腺增大,其内可见多个肿大淋巴结;B. 左侧腮腺血流丰富

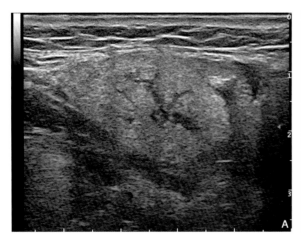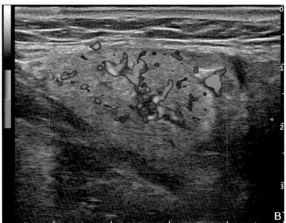

图 5-6-3　慢性硬化性下颌下腺炎
A. 左侧下颌下腺增大,回声不均;B. 左侧下颌下腺内血流信号增多

【诊断与鉴别诊断要点】

1. 诊断要点

（1）化脓性腮腺炎:临床表现为发热、腮腺区局部红肿、疼痛。超声探及腮腺内多个低回声结节或大片边界不清的低回声区,多普勒检测腮腺血流丰富、呈充血状态。

（2）病毒性腮腺炎:多见于儿童,有流行病史。临床表现为发热、腮腺区局部肿胀、疼痛。超声探及腮腺内多个低回声结节,多普勒检测腮腺血流丰富。可合并睾丸炎、脑膜脑炎。

（3）慢性硬化性涎腺炎:主要累及下颌下腺。病程较长,反复出现疼痛、肿胀。部分表现为进餐时局部剧痛,腺体肿大,餐后腺体肿大及疼痛均减轻或消失。超声显示腺体增大,弥漫性回声增粗、增强,

部分病例可见腺体导管扩张,管腔内探及结石。

2. 鉴别诊断要点

（1）涎腺结核(salivary tuberculosis):涎腺结核多发生于 20~30 岁之间,性别无明显差异,病程长短不一。可发生在涎腺实质,也可发生在涎腺中的淋巴结。感染可能来源于扁桃体或口腔。早期常无明显自觉症状,表现为无痛性肿块。由于结核病灶处于不同的病理期(淋巴细胞增殖期、淋巴细胞干酪样坏死物质形成期、淋巴结干酪样坏死期),故超声表现呈多样性,超声探及腺体内单个或多个低回声结节,边界清楚或不清楚,形态规则或不规则,内部回声均匀或不均匀,部分可见黏稠液性暗区及钙化灶。多普勒检测:结节内部往往无血流信号,腺实质血流信号轻度增多(图 5-6-4)。

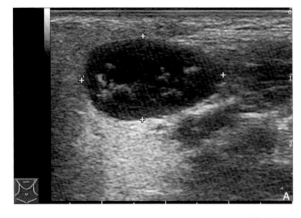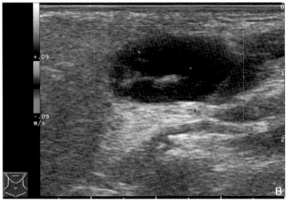

图 5-6-4　涎腺结核
患者男性,69 岁。A. 左侧腮腺内低回声团,内部回声不均匀;B. 病灶内见点状血流信号

（2）涎腺恶性肿瘤:慢性硬化性涎腺炎应与恶性肿瘤(特别是下颌下腺腺样囊性癌)鉴别。触诊均为质硬的肿块。超声显示前者下颌下腺回声弥

漫性粗糙不均匀,有时探及扩张的下颌下腺导管伴结石。而后者显示下颌下腺内实性肿块,包膜无或不完整,血流丰富而紊乱。

【实验室及其他影像学检查】

急性化脓性腮腺炎白细胞明显升高。病毒性腮腺炎白细胞不升高反而降低,淋巴细胞相对增多,90%患者的血清淀粉酶轻度或中度增高,有助于诊断。慢性硬化性涎腺炎白细胞升高或正常。

【治疗方法】

1. 急性化脓性腮腺炎主要为抗炎治疗。脓肿形成后可在超声引导下抽吸脓液,生理盐水灌洗,局部注入抗生素,可明显缩短病程。

2. 病毒性腮腺炎有自限性,没有特效疗法。

3. 慢性硬化性涎腺炎治疗应去除病因,如消除导管内结石。反复发作的慢性硬化性涎腺炎且症状较重者可手术切除整个腺体。

【思考题及测试题】

1. 慢性硬化性涎腺炎有哪些超声表现?

2. 涎腺炎性疾病应与哪些疾病鉴别?

【病例分享】

患者女性,20 岁,右侧下颌下腺肿大 1 周。查体:右侧下颌下腺区隆起,质中,无明显压痛。超声声像图见图 5-6-5。

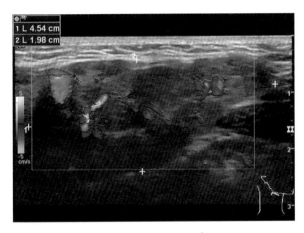

图 5-6-5 右侧慢性下颌下腺炎
右侧下颌下腺弥漫性增大,回声不均匀,血流信号 2 级

超声声像图特点及诊断:右侧下颌下腺肿大,大小约 45mm×20mm,内部回声不均匀,呈低回声。CDFI 提示:右侧下颌下腺血流信号 2 级。超声提示:右侧下颌下腺肿大伴回声不均匀,考虑慢性炎症。

诊断依据:①下颌下腺肿大;②内部回声不均匀;③下颌下腺血流信号增多。

临床诊断:慢性下颌下腺炎。

(陈 琴)

二、涎石病

【概况及流行病学】

发生于涎腺的结石称涎石病(sialolithiasis)。

早在 1959 年 Rauch 报告了 1 200 例此病,其中下颌下腺占 83%,腮腺 10%,舌下腺 7%。涎石多为单发,也有多发。涎石的形成机制,至今仍不十分清楚。

【病理与病生改变】

下颌下腺结石较腮腺结石更为多见。其原因为:①下颌下腺为混合性腺体,分泌的唾液富含黏蛋白,较腮腺分泌液黏稠,钙的含量高出 2 倍,容易沉积;②下颌下腺导管长而弯曲,使得唾液易于淤滞,导致涎石形成。结石形成后阻塞分泌物的排出,导致远端涎腺组织的肿胀、炎症,并随着腺泡组织的破坏而硬结化。

【临床表现】

男性多发,以青壮年多见,病程较长可达 20 余年。表现为:①进食性腺体肿大、胀痛,有时疼痛剧烈,发生"涎石绞痛",停止进食后,上述症状消失;②导管口黏膜红肿;③触诊可有硬结,压痛;④继发感染,感染扩散可引起涎腺周围软组织感染,脓肿形成。

【超声表现】

无感染者,涎腺大小、形态正常,实质回声均匀,腺体内探及多个或单个圆形、卵圆形或梭形的强回声,后方伴声影,此声像图往往见于钙化程度高的涎石。钙化程度低的涎石多为稍强回声,后方伴淡声影。涎石合并感染时,涎腺增大,其内可见不规则的低回声结节。长期慢性反复感染者由于腺体破坏,结缔组织增生而导致腺体缩小、变硬、回声明显不均,可见多数点状或线状强回声,腺体导管不同程度扩张,导管壁增厚,回声增强,内见结石。涎腺周围可见多个肿大的淋巴结。多普勒检测:腺体内血流明显增多(图 5-6-6)。

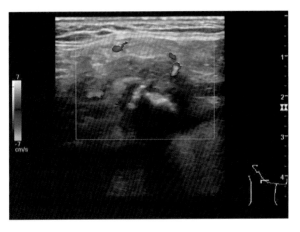

图 5-6-6 右侧下颌下腺结石
患者女性,65 岁。下颌下腺内见多个不规则弧形强回声,下颌下腺回声不均匀

【诊断与鉴别诊断要点】

1. 诊断要点 涎腺腺体或导管内弧形或梭形、长柱形强回声,后方伴声影或淡声影。常伴腺体回声明显不均匀或腺体内见低回声团块,病灶边缘血流丰富,病灶中心因脓肿形成而无血流。

2. 鉴别诊断要点

(1) 颌下区淋巴结结核:颌下区淋巴结结核的结节位置表浅,无进食肿胀及涎石绞痛症状,可有颈部及其他部位结核病史。钙化灶多呈点状,无一定规律,且多数不在导管走行部位。而涎石症的结石多为圆形、卵圆形或梭形,回声强。

(2) 舌下腺肿瘤:绝大多数舌下腺肿瘤无导管阻塞症状,极少数因肿瘤压迫导管而出现不完全性阻塞症状,但几乎未见结石。

(3) 淋巴上皮病:表现为颌下区肿块,质较硬,患者有口干、眼干等病史。超声表现为双侧涎腺弥漫性肿大,回声不均匀,也可表现为涎腺实性或囊实性肿块,常累及双侧泪腺。

【实验室及其他影像学检查】

涎石伴感染时,白细胞明显增高。

X线表现:X线检查是确诊涎石的重要手段。钙化程度高时,X线平片上能显示其大小形态,称为阳性结石。钙化程度低,X线在平片上不能显示出的结石称为阴性结石。涎腺导管造影可发现阴性结石。

【治疗方法】

1. 保守治疗 适用于很小的结石。嘱患者进酸性食物,增加唾液分泌而促进涎石排出。

2. 涎石摘除术 手术摘除结石,术前应明确涎石的位置。

3. 超声碎石治疗涎腺结石。

4. 腺体摘除术 适用于涎石位于涎腺腺体内,且涎石继发慢性涎腺炎,腺体功能明显低下者。

【思考题及测试题】

1. 为什么涎石症易发生于下颌下腺?

2. 简述涎石症的超声表现。

【病例分享】

患者男性,62岁,发现右下颌下腺肿块3月余。查体:右颌下区触及质地中等包块,无明显压痛。超声声像图见图5-6-7。

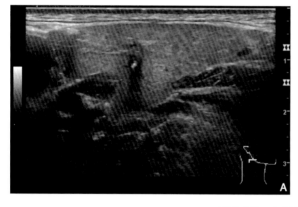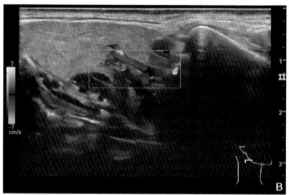

图 5-6-7 右侧慢性下颌下腺炎
A.右侧下颌下腺回声不均匀,内探及高回声、后示伴声影;B.下颌下腺内血流信号不丰富

超声声像图特点及诊断:右侧下颌下腺前后径约24mm,实质回声不均匀,血流信号不丰富,内见低回声及强回声灶,大小约1.4mm。超声提示:右侧慢性下颌下腺炎伴结石形成。

诊断依据:①右侧下颌下腺增大,实质回声弥漫不均匀,血流信号不丰富;②下颌下腺内高回声。

临床诊断:①涎石症;②慢性下颌下腺炎。

（陈 琴）

三、涎腺囊性病变

【概况及流行病学】

涎腺囊肿分为潴留性囊肿及先天性囊肿两种类型,前者多见。

【病理与病生改变】

潴留性囊肿为导管缩窄、肿瘤、结石、损伤及寄生虫等造成导管阻塞所致。先天性囊肿为胚胎发育时期遗留于深部组织内的上皮成分发展而成。

【临床表现】

1. **黏液腺囊肿** 常位于口腔黏膜下,呈浅蓝色水泡状物。

2. **舌下腺囊肿** 常见于青少年,无明显性别差异。表现为颌下区肿物,触诊柔软,低头时因重力关系,肿物稍有增大。

3. **下颌下腺及腮腺囊肿** 表现为下颌下腺或腮腺肿块,质地软或中等。

【超声表现】

黏液囊肿位于黏膜下,临床医生往往视诊便可诊断,故很少做超声检查。

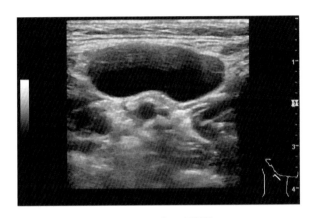

图 5-6-8 舌下腺囊肿
患者男性,24 岁。右侧舌下腺囊肿,囊液尚清

口外型舌下腺囊肿常在颌下区探及囊性肿块,边界清楚,形态规则,囊壁菲薄,囊内液体清亮,肿块后方有明显回声增强(图 5-6-8)。

下颌下腺囊肿为下颌下腺内囊性团块,边界清楚,后方有回声增强。

腮腺囊肿表现为边界清楚的无回声区,呈圆形或椭圆形,后壁回声增强。囊肿伴出血或囊肿内含黏稠的涎液时,内部呈细密的低弱回声,似实性肿块。多普勒检测:囊壁上常无血流信号。

【诊断与鉴别诊断要点】

1. **诊断要点** 超声需明确囊肿发生的部位,当囊肿伴出血及感染时,肿块呈低回声或稍高回声。

2. **鉴别诊断要点**

(1) 鳃裂囊肿:由于第一、二鳃弓发育异常而形成的畸形在颈部发生时,则形成鳃裂囊肿。囊肿多出现在胸锁乳突肌前缘靠近下颌骨的部位,但亦可发生在耳前区到锁骨之间的任何颈侧区。鳃裂囊肿表现为边界清楚的无回声区,呈圆形或椭圆形,后壁回声增强。囊肿伴出血或囊肿内含黏稠的涎液时,内部呈细密的低弱回声,似实性肿块(图 5-6-9)。穿刺有助于明确诊断。

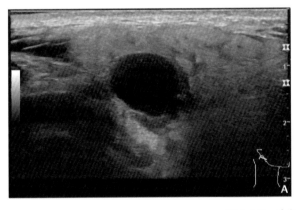
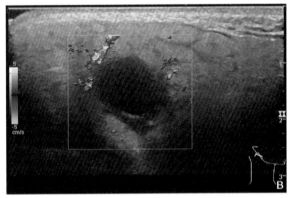

图 5-6-9 右侧腮腺鳃裂囊肿
患者女性,24 岁。A.右侧腮腺内见囊性团块,边界清楚,形态规则;B.囊肿内无血流信号,边缘见血流信号

(2) 涎腺导管囊肿:主要发生于腮腺,也发生于下颌下腺。老年男性多见。表现为腮腺区无痛性肿块。穿刺为无色透明液体,可检出淀粉酶。超声检查在腮腺内探及囊性肿块,常为单囊性,平均直径为2~3cm,内部为无回声,囊壁较薄。发生于下颌下腺导管囊肿由于其导管细长弯曲,囊肿呈长椭圆形或呈"葫芦"形。多普勒检测:囊壁上多无血流信号。

(3) 口底表皮样囊肿:多见于儿童及青年,囊肿位于口底正中,呈圆形或卵圆形,边界清楚,囊壁较厚,囊腔内含半固体状皮脂性分泌物,穿刺可抽出豆渣样内容物,以此与舌下腺囊肿相鉴别。

(4) 颌下区囊性水瘤:常见于婴幼儿,为源于淋巴组织的先天性疾病,囊腔内容物稀薄,无黏液,涂片镜检可见淋巴细胞。

【实验室及其他影像学检查】

囊肿穿刺抽出液体较为稀薄,抽出液淀粉酶试验阳性。

【治疗方法】

涎腺导管囊肿一般采取外科手术切除。

【思考题及测试题】

1. 简述单纯性舌下腺囊肿的超声图像特征。

2. 鳃裂囊肿应该和哪些疾病鉴别诊断？

【病例分享】

患者男性,41 岁,发现右颈部肿块 1 月余。肿块无明显消长史,无疼痛。查体:右颈部触及肿块,质地较软,无压痛。超声声像图见图 5-6-10。

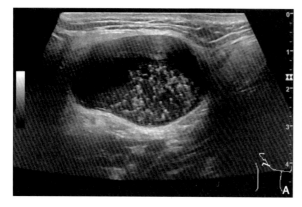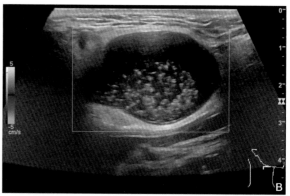

图 5-6-10 右侧腮腺鳃裂囊肿
A.右侧腮腺混合回声团以囊性为主;B.团块内未见明显血流信号

超声声像图特点及诊断:右侧腮腺下后方探及一大小约 36.0mm×22.0mm 以囊性为主的混合回声团,边界清楚,形态规则,内未见明显血流信号。

超声提示:右侧腮腺混合回声肿块,考虑鳃裂囊肿可能。

诊断依据:右侧腮腺内混合回声团块,边界清,形态规则,无血流信号;其余腮腺组织回声均匀。

病理诊断:右侧腮腺鳃裂囊肿。

(陈 琴)

四、涎腺其他非炎症性上皮病变

【概况及流行病学】

涎腺非炎症性上皮病变常见于涎腺良性肥大(sialadenosis)及淋巴上皮病。

1. 涎腺良性肥大 涎腺的一种非炎症性疾病,由腺实质的代谢与分泌异常引起,表现为双侧腺体的无痛性肿大,腮腺多见,与内分泌疾病、营养不良、慢性酒精中毒、肝硬化等疾病有关。

2. 涎腺淋巴上皮病 包括 Mikulicz(米库利兹)和舍格伦(Sjogren)综合征。属于自身免疫性疾病,常见中年女性。常为双侧或单侧涎腺肿大。

【病理与病生改变】

1. 涎腺良性肥大 表现为腮腺弥漫性增大,腺体柔软,无肿块。镜下腺泡直径大于 65μm 可作为诊断涎腺良性肥大的细胞学标准。

2. 涎腺淋巴上皮病 主要病理改变为涎腺淋巴组织增生,腺体被淋巴细胞破坏。早期病变从腺小叶中心开始,淋巴细胞浸润于腺泡之间,淋巴细胞浸润少,正常腺体结构多;随后病变呈进行性发展,腺泡破坏,被淋巴细胞和组织细胞代替,形成淋巴滤泡,存在于上皮-肌上皮岛内;病情进一步发展为小叶内腺泡间淋巴细胞浸润,小叶内导管上皮增生,形成实性上皮团块,此外小叶内导管也可增生扩张形成囊腔;最后腺体被弥漫的淋巴细胞浸润,腺泡消失,纤维增生硬化。

【临床表现】

1. 涎腺良性肥大 多为双侧涎腺肿大,多见中老年人。触诊腺体柔软无肿块,无压痛,导管口无红肿,分泌物清亮。

2. 涎腺淋巴上皮病 发病初期主要表现为涎腺及泪腺肿大伴轻度不适,偶有疼痛及口干,此时为 Mikulicz 综合征,以后出现口干、眼干、少泪或无泪、类风湿关节炎,此时称为 Sjogren 综合征或干燥综合征,二者统称为涎腺淋巴上皮病。

【超声表现】

1. 涎腺良性肥大 双侧腺体弥漫性增大,因腺体伴脂肪变性故回声稍增强,但无局限性回声异常,多普勒检测:腺体内血流信号无明显增多。

2. 涎腺淋巴上皮病 超声表现可分为 4 种类型:①弥漫增大型,超声表现为涎腺增大,腺体内部回声不均匀;②多发结节型,双侧腺体内部回声不均匀,腺体内多发椭圆形或不规则低回声小结节;③肿块型,此型最多见,超声表现为涎腺内单发肿

块或多发肿块,肿块呈实性低回声或呈囊实混合性回声;④硬化萎缩型,超声表现为整个腺体体积缩

小,内部回声增强,回声不均匀,并可见索条状强回声(图5-6-11)。

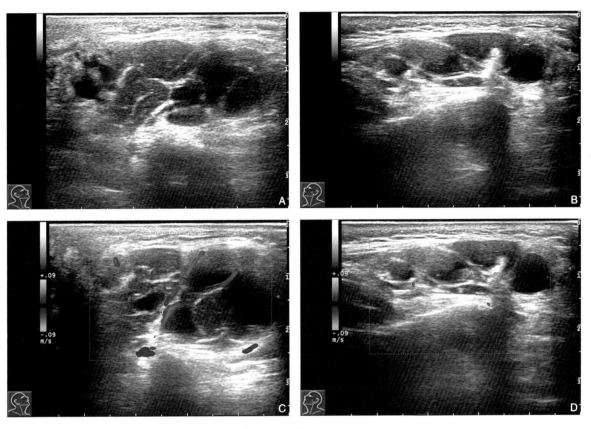

图 5-6-11　淋巴上皮病

患者女性,45 岁。A、B. 双侧腮腺内多个结节,部分呈低回声,部分呈囊性,腮腺实质回声不均匀;C、D. 结节血流增多,为 1~2 级血流

【诊断与鉴别诊断要点】

1. 诊断要点

(1) 良性涎腺肥大:超声显示双侧腺体弥漫性增大,回声稍增强,无占位。

(2) 涎腺淋巴上皮病:超声表现为弥漫肿大型、单发肿块型、多发肿块型、囊实肿块型、萎缩型。

2. 鉴别诊断要点　涎腺淋巴上皮病肿块型需与涎腺上皮性及非上皮性肿瘤鉴别诊断。从以下几方面鉴别①病史:涎腺淋巴上皮病常为中年女性患者,常有口干等病史,而涎腺肿瘤无口干病史;②涎腺回声:涎腺淋巴上皮病涎腺实质回声常不均匀,而涎腺肿瘤的涎腺实质回声常常是均匀的;③超声表现:涎腺淋巴上皮病常发生于双侧,超声表现多种多样,涎腺肿瘤常发生于单侧,常为单个肿块(除外多形性腺瘤伴子瘤形成、Warthin 瘤)。

【实验室及其他影像学检查】

1. 自身抗体　抗 SSA 和/或抗 SSB 阳性。

2. 腮腺造影　以 40% 碘油造影,观察腺体形态、有无破坏与萎缩、造影剂在腮腺内停留时间、腮

腺导管狭窄或扩张。

3. 腮腺同位素^{131}I 或^{99m}Tc 扫描　观察放射活性分布情况,其排泌和浓集有否迟缓或降低以了解分泌功能。

4. 从唇腭或鼻黏膜活检　观察腺体病理改变。

以上两项阳性符合干燥综合征。

5. CT　可显示双侧腮腺或下颌下腺内增大的软组织肿块影,密度均匀一致或不一致,边界较清楚。

【治疗方法】

涎腺良性肥大一般无需治疗。涎腺淋巴上皮病需经正规内科治疗。

【思考题及测试题】

1. 涎腺淋巴上皮病的病理改变?

2. 涎腺淋巴上皮病超声表现?

【病例分享】

患者男性,46 岁,左侧腮腺区肿大 6 月余伴口干、眼干病史。查体:左侧腮腺区隆起,质中,无明显压痛。

超声声像图见图 5-6-12。

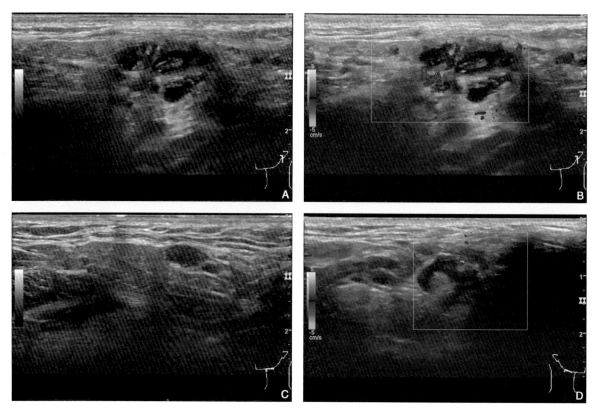

图 5-6-12 左侧腮腺淋巴上皮病

A.左侧腮腺内囊实性混合回声结节,腮腺实质回声不均匀;B.结节内可见 2 级血流信号;C.左侧下颌下腺实质回声不均匀;D. Ⅱ区淋巴结肿大,皮质增厚,皮髓质分界模糊

超声声像图特点及诊断:左侧腮腺实质回声欠均匀,左侧腮腺中下极探及大小约 19mm×11mm 混合回声结节,内可见 2 级血流信号;右侧腮腺实质回声不均匀,内可见多个淋巴结回声,较大者约 7mm×6mm;双侧下颌下腺轻度缩小,实质回声不均匀;双侧颈部 Ⅱ区均探及多个增大淋巴结,右侧较大者约 10mm×9mm,皮质增厚,皮髓质分界模糊,可见淋巴门型血流,左侧较大者约 13mm×7mm,皮质增厚,皮髓质分界清楚,可见淋巴门型血流。超声提示:双侧腮腺、下颌下腺实质回声不均匀,左侧腮腺混合回声结节均考虑为淋巴上皮病。

诊断依据:①中年男性;②眼干、口干;③病变累及双侧腮腺、下颌下腺,腺体回声不均匀,血流信号 2 级;④双侧颈部 Ⅱ区多个淋巴结轻度肿大,呈反应性增生改变。

病理诊断:左侧腮腺淋巴上皮病。

（陈 琴）

五、涎腺上皮样肿瘤

【概况及流行病学】

1. 涎腺上皮样肿瘤的分类（表 5-6-1）

表 5-6-1 常见涎腺上皮样肿瘤分类

良性肿瘤	恶性肿瘤
多形性腺瘤（混合瘤）	黏液表皮样癌
Warthin 瘤	腺样囊性癌
基底细胞腺瘤	腺泡细胞癌
嗜酸性腺瘤	基底细胞腺癌
肌上皮瘤	乳头状囊腺癌
乳头状导管腺瘤	涎腺导管癌

2. 涎腺上皮样肿瘤发病概况

腮腺肿瘤中良性肿瘤占大多数（约占 80%），恶性肿瘤只占少数（约 20%），下颌下腺肿瘤中,良恶性肿瘤的比例比较接近,分别占 55% 和 45%;舌下腺肿瘤中,恶性肿瘤的比例高达 90%。Warthin 瘤、嗜酸性腺瘤几乎仅发生于腮腺。舌下腺肿瘤少见,一旦发现很可能是腺样囊性癌。涎腺肿瘤女性多见,发病高峰年龄为 50~70 岁,而多形性腺瘤、黏液表皮样癌、腺泡细胞癌高峰年龄为 20~40 岁,基底细胞腺瘤多发生于老年患者,Warthin 瘤多发生于长期吸烟的中老年男性患者;腺样囊性癌常发生于下颌下腺,且以老年女性居多。

【病理与病生改变】

1. 多形性腺瘤(pleomorphic adenoma) 最常见的涎腺肿瘤,大多数肿瘤发生于腮腺浅叶。因肿瘤中含有肿瘤性上皮组织,黏液样组织或软骨样组织,组织学形态呈显著的多形性及混合性,故命名为多形性腺瘤或混合瘤。多形性腺瘤并非均匀的膨胀性生长,在肿瘤的某些部位可生长较快,形成明显的凸起结节。肿瘤直径一般为 3~5cm,呈圆形或卵圆形,表面光滑,可见一些小凸起凸入周围的正常组织而使肿块呈分叶状或结节状,周边可有包膜,但厚薄不一,有的包膜不完整。肿瘤的剖面可呈灰白色,质地较硬;当黏液样组织丰富时,质地较软;而软骨样组织较多时呈半透明浅蓝色,质地较硬;肿块内偶见小片区域出血。肿瘤的包膜与瘤体之间黏着性较差,极易剥脱。

2. Warthin 瘤 其发病率仅次于多形性腺瘤,肿瘤绝大多数发生于腮腺浅叶后下极,双侧腮腺 Warthin 瘤颇为常见,同侧多灶性 Warthin 瘤亦很见。下颌下腺 Warthin 瘤罕见,即使发生也可能在下颌下腺与腮腺下极交界处。Warthins 瘤由嗜酸性上皮细胞、成熟的淋巴样间质及淋巴样间质的纤维血管组成,故血供丰富。Warthin 瘤的肉眼所见颇具特点:①肿瘤呈圆形或椭圆形,或扁平状,质地较软,包膜完整;②剖面呈灰红或暗红色,部分呈实性,部分呈囊性,含有黏液或胶冻样物;③有时在肿瘤周围可见暗红色的淋巴结。

3. 基底细胞腺瘤(basal cell adenoma,BCA) 常见中老年人。发生在腮腺最为常见,约占 70%,小涎腺约占 30%。肿瘤由基底细胞和少量间质组成,间质内血管丰富。肿块圆形,表面光滑,界限清楚,剖面为灰白色,大小为 2~4cm,常有完整的包膜。肿瘤常有囊性变(为基底细胞腺瘤较为突出的特点),内含褐色的黏液样物。

4. 黏液表皮样癌(mucoepidermoid carcinoma) 是最常见的涎腺恶性肿瘤,40~60 岁为发病高峰,女性多于男性,90%发生于腮腺。黏液表皮样癌分为低度恶性及高度恶性,以低度恶性为多。黏液表皮样癌镜下常见黏液细胞、表皮样细胞、中间细胞和透明细胞。低度恶性型黏液表皮样癌包膜不完整,直径一般不超过 5cm,切面灰白或呈浅粉红色,肿瘤内可见大小不等的囊腔,内含透明黏液。高度恶性型黏液表皮样癌呈浸润性生长,无包膜,与正常组织分界不清,切面灰白色,质地均匀较硬,常见出血灶及坏死区。

5. 腺样囊性癌(adenoid cystic carcinoma) 是口腔颌面部最具有特征的恶性肿瘤,由导管上皮细胞及肌上皮细胞组成。肿瘤间质有纤维结缔组织及少量淋巴细胞、浆细胞。肿块大多呈圆形或椭圆形,有时呈结节状,大小多为 2~4cm,无包膜或包膜不完整,界限不清,质地稍硬,剖面大多为实质性,部分见微小囊腔,内含黏稠液体。浸润性极强是腺样囊性癌的显著特征,常沿组织间隙向周围组织蔓延扩展,易浸润神经,也可浸入血管形成血管内瘤栓。

6. 腺泡细胞癌(acinar cell carcinoma) 发生部位以腮腺最常见,占 90%以上,偶见于下颌下腺及小涎腺。肿瘤由腺泡样细胞、空泡细胞、闰管样细胞、透明细胞组成。呈圆形或椭圆形,直径 2~4cm,有不完整包膜。切面呈分叶状,可出现坏死区及囊性变,偶见肿块完全呈囊性。

【临床表现】

1. 多形性腺瘤 以耳旁无痛性包块就诊,中年女性多发,也可见于儿童及老年人。生长缓慢,常无自觉症状,病史较长。当肿瘤突然生长加速,疼痛或出现面神经麻痹现象,则提示恶性变。

2. Warthin 瘤 男性患者多于女性,男女比例约为 6:1,发病年龄多在 50~70 岁。肿瘤大多生长缓慢,病程长短不一,可伴有疼痛。肿块时大时小,有消长史是 Warthin 瘤突出的临床特点之一。扪诊肿块呈圆形或椭圆形,质地较软。

3. 基底细胞腺瘤 占涎腺肿瘤的 1%~3%,多见于 60~70 岁,男女之比约为 1:2,好发于腮腺,多为无痛性肿块。肿块多位于浅叶,可活动,直径 2~3cm。

4. 黏液表皮样癌 女性较男性多见,约为 1.5:1,40~60 岁为发病高峰。低度恶性黏液表皮样癌多以无痛性肿块为第一主诉,一般病史较长,肿瘤形态大多不规则,质地偏硬,少数肿瘤的部分区域可呈囊性,极少出现面瘫及神经受累症状。高度恶性黏液表皮样癌生长迅速,肿瘤与正常组织分界不清,约半数病例出现神经系统受累症状。下颌下腺黏液表皮样癌可出现舌下神经麻痹。

5. 腺样囊性癌 女性多于男性,40~60 岁为发病高峰。肿块疼痛是腺样囊性癌最突出的症状,并常有患侧神经功能障碍。肿瘤大小不等,形态不规则,边界不清,质地较硬。易发生远处转移是腺样囊性癌的重要特性之一。

6. 腺泡细胞癌 约占涎腺上皮性肿瘤的 2%,最常见的发病年龄为 50~60 岁,女性多于男性,是最常见的儿童涎腺恶性肿瘤。绝大部分发生在腮腺,肿瘤为缓慢增大、实性的肿块。

【超声表现】

1. **多形性腺瘤** 腮腺轻中度增大或不增大,其内见单个(少数为多个)实性肿块。肿瘤呈圆形、椭圆形或呈梨形、分叶状,边界清楚,内部回声均匀或欠均匀(少数有液性暗区及粗大钙化)。超声可分为:①单发实性肿块型,此型最常见;②多发或分叶状实性肿块型,此型病理多为混合瘤伴子瘤形成;③囊实混合肿块型,囊液较清亮。此型最少见。多普勒检测:肿块内部血流稀少,周边可见环状血流("提篮样"血流)(图5-6-13)。

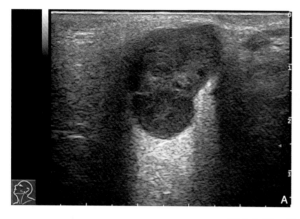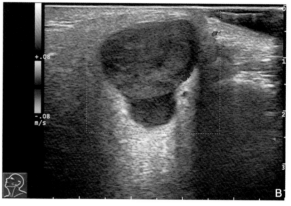

图5-6-13 腮腺多形性腺瘤

患者男性,33岁。A.左侧腮腺内实性低回声团块,边界清楚,呈"梨形"回声较均匀;B.团块周边见1级血流信号,内部未见血流信号

2. **Warthin瘤** 腮腺增大或不增大,在双侧腮腺或单侧腮腺内探及单个或多个实性团块或囊实性肿块,边界清楚,扁椭圆形,实性部分呈"网格状"为Warthin瘤的超声特征。双侧腮腺内常常可见反应增生性淋巴结。超声分型可分为①实性肿块型,血流丰富,如淋巴门型血流;②囊实混合型,囊腔多数不规则,囊液欠清亮,实性部分血流丰富,此型最多见;③囊性肿块型,肿块呈囊性或囊性团块内有分隔,囊液混浊。病理显示Warthin瘤伴梗死及感染,此型最少见(图5-6-14)。

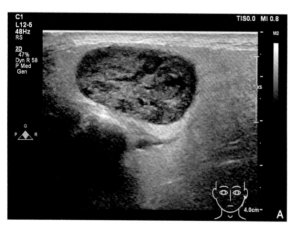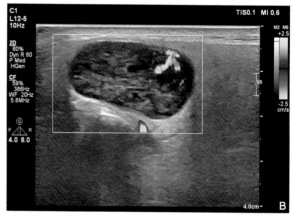

图5-6-14 左侧腮腺Warthin瘤(实性肿块型)

患者男性,55岁。A.肿块呈扁椭圆形,内部回声不均匀;B.内部见2级血流信号

3. **基底细胞腺瘤** 腮腺内单发低回声肿块,边界清楚,形态规则。超声分为:①实性肿块型,肿块呈实性低回声,为圆形或椭圆形,实性部分回声均匀,不呈网格状(此点与Warthin瘤鉴别),未见钙化(此点与混合瘤鉴别),血流较丰富;②囊实肿块型,此型较常见。为单个囊腔,囊腔规则,囊腔较大为基底细胞腺瘤较为突出的特点,囊壁边缘规整,囊内液体清亮,与Warthin瘤多个囊腔、囊腔不规则、液体混浊有所不同。多普勒检测:周边可见环状血流,肿块内部实性部分血流信号2~3级(图5-6-15)。

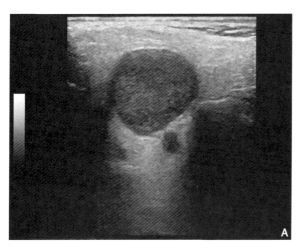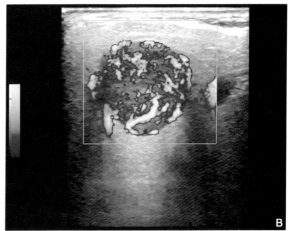

图 5-6-15　右侧腮腺基底细胞腺瘤(实性肿块型)

患者女性,65岁。A.肿块边界清楚,形态规则,内部回声均匀;B.血流3级

4. 黏液表皮样癌　低度恶性黏液表皮样癌病灶多<3cm,边界欠清,形态欠规则,有部分包膜。高度恶性黏液表皮样癌呈浸润性生长,边界不规整,与周围组织分界不清,多无包膜。多普勒检测:肿块内及周边可见丰富的血流信号或血流不丰富,血流速度明显增高,常>35cm/s。颈部淋巴结可有异常肿大(图5-6-16)。

5. 腺样囊性癌　与大多数涎腺恶性肿瘤一样,

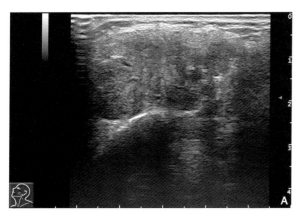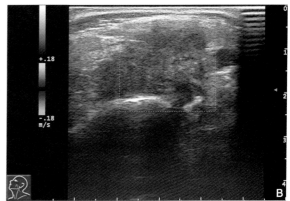

图 5-6-16　左侧腮腺黏液表皮样癌

患者女性,16岁。A.肿块边界不清,形态为规则的,回声欠均匀,周边无包膜回声;B.肿块内见点状血流信号

当肿瘤较小时表现为边界清楚、形态规则、内部回声均匀的低回声结节,当肿瘤较大时表现为边界不清,形态不规则、内部回声不均的肿块,声像图上无特异性。超声检查时注意肿块的发生部位及临床表现有助于鉴别诊断。多普勒检测:病变较小时血流不丰富,而较大的病变表现为血流增多且血流方向紊乱,血流速度增快(图5-6-17)。

6. 腺泡细胞癌　为涎腺的低度恶性肿瘤,多数发生于腮腺,腺体内探及实性肿块,多呈圆形,常边界清楚,形态规则,周边可见不完整的强回声包膜。肿块也可形态不规则,边界欠清,内部回声不

均匀。当出血坏死时肿块内部见低弱回声区或无回声区。多普勒检测:肿块内部可见少量血流信号,多为高速高阻的动脉血流(图5-6-18)。

【诊断与鉴别诊断要点】

1. 诊断要点

(1) 多形性腺瘤:①中青年患者;②腮腺区无痛性肿块,生长缓慢,质地中等或较硬;③超声显示肿块呈球形或椭圆形、梨形、分叶状,边界清楚,周边见强回声包膜,内部回声欠均匀,可见液化及钙化,多普勒检测肿块内血流稀少、周边见环状血流。

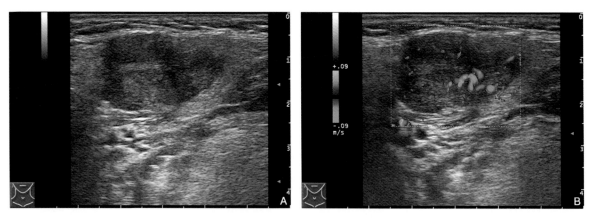

图 5-6-17　右侧下颌下腺腺样囊性癌

患者女性,75 岁。A.肿块边界欠清楚,形态欠规则,回声欠均匀;B.血流信号 2 级,分布紊乱

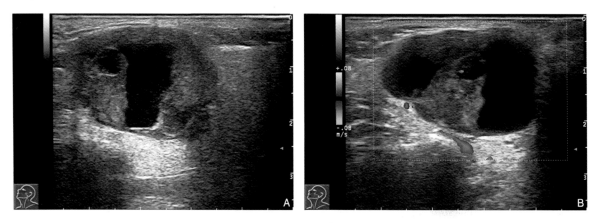

图 5-6-18　左侧腮腺腺泡细胞癌

患者女性,64 岁。A.肿块边界较清楚,形态规则,内部回声不均匀,可见液性暗区;B.实性部分可见 1 级血流

（2）Warthin 瘤:①男性明显多于女性;②长期吸烟史;③肿瘤位于腮腺后下极;④可表现为双侧腮腺肿块或同侧多灶性肿块;也可表现为肿块与肿大的淋巴结合并存在,肿块常有消长史;⑤肿块表面光滑,质地较软;⑥超声显示肿块呈扁椭圆形,内部呈网格状为其特征性表现,肿块内常有液性暗区,液体混浊,血流呈淋巴门型。

（3）基底细胞腺瘤:①老年人多见;②好发于腮腺;③肿块大多呈无痛性增大,少数伴有疼痛;④肿块呈实性低回声,为圆形或椭圆形,实性部分回声较均匀,不呈网格状,未见钙化,肿块内常见大片液性暗区,肿块周边及内部血流丰富。

（4）黏液表皮样癌:①40~60 岁为发病高峰,女性多于男性;②低度恶性黏液表皮样癌一般病史较长,而高度恶性黏液表皮样癌生长迅速;③腮腺或下颌下腺内探及实性肿块,边界欠清,形态欠规则,有部分包膜或无包膜,多普勒检测:肿块血流信号较丰富。

（5）腺样囊性癌:①女性多于男性,40~60 岁为发病高峰;②小涎腺的腺样囊性癌多于大涎腺;③疼痛是腺样囊性癌最突出的症状;④可出现神经功能障碍;⑤超声表现为团块呈实性低回声,形态规则或不规则,无包膜,血流信号较丰富且紊乱。

（6）腺泡细胞癌:与多形性腺瘤较难鉴别。①女性患者略多于男性。②肿块边界清楚,有不完整包膜。③临床上表现为缓慢增大的实性肿块,可出现面部间歇性疼痛。④超声显示肿块好发于腮腺,呈圆形或不规则形,内部呈实性不均匀回声,少数病灶有囊性变。

【实验室及其他影像学检查】

影像学检查中,目前普遍认为,对于位置表浅的大涎腺病变应首选超声检查,CT、MRI 检查为辅。而对于位置较深的小涎腺及舌下腺病变应以 CT、MRI 检查为主。由于 MRI 的软组织信号对比优于CT,故对涎腺肿瘤检查而言,MRI 比 CT 更适宜。PECT 均能显示头颈部原发性肿瘤,且能更好地显示黏膜下肿瘤性病变。

【治疗方法】

1. **多形性腺瘤** 多形性腺瘤的治疗为手术切除，应在肿瘤包膜外的正常组织内切除，包括肿瘤的腮腺局部切除，保留面神经、腮腺导管、部分浅叶及深叶腺体。下颌下腺肿瘤一般应包括下颌下腺一并切除。

2. **Warthin 瘤** 可采用肿瘤及瘤周部分正常腺体切除的腮腺区域性切除术。

3. **基底细胞腺瘤** 治疗为手术切除。

4. **黏液表皮样癌** 外科手术是治疗黏液表皮样癌的主要方法。局部彻底切除是治愈的关键，否则易复发。

5. **腺样囊性癌** 术后复发率高，需结合放化疗治疗，5 年生存率明显提高。

6. **腺泡细胞癌** 需手术切除。有 30% ~ 45% 的复发率。

【思考题及测试题】

1. 涎腺最常见的肿瘤类型是什么？简述其超声特征。

2. 多形性腺瘤与 Warthin 瘤在超声上如何鉴别？

3. 简述涎腺恶性肿瘤的超声表现。

4. 老年人较常见的涎腺良性肿瘤是什么？简述其超声表现。

【病例分享】

1. **病例一** 患者女性，66 岁，发现左侧耳前包块 2 个月余，无疼痛。查体：左侧耳前腮腺区触及蚕豆大小肿块，质中，无压痛。

超声声像图（图 5-6-19）特点及诊断：左侧腮腺内探及一大小约 1.8cm×1.5cm 的实性低回声结节，边界清，形态规则，内部回声欠均匀，可见数个小囊性暗区，内见 3 级血流信号。超声提示：左侧腮腺实性低回声结节，基底细胞腺瘤可能性大。

诊断依据：老年女性；腮腺实性低回声结节，边界清楚，形态规则，血流 3 级。

病理诊断：左侧腮腺基底细胞腺瘤。

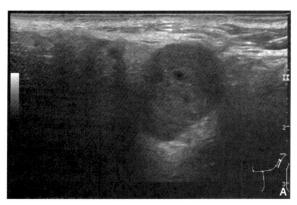
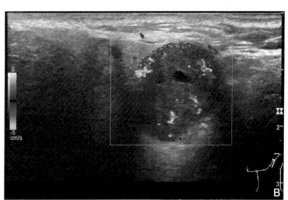

图 5-6-19 左侧腮腺基底细胞腺瘤
A. 左侧腮腺低回声结节，边界清楚，形态规则，内部回声欠均匀，可见数个囊性暗区；B. 结节内可见 3 级血流信号

2. **病例二** 患者男性，57 岁，发现右侧面颊部肿块 6 个月余，无疼痛，有吸烟饮酒史 10 年余。查体：右侧腮腺区触及一大小约 2cm×2cm 肿块，质中，无压痛，与周围组织无粘连。

超声声像图（图 5-6-20）特点及诊断：右侧腮腺中份探及一大小约 28mm×15mm×14mm 实性结节，

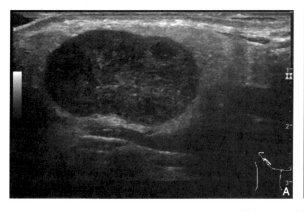
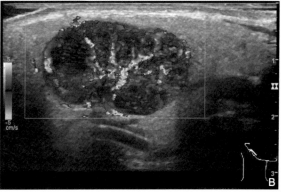

图 5-6-20 右侧腮腺 Warthin 瘤
A. 右侧腮腺实性结节，边界清楚，形态规则；B. 结节内可见 3 级血流信号，呈树枝状分布

呈椭圆形,边界清楚,形态规则,内可见 3 级血流信号,呈树枝状分布。超声提示:右侧腮腺低回声结节,Warthin 瘤可能。

诊断依据:①中老年男性;②吸烟史;③腮腺实性团块,边界清楚,形态规则;④肿块内血流呈树枝状分布。

病理诊断:右侧腮腺 Warthin 瘤。

3. 病例三 患者女性,27 岁,发现左耳前肿块 1 个月,伴疼痛,肿块无消长史。查体:左侧耳前触及一大小约 3cm×2cm 的质中肿块,不可推动,有轻压痛。

超声声像图(图 5-6-21)特点及诊断:左侧腮腺深叶探及一大小约 30mm×18mm 实性低回声团,边界不清楚,形态不规则,内部回声不均匀,内可见 1 级血流信号。超声提示:左侧腮腺实性低回声团,黏液表皮样癌可能。

诊断依据:①年轻女性;②肿块疼痛;③查体显示肿块与周围组织粘连;④左侧腮腺深叶实性低回声团,边界不清楚,形态不规则。

病理诊断:左侧腮腺黏液表皮样癌。

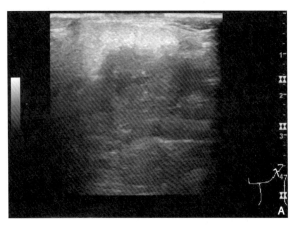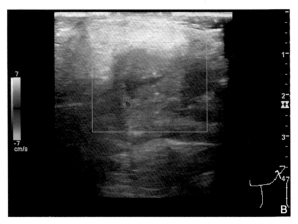

图 5-6-21 左侧腮腺黏液表皮样癌
A.左侧腮腺实性团块,边界不清楚,形态不规则,内部回声不均匀;B.团块内可见 1 级血流信号

4. 病例四 患者男性,47 岁,右侧腮腺区肿块 6 个月余。查体:右侧腮腺区隆起,肿块质中,无明显压痛。

超声声像图(图 5-6-22)特点及诊断:右侧耳前副腮腺内探及大小约 7.4mm×5.3mm 实性低回声结节,边界清楚,形态规则,内可见 1 级血流信号。

超声提示:右侧耳前副腮腺内实性低回声结节,考虑多形性腺瘤。

诊断依据:①中年男性;②右侧耳前副腮腺内实性低回声结节,边界清楚,形态规则;③结节内血流信号 1 级。

病理诊断:右侧副腮腺多形性腺瘤。

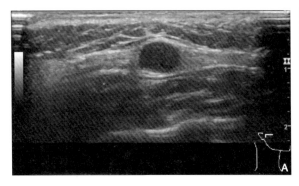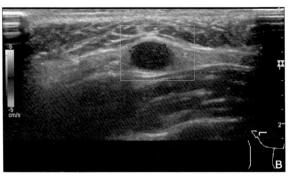

图 5-6-22 右侧副腮腺多形性腺瘤
A.右侧耳前副腮腺内实性低回声结节,边界清楚,形态规则;B.结节内可见 1 级血流信号

5. 病例五 患者女性,42岁,右侧腮腺区疼痛5个月余。查体:右侧腮腺区隆起,质中,有轻压痛。

超声声像图(图5-6-23)特点及诊断:右侧腮腺

中部探及一大小约11mm×6mm的实性低回声结节,边界欠清,形态尚规则,边缘见1级血流信号。超声提示:右侧腮腺中部实性低回声结节,考虑肿瘤性病变,性质待定。

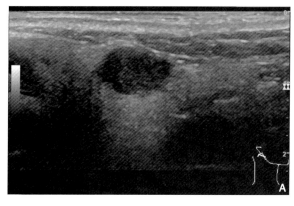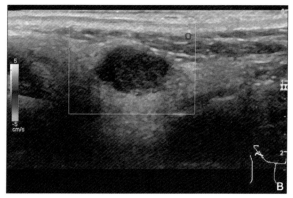

图5-6-23 右侧腮腺腺泡细胞癌
A.右侧腮腺实性结节,边界欠清,形态尚规则;B.结节边缘见1级血流信号

诊断依据:①中年女性;②肿块边界欠清,形态尚规则。

病理诊断:右侧腮腺腺泡细胞癌。

(陈 琴)

六、涎腺非上皮性肿瘤

涎腺非上皮性肿瘤罕见,来源于涎腺间叶组织,包括血管瘤、淋巴管瘤、脂肪瘤、神经源性肿瘤、肉瘤、淋巴瘤等。其病理形态、临床表现、声像图特点与其他部位同类型肿瘤基本一致,超声表现没有特征性,部分与涎腺上皮性肿瘤表现相似,鉴别诊断较困难。

(一)血管瘤

【概况及流行病学】

涎腺血管瘤(hemangioma)绝大多数发生于腮腺,偶见于下颌下腺,发生于腮腺者仅占腮腺肿瘤的0.4%~0.6%。

【病理与病生改变】

涎腺血管瘤分为毛细血管瘤及海绵状血管瘤,有时可两者混合存在。毛细血管瘤大体病理可见血管瘤组织挤压涎腺腺体,肿瘤呈分叶状,无被膜,镜下见腺体小叶萎缩,被瘤组织的毛细血管取代。海绵状血管瘤表现为许多不规则扩张的海绵状血窦组成,血窦内充满血液,常有血栓和钙化,血窦间为纤维结缔组织。

【临床表现】

毛细血管瘤大多数发生在婴儿,早期表现为皮肤扁平的红色病变,之后可增大、隆起,表现为皮肤的紫色结节。海绵状血管瘤见于儿童及成人,有些血管瘤在浅表处为毛细血管型,而在深叶为海绵型,表现为面部不对称。肿瘤发生于腮腺浅叶时,腮腺区皮肤常呈浅蓝色或暗紫色,肿块界限不清,质地柔软,可被压缩,低头试验为阳性(即瘤体低于心脏水平时,瘤内血液回流受阻,瘤体增大,瘤体高于心脏平面时,血液回流通畅,瘤体缩小)。

【超声表现】

涎腺血管瘤表现为涎腺内实性或囊实混合性肿块,形态多不规则,边界常欠清,内部回声不均,毛细血管瘤内部可见等号样血管回声,海绵状血管瘤内部多呈管网状或蜂窝状回声,部分见血窦内血栓,常可合并结石(图5-6-24)。多普勒超声:肿块内可见低速血流信号,常呈"湖泊状"。

【诊断与鉴别诊断要点】

超声检查发现涎腺区域实性肿块,内部呈蜂窝状或管网状,低头试验阳性,局部皮肤颜色呈淡蓝色或暗紫色,可考虑涎腺血管瘤,但需与以下疾病鉴别。

1. 涎腺海绵状淋巴管瘤 涎腺海绵状淋巴管瘤皮肤无异常改变,内部无血流信号。

2. Warthin瘤 内部回声也可呈网格状,与血管瘤合并血栓超声表现相似,但多发生于腮腺浅叶,内部常无血流信号或有门型血流,低头体位试验为阴性。

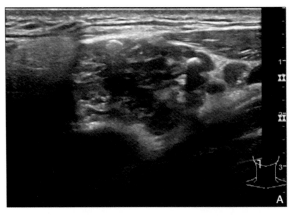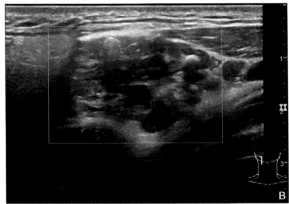

图 5-6-24　右侧下颌下腺血管瘤

A. 右侧下颌下腺内肿块,内部回声呈管网状,伴结石;B. 肿块边缘少许点状血流信号

【实验室及其他影像学检查】

血管瘤的血窦结构在 MRI T_2 加权像呈特异性高信号,MRI 对诊断血管瘤及判断血管瘤的范围较超声检查更具有优势。

【治疗方法】

毛细血管瘤大多在青春期前可自行消退。不能自行消退的血管瘤可采用硬化剂及手术治疗。婴幼儿腮腺血管瘤宜采取手术治疗。

（二）淋巴管瘤

【概况及流行病学】

淋巴管瘤（lymphangioma）少见,为先天性的,90%发生于 2 岁前,男性略多于女性,80%见于腮腺,20%见于下颌下腺。

【病理与病生改变】

涎腺淋巴管瘤分为囊状淋巴管瘤及海绵状淋巴管瘤。可为一个或数个互相交通的大囊,界限清楚;也可呈蜂窝状,界限不清。镜下肿瘤有粗细不等、形态不一的淋巴管组成,腔内含组织液及少量淋巴细胞。

【临床表现】

患侧涎腺区域肿大畸形,肿瘤生长缓慢,无明显症状。肿瘤触诊柔软,低头试验阴性,表面皮肤无异常。囊状淋巴管瘤触诊可有波动感。

【超声表现】

1. **海绵状淋巴管瘤**　形态不规则,无包膜,边界清楚,内部呈蜂窝状回声,多普勒超声肿块内无血流信号、蜂窝状的分隔上偶见少量血流信号。

2. **囊状淋巴管瘤**　呈单囊或多囊状肿块,边界清,形态不规则,囊内液体清亮,当合并感染时囊内液体混浊。多普勒超声:肿块内无血流信号,多囊状肿块在分隔上偶见血流信号（图 5-6-25）。

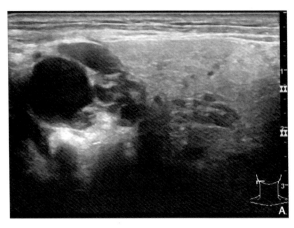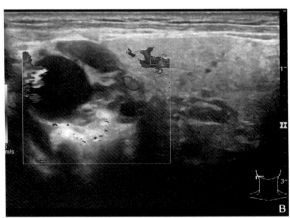

图 5-6-25　左侧下颌下腺淋巴管瘤

A. 右侧下颌下腺内囊性肿块,边界清楚,内部见分隔;B. 肿块周围见血流信号

【超声诊断与鉴别要点】

涎腺区域扫查发现囊性肿块或蜂窝状肿块,应考虑到涎腺淋巴管瘤的可能性,但超声诊断困难,需与其他疾病鉴别。

1. **涎腺血管瘤** 见涎腺血管瘤超声鉴别诊断。

2. **涎腺单纯囊肿及鳃裂囊肿** 单纯涎腺囊肿常合并外伤史,鳃裂囊肿多发生于颈内三角及下颌下区,但其超声表现与单囊型淋巴管瘤均难以鉴别,有待病理学诊断。

【实验室与其他影像学检查】

囊状淋巴管瘤穿刺可抽出淡黄色水样液体。

【治疗方法】

涎腺淋巴管瘤可行手术切除。下颌下腺囊状淋巴管瘤常包绕颈部大血管,超声检查时应详细描述其相对关系,为临床医师手术方式选择提供参考信息。

(三)脂肪瘤

【概况及流行病学】

涎腺脂肪瘤(lipoma)可发生于任何年龄,但30~50岁最多见,男性发病率高于女性。95%发生于腮腺,发生于下颌下腺的仅占5%。

【病理与病生改变】

脂肪瘤切面呈黄色或淡黄色,有薄包膜。镜下脂肪瘤由成熟脂肪细胞组成,由纤维组织小梁将脂肪细胞分隔成大小不等的小叶。肿瘤呈膨胀性生长,推压腺体组织。

【临床表现】

涎腺区域生长缓慢的无痛性肿块,触诊肿块表面光滑,可活动,质地较软,无压痛。

【超声表现】

涎腺内低回声或中等回声实性肿块,形态规则,常呈椭圆形,边界清楚,周边可见略高回声包膜(图5-6-26),肿块有轻度的压缩性。多普勒超声肿块内部及周边常无血流信号。

【超声诊断与鉴别要点】

涎腺内规则的椭圆形低回声肿块,有包膜,可考虑脂肪瘤可能性。

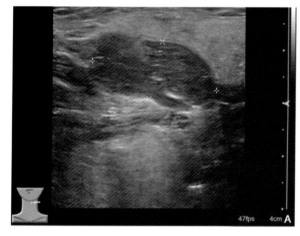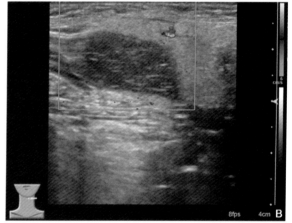

图 5-6-26 左侧下颌下腺脂肪瘤声像图

A.左侧下颌下腺内实性肿块,呈椭圆形,边界清楚,周边可见略高回声包膜;B.肿块内部及周围无血流信号

需与涎腺弥漫性脂肪瘤样增生鉴别,后者无被膜,边界不清,而脂肪瘤有完整的包膜。

【实验室与其他影像学检查】

由于脂肪组织在 CT、MRI 上特异性成像特点,CT、MRI 对于观察脂肪瘤范围及定性诊断脂肪瘤,均优于超声。

【治疗方法】

涎腺脂肪瘤可行单纯肿瘤摘除,术后一般不复发。

(四)神经源性肿瘤

涎腺神经源性肿瘤(neurogenic tumour)包括神经鞘瘤(neurilemmoma)和神经纤维瘤(neurofibroma)。

【概况及流行病学】

涎腺神经源性肿瘤大多发生于中年患者,位于腮腺者约占85%,位于下颌下腺者约占15%。

【病理与病生改变】

涎腺神经源性肿瘤大多发生于面神经。神经鞘瘤与神经纤维瘤大体病理均呈界限清楚的结节状肿块。神经鞘瘤可有完整的包膜,肿块较大时常发生囊样变,剖面常见囊腔,肿瘤细胞呈梭形,呈束状及栅栏状排列。而神经纤维瘤无包膜,镜下可见神经膜细胞及成纤维细胞,呈丛状或梭状排列,瘤细胞间有胶原基质。

【临床表现】

神经源性肿瘤生长缓慢,触诊肿瘤界限清楚,中等硬度,无明显压痛,较大的神经鞘瘤可伴不同程度的面神经麻痹症状。神经纤维瘤病患者常伴有面部皮肤大小不等的棕色或黑色斑,皮肤内有多发质硬瘤结节。

【超声表现】

面神经走行区见边界清楚、椭圆形或分叶状

的结节,肿块较小时多呈均匀低回声,较大时常伴有黏液样变而呈囊实性,部分在肿瘤长轴一端或两端可见与之相连的面神经细尾状低回声,即"鼠尾征"。多普勒超声:多数肿块内部血流信号较少,部分也可见丰富血流信号(图5-6-27)。

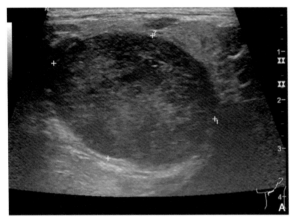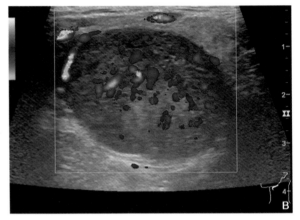

图 5-6-27　左侧下颌下腺神经鞘瘤
A. 左侧下颌下腺内实性肿块,边界清,呈均匀低回声;B. 肿块内见丰富的点状及短线状血流信号

【超声诊断与鉴别要点】

涎腺内边界清晰的实性及囊实性结节,与面神经关系密切,伴有典型"鼠尾征"时应考虑神经源性肿瘤。但多数神经源性肿瘤超声表现无特异性,超声定性诊断困难。

【实验室与其他影像学检查】

涎腺神经源性肿瘤大多发生于面神经,神经源性肿瘤的CT、MR表现没有特征性,与其他涎腺上皮来源的肿瘤难以鉴别。

【治疗方法】

可采取手术治疗,但常伴有面瘫。

（五）淋巴瘤

【概况及流行病学】

淋巴瘤(lymphoma)按组织学表现可分为霍奇金淋巴瘤和非霍奇金淋巴瘤。非霍奇金淋巴瘤发病高峰年龄50~70岁,霍奇金淋巴瘤发病高峰年龄15~35岁,男性均较女性多见。非霍奇金淋巴瘤60%发生于腮腺、35%于下颌下腺、5%于舌下腺及小涎腺;霍奇金淋巴瘤60%发生于下颌下腺,40%发生于腮腺。

【病理与病生改变】

分为原发性和继发性,其中原发性涎腺淋巴瘤可分为涎腺实质性的结节外淋巴瘤和涎腺淋巴结淋巴瘤。具体组织学分类同其他部位的淋巴瘤

分类。

【临床表现】

表现为无痛性肿块,可为单个或多个肿块,质地中等,界限清楚,活动度较差,生长速度较快。部分病例伴发热、肝脾肿大等全身症状。

【超声表现】

涎腺内圆形或椭圆形肿块,常多发,边界清,呈低回声或近似无回声,常伴后方回声增高,部分可见涎腺内淋巴结皮质增厚,髓质变薄或消失。多普勒检测:肿块内血流信号丰富,血管呈树枝状分布(图5-6-28)。

【超声诊断与鉴别要点】

涎腺区回声极低的实性结节,并丰富血流信号,应考虑到淋巴瘤可能性,但淋巴瘤的超声表现无特异性,应结合病理检查。

当肿块仍保留部分淋巴门结构时,需要与涎腺淋巴结反应性增生鉴别,但超声检查难以鉴别,有赖于病理学诊断。

【实验室与其他影像学检查】

淋巴瘤的CT、MRI均表现为涎腺增大及涎腺内实性结节,淋巴瘤MRI的T_2WI信号均匀,这与其他涎腺恶性肿瘤的表现不同,MR扩散成像显示为扩散受限,但淋巴瘤的诊断仍有赖于病理检查,以明确分型指导临床治疗。

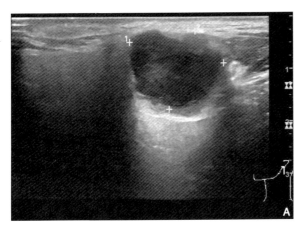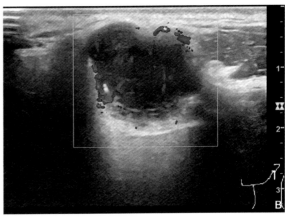

图 5-6-28　左侧腮腺滤泡细胞淋巴瘤

A. 左侧腮腺内实性肿块,边界清,呈近似无回声,伴后方回声增高;B. 肿块内见呈树枝状分布的丰富血流信号

【治疗方法】

涎腺淋巴瘤首选化疗治疗,可结合放疗。

【思考题及测试题】

涎腺血管瘤与海绵状淋巴管瘤如何鉴别诊断?

【病例分享】

1. **病例一**　患者男性,31 岁,发现右颌下区肿物 1 个月余,无发热、盗汗、疼痛等,近 1 个月来明显增大。查体:右颌下区可及肿物,直径约 3cm,质韧,活动性差,无压痛。

超声声像图(图 5-6-29)特点及诊断:右下颌下腺内见一椭圆形近似无回声肿块,边界清晰,内部回声均匀,其一侧见淋巴门样高回声区,肿块后方回声增高,彩色多普勒超声见肿块内树枝样丰富血流信号。超声提示:右下颌下腺实性肿物,淋巴瘤可能,需与右颌下区淋巴结反应性增生鉴别。

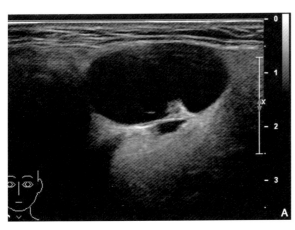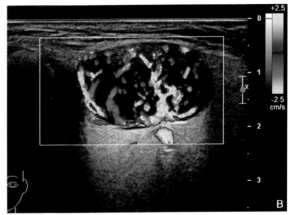

图 5-6-29　右下颌下腺霍奇金淋巴瘤

A. 右下颌下腺内椭圆形近似无回声肿块,边界清晰,一侧见淋巴门样高回声区,后方回声增高;B. 肿块内见树枝样丰富血流信号

诊断依据:①患者较年轻;②无痛性肿块,生长速度快;③肿块内部回声极低,近似无回声,一侧见淋巴门样回声;④血流信号丰富。

病理诊断:霍奇金淋巴瘤。

2. **病例二**　患者女性,31 岁,发现右面颊部肿胀 1 个月余。查体:右侧耳下区可触及肿块,直径约 2cm,光滑,无压痛。

超声声像图(图 5-6-30)特点及诊断:右腮腺内见一椭圆形低回声肿块,边界清晰,内部回声均匀,其长轴一侧略见细条状低回声,彩色多普勒超声见肿块内未见明显血流信号。超声提示:右腮腺实性肿物,神经源性可能大。

诊断依据:①肿块边界清晰,内部回声均匀;②长轴切面肿块的一侧略见细条状回声相连。

病理诊断:右腮腺神经鞘瘤。

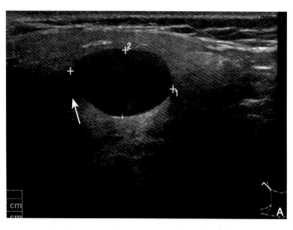
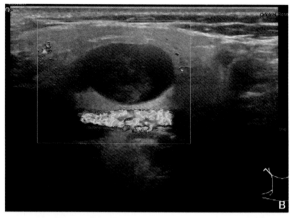

图 5-6-30　右腮腺神经鞘瘤

A. 右腮腺内见一椭圆形低回声肿块,边界清晰,内部回声均匀,其长轴一侧见条状低回声凸起(箭);B. 肿块内未见明显血流信号

3. 病例三　患者男性,33 岁,发现左颌下肿大十余年,缓慢增大。查体:左侧颌下区可及质软肿物,直径约 6cm,无压痛,边界不清,表面皮肤无异常。

超声声像图见图 5-6-31。

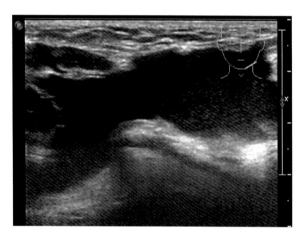

图 5-6-31　左下颌下腺淋巴管瘤

左颌下及颏下区见巨大囊性肿块,边界清晰,内见少许细光点及细分隔带回声

超声声像图特点及诊断:左颌下及颏下区见巨大囊性肿物,边界清晰,内见少许细光点及细分隔带回声。超声提示:左颌下及颏下囊性病变,考虑为淋巴管瘤或鳃裂囊肿。

诊断依据:①患者较年轻,发现肿物多年,肿物生长缓慢,无明显外伤史;②肿物呈囊性,分隔纤细。

病理诊断:左下颌下腺淋巴管瘤。

(牛丽娟)

第七节　新技术应用

近十几年超声新技术不断涌现,包括三维超声、超声弹性成像、超声血管造影、光声成像等。由于涎腺肿块下方及周围有下颌骨,故弹性成像检查受到限制,需经专业培训后方可应用。光声成像需配置专用设备,也限制了其普及。而涎腺的超声血管造影近几年成为研究热点。超声血管造影可显示组织的微血管构架及动态显示肿块内的微循环,故可鉴别良恶性肿瘤。

一、三维超声

三维对涎腺肿块的显示率为 100%,三维超声的表面成像、透明成像及多平面成像可以较好地显示病灶的形态、边缘及与周边结构的关系。三维超声可为腮腺局灶性病变良恶性鉴别诊断提供更丰富的信息,有望得到更广泛的应用。

二、超声弹性成像

近 10 年来,超声弹性成像已经成为常规超声成像模式的一个重要补充,在涎腺肿块鉴别诊断方面显示了其作用。Klintworth 等研究发现,不同病理类型腮腺肿瘤的超声弹性成像表现形式不同,均有一定的特异性,可更好地对腮腺区肿瘤定性诊断。但弹性成像评分与操作者施加压力大小、感兴趣区域大小、病灶的大小、深度、病理结构及病程的长短等因素有关,目前研究样本量小、研究数不足,超声弹性成像技术评估涎腺疾病的标准尚未建立,其应用价值还需更多的深入研究,故涎腺弹性成像仍需结合常规超声、病史及临床表现进行综合评估。

三、超声造影

对于涎腺超声造影评价方法及指标目前尚无统一的标准。参阅文献报道及多中心研究结果,建议对涎腺病灶超声造影的观察内容以定性观察分析为主,将结节与周围正常涎腺组织对照,观察结节的增强时间、增强强度分布、增强方向、增强水平、增强后肿块大小、有无增强环等。超声造影的应用价值为涎腺结节的良、恶性鉴别诊断。相关研究显示涎腺恶性结节均表现为早于正常涎腺增强，良性结节多数早于正常涎腺增强，也可表现与正常涎腺组织同步增强；肿块内无增强区形态不规则，边缘呈虫蚀状，多数见于恶性肿瘤、炎性病灶、Warthin 瘤伴出血坏死；良性肿块无增强区相对规整；良性结节多表现为向心性增强及整体弥漫性高增强，恶性结节表现为弥漫性高增强，动脉期可见粗大、走行扭曲的血管；结节周边环状增强多见于良性结节，增强后结节大小无变化；无环状增强，肿块边界不清且增强后结节增大见于恶性肿瘤。

通过对比观察将涎腺肿块增强后边界清楚、周边显示环状增强，肿块无增大作为良性肿瘤的诊断标准；增强后边界不清，周边无环状增强，肿块增大作为恶性肿瘤的诊断标准，与术后病理结果对照，其准确性达 87.2%。国外学者曾报道超声造影鉴别腮腺良恶性肿瘤与术后病理结果的符合率达到 90%。但涎腺超声造影有一定的局限性：①涎腺肿块位置表浅，探头加压时造成肿块造影剂灌注不足；②对于炎性病变由于肿块增强后边界不清、肿块增大，与恶性肿瘤增强方式重叠交叉，故可能误诊为恶性肿瘤，诊断时需询问病史、结合临床表现。需要指出的是对超声造影结果的最终判断必须建立在常规超声基础之上，包括病灶位置、大小、比邻关系的确定等等。

四、介入超声

中华口腔医学会口腔颌面外科专业委员会涎腺疾病学组和中国抗癌协会头颈肿瘤外科专业委员会涎腺肿瘤协作组于 2010 年制定的涎腺肿瘤的诊断和治疗指南中指出：腮腺和颌下腺肿瘤易产生瘤细胞种植，禁忌做活检，应行细针穿刺细胞学活检技术诊断，建议采用外径为 0.6mm 的细针（相当于 6 号注射针头）吸取病变组织进行细胞学检查。

【思考题及测试题】

1. 简述超声造影在涎腺肿瘤诊断中的应用价值。

2. 涎腺病变应如何选择合适的影像学检查？

（陈 琴）

第八节　专业规范解读

涎腺肿瘤属于头颈部肿瘤，有关的诊疗规范和指南在国内有 2010 年中华口腔医学会口腔颌面外科专业委员会涎腺疾病学组和中国抗癌协会头颈肿瘤外科专业委员会共同制定的《涎腺肿瘤的诊断和治疗指南》，国外有 2018 年美国国家综合癌症网络（National Comprehensive Cancer Network，NCCN）发布的《头颈部肿瘤临床实践指南》；英国头颈肿瘤专业委员会的多学科系列指南，包括《涎腺肿瘤治疗决策指南》《头颈部肿瘤影像检查指南》及《头颈部肿瘤病理指南》，涵盖了涎腺肿瘤的影像诊断、病理诊断及治疗原则。上述多个指南中指出由于涎腺肿瘤的病理类型多样，鉴别诊断困难，术前影像学检查非常重要。本文分别对涎腺肿瘤的影像学检查的选择及超声引导下活检进行解读。

一、涎腺肿瘤影像学检查

上述多个指南中提出可用于涎腺检查的影像学检查包括：超声、CT、MRI 及 PET-CT，国内指南中还提到 ^{99m}Tc 核素显像和腮腺造影。

超声检查可以判断涎腺有无占位，并根据肿瘤大小、囊实性、是否合并涎腺结石及颈部淋巴结转移等推测肿瘤的性质，较其他影像学检查更具有优势，是涎腺肿瘤的首选影像学诊断手段。

CT 在判断涎腺肿瘤与周围组织关系上具有优势，适用于涎腺肿瘤病变范围较大或位置深的时候，以及判断肿瘤的远处转移。需要确定肿瘤与颈部血管的关系时应行增强 CT 扫描。

MRI 的软组织分辨率高，在显示涎腺肿瘤对面神经及周围组织的侵犯方面，优于超声及 CT 检查。在判断肿瘤良恶性方面，良性肿瘤通常在 T_2WI 上显示为高信号，而恶性病变通常表现为中至低信号。

PET-CT 是根据葡萄糖代谢的差异确定病变性质的，适用于涎腺肿瘤手术或放疗后、组织结构改变较大、难以判断肿瘤复发时，可作为补充检查。

^{99m}Tc 核素显像适用于临床怀疑 Warthin 瘤者，显示为肿瘤区摄取明显增加。

腮腺导管造影对涎腺肿瘤的诊断价值有限，但对炎性肿块有一定的诊断作用，适用于临床怀疑炎性肿块者。

二、超声引导下涎腺肿瘤活检

由于涎腺肿瘤易产生瘤细胞种植转移，前述多个指南中指出涎腺肿瘤禁忌进行开放性的组织活检，推荐采用超声引导下细针穿刺细胞学活检。细针穿刺细胞学活检技术可以明确区分涎腺炎症与肿瘤，区分肿瘤良恶性的准确率在 95% 以上，组织学分类的准确率可达 80%，可为手术前确定涎腺肿块的性质提供重要依据。国内指南及《涎腺肿瘤治疗决策指南》中还提出阅片者的经验直接影响诊断的准确率，建议由经验丰富的专业医师进行细胞学阅片。超声引导下细针穿刺细胞学活检技术可以实时监测细针吸取的过程，特别是对无法触及的涎腺肿块,可以提高取材的成功率,减少并发症。仅在影像学高度怀疑涎腺恶性肿瘤,但未能取得细胞学诊断者,可行超声引导下同芯针穿刺组织学活检。

(牛丽娟)

参 考 文 献

[1] 陈琴,岳林先.浅表器官超声造影诊断图谱.北京:人民卫生出版社,2015.

[2] 苟加梅,陈琴.涎腺疾病影像学诊断研究进展.中华消化病与影像杂志(电子版),2012,2(3):230-233.

[3] 张杰,尹彦玲,王胰,等.超声在慢性硬化性涎腺炎诊断中的应用.中国超声医学杂志,2010,26(10):887-889.

[4] 谭深,姬永浩,王辉.彩超对涎腺结石的诊断价值.中国超声诊断杂志,2005,6(9):646-647.

[5] 曹志英,徐进.涎腺内结石的超声诊断.中国误诊学杂志,2005,5(18):3491-3491.

[6] 郑丽娟,王学梅,张云飞.鳃裂囊肿的超声误诊原因分析.中国超声医学杂志,2006,22(2):96-98.

[7] 莫祝宁,李旭熙.超声在腮腺囊肿诊断中的应用.临床超声医学杂志,2008,10(2):137-138.

[8] 苟加梅,蒋建军,陈琴,等.超声诊断干燥综合征腮腺病变的研究进展.现代预防医学,2011,38(23):4943-4944.

[9] 邱金鸾,陈琴,戴俊臣,等.涎腺良性淋巴上皮病超声诊断与病理对照分析.中华消化病与影像杂志(电子版),2016,6(3):111-113.

[10] 王健楠,王学梅,欧国成.超声弹性成像在干燥综合征诊断中的应用价值.中国超声医学杂志,2013,29(1):10-13.

[11] 戴俊臣,陈琴,吴昊,等.涎腺多形性腺瘤常规超声及超声造影检查特征分析.中国超声医学杂志,2015,31(9):769-771.

[12] 苟加梅,陈琴,周青,等.涎腺Warthin瘤超声特征与病理对照分析.华西口腔医学杂志,2013,31(4):389-392.

[13] 全丽娟,徐明民,金惠虹,等.腮腺多形性腺瘤与基底细胞瘤超声表现的比较.中华医学超声杂志,2014,11(4):351-353.

[14] 米全慧.颌下腺混合瘤与涎腺肿块彩色超声表现及诊断区别.全科口腔医学杂志,2014,1(2):11-12.

[15] 徐秋华,周辉红,燕山.涎腺多形性腺瘤的三维超声研究.中国超声医学杂志,2011,27(7):598-600.

[16] 邱金鸾,陈琴,吴昊,等.实时剪切波弹性成像对涎腺混合瘤与沃辛瘤的诊断价值.西部医学,2017,29(4):514-518.

[17] 徐秋华,燕山.腮腺血管瘤和淋巴管瘤的超声诊断.中国超声医学杂志,2001,17(12):918-920.

[18] 马西顺,王红艳,韩彤亮.腮腺脂肪瘤超声及CT表现.中国医学影像学杂志,2018,26(2):114-116.

[19] 罗伟东,邱逦.腮腺非霍奇金淋巴瘤的超声声像图表现分析.中国超声医学杂志,2017,33(11):1031-1033.

[20] 文艳玲,秦威,罗葆明,等.三维超声断层成像技术在腮腺局灶性病变鉴别诊断中的应用.中华医学超声杂志(电子版),2010,7(1):73-77.

[21] 中华口腔医学会口腔颌面外科专业委员会涎腺疾病学组,中国抗癌协会头颈肿瘤外科专业委员会涎腺肿瘤协作组.涎腺肿瘤的诊断和治疗指南.中华口腔医学杂志,2010,45(3):131-134.

[22] GRITZMANN N. Sonography of the salivary glands. AJR Am J Roentgenol,1989,153(1):161-166.

[23] WESTERLAND O,HOWLETT D. Sonoelastography techniques in the evaluation and diagnosis of parotid neoplasms. Eur Radiol,2012,22(5):966-969.

[24] BHATIA KSS,RASALKA DD,LEE YP,et al. Evaluation of real-time qualitative sonoelastography of focal lesions in the parotid and submandibular glands:applications and limitations. International Journal of Medical Radiology,2010,33(5):507.

[25] TUNA IS,DOGANAY S,YIKILMAZ A,et al. Hemangioma of the Parotid Gland in an Infant:MR and Doppler US Findings. Eurasian J Med,2009,41(2):141.

[26] GOU JM,CHEN Q,ZHOU Q,et al. Quantitative diagnosis of salivary gland tumors with contrast-enhanced ultrasound—a preliminary study. Oral Surg Oral Med Oral Pathol Oral Radiol,2013,116(6):784-790.

[27] KLINTWORTH N,MANTSOPOULOS K,ZENK J,et al. Sonoelastography of parotid gland tumours:initial experience and identification of characteristic patterns. Eur Radiol,2012,22(5):947-956.

[28] COLEVAS AD,YOM SS,PFISTER DG,et al. NCCN Guidelines Insights:Head and Neck Cancers,Version 1. J Natl Compr Canc Netw,2018,16(5):479-490.

[29] SOOD S,MCGURK M,VAZ F. Management of Salivary Gland Tumours:United Kingdom National Multidisciplinary Guidelines. J Laryngol Otol,2016,130(S2):S142-S149.

[30] LEWIS-JONES H,COLLEY S,GIBSON D. Imaging in head and neck cancer:United Kingdom National Multidisciplinary Guidelines. J Laryngol Otol,2016,130(S2):S28-S31.

[31] HELLIWELL TR,GILES TE. Pathological aspects of the assessment of head and neck cancers:United Kingdom National Multidisciplinary Guidelines. J Laryngol Otol,2016,130(S2):S59-S65.

[32] TO VS,CHAN JY,TSANG RK,et al. Review of salivary gland neoplasms. ISRN Otolaryngol,2012,16;2012:872982.

[33] THOENY HC. Imaging of salivary gland tumours. Cancer Imaging,2007,7:52-62.

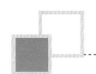

第六章 浅表淋巴结

第一节 概　述

淋巴结是人体重要的免疫器官,在人体内有600~700个。1969年,Asher首先将超声诊断技术(2.0MHz)试用于腹膜后肿大淋巴结的诊断。此后,学者们将2.25~5.00MHz超声常规用于腹部和浅表淋巴结肿大的检测。1984年,法国学者Bruneton等首次报告应用7.5MHz高频实时超声探头可以显示浅表淋巴结的大小、形态、内部回声结构及其变化。随着探头频率的提高和成像技术的进步,超声对颈部、滑车、腹股沟、腋窝、腘窝等浅表部位的淋巴结显示更加清晰。超声不仅能观察淋巴结的形态、位置及毗邻关系、测量大小,而且能根据淋巴结的皮质厚度、淋巴门结构、淋巴结内血管的分布及淋巴结硬度等区分淋巴结的良恶性,并推测病因。浅表淋巴结超声检查成为超声医师重要的日常工作之一。

【思考题及测试题】

为什么1969年已经将超声诊断技术试用于腹膜后肿大淋巴结的诊断,而直到1984年超声才可以显示浅表淋巴结的内部回声结构?

（陈路增）

第二节　解剖与生理

淋巴系统是人体脉管系统的重要组成部分,其内有无色透明的淋巴(液)经淋巴管向心流动,并经淋巴结滤过后汇入静脉。淋巴结是淋巴管向心流动行程中产生免疫应答的必经器官。

一、解剖

（一）部位

淋巴结(lymph node,LN)多成群分布,数目不恒定,以深筋膜为界,将淋巴结分为浅、深两部分。浅淋巴结位于浅筋膜内,分布于全身各部位,多位于关节屈侧,并沿血管排列,通常以其所在部位及附近血管而命名,主要是指颈部淋巴结、腋淋巴结和腹股沟淋巴结。

(1) 颈部淋巴结:数目较多,除收纳头、颈部淋巴之外,还收集胸部及上肢部分淋巴,又分颈上部、颈前区、颈外侧区淋巴结。

1) 颈上部淋巴结:沿头、颈交界处排列,位置表浅,分为5组。

①下颌下淋巴结:位于下颌下腺附近,收纳眼、颊、唇、牙、舌及口底的淋巴,汇入颈外侧上、下深淋巴结。

②颏下淋巴结:位于颏下三角内,收纳颏部、下唇中部、口底及舌尖等处的淋巴,注入下颌下淋巴结及颈内静脉二腹肌淋巴结。

③枕淋巴结:位于枕部皮下,斜方肌起点的浅面,收纳项部和枕部的淋巴,入颈外侧浅、深淋巴结。

④乳突淋巴结:位于耳后,胸锁乳突肌上端浅面。收纳颞、顶、乳突区及耳廓的淋巴,注入颈外侧浅、深淋巴结。

⑤腮腺淋巴结:位于腮腺表面及实质内,收纳面部、耳廓、外耳道等处的淋巴,注入颈外侧浅淋巴结及颈深上淋巴结。

2) 颈前区淋巴结:又称颈前淋巴结,位于颈前正中部,舌骨下方,两侧胸锁乳突肌和颈动脉鞘之间,分为颈前浅淋巴结及颈前深淋巴结。

①颈前浅淋巴结:沿颈前静脉排列,收纳舌骨下区的浅淋巴,其输出管注入颈外侧下深淋巴结或锁骨上淋巴结。

②颈前深淋巴结:分布于喉、甲状腺和气管颈部的前方及两侧,包括喉前淋巴结、甲状腺淋巴结、气管前淋巴结和气管旁淋巴结,收集甲状腺、喉、气管颈部、食管颈部等处淋巴,其输出管注入颈外侧上、下深淋巴结。

3) 颈外侧区淋巴结:即颈外侧淋巴结,以颈筋膜浅层为界,分为浅、深两组。

①颈外侧浅淋巴结:沿颈外静脉排列,收纳腮腺、枕部及耳后部的淋巴,其输出管主要注入颈外

侧深淋巴结上群。

②颈外侧深淋巴结：主要沿颈内静脉排列，上至颅底，下至颈根部，通常以肩胛舌骨肌和颈内静脉交叉点为界，分为颈外侧上深淋巴结和颈外侧下深淋巴结。

颈外侧上深淋巴结：于胸锁乳突肌深面，排列在颈内静脉周围，收纳颈外侧浅淋巴结、腮腺淋巴结、下颌下及颏下淋巴结输出管，并收纳喉、气管、

腭扁桃体及舌的淋巴，其输出管注入颈外侧下深淋巴结。

颈外侧下深淋巴结：位于肩胛舌骨肌中间腱下方，排列于颈内静脉和颈横血管周围。

美国癌症联合委员会（American Joint Committee on Cancer, AJCC）将头颈部淋巴结自上而下分为七个区域，即 AJCC 的 Level 分区（图 6-2-1～图 6-2-3、表 6-2-1）。

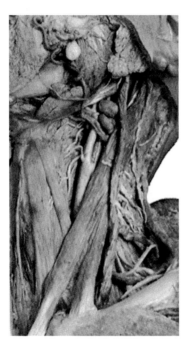

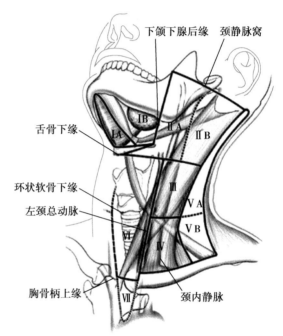

图 6-2-1 颈部淋巴结解剖分区

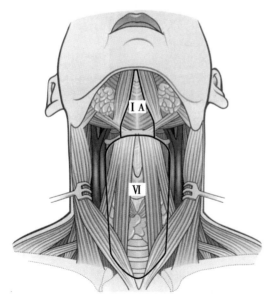

图 6-2-2 颈部淋巴结分区正位

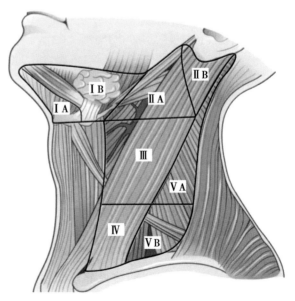

图 6-2-3 颈部淋巴结分区侧位

表 6-2-1　AJCC 头颈部淋巴结分区

Ⅰ区	二腹肌后腹、下颌骨、舌骨体围成的颏下和颌下三角
Ⅰ A	颏下淋巴结,位于舌骨、下颌骨和二腹肌之间
Ⅰ B	颌下淋巴结,位于舌骨下缘、下颌骨体、二腹肌前腹、茎突舌骨肌间
Ⅱ区	上颈部淋巴结,位于颅底指舌骨下缘之间,胸锁乳突肌后缘之前,茎突舌骨肌(下颌下腺后缘)之后
Ⅱ A	副神经之前的淋巴结
Ⅱ B	副神经之后的淋巴结
Ⅲ区	中颈淋巴结,位于舌骨下缘到环状软骨下缘水平,胸锁乳突肌后缘之前、胸骨舌骨肌之后
Ⅳ区	下颈淋巴结,位于环状软骨下缘水平到锁骨间,胸锁乳突肌后缘之前,胸骨舌骨肌之后
Ⅴ区	颈后三角淋巴结,位于胸锁乳突肌和斜方肌交角到锁骨,胸锁乳突肌后缘与斜方肌前缘之间
Ⅴ A	Ⅴ环状软骨下缘水平以上的淋巴结
Ⅴ B	Ⅴ环状软骨下缘水平以下的淋巴结
Ⅵ区	舌骨至胸骨切迹水平,左右颈动脉鞘之间的淋巴结
Ⅶ区	胸骨上凹以下至上纵隔淋巴结

另一较广泛应用的是美国耳鼻喉头颈外科学会(American Academy of Otolaryngology-Head and Neck Surgery,AAO-HNS)发布的头颈部淋巴结 Level 分区中,Ⅰ~Ⅵ区基本与 AJCC 一致,但未设置Ⅶ区,而是将上纵隔与腮腺旁、腮腺内、耳前、耳后、枕下、颊及咽等淋巴结区域一起列为补充说明内容,咽部淋巴结一般超声难以显示。

(2)腋淋巴结:位于腋血管及其分支或属支周围的疏松结缔组织中,数量较多(图 6-2-4)。腋淋巴结有两种分群方式,一种是解剖学分群(图 6-2-5),一种是临床分群(图 6-2-6)。

解剖学分群为:

1)外侧群淋巴结:沿腋静脉内侧排列的腋淋巴结,又称腋静脉淋巴结,乳腺癌手术清扫该组淋巴结时不需打开腋窝,可有效地避免术后上肢水肿。

2)前群淋巴结:位于前锯肌表面、胸小肌下缘,沿胸外侧动、静脉分布,又称胸肌淋巴结。

3)后群淋巴结:位于肩胛下动、静脉和胸背神经周围,又称为为肩胛下淋巴结,在清扫该群淋巴结时注意避免损伤胸背及肩胛下动静脉,结扎切断肩胛下血管的乳腺支,以避免术后出血。

4)中央群淋巴结:位于腋窝中央的脂肪组织内,是临床体检最易发现的淋巴结群,当上肢内收放松时,可以触及该群淋巴结,本组是腋淋巴结中最大、数目最多的。

5)尖群淋巴结:位于锁骨下肌下内方、胸小肌上缘及内侧、胸筋膜深面、Haslted 韧带外侧,沿腋静脉排列,其所处的位置是腋窝的顶端,因其又位于

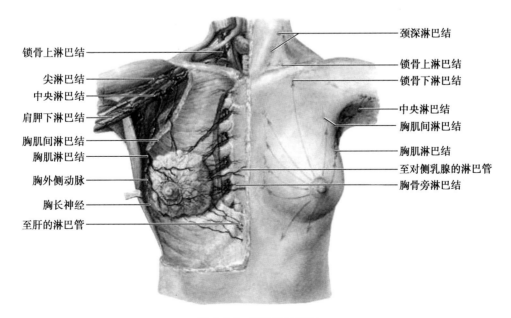

图 6-2-4　腋淋巴结解剖

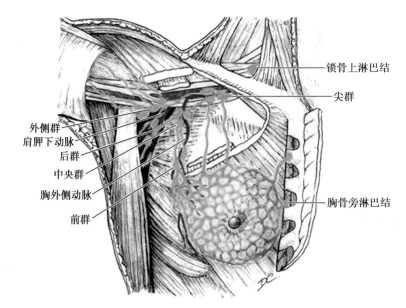

图 6-2-5　腋淋巴结解剖学分群示意图

锁骨上淋巴结

尖群

外侧群
肩胛下动脉
后群
中央群
胸外侧动脉
前群

胸骨旁淋巴结

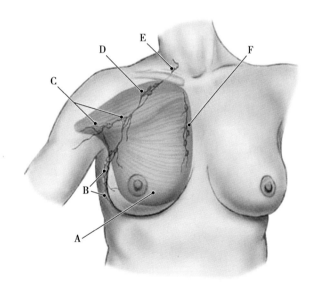

图 6-2-6　腋淋巴结临床分群示意图
A:胸肌间(Rotter)淋巴结,B:Ⅰ区(下组)腋窝淋巴结,C:Ⅱ区(中组)腋窝淋巴结,D:Ⅲ区(上组)腋窝淋巴结,E:锁骨上淋巴结,F:内乳链

锁骨下,故又称锁骨下淋巴结,是乳腺癌根治术时必须清除的淋巴结,与锁骨上淋巴结相交通。

6)胸肌间淋巴结:位于胸大肌、胸小肌之间的血管周围的脂肪内,沿胸肩峰血管肌支分布,又称为 Rotter 淋巴结。

根据解剖学对腋淋巴结分群在手术时淋巴结的清扫中具有指导意义,各群淋巴结之间有着丰富的淋巴干相连接,任何一群淋巴结受累及均可以汇集到尖群淋巴结,而尖群淋巴结与锁骨上淋巴结、纵隔淋巴结相交通,其淋巴干可直接注入颈内静脉或锁骨下静脉,引发锁骨上、纵隔淋巴结转移或血

行播散,但该分群方法不适用病理科医师,因无法在标本上进行淋巴结定位,故解剖学分群的临床意义受到限制。之后出现了从乳腺癌的转移特征和病理学角度出发的临床分群,目前被广泛接受并能应用的腋窝淋巴结临床分群是根据 AJCC 乳腺癌区域分区以胸小肌为标志的分区:

1)腋窝淋巴结:即胸肌间(Rotter 淋巴结)和沿腋静脉肌属支分布的淋巴结。可分为三个亚区,Ⅰ区(下组)位于胸小肌外侧缘;Ⅱ区(中组)位于胸小肌内外侧缘和胸肌间淋巴结(Rotter 淋巴结);Ⅲ区(上组)位于胸小肌内侧缘,因位于锁骨(中外侧段)下方,故也称为锁骨下淋巴结。

2)内乳淋巴结:即沿胸骨旁、胸内筋膜分布的淋巴结。

3)锁骨上淋巴结:即位于颈内静脉、肩胛舌骨肌、锁骨及锁骨下静脉围成的三角形区域内淋巴结,与颈部 Level VB 区基本一致。

4)乳腺内淋巴结:即位于乳腺内的淋巴结。

5)腹股沟淋巴结:集中排列在股前内侧区上部,可分两群:上群又称斜群,有 2~6 个淋巴结,斜行排列于腹股沟韧带下方,又可分为内、外侧两组,主要收集腹前外侧壁下部、会阴、外生殖器、臀部及肛管和子宫的淋巴。下群又称远侧群或纵群,有 2~7 个淋巴结,沿大隐静脉末段纵行排列,以大隐静脉为界,亦分为内、外侧两组,主要收纳下肢的浅淋巴管、会阴和外生殖器的部分浅淋巴。其输出淋巴管注入腹股沟深淋巴结或髂外淋巴结(图 6-2-7)。

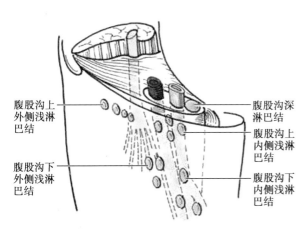

腹股沟上外侧浅淋巴结

腹股沟下外侧浅淋巴结

腹股沟深淋巴结

腹股沟上内侧浅淋巴结

腹股沟下内侧浅淋巴结

图 6-2-7　腹股沟淋巴结分组

（二）形态及结构

正常淋巴结呈豆形,为大小不一的圆形或椭圆形灰红色小体。淋巴结的一侧隆凸,连接数条输入淋巴管,另一侧凹陷,凹陷中央处为淋巴结门,该处有 1~2 条输出淋巴管由淋巴结实质延伸至淋巴结外,并与血管、神经伴行。淋巴结表面包有被膜,被膜的结缔组织深入淋巴结内形成小梁,构成淋巴结的支架,被膜下为皮质区,淋巴结的中心及门部为髓质区。皮质区有淋巴小结、弥散淋巴组织及皮质

淋巴窦(简称皮窦),髓质包括由致密淋巴组织构成的髓索和髓质淋巴窦(简称髓窦)。从输入淋巴管流来的淋巴液先进入皮窦再流向髓窦,最后经输出淋巴管离开淋巴结。一个淋巴结的输出淋巴管可成为另一个淋巴结的输入淋巴管(图 6-2-8)。

（三）血液供应

小动脉自淋巴结门进入,一部分进入髓质淋巴索;一部分分支循小梁进入皮质,到淋巴小结处分支成毛细血管。其后在副皮质区汇合成毛细血管后微静脉,最后汇合成小静脉与小动脉并行出淋巴结门。

二、生理

淋巴结的主要功能是滤过淋巴、产生淋巴细胞和进行免疫应答。人体患病时,细菌、毒素、癌细胞等可沿淋巴管进入局部淋巴结,淋巴结即产生淋巴细胞和浆细胞参与机体的免疫过程,并对之清除、阻截。引流某一器官或部位淋巴结的第一级淋巴结称局部淋巴结,临床通常称哨位淋巴结,也称哨兵淋巴结,它首先接受肿瘤区域的淋巴引流,然后再引流至其他淋巴结。

【思考题及测试题】

转移性肿瘤最早累及淋巴结的哪部分?

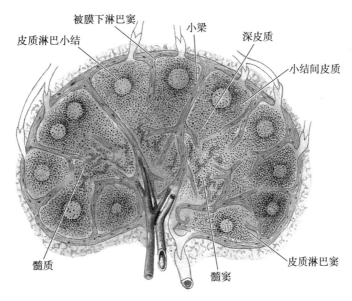

被膜下淋巴窦　小梁　深皮质

皮质淋巴小结

小结间皮质

髓质

髓窦

皮质淋巴窦

图 6-2-8　淋巴结解剖

（王志远）

第三节　正常超声表现

一、大小

事实上,正常淋巴结非常小或难以被超声显

示,超声上显示的至少是程度不一的反应性增生的淋巴结,所谓正常超声表现,就是以其为依据进行描述的。在不同部位,正常淋巴结大小各不相同,尤其是长径。一般上颈部淋巴结较大、较圆,最大径可达 1.5cm,中颈部常呈椭圆或梭形,可达 0.8~1.0cm,下颈部和锁骨上区较小且偏圆、约 0.6cm,

腋窝淋巴结很少被显示但髓质门较明显,腹股沟区者则较长、较大且髓质门往往较皮质明显,呈团状或片状,可达 1.0~1.5cm。也有学者认为评估淋巴结大小应以短轴径线为依据,一般为 0.5~0.8cm,分区不同,采取的标准有所不同,如颈部 ⅠB 和Ⅱ区约 0.8cm,ⅠA、Ⅲ及Ⅳ区约 0.5cm。

二、形态

正常淋巴结多呈长条、梭形、扁圆形或椭圆形,边界光滑、清楚,超声上形态结构类似肾脏,髓质门结构呈线样、索条样、带状、片状或团状高回声,并可与一侧边缘相连,此处即淋巴结门,围绕髓质门的皮质呈均匀低回声,淋巴结外为高回声的周围软组织,淋巴结包膜本身难以显示。

三、淋巴结门

灰阶图像中,淋巴结的内索条状等或高回声带显示为一个略微凹陷的切迹,简称为"门征",大小及回声随淋巴结部位及年龄不同而有所变化(图 6-3-1)。

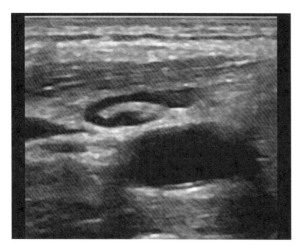

图 6-3-1 正常淋巴结灰阶超声图

四、血流

多普勒超声:正常淋巴结内通常于髓质门区域能显示少量血流信号,常呈单条或多条状,或者一般不超过 3 条。在门区进出的淋巴结血管与组织学相对应,可获得动静脉频谱,一般为中等阻力指数,RI<0.8(颈部)。也有少部分不易显示血流信号,考虑与淋巴结较小、淋巴结门血管较细小,不易为超声探测有关,能量血流图能更好显示淋巴结内血流信号(图 6-3-2、图 6-3-3)。

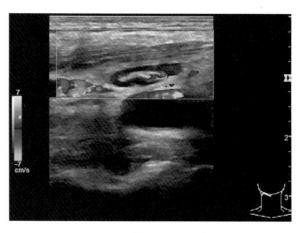

图 6-3-2 正常淋巴结彩色多普勒

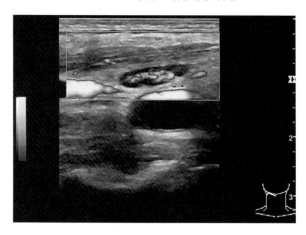

图 6-3-3 正常淋巴结能量血流图

【思考题及测试题】
淋巴结门的分型及超声表现?

(王志远)

第四节 检查适应证

浅表淋巴结的超声检查一般无禁忌证,适应证有:

1. 自检、体检或其他影像学方法发现的各部位浅表淋巴结肿大。

2. 肿瘤性、感染性、血液及免疫系统疾病等需检查是否伴有浅表淋巴结肿大或受累。

3. 恶性肿瘤术前评估是否有区域或远处淋巴结转移,即 N 分期;并用于术后随访异常淋巴结的有无及变化。

4. 术中超声协助精细化颈部淋巴结清扫术以确认淋巴结转移与否。

5. 任何疾病治疗中的异常浅表淋巴结的监控与随访。

6. 超声引导下浅表淋巴结造影、粗针活检、细针穿刺细胞学检查及消融检查。

（王志远）

第五节 检查内容与方法

一、检查内容

超声评估指标：解剖分区、淋巴结大小、纵横比（L/T）、边界、淋巴结门、淋巴结皮质、内部回声、辅助特征、与邻近血管关系、多普勒超声、硬度、血流灌注及在超声引导下穿刺等。

1. 解剖分区 根据不同疾病的发生部位及浅表淋巴结的分布、引流范围，进行相关浅表淋巴结排查。

（1）对于口腔、鼻咽等部位疾病，应重点扫查颏下、颌下及颈上深部淋巴结。

（2）对于甲状腺疾病，应重点扫查颈中、颈下深部及气管周围淋巴结。

（3）对于胸腹部或消化道疾病，应重点扫查双侧锁骨上区淋巴结。

（4）对于乳腺疾病，应重点扫查双侧腋窝、锁骨上下窝及胸骨旁淋巴结。

（5）对于生殖系统疾病，应重点扫查腹股沟区淋巴结。

2. 淋巴结大小及纵横比 淋巴结纵切面测量淋巴结最大纵径 L，横切面上测量横径 T。横径的测值较纵径价值大。纵横比也称圆形指数（roundness index，L/T），它是声像图鉴别肿大淋巴结最重要的指标。

3. 形态 正常淋巴结呈长椭圆形，恶性淋巴结倾向于圆形。

4. 边界 正常淋巴结与周围组织分界清晰，转移性淋巴结边界可能清晰或不清晰。

5. 淋巴结门 淋巴结门区域高回声中心结构的缺失，是判断恶性肿瘤的标准之一。

6. 皮质 淋巴结最大皮质厚度可评价是否有转移，但不同部位淋巴结声像图表现不一，如颈浅部淋巴结皮髓质无明显分界，上颈部下颌下腺区及腮腺区淋巴结皮质厚度占 50%~80%，儿童尤其明显；腋窝及腹股沟区淋巴结皮质菲薄，髓质呈稍高回声杂乱结构。

7. 内部回声 与毗邻肌肉相比较而定义淋巴结回声水平。淋巴结皮质（低回声）和门（高回声）回声均质，回声明显不均匀提示恶性可能。但由于超声成像分辨率越来越高，导致淋巴结内或多或少呈现不均质回声，但不一定是恶性表现。恶性肿瘤转移时，淋巴结结构发生变化，皮质和门的分界消失，内部回声不均匀，伴有无回声区以及中心的血流灌注减少。

8. 彩色多普勒 一般在淋巴结门部可检测出少量血流。血流灌注模式可用于鉴别是否为病理改变。

9. 频谱多普勒 采取多点测量，即在 3 个或 3 个以上不同的部位取样，选择最高 RI 和 PI 进行分析。

10. 辅助特征 淋巴结周围毗邻软组织水肿和淋巴结相互融合有助于评估颈部淋巴结炎性疾病。

11. 与邻近血管的关系 观察血管有无受压，血管壁结构是否完整，淋巴结与血管接触的长度，包绕血管的程度。淋巴结肿大压迫血管时，可造成血管变形，动脉搏动减弱。

12. 淋巴结硬度（弹性成像） 不同超声仪器可进行弹性评分，测量杨氏模量、剪切波速度以及计算病变与周围组织的硬度比值等指标。通常转移性淋巴结较硬，淋巴瘤或炎性病变较软。

13. 超声造影 可从微循环灌注形态学及血流动力学指标来分析。形态学从淋巴门灌注血管的显示、灌注模式、灌注的均匀性及是否有灌注缺损来分析；动力学指标包括造影的显影时间、达峰时间、降半时间及峰值强度等。超声造影有助于引导肿大浅表淋巴结及前哨淋巴结活检，可提高穿刺活检阳性率。

14. 超声引导下活检 对于超声图像不典型、常规超声鉴别困难的病例，可结合超声弹性成像及超声造影后选择最可疑淋巴结进行穿刺。目前常用的有超声引导下细针穿刺细胞学活检技术。

二、检查方法

（一）常规灰阶超声

1. 患者准备 无需特殊准备，检查时充分暴露检查部位，去除体表敷料等遮盖物。

2. 检查方法 根据淋巴结分布解剖特点顺序检查，纵、横及斜切面相结合，发现病变时多切面扫查，了解有无肿大淋巴结、数目及其分布。

（1）颈部：检查一侧颈部时嘱患者将头转向对侧。颈部一般参照 Level 分区采取自上而下、按左-中线-右的顺序扫查。首先从左侧腮腺区向颈后三角，再从左颌下至上-中-下颈及锁骨上，接着沿正中线从颏下、气管周围、甲状腺周围、达前上纵隔，随后从右颌下向上-中-下颈及锁骨上，并再由右侧腮腺区向颈后三角进行扫查。

（2）腋窝：从上臂上端到胸壁、从后缘到前缘，再到锁骨下的顺序检查,与乳腺癌的区域淋巴结分区一致。

（3）腹股沟区:检查范围较大,采用与股血管垂直、平行等多切面的方法,可依照从上到下,从外到内的顺序扫查。

（二）彩色多普勒及频谱多普勒

主要观察淋巴结血流分布形式及阻力指数,对淋巴结疾病的诊断与鉴别诊断有重要价值。

【思考题及测试题】

评估浅表淋巴结检查中最重要的指标有哪些?

（王志远）

第六节　浅表淋巴结疾病

一、良性淋巴结疾病

（一）急性细菌性淋巴结炎

【概况及流行病学】

急性细菌性淋巴结炎(acute bacterial lymphadenitis)由细菌引起,多见于儿童及青少年,淋巴结增大程度与急性期或慢性期以及治疗前后有关,急性期淋巴结常因治疗不及时或反复感染而形成慢性增生。

【病理与病生改变】

原发感染灶通过淋巴管引流导致区域淋巴结肿大,结内液体渗出,渗出液富含蛋白质、中性粒细胞及巨噬细胞,如未经治疗或治疗不当,淋巴结可破裂,形成周围软组织脓肿。镜下可见淋巴滤泡内的淋巴细胞增生,生发中心扩大,伴有数量不等的急性化脓性或肉芽肿性炎性物质。

【临床表现】

常表现为病变部位肿大,伴红肿热痛,严重时全身高热,局部可扪及淋巴结,表面光滑,可有触痛,可移动,一般不融合。

【超声表现】

淋巴结显著增大;一般长径/短径(L/T)>2,可伴有多个淋巴结的融合;呈卵圆形或圆形,边界通常不清,周围组织伴炎症浸润,皮下组织的液化、水肿表现为线样低回声,呈"鹅卵石"样改变;增大淋巴结皮质增厚,回声减低,伴或不伴无回声,后方回声可增强,淋巴门回声消失;肿大的淋巴结内可有液化,CDFI:淋巴结内血流信号增多,主要分布于淋巴结周边及周围软组织内,淋巴结中央因坏死而导致血流信号减少,皮肤及皮下组织增厚伴血流信号增多(图 6-6-1、图 6-6-2)。

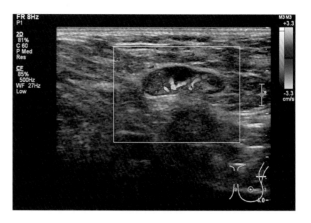

图 6-6-1　急性细菌性淋巴结炎
左侧腋窝淋巴结增大,形态规则,可见丰富的门部血流信号

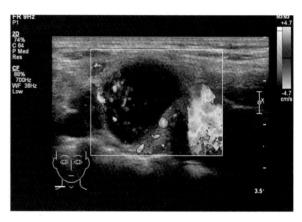

图 6-6-2　急性细菌性淋巴结炎
右侧颈部淋巴结增大,边界清晰,形态规则,皮髓质界限消失,门部血流信号呈"放射状"分布

【鉴别诊断要点】

1. **结核性淋巴结**　无痛,常呈单侧多发,可融合,伴有淋巴结内坏死,可伴有软组织的炎症及水肿,治疗后或复发的淋巴结内常看见钙化。

2. **转移性淋巴结**　通常无痛,质硬,无发热及皮肤红肿,淋巴结呈圆形,淋巴结门常缺失,可伴有内部坏死及血流信号的异常。一般周围软组织正常,除非癌组织侵犯淋巴结的包膜,有原发肿瘤的证据。

3. **恶性淋巴瘤**　常呈多发,伴或不伴有纵隔、盆、腹腔的淋巴结肿大,呈极低回声,边界清晰,血流信号主要集中于门部,周边亦可见。

【实验室及其他影像学检查】

1. **实验室检查**　白细胞总数及血沉增高,中性粒细胞比例增加,可见核左移。

2. 其他影像学检查

（1）CT：增强 CT 显示淋巴结呈均匀增强，坏死后可见无增强区，被膜呈高增强，中央呈低增强或无增强，淋巴结周围可见线样的脂肪组织及皮下软组织，如进展为脓肿，则形态不规则，边界不清，周边有增强而中央无增强呈低密度。

（2）MRI：T_1WI 淋巴结中央有低信号区，T_2WI 淋巴结呈弥漫性高信号或中央高信号。

【治疗方法】

抗生素治疗只适用于相对较小的化脓性淋巴结及原发感染，对于较大的淋巴结或脓肿需要行切开引流，对于非典型结核分枝杆菌引起的，应该切除淋巴结以防止窦道形成。

【思考题及测试题】

急性淋巴结炎与慢性淋巴结炎的鉴别点有哪些？

【病例分享】

患者女性，32 岁，因"发现左颈部包块 1 周"就诊。患者于 1 周前发热，于近日偶然发现颈部包块。

超声检查：左侧颈部Ⅱ区、Ⅲ区、Ⅳ区探及多个肿大淋巴结，较大者位于Ⅳ区，大小约 19mm×7mm，形态规则，与周围软组织分界模糊，内部回声均匀，部分皮髓质界限清楚，内可见少许血流信号（图 6-6-3）。

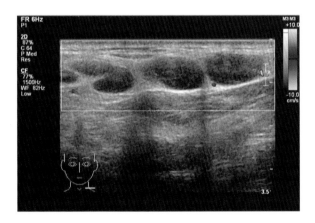

图 6-6-3　左侧颈部淋巴结炎

超声诊断：左侧颈部多发淋巴结轻度肿大，符合淋巴结炎症。

病理诊断：结合病史，符合急性淋巴结炎。

（二）组织坏死性淋巴结炎

【概况及流行病学】

组织坏死性淋巴结炎（histocytic necrotizing lymphadenitis）又名菊池病（Kikuchi disease），其病因及发病机制尚不明确，可能由弓形虫、耶尔森菌属或 EB 病毒等感染引起，自身免疫性原因也可能导致该病，可能是由 T 细胞介导的免疫反应对某些组织器官的过度刺激而引起，有报道显示该病与系统性红斑狼疮（SLE）有一定的相关性，好发于年轻女性，亚洲地区为高发区。

【病理与病生改变】

病理上表现为特征性的坏死性淋巴结炎，淋巴结副皮质区凝固性坏死，多呈较小的局灶性片状分布，大片坏死少见，含有大量核碎片，其间可见组织细胞与免疫细胞浸润，但无中性粒细胞浸润现象。

【临床表现】

急性或亚急性淋巴结增大，可伴疼痛、一般程度较轻，大多发生于单侧，常见颈后三角；少数呈全身淋巴结肿大，可有体重减轻、恶心、呕吐及发热等症状；少数伴有结外组织的异常，如肝脾肿大伴肝功能异常等。在女性患者可伴有皮疹、水疱等皮肤改变。

【超声表现】

增大的淋巴结长径多在 0.5～4cm 之间；大多数（约>80%）呈卵圆形或椭圆形，少数可呈圆形，多发无融合；多数淋巴结 L/T<2；边界清晰、锐利，多呈均匀低回声，部分病灶内部可不均匀，可见小片状或较小的不规则状低回声区，可能为坏死所致；大多数可见髓质门回声，但常常变小、变形；一般无钙化。彩色多普勒呈较丰富的门型血流，极少数可无血流信号（图 6-6-4～图 6-6-7）。

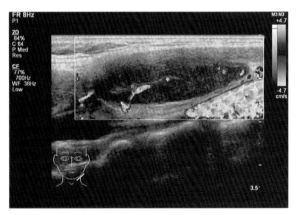

图 6-6-4　组织坏死性淋巴结炎
左侧颈部淋巴结肿大，可见"棒状"门型血流信号

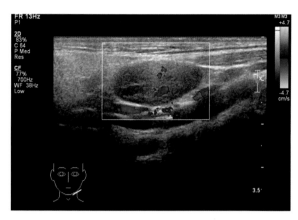

图 6-6-5 组织坏死性淋巴结炎
左侧颈部淋巴结肿大,淋巴结内部结构消失,内部探及点状血流信号

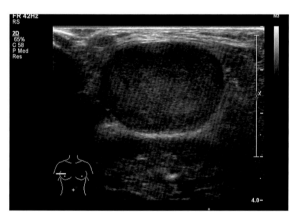

图 6-6-6 组织坏死性淋巴结炎
右侧腋窝淋巴结肿大,形态规则呈圆形,回声稍高,边界清晰,淋巴门消失

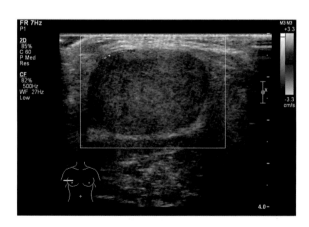

图 6-6-7 组织坏死性淋巴结炎
右侧腋窝淋巴结肿大,周边探及点状血流信号

【鉴别诊断要点】

浅表淋巴结良性病变超声鉴别要点见表6-6-1。

表 6-6-1 浅表淋巴结良性病变超声鉴别要点

疾病名称	临床特征	超声表现
急性细菌性淋巴结炎	有前驱感染,可有红肿热痛	边界清晰,回声降低,髓质消失,淋巴门可见,门型血流
组织坏死性淋巴结炎	临床表现缺乏特异性	L/T<2,回声相对略高,髓质门消失,有时可见门型或周围型血流
淋巴结反应性增生	有身体局部的慢性炎症	结节偏小,扁平状、梭形或椭圆形多见,皮髓质界限清,髓质门清晰,门型血流
淋巴结结核	多发并伴有融合,可有周围软组织的水肿,有结核病史	回声不均匀,常伴有液化坏死及钙化,周围型血流
结节病	多数伴有纵隔淋巴结的增大	类圆形,边界清晰,坏死少见,血流信号多不规则
巨大淋巴结增生	临床表现缺乏特异性,确诊需病理诊断	增大明显,可伴有纵隔、腹部淋巴结肿大,淋巴结内可见高回声分隔,门型血流为主

【实验室及其他影像学检查】

1. 实验室检查 通常无明显异常,可能会有外周血白细胞减少、血沉增快等,有时外周血中可见不典型淋巴细胞。

2. 其他影像学检查

(1) CT:影像表现取决于淋巴结坏死程度,增强 CT 上淋巴结实性无坏死部分可呈均匀增强,坏死区则无增强,淋巴结周围炎症改变呈弱增强。

(2) MRI:T_1WI 淋巴结实性成分或周围部分增强,坏死区无增强。

(3) PET-CT:增大的淋巴结对 FDG 的吸收增加。

【治疗方法】

组织坏死性淋巴结炎为自限性疾病,病程1~4个月,增大淋巴结可自行缩小,复发率低,为3%~4%,并发症少见。

【思考题及测试题】

组织坏死性淋巴结炎的超声表现特点?

【病例分享】

患者女性,30岁,因"发现右侧锁骨上窝包块半年"就诊。

超声检查:右侧锁骨上窝探及弱回声肿块,大小约25mm×10mm,边界清楚,形态规则,内部回声强弱不等,未探及明显血流信号(图6-6-8)。

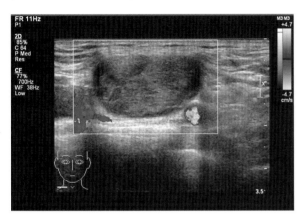

图6-6-8 右侧锁骨上窝淋巴结

超声诊断:右侧锁骨上窝淋巴结肿大,性质不明。

病理诊断:组织坏死性淋巴结炎。

(三)淋巴结反应性增生

【概况及流行病学】

淋巴结反应性增生(reactive lymphoid hyperpla-sia)是淋巴结最常见的良性疾病,是淋巴结在受到长期不断的刺激时可逆性的肿大,急性和慢性感染皆可引起,表现为局部或全身性的淋巴结肿大。致病因素不同,淋巴结反应性增生的成分及分布情况不同,增大的程度也不同,部分见于结核分枝杆菌的感染。

【病理与病生改变】

感染因素通过输入淋巴管首先进入淋巴结包膜下的边缘淋巴窦,并逐渐扩散到整个淋巴结,病原体诱导淋巴滤泡增生,生发中心扩大,淋巴窦扩张,滤泡旁区淋巴细胞增生,致使淋巴结皮质增厚。淋巴结弥漫性的增生使其整体形态保持正常,一般无坏死。淋巴结组织细胞涂片显示混杂的异质性淋巴细胞群,可见大小不等的淋巴结细胞,但以成熟的小淋巴细胞为主,淋巴滤泡增生,生发中心明显扩大。

【临床表现】

细菌感染引起的炎症通常会有疼痛,非结核分枝杆菌属引起的淋巴结反应性肿大疼痛不明

显,局部可触及增大淋巴结。大多数淋巴结反应性增生的年轻患者多伴有身体其他部位不同程度的炎症。

【超声表现】

反应增生性淋巴结颈部常见于颏下区、下颌下区和腮腺区,淋巴结轻度增大,伴或不伴有对侧的淋巴结增大;一般呈卵圆形,但值得一提的是颌下淋巴结通常呈圆形;通常L/T>2;淋巴结边界清晰,邻近软组织通常无明显炎症浸润;与邻近肌肉比较呈低回声;皮髓质结构清楚,淋巴门结构可见,内多无坏死;CDFI:血流信号不同程度的增多,呈门型血流,向皮质发出诸多细小分支,形态和走行均较规则,频谱多普勒呈低阻型,但频谱多普勒并非诊断淋巴结反应性增生的常规方法(图6-6-9~图6-6-13)。

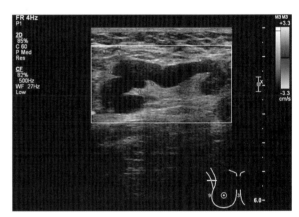

图6-6-9 淋巴结反应性增生
右侧腋窝淋巴结肿大,皮质均匀增厚,回声减低,髓质与周围脂肪组织相延续

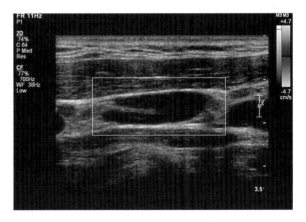

图6-6-10 淋巴结反应性增生
左侧颈部淋巴结增大,皮质均匀增厚,淋巴结清晰可见,门部探及点状血流信号,髓质变薄

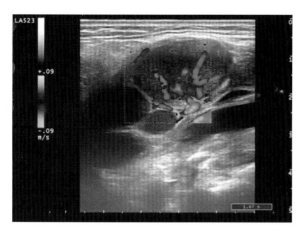

图 6-6-11 淋巴结反应性增生
左侧颈部多发淋巴结增大，形态规则，边界清楚，可见门型血流信号

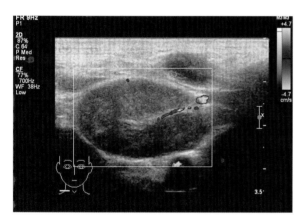

图 6-6-12 淋巴结反应性增生
右侧颈部淋巴结增大，皮髓质界限清楚，可见淋巴门结构，可见门型血流信号

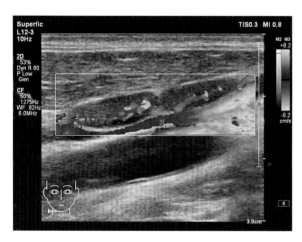

图 6-6-13 淋巴结反应性增生
右侧颈部淋巴结增大，皮髓质界限清楚

【鉴别诊断要点】

详见表 6-6-1。

【实验室及其他影像学检查】

1. 实验室检查　可有外周血白细胞及中性粒细胞的增多，血沉增快。

2. 其他影像学检查

（1）CT：肿大淋巴结密度均匀，边界清晰，与周围肌肉组织相比呈等或低密度。

（2）MRI：T_1WI 均匀的低到中等信号；T_2WI 均匀的中到高信号。

（3）DWI：良性淋巴结相对于恶性淋巴结而言有更高的表观扩散系数（ADC）。

（4）PET：有轻度的 FDG 吸收，在急性肉芽肿性疾病中吸收更明显。

CT 和 MRI 对于咽后及上纵隔等超声检查受限部位的淋巴结具有一定的优势。

【治疗方法】

以抗生素治疗为主，大多数可以治愈。

【思考题及测试题】

反应性增生淋巴结的血流模式有何特点？

【病例分享】

患者男性，59 岁，因"颈部胀痛半年"就诊，患者于半年前自觉颈部胀痛不适，持续无好转，遂就诊。

专科查体：右侧颈部可扪及数个蚕豆大小的包块，质中，活动，无触痛。

超声检查：右侧颈部Ⅱ区、Ⅲ区探及多个低回声肿块，较大者位于Ⅱ区，大小约 18mm×7mm，边界清楚，形态规则，内部回声均匀，CDFI：内可见点棒状血流信号（图 6-6-14）。

超声诊断：右侧颈部多发淋巴结肿大，符合淋巴结反应性增生。

病理诊断：淋巴结反应性增生。

（四）猫抓病

【概况及流行病学】

猫抓病（cat scratch disease，CSD）是一种人兽共患性疾病，经猫抓咬后，导致巴尔通体（Bartonella）侵入人体，引起皮肤原发病变和局部淋巴结肿大；多见于学龄前儿童及青少年，可能是儿童更容易与猫接触的缘故，另外男性发病率偏高（约 60%）。CSD 有一定的季节性，跟气温有关，每年 9 月至翌年 3 月高发。

【病理与病生改变】

由早期组织坏死到疾病晚期特征性的肉芽肿性微脓肿形成，病变相继发生，也可同时存在；其中淋巴结副皮质区及滤泡间出现多个肉芽肿性微脓肿是组织病理学的特征性改变，脓肿大小不一，可相互融合成片。

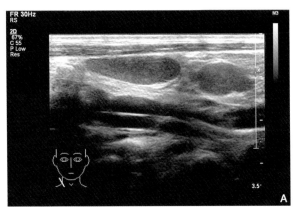 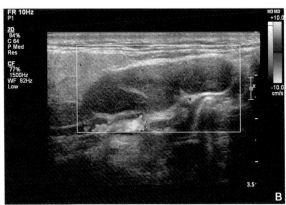

图 6-6-14　右侧颈部淋巴结反应性增生

【临床表现】

临床表现多变,以皮肤原发性病变及局部淋巴结肿大为主要特征,在抓伤部位皮肤可有红斑性丘疹、脓疱,约 2 周后出现淋巴结病变,常见于颈部、腋下及上肢,单侧多见,可有触痛。另外可有发热、恶心、呕吐等轻微的临床症状。患者常有被猫抓伤的病史,应注意询问。

【超声表现】

受累淋巴结主要位于颈部、耳后、肘部及腋下。大多数(近 90%)表现为单个淋巴结增大,少部分可有多发较小的淋巴结呈"卫星"样围绕在较大淋巴结周围,一般淋巴结 L/T<2,边界清晰,多数周围软组织无增厚,皮质多呈低回声,内部可有坏死,髓质可明显增宽,部分可探及淋巴门,后方可伴有回声增强。CDFI 显示大部分淋巴结的血流符合淋巴结炎的血流变化,血流信号较丰富,血管走行规则且无扭曲(图 6-6-15、图 6-6-16)。

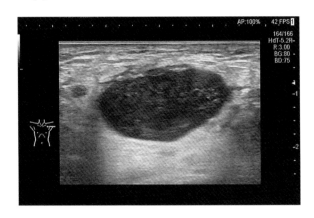

图 6-6-15　猫抓病
左侧腋窝淋巴结增大,此患者有被猫抓病史,并有病理学确诊

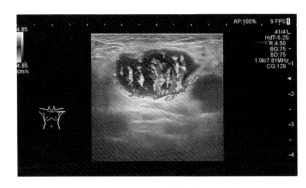

图 6-6-16　猫抓病
与上图为同一患者,左侧腋窝淋巴结增大,其内可见丰富血流信号

【鉴别诊断要点】

超声表现与结核性淋巴结炎、组织坏死性淋巴结炎及淋巴瘤等相似,均可表现为均匀低回声,发生坏死时还可出现无回声改变,但略有不同的是,CSD 通常有被猫抓的病史(表 6-6-1)。

【实验室及其他影像学检查】

1. 实验室检查　患者血液、淋巴结脓液和原发皮肤损害处可分离培养出巴尔通体,则有助于诊断。

2. 其他影像学检查

(1) CT:肿大的淋巴结中央坏死、液化,无明显强化,而边缘部分血管增生,血供丰富,呈环状强化。

(2) MRI:表现为皮下异常肿块,T_1WI 呈中等信号,强度大致与肌肉相同,T_2WI 上肿块及周围水肿区域均呈高信号,增强后可呈环形强化,中央无强化区为脓肿。

【治疗方法】

该病为自限性疾病,一般 2~4 个月内自愈,治疗以对症疗法为主。

【思考题及测试题】

猫抓病的诊断除了影像学检查外还需结合哪些检查?

（五）淋巴结结核

【概况及流行病学】

淋巴结结核(tuberculous lymphadenitis)是由结核分枝杆菌属感染引起,淋巴结结核可以单独发病,也可继发于肺或支气管结核病变,可见于任何年龄,青壮年多发。

【病理与病生改变】

结核分枝杆菌大多经扁桃体、龋齿入侵,在人体免疫力低下时发病,病变可发展为周围组织炎,导致多个淋巴结粘连、融合,也可发生干酪样坏死,形成寒性脓肿。镜下典型表现为含有朗汉斯巨细胞和/或异物多核巨细胞肉芽肿形成。

【临床表现】

淋巴结结核好发于颈部淋巴结,尤以颈后三角与锁骨上窝多见,又以单侧受累多见,局部可触及单个或多个大小不等的淋巴结,有时可见皮肤红肿、甚至窦道形成伴有脓液流出,全身症状有发热、盗汗、体重减轻、疲乏及咳嗽等。多数患者既往有过度疲劳等诱发病史,应注意询问。

【超声表现】

增大的淋巴结常集中分布在颈部1~3个分区,部分可融合,增大程度较非特异性或反应增生性淋巴结炎明显,多数L/T<2,形态可为圆形、椭圆形或不规则形;由于淋巴结周围组织的炎性水肿,边界通常模糊,多数呈低回声或近似无回声,发生液化坏死时,探头加压可见其内点状回声移动;部分淋巴结内可见针尖样、点状或斑点状、甚至弧形高回声,部分可呈"彗星尾"征(可能为钙化所致);由于皮质肿胀髓质门受压移位甚至消失,酷似转移性淋巴结。由于结核性淋巴结常伴有液化坏死,CDFI显示其血流信号分布呈多样性,门型血流约占50%,但当淋巴结内坏死较明显时,表现为周边环状血流,这可能与周围炎症有关,少数无血流,频谱多普勒可显示低阻型动脉血流(图6-6-17~图6-6-20)。

【诊断与鉴别诊断要点】

详见表6-6-1。

【实验室及其他影像学检查】

1. 实验室检查 血沉增快,结核菌素试验(PPD)和/或结核抗体阳性。

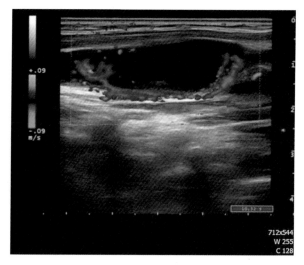

图 6-6-17 淋巴结结核
左侧腹股沟淋巴结增大,内部回声不均匀,整个淋巴结几乎全部液化,周边探及环状血流信号

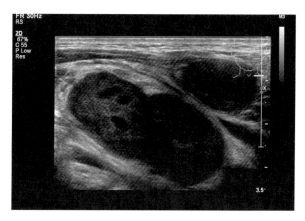

图 6-6-18 淋巴结结核
左侧颈部淋巴结增大,内部回声不均匀,可见囊状坏死区,由两个淋巴结相互融合而成

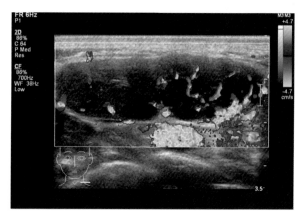

图 6-6-19 淋巴结结核
左侧颈部淋巴结增大,内部血流信号分布杂乱

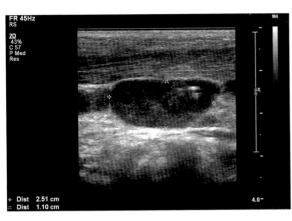

图 6-6-20 淋巴结结核
右侧颈部淋巴结增大,其内可见局部钙化灶

2. 其他影像学检查

(1) CT:淋巴结结核结节及肉芽肿形成,表现为与周围组织分界清楚的结节状软组织密度影,增强后明显均匀强化;当淋巴结内存在干酪样坏死时,平扫表现为等、低混杂密度影,增强 CT 显示呈典型的不规则环形增强,伴或不伴淋巴结内的钙化,

若有多个淋巴结相互融合,可见淋巴结边缘模糊,邻近软组织炎症,脂肪间隙模糊消失。

(2) MRI:T_1WI 为等、低信号,T_2WI 为高信号,坏死区于 T_2WI 呈明显高信号,增强后淋巴结呈环形强化,中央坏死区较平扫清晰。

【治疗方法】

抗结核治疗,对于有药物耐受而治疗效果差的患者可行淋巴结清扫术切除淋巴结。

【思考题及测试题】

结核性淋巴结炎与转移性淋巴结增生的鉴别要点有哪些?

【病例分享】

患者女性,19 岁,因"胸痛伴乏力 3 个月余,发现颈部肿物 1 周"就诊。

专科查体:双侧颈部及锁骨上窝可扪及数个肿大包块,质中,无触痛,与周围组织似有粘连。

超声检查:左侧锁骨上窝探及多个混合回声肿块,较大者大小约 27mm×14mm,边界模糊,形态不规则,内部回声不均匀,似可见囊性液化及微小钙化,周边可见点棒状血流信号(图 6-6-21)。

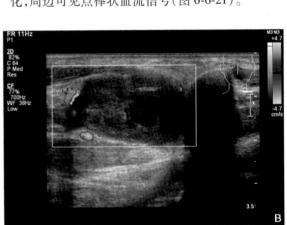

图 6-6-21 左侧锁骨上窝淋巴结

超声诊断:颈部及锁骨上多发淋巴结肿大,淋巴结结核多考虑。

病理诊断:颈部肿物穿刺:肉芽肿性炎症,伴干酪样坏死,考虑结核。

(六)IgG4 相关性淋巴结病变

【概况及流行病学】

IgG4 相关性疾病(immunoglobulin G4-related disease,IgG4-RD)是一组慢性、进行性、系统性炎症性疾病,发病率低,目前国内外报道均少见,其主要特征是 IgG4 阳性的浆细胞浸润各受累组织器官,从而导致纤维化,同时伴血清 IgG4 水平升高。此病确诊有赖于血清学和组织学活检。

【病理与病生改变】

淋巴结内 IgG4 阳性浆细胞浸润及纤维化是 IgG4 相关性淋巴结病变(immunoglobulin G4-related lymphadenopathy,IgG4-RLAD)的特征性病理表现,其导致淋巴结弥漫性的增生及硬化;镜下 IgG4 阳性浆细胞浸润/IgG 阳性浆细胞浸润>40%,每高倍镜视野 IgG4 阳性浆细胞>100 个。

【临床表现】

无痛性进行性的淋巴结肿大常是患者就诊的主要原因,淋巴结受累范围可以是局部,也可以是全身多处淋巴结同时受累,如颈部、腋窝、腹股沟区浅表淋巴结以及纵隔和腹腔等深部淋巴结。IgG4-

RLAD 临床表现多样,部分患者可伴有全身症状,如贫血、消瘦、盗汗、低热等。可以单独发病,也可以与 IgG4-RD 结外病变同时发病或继发于 IgG4-RD 结外病变之后,合并 IgG4-RD 结外病变的患者可伴发与受累器官相关的临床表现。

【超声表现】

增大淋巴结形态规则,呈圆形或椭圆形,淋巴结呈低回声,若周围有纤维化则回声不均匀甚至回声增高,髓质门结构常显示不清;IgG4-RD 常累及多个淋巴结,局部或全身发病;CDFI 上由于髓质门血管未受到破坏,常可显示门型血流信号(图 6-6-22、图 6-6-23)。

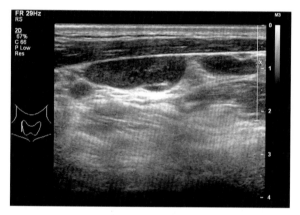

图 6-6-22 IgG4 淋巴结炎
淋巴结呈椭圆形,皮质明显增厚,髓质受压变扁,淋巴门显示不清

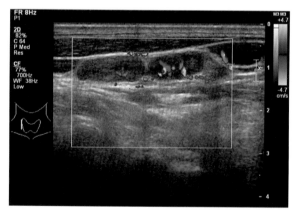

图 6-6-23 IgG4-RLAD
同一淋巴结,CDFI 显示少量血流,呈类似淋巴门走行

【鉴别诊断要点】

IgG4-RLAD 临床表现及病理改变缺乏特异性,与多中心型巨大淋巴结增生(Castleman disease)、反应性淋巴结增生、恶性淋巴瘤等疾病鉴别有时尚有困难,常需要借助实验室检查。

【实验室及其他影像学检查】

1. **实验室检查** 血清 IgG4 水平升高,部分患者还可出现 C 反应蛋白与血沉轻度升高,血清蛋白电泳可见多克隆高丙种球蛋白血症,自身抗体谱阳性等。

2. **其他影像学检查** 对于纵隔、腹腔等深部的淋巴结 CT 更有优势,由于血供程度的不同,强化可以有多种表现,如明显或不明显强化,累及肺脏时 CT 常表现为肺内斑片状及小结节影。

【治疗方法】

对于局灶性 IgG4-RLAD 可采取手术切除,但部分患者术后可能复发,多发性 IgG4-RLAD 主张采用激素治疗,IgG4-RLAD 对糖皮质激素的反应良好,但目前治疗的剂量、疗程等尚不统一,有报道提出联合或单独应用免疫抑制剂如环磷酰胺、硫唑嘌呤等,甚至有应用利妥昔单抗治疗的必要性。

【思考题及测试题】

IgG4 相关性淋巴结病变的诊断主要结合哪些检查?

(七)结节病

【概况及流行病学】

结节病(sarcoidosis)是一种多系统、多器官受累的全身性疾病,肺和纵隔淋巴结为好发部位,病因至今尚不明确,好发年龄 40 岁以下,高峰年龄为 20~29 岁,以青年多见,女性略高于男性,临床确诊主要依靠病理学检查。

【病理与病生改变】

结节病是一种慢性多系统肉芽肿性疾病,以非干酪性坏死上皮样肉芽肿为特征,而细菌、分枝杆菌和真菌特殊染色均为阴性。

【临床表现】

因胸部(肺和纵隔、肺门淋巴结)是结节病最好发的部位,大多数患者因呼吸道症状(咳嗽、咳痰、咯血等),或因拍摄 X 线胸片发现异常而就诊,部分患者可有发热、乏力、盗汗、体重减轻等表现。淋巴结质地一般较硬,相互不融合,与皮肤无粘连。

【超声表现】

淋巴结长径多在 3cm 以内,以圆形为主,边界清晰,一般相互不融合。内部呈中等或低回声,回声不均匀,偶可伴有液化坏死及后方回声增强,钙化少见。CDFI 显示血流信号较丰富,液化坏死区则无血流(图 6-6-24)。

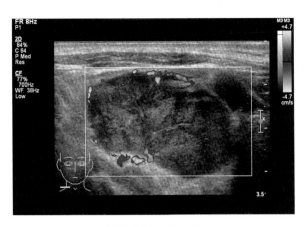

图 6-6-24　结节病
右侧颈部多发淋巴结增大，可见环形血流，并伴有纵隔淋巴结的增大

【鉴别诊断要点】

淋巴结结节病与淋巴结结核均属于肉芽肿类疾病，二者均常伴有纵隔、肺门淋巴结肿大，但前者为非干酪坏死性肉芽肿，坏死液化性改变较结核性淋巴结少见。

【实验室及其他影像学检查】

1. 实验室检查　高血钙和高尿钙是结节病的特征性改变，血清血管紧张素转化酶活性在急性期增加，对诊断有参考意义，另外可有血沉增快等表现。

2. 其他影像学检查

（1）X 线：是结节病诊断和分期的主要依据。胸部 X 线的特征是纵隔及对称性的肺门淋巴结肿大，这也是临床诊断结节病的重要依据。

（2）胸部高分辨 CT 和增强 CT：能很好地评价纵隔、肺门淋巴结的受累情况以及肺内改变。

【治疗方法】

目前以激素治疗为主。

【思考题及测试题】

淋巴结结节病一般伴发于哪些系统的疾病？

（八）巨大淋巴结增生

【概况及流行病学】

巨大淋巴结增生（Castleman disease）又称血管滤泡性淋巴结增生或淋巴结错构瘤，是一种仅发生于淋巴结的少见的淋巴增生性疾病，极少数可发展为恶性肿瘤，临床上根据受累范围分为局限型和弥漫型，以前者多见，按病理组织学可分为透明血管型和浆细胞型，可发生于任何年龄。

【病理与病生改变】

根据镜下表现可分为透明血管型和浆细胞型

两种亚型。前者多见，约占 90%，增生的淋巴组织中散在分布大型的淋巴滤泡，滤泡血管增生明显，生发中心玻璃样变；后者滤泡间弥漫性浆细胞增生，滤泡中心嗜酸性物质沉积，可能为纤维素和免疫复合物。有学者认为浆细胞型是早期病变，以后可发展为透明血管型。

【临床表现】

患者常因单个淋巴结无痛性肿大，最终形成巨大肿块，以纵隔淋巴结最为多见，其次为颈部、腋窝及腹部淋巴结，也偶见于结外组织，大部分无明显或全身症状，此多为透明血管型。部分患者多见腹腔淋巴结受累，常伴全身症状，如长期发热、乏力、消瘦、贫血等，此多见于浆细胞型亚型。

【超声表现】

淋巴结明显增大，长径可在 3~18cm，L/T<2，常呈类圆形，边界清晰，融合少见；内部常呈低回声，部分可见条状高回声分隔，髓质门结构消失，皮髓质界限不清，坏死及钙化少见。CDFI 显示血流信号略丰富，以周围型为主，也可见放射状分布的门型血流信号，频谱多普勒以静脉频谱为主（图 6-6-25、图 6-6-26）。

【鉴别诊断要点】

该病需要与淋巴瘤相鉴别，Castleman 病回声略高、血供较少，有时可见淋巴结内有高回声分隔；而淋巴瘤回声较低，部分淋巴结内可见网格样改变，部分区域呈假囊性改变，髓质门血流信号极为丰富。

【实验室及其他影像学检查】

1. 实验室检查　可有红细胞沉降率升高，嗜酸性粒细胞与淋巴细胞比例升高，部分患者骨髓象可有浆细胞升高。

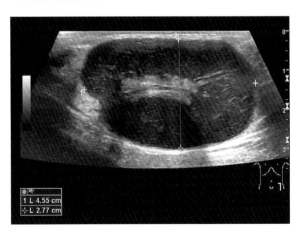

图 6-6-25　巨大淋巴结增生
左侧腹股沟肿块，回声不均匀，内可见分隔样高回声

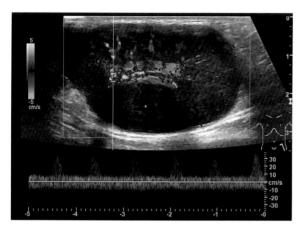

图 6-6-26 巨大淋巴结增生
增大淋巴结探及门型血流,周边探及星点状血流信号

2. 其他影像学检查

（1）CT：有助于腹腔内 Castleman 病的诊断,平扫多数表现为密度均匀的软组织结节或肿块,增强 CT 淋巴结表现为均匀的显著强化,部分可见较低密度的裂缝状改变。

（2）MRI：平扫 T_1WI 表现为等、稍高或稍低信号,T_2WI 高信号,增强后可见显著强化,可与胸、腹主动脉增强程度类似。

【治疗方法】

对于局限型巨大淋巴结增生手术切除疗效较好,一般不再复发,但对于有手术禁忌证或无法切除的患者,可选用小剂量局部放射治疗;弥漫型预后较差,一般认为手术治疗效果不佳,须采用放射治疗或化学治疗。

【思考题及测试题】

巨大淋巴结增生的超声表现是什么?

（九）淋巴结嗜酸性淋巴肉芽肿

【概况及流行病学】

嗜酸性淋巴肉芽肿（eosinophilic hyperplastic lymphogranutoma）又名血管淋巴样增生伴嗜酸性粒细胞增多（angiolymphoid hyperplasia with eosinophilia）或木村病（Kimura disease,KD）,是一种临床较罕见的、原因不明的、多累与头颈部浅表淋巴结和软组织的慢性肉芽肿病变,多见于 20~40 岁男性,以血中嗜酸性粒细胞持续性增多为主要特点,多数学者认为该病是一种免疫介导的炎症反应性疾病。本病患者多数病程较长,无明显地区和性别差异。

【病理与病生改变】

病理表现为淋巴滤泡和血管内皮细胞异常增生,淋巴结内及外周血中大量嗜酸性粒细胞浸润;镜下可见淋巴结皮髓质、被膜甚至于被膜外嗜酸性粒细胞明显浸润,也可见浆细胞浸润及小血管增生,血管内皮细胞肿胀,血管壁纤维组织增生,可见较多多核巨噬细胞。

【临床表现】

该病病程漫长,主要表现为一处或多处浅表淋巴结缓慢无痛性增大,多见于腮腺及腮腺附近和纵隔淋巴结,质地较硬,触诊可与腮腺界限不清,可伴有皮肤结节,少部分出现皮肤干燥、痛痒、色素沉着;部分患者可伴低热和无力;部分陈旧性病变可自行消退。

【超声表现】

最常累及浅表淋巴结,好发于颈部 I、II 区,长径一般在 1~3cm 之间,单发或多发,形态多不规则,可呈分叶状,边缘模糊,可与周围组织分界不清,一般相互不融合,淋巴结整体回声减低,内部回声不均匀;CDFI 显示淋巴结内可探及点样或短线样血流信号（图 6-6-27、图 6-6-28）。

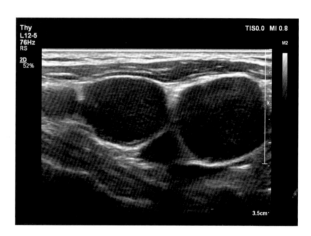

图 6-6-27 淋巴结嗜酸性淋巴肉芽肿
数个肿大淋巴结,呈类圆形,回声减低,内部结构消失,淋巴结相互之间未见融合

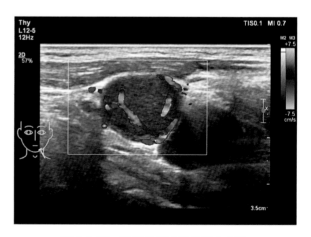

图 6-6-28 淋巴结嗜酸性淋巴肉芽肿
淋巴结内探及棒状血流,呈类似门样分布

【鉴别诊断要点】

1. **恶性淋巴瘤** 淋巴瘤一般不侵及周围软组织,边界较清楚,血液中嗜酸性粒细胞不升高。

2. **寄生虫疾病** 在淋巴结内找到虫体或虫卵,并有淋巴结近期增大的病史。

【实验室及其他影像学检查】

1. **实验室检查** 以外周血嗜酸性粒细胞持续性增多为主要特征,比例多为 10% ~ 20%,另外,淋巴细胞及肥大细胞均可增高。

2. **其他影像学检查** CT:以颈部 Ⅰ、Ⅱ 区多见,淋巴结形态欠规则,边缘模糊,平扫密度均匀,增强后强化明显,坏死少见。

【治疗方法】

治疗方法以淋巴结切除和局部放疗为主,但易复发。激素治疗部分病灶可以缩小,但难以治愈。

【思考题及测试题】

淋巴结嗜酸性淋巴肉芽肿与其他淋巴结肉芽肿性疾病的鉴别要点有哪些?

（十）病毒性淋巴结炎

【概况及流行病学】

病毒性淋巴结炎多由 EB 病毒(epstein-barr virus,EBV)和病毒性腮腺炎引起,好发于 7 岁以下儿童,发热、咽炎、颈部淋巴结肿大是该病典型的三联征。好发于冬春季节,常在呼吸道感染时发病。

【病理与病生改变】

淋巴结结构不清晰,副皮质区弥漫性增生,纤维包膜增厚,血管内皮细胞增生,淋巴窦闭合,淋巴结中央可有坏死。镜下可见淋巴结结构不同程度的破坏,淋巴滤泡大小不一,中央区有多量组织细胞,淋巴细胞间有浆细胞、免疫细胞等。免疫组化显示 CD30⁺ 和 CD20⁺ 的免疫母细胞散在分布,强弱不等。

【临床表现】

临床常以急性起病,病程较短,10 ~ 30 天不等,多见于青少年,30 岁以后少见。绝大部分患者表现为无痛性淋巴结肿大,颈部最常见,也可见全身多发淋巴结肿大,可伴有发热、咽痛,少部分可有肝脾肿大、精神不振等症状。局部无红肿热痛。部分患者可有前驱感冒病史。

【超声表现】

常见颈部双侧淋巴结肿大,以中上颈部多见,也可伴有肠系膜淋巴结或全身淋巴结增大,淋巴结长径多在 3cm 以内,多为类圆形,边界较清或不清,部分可融合。淋巴结回声减低,皮质不均,皮髓质分界不清,多数可见髓质门结构。CDFI 显示丰富的门型血流信号(图 6-6-29、图 6-6-30)。

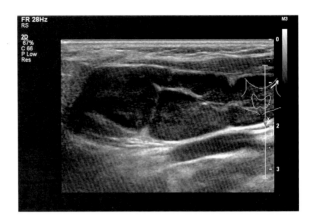

图 6-6-29 巨细胞病毒淋巴结炎

皮质增厚,回声不均质,皮髓质界限不清,呈融合性生长,但可见淋巴门结构

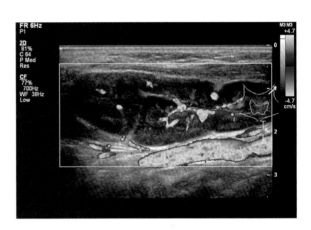

图 6-6-30 巨细胞病毒淋巴结炎

CDFI 显示较丰富的门型血流

【诊断及鉴别诊断要点】

1. **诊断要点** 青少年发热伴有颈部多发无痛性淋巴结增大,呈丰富的门型血流信号。

2. **鉴别诊断**

(1) 结核性淋巴结炎:病毒性和结核性淋巴结均可表现为边界模糊、回声不均,然而,结核性淋巴炎多为单侧,常伴有液化及钙化,多普勒超声显示血流信号表现多样,结核性淋巴结的淋巴门血管移位往往因为囊性变引起,约 50% 呈门型血流,若淋巴结内存在液化坏死,则血流分布不规则,部分无血流信号。

(2) 淋巴结反应性增生:病毒性淋巴结炎一般有病毒感染的前期症状,病程较急,超声表现淋巴结回声减低,内部回声欠均匀,边界模糊,皮髓质分界不清。

【实验室及其他影像学检查】

1. **实验室检查** 外周血中淋巴细胞显著增

多,可出现大量的异常淋巴细胞,单核细胞比例及绝对值增高,血生化示肝功能异常,可伴有 EB 病毒抗体阳性。

2. 其他影像学检查 CT:显示淋巴结呈类圆形,边界清晰,以双侧颈部多见,增强后均匀明显强化,若有坏死中央呈轻度强化或无强化。

【治疗方法】

本病病程多数为自限性,主要以支持疗法与抗病毒治疗为主,重者可用抗病毒药和干扰素等。

【思考题及测试题】

病毒性淋巴结炎常继发于哪些疾病?

【病例分享】

患者男性,12 岁,因"发热、发现颈部肿物 3 日"就诊。

专科查体:双侧颈部可扪及数个肿大包块,质中,有触痛,与周围组织似有粘连。

超声检查:双侧颈部及涎腺内探及多个低回声肿块,较大者大小约 31mm×15mm,边界清楚,形态规则,内部回声不均匀,内可见较丰富的血流信号(图 6-6-31)。

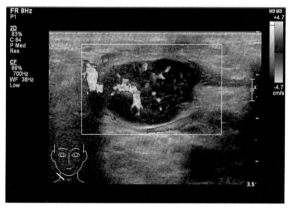

图 6-6-31 右侧颈部淋巴结

超声诊断:双侧颈部及涎腺内多发淋巴结肿大,符合淋巴结炎性改变。

病理诊断:结合病史,符合病毒性淋巴结炎。

(聂 芳)

二、恶性淋巴结疾病

(一)淋巴瘤

【概况及流行病学】

淋巴瘤(lymphoma)起源于淋巴结和结外淋巴组织,是免疫系统的恶性肿瘤。淋巴瘤一般首发于淋巴结,但也可首发于结外淋巴组织或无淋巴组织的器官,后者为结外淋巴瘤。

淋巴瘤是我国最常见的十大肿瘤之一。根据《中国肿瘤登记年报》,2003 年至 2013 年恶性淋巴瘤的发病率约为 5/10 万。我国淋巴瘤发病率男性多于女性(男性约 1.39/10 万,女性约 0.84/10 万),霍奇金淋巴瘤多见于青年,非霍奇金淋巴瘤随年龄增长发病增多,城市发病率高于农村。淋巴瘤中非霍奇金淋巴瘤(non Hodgkin lymphoma,NHL)发病率最高,人群发病率为 6~7/10 万,而霍奇金淋巴瘤(Hodgkin lymphoma,HL)则为 2/10 万。我国淋巴瘤死亡率排在恶性肿瘤的第 11~13 位。

【病理与病生改变】

按组织病理学改变,淋巴瘤可分为 HL 和 NHL 两大类,NHL 发生于结外多于结内。HL 为多形性及特征性 Reed-Sternberg 瘤细胞,分为经典霍奇金淋巴瘤和结节性淋巴细胞为主型霍奇金淋巴瘤。前者又包括结节硬化型、混合细胞型、淋巴细胞消减型及富含淋巴细胞型,国内以混合细胞型为最常见,结节硬化型次之,其他各型均少见。NHL 为细胞成分单一、排列紧密的瘤细胞,根据细胞来源分为 B 细胞型、T 细胞型和 NK 细胞型,其中 B 细胞型占大多数。根据世界卫生组织(WHO)2016 年发表的造血和淋巴肿瘤分类,NHL 进一步又分为 80 多种不同的亚型,其中常见的亚型有边缘区淋巴瘤、滤泡性淋巴瘤、套细胞淋巴瘤、弥漫大 B 细胞淋巴瘤、Burkitt 淋巴瘤/白血病、血管原始免疫细胞性 T 细胞淋巴瘤、间变性大细胞淋巴瘤、周围 T 细胞淋巴瘤和蕈样肉芽肿/赛塞里(Sezary)综合征。

【临床表现】

无痛性、短期内进行性淋巴结肿大是淋巴瘤的特征性临床表现,可发生在身体的任何部位,常伴全身症状,如发热、消瘦、盗汗,甚至出现恶病质表现。

【超声表现】

1. 形态边界 淋巴结呈椭圆形、圆形或不规则形,长短径之比<2;多发淋巴结呈局部堆积性分布,绝大部分结节相互不融合,分界或边界较清晰。

2. 皮髓质结构 皮质明显增厚,呈低回声,无液化或钙化,部分结节内部可见细小网格状改变;髓质门受压变形,少部分可显示不清(图 6-6-32)。

3. 彩色多普勒血流图 髓质门血流信号明显增多,可见多支较粗的动静脉血流,并伴有较多分支,有时可见血管及分支扭曲和分布杂乱现象(图 6-6-33)。

4. 频谱多普勒 髓质门动脉血流速度明显加快,阻力指数较高(图 6-6-34)。

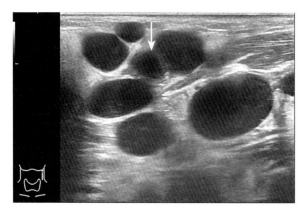

图 6-6-32　弥漫大 B 细胞淋巴瘤
颈部肿大淋巴结,内部为极低回声

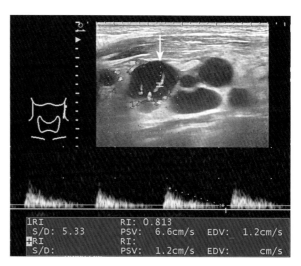

图 6-6-34　淋巴瘤
颈部肿大淋巴结,动脉血流 RI = 0.81

5. **超声造影**　淋巴结增强早于周围组织,造影剂先由淋巴门进入,随即自中心扩展至淋巴结包膜,呈均匀性高增强,增强淋巴结与周围组织分界清楚,多呈快速弥漫性增强("雪花样"增强),可出现低增强区,无增强区及钙化少见。

【鉴别诊断】

恶性淋巴结疾病需要与淋巴瘤、转移性淋巴结等疾病进行鉴别。

1. **淋巴瘤**　淋巴结皮质明显增厚,呈均匀低回声。

2. **转移性淋巴结**　淋巴结内部回声不均匀(混合回声、钙化、液化等)(表 6-6-2,表 6-6-3)。

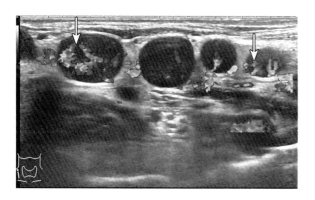

图 6-6-33　淋巴瘤
CDFI 显示肿大淋巴结内部血流信号增多,走行扭曲,分布杂乱

表 6-6-2　良恶性淋巴结超声鉴别要点

鉴别要点	良性	恶性
病因	急性或慢性炎性疾病	淋巴瘤或其他恶性肿瘤
淋巴结形态	扁平状或椭圆形,圆形少见	圆形或类圆形
长径短径比值	≥2	<2
皮髓质	比值正常或变小,结构清晰	比值增大或髓质消失
皮质回声	正常水平,均匀	不均匀(转移癌),偏低均匀(淋巴瘤)
淋巴门	居中,清晰	偏心或消失
血流信号	放射状分布,淋巴门处穿支血管	分布不规则,有非淋巴门穿支血管
淋巴结融合	无	多见
V_{max}	较低	较高
RI	较低,≤0.7	较高,>0.7

表 6-6-3　浅表淋巴结恶性病变超声鉴别诊断要点

鉴别要点	大小	形状	边界	皮、髓质回声	结内钙化、坏死	血供模式
转移性淋巴结肿大	早期较小,进行性增大	长短径比<1.5,类圆形,不规则形,散在分布,串珠样、成堆样排列	较为清晰,如模糊可提示有包膜外浸润,结外浸润,相邻淋巴结间可有融合	早期内皮质浸润,皮质局部增厚、髓质受压,局部形态不规则,呈"偏心性"改变,浸润全结时,髓质消失或呈细线状	多数转移性淋巴结在较大时会因血供较差而坏死液化,多为不均匀"偏心性"液化坏死;内部钙化多为细点状	混合血供,扭曲,紊乱,粗细不均
淋巴瘤	早期较小,数目较多,进行性增大	长短径比<1.5,椭圆形、圆形,成串状或成堆排列,部分长短径之比>1.5	清晰,较少有模糊边界,可有融合	皮质明显较周围肌肉组织回声低,髓质消失或呈不规则细线状	无	混合血供,扭曲,紊乱,粗细不均

【实验室及其他影像学表现】

1. 血液和骨髓检查

（1）HL 常有轻或中度贫血,部分患者伴有嗜酸性粒细胞升高。骨髓涂片找到 R-S 细胞（Reed-Sternberg 细胞）是 HL 骨髓浸润的依据。

（2）NHL 白细胞数多正常,伴有淋巴细胞绝对和相对增多。部分骨髓涂片中可找到淋巴瘤细胞。

2. 生化检查　疾病活动期有血沉增速,血清乳酸脱氢酶升高提示预后不良。

3. 其他影像学表现

（1）CT:淋巴结肿大表现为形态规则,边缘大多数清晰,平扫呈低密度,增强后呈轻中度均匀强化;CT 是淋巴瘤主要的影像学检查方法,用于淋巴瘤分期、再分期、疗效评价和随诊。

（2）MRI:病变淋巴结 T_1WI 为等或略低信号,T_2WI 为高信号,较小病灶表现均匀,较大病灶可有不规则坏死呈高信号,但较少见,增强扫描呈轻度强化;MRI 是中枢神经系统、骨髓和肌肉等部位病变的首选影像学检查方法。

（3）PET 及 PET-CT:在淋巴瘤分期中已显示出高于 CT 的敏感性和特异性。治疗前 PET-CT 可检测出部分常规显像漏诊的病灶,有研究报道15%～20% 的患者纠正了临床分期,8% 的患者改变了治疗方案。PET-CT 也可以指导淋巴结活检部位的选择。在修订的淋巴瘤疗效评价标准中,PET 被推荐用于 HL 和弥漫性大 B 细胞淋巴瘤。

【治疗方法】

以化疗为主、结合放疗的综合疗法,辅以生物治疗、骨髓或造血干细胞移植,条件适合者可手术治疗。

【病例分享】

患者女性,19 岁。主诉:因"发现右颈渐大无痛性肿块 6 天"入院。

现病史:患者 6 天前无意中发现右颈约"鸡蛋"大小无痛性肿块,无发热、寒战,无鼻塞、鼻出血,无耳鸣、视力下降及头痛,遂至当地医院就诊,予患者口服抗炎药治疗,肿块无明显变化。为进一步诊治入我院,病程中精神、饮食、睡眠可,大小便正常,体重无变化。

查体:双颈可及多枚肿大淋巴结,最大者位于右颈,大小约 40mm×60mm,质地中等,边界及活动度可,无压痛。

实验室检查:无特殊。

超声检查:双侧颈部至双侧锁骨上可见多个异常实质回声,呈"铺路石"样改变,大小不等,最大约 37mm×23mm×13mm（左侧）,40mm×39mm×25mm（右侧）,形状呈椭圆形,边界清楚,内部为低回声,分布不均质,后方回声无变化,CDFI:其内可见丰富紊乱的血流信号（图 6-6-35）。

超声诊断:双颈部多发淋巴结肿大,考虑淋巴瘤。

PET-CT 检查:双侧咽旁、双侧颈部、双侧锁骨上下多发淋巴结肿大伴代谢增高,多考虑淋巴瘤。

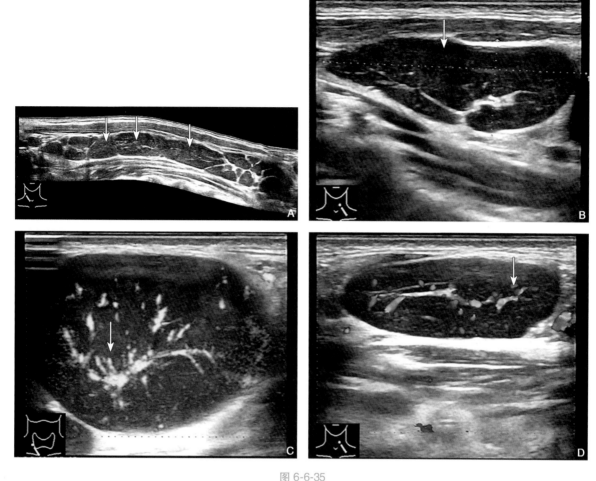

图 6-6-35
A、B. US:颈部多发淋巴结肿大,内部呈低回声;C、D. CDFI:病变内血流丰富

病理结果:结合 HE 及免疫组化支持 T 细胞淋巴瘤,T 淋巴母细胞淋巴瘤。

（二）转移性淋巴结

【概况及流行病学】

转移性淋巴结(lymph node metastases)由肿瘤细胞从原发肿瘤经淋巴系统转移所致,原发肿瘤相应引流区域的淋巴结是肿瘤细胞转移的第一站。经淋巴系统转移是全身各系统恶性肿瘤转移的主要途径之一。

【病理与病生改变】

肿瘤细胞先出现于淋巴结的边缘窦,而后浸润和破坏整个淋巴结,并可穿透包膜,侵犯周围组织。淋巴结转移一般先到达引流最近的淋巴结(组或群),再逐渐形成多处转移,也可发生逆行或跳跃式转移。

【临床表现】

除原发肿瘤的症状体征外,相应引流区域的浅表淋巴结进行性、无痛性肿大,质地变硬,位置固定,逐渐融合,甚至形成更大的肿块。皮肤破损及并发感染少见。

【超声表现】

转移性淋巴结的位置、超声表现与原发灶密切

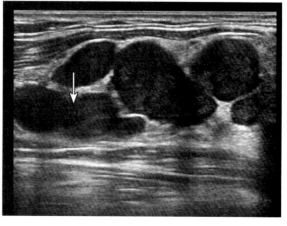

图 6-6-36 肺癌颈部淋巴结转移
颈部多发淋巴结肿大,部分相互融合,内部为低回声

相关,但也有一定的共性表现。

1. 形态边界 呈椭圆形或圆形,长短径之比<2,可有包膜外浸润或局部隆起,或可相互融合成团(图6-6-36)。

2. 皮髓质结构 皮质弥漫性或局限性增厚,也可向外隆起,髓质变形、偏心或消失。

3. 内部回声 大多数呈不均匀低回声,可有钙化或液化,较大者内部还可见到小结节,呈"结中结"征象(图6-6-37)。有时表现可因原发肿瘤不同而不同,如乳头状甲状腺癌的转移性淋巴结内部往往也可见簇状分布的细点状钙化,呈高回声,以及单发或多发的坏死液化区,甚至囊变呈囊肿样(图6-6-38)。

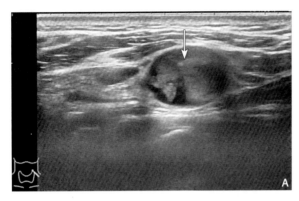
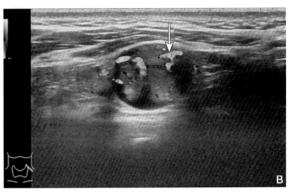

图6-6-37 甲状腺癌颈部淋巴结转移

A. 髓质门消失,内部回声增高、不均匀,可见小片状液性无回声区;B. CDFI显示内部血流增粗、丰富,走行迂曲,分布杂乱

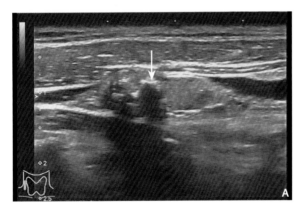
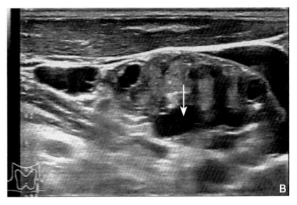

图6-6-38 甲状腺癌颈部淋巴结转移

A. 肿大淋巴结髓质消失,内部回声增高,可见大小不一的多发钙化,淋巴结边缘不清;B. 肿大淋巴结髓质消失,内部回声增高,除点状钙化以外,可见多发液化区

4. 彩色多普勒血流图 髓质门血流受压,走行迂曲甚至杂乱无章;进一步表现为周边或周围血流信号增多,内部或髓质门血流逐渐消失;也可呈周围和内部均无明显血流信号(图6-6-39)。

5. 频谱多普勒 多显示高速高阻型或低速高阻型血流。

6. 超声造影 此技术可以敏感地显示血流灌注的分布,一般表现为均匀增强、环状增强、髓质门增强、不均匀增强;更重要的是可以通过动态观察造影剂增强的变化,来判断病变的良恶性,首先与周围组织对比,确认增强程度,一般表现为微弱、中等及明显增强,然后根据时间确定早期或快速期(以≤15s出现增强为界又称"快进"、反之"慢进"),根据廓清比率(以90s时点≤70%为快速廓清又称"快退"、反之"慢退")。分布上,一般转移性淋巴结以环状增强和不均匀增强多见,往往首先出现包膜增强,随后淋巴结内呈不均匀增强,增强呈向心性,如发生缺血坏死则可见无增强区;变化方面,又以"快进、慢退"为特征。

【鉴别诊断要点】

转移性淋巴结需与淋巴瘤和淋巴结结核鉴别(表6-6-2、表6-6-3)。对于已知原发肿瘤,淋巴结短期内进行性增大及质地偏硬则强烈提示转移的可能。

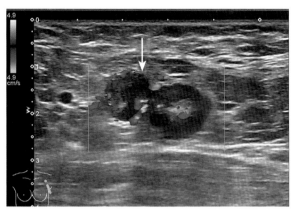

图 6-6-39 乳腺癌腋窝淋巴结转移

CDFI 显示肿大淋巴结皮质增厚,髓质变形,血流信号丰富,分布杂乱

【实验室及其他影像学表现】

1. 原发肿瘤所引起的生化和肿瘤标志物改变。

2. CT、MRI 及 PET-CT 均可作为转移性淋巴结的重要诊断手段。

(1) CT:多发增大淋巴结可相互融合,并包绕或推压邻近血管或器官,无坏死者密度均匀或均匀强化,坏死液化时呈环形强化,环壁偏厚,不规则。

(2) MRI:转移淋巴结在 T_1WI 上呈等或略低信号,在 PdWI 和 T_2WI 上呈等或高信号,与邻近肌肉及其他软组织对比明显,信号是否均匀取决于其内有无坏死囊变等,增强后改变与增强 CT 类似。

【治疗方法】

1. 原发灶的手术治疗,联合化疗及局部放疗等。

2. 转移性淋巴结的局部热消融治疗。

3. 生物免疫治疗。

4. 中医药治疗。

【病例分享】

患者男性,75 岁。主诉:因"头晕、右耳耳鸣、视物重影 3 个月余"入院。

现病史:患者 3 个月余前无明显诱因出现头晕、右耳耳鸣、视物重影,无鼻塞、涕中带血等不适,于当地医院行鼻咽镜检查发现鼻咽肿物,遂入我院。自发病以来,精神、饮食、睡眠良好,大小便正常,体重无变化。查体:无特殊,浅表淋巴结未及肿大。

实验室检查:EB 病毒 Rta-IgG>2 000↑,EB 病毒早期抗原 IgA 抗体(+),EB 病毒衣壳抗原 IgA 抗体(+)。

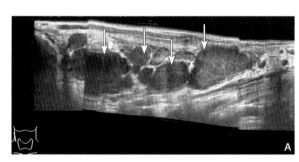

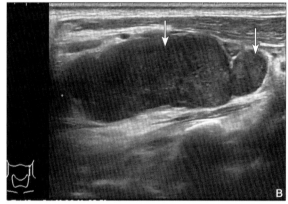

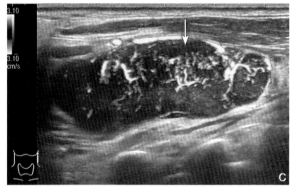

图 6-6-40 转移性淋巴结肿大

A、B. US:颈部多发淋巴结肿大,内部呈低回声;C. CDFI:病变内血流丰富

超声检查:双侧颈部至双侧锁骨上可见多个异常实质回声,大小不等,最大约 43mm×15mm(左侧),53mm×18mm(右侧),形状呈椭圆形,边界清楚,内部为低回声,分布不均质,后方回声无变化,CDFI:其内可见丰富的血流信号(图 6-6-40)。

超声诊断:考虑转移性淋巴结肿大。

MRI 检查:鼻咽各壁不均匀增厚并右侧壁肿块形成,符合鼻咽癌;双侧咽旁间隙、双侧颈深多发肿大淋巴结,部分融合,边界不清。

病理结果:鼻咽低分化鳞癌,颈部淋巴结转移癌。

(三) 全身性疾病伴随淋巴结肿大

全身多种疾病可引起浅表淋巴结肿大,如艾滋病、钩端螺旋体病、黑热病、丝虫病、白血病等,可单个部位或全身多个部位的淋巴结出现肿大,超声表现多样(图 6-6-41、图 6-6-42)。

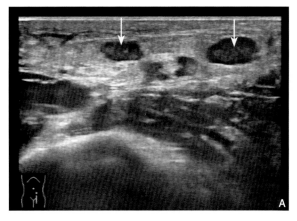
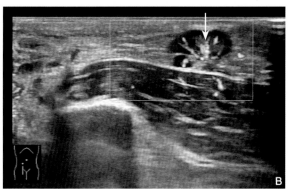

图 6-6-41 急性淋巴细胞白血病伴腹股沟淋巴结肿大
A. 淋巴结肿大,呈低回声;B. CDFI 显示肿大淋巴结血流信号丰富,分布杂乱

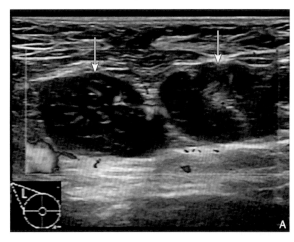
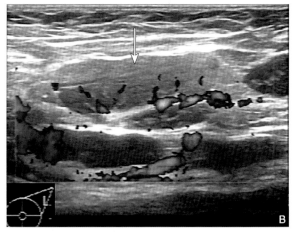

图 6-6-42 慢性淋巴细胞白血病伴腋窝淋巴结肿大
CDFI 显示两侧腋窝肿大淋巴结血流信号丰富

恶性淋巴结质地较硬,临床经验丰富的医生也往往依靠触诊来判断良恶性。超声新技术"声触诊"即超声弹性成像可较直观且予以半定量方式评价淋巴结的硬度(图 6-6-43)。

【思考题及测试题】

1. 淋巴瘤的淋巴结病变在多普勒超声上具有哪些相对的特征?

2. 乳头状甲状腺癌转移性淋巴结的超声特征及病理组织学基础是什么?

3. 对于淋巴结的良恶性鉴别诊断,作为超声医师,应该采用怎样的规范化流程?

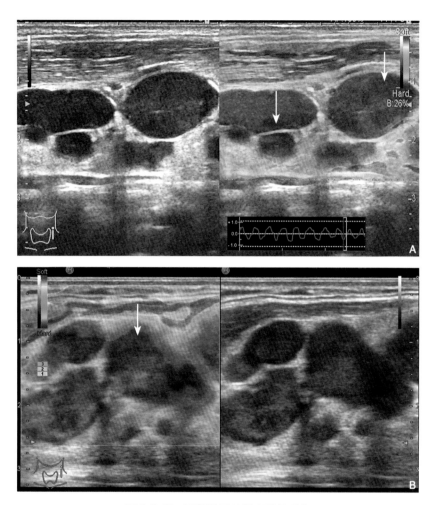

图 6-6-43　恶性淋巴结超声弹性成像
肺癌颈部淋巴结转移,病变内部以蓝色为主,提示质地较硬

（杨丽春）

第七节　新技术应用

近些年随着计算机、设备工程的进步以及新技术的开发,包括高频超声、超微血管成像、超声造影、超声弹性成像等新技术已逐步应用到淋巴结检查中。

一、二维超声及血流成像

近些年的研究认为淋巴结体积增大、呈类圆形、内部结构不清、淋巴门消失是恶性淋巴结的主要表现。超声探头频率的提高、晶片制造工艺的革新和包括空间复合成像等图像新算法和后处理的应用,使得浅表淋巴结内部结构可以显示得更加清晰与明确。以往认为较典型的淋巴瘤为均质极低回声,随着超声分辨率的提高,淋巴瘤内可以显示

细小网格状回声特征,有学者认为这是诊断特异性较高的征象(图 6-7-1)。但也有学者认为该网格状结构也许和淋巴瘤回声与病理类型有一定相关性。滤泡型淋巴瘤,套细胞淋巴瘤可以表现为低回声也可以表现为混杂回声(图 6-7-2)。超声可以观察最大径<1cm 淋巴结的内部结构和淋巴门形态,可观察到位于淋巴结皮质部分的微小转移灶(图 6-7-3)。观察淋巴结的血流分布可以判断淋巴结的良恶性。彩色多普勒超声检查将淋巴结分为无血流型、淋巴门型血流、周边型血流、混合型血流。反应性增生淋巴结的血管由淋巴门进入淋巴结内,彩色多普勒血流显像多表现为门型血流;而恶性淋巴结的血管可以由非淋巴门部位进入淋巴结,彩色多普勒血流显像多表现为周边型或混合型血流。随着以超微血管成像为代表的低速血流显示技术的应用,使得淋巴结内部微细血管的显示成为可能。有

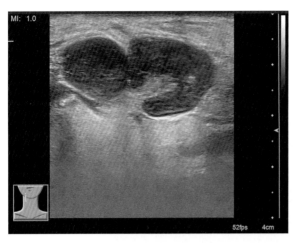

图 6-7-1　滤泡型淋巴瘤

灰阶超声可以低回声淋巴结内显示网格状改变

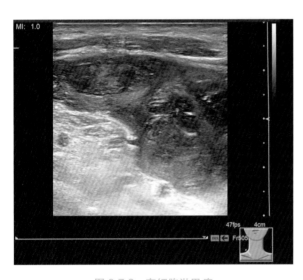

图 6-7-2　套细胞淋巴瘤

右侧锁骨上区多发肿大淋巴结,部分相互融合,内部为混杂回声

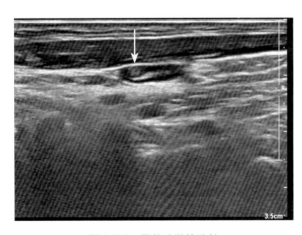

图 6-7-3　甲状腺微转移灶

经穿刺活检证实的位于淋巴结皮质部分直径0.2cm的甲状腺微转移灶(白箭)

研究表明,反应性增生淋巴结内的血流呈树枝状,由淋巴门向皮质走行,而恶性淋巴结内的血管多数杂乱,没有规律。但少数淋巴瘤等恶性淋巴结也可以出现类似门样的血流。由于受到原发肿瘤的性质、转移程度等因素的影响,有关淋巴结血流的阻力指数和搏动指数对区别淋巴结良恶性的争议较大。

二、超声造影

超声造影是利用超声造影剂气体微泡在声场中的非线性效应和背向散射来获得对比增强。通过外周静脉团注造影剂后,可以观察淋巴结的血供状态和微循环灌注信息。淋巴结超声造影的增强方式、增强后表现、时间-强度曲线参数在诊断淋巴结病变中有一定意义。增强方式包括向心型、髓质门型、同步型、无增强型。淋巴结良性病变增强方式多以髓质门型为主;增强后表现又可分为四种类型:Ⅰ型(均匀增强型)为整个淋巴结显著均匀增强;Ⅱ型(髓质门非均匀增强型)为内部显著均匀增强,但在髓质门区域有不规则低或无灌注区;Ⅲ型(内部非均匀增强型)为在内部(皮髓质或皮质或皮髓质难以分清时)显著增强的背景下有局灶性低或无灌注区;Ⅳ型(微弱或无增强型)为淋巴结微弱增强,灌注可均匀或不均匀,或无增强;反应性增生淋巴结多表现为Ⅰ型,也可呈Ⅱ型。典型的转移性淋巴结由于肿瘤细胞从输入淋巴管进入淋巴结包膜下窦,在此种植,随后进一步增殖,向内侵及皮髓质,形成许多肿瘤细胞团,并逐步相互融合,直至占据整个淋巴结,同时挤压或阻塞淋巴结内血管,使淋巴结中央区域灌注速度减慢,进而发生缺血坏死,表现为低或无灌注区域,这样造成淋巴结包膜侧的肿瘤细胞活性相对较高,在血管生成因素的刺激下,此处新生血管最富有;因此较早的转移性淋巴结动态增强方式多表现为周围向中央填充,即向心型增强;增强后多表现为Ⅲ型,有研究表明约70%以上的转移性淋巴结表现为此类型即内部不均匀增强;可能与上述多发肿瘤细胞团尚未融合或融合不全或缺血坏死有关。另由于原发病的不同,转移淋巴结的超声造影表现也不尽相同,例如乳头状甲状腺癌颈部淋巴结转移灶多表现为不均匀高增强;淋巴瘤多表现为混合型或髓质门型血流,血供丰富使其不易发生坏死,较少出现充盈缺损的情况,增强模式以同步型增强为主,部分表现为离心型增强。

把感兴趣区放置在淋巴结近包膜下皮质内高

灌注或低灌注区,计算时间-强度曲线。淋巴结增强的定量观察指标有始增时间、达峰时间、上升时间、峰值强度等。关于转移性淋巴结时间-强度曲线的区别,研究结果不尽相同。目前多数研究认为转移性淋巴结上升时间和达峰时间短于炎性或反应性增生淋巴结,峰值强度等于或低于炎性或反应性增生淋巴结。可能与肿瘤新生血管多迂曲杂乱、壁薄、缺少肌层与弹性组织,并易形成动静脉瘘,因而易形成淋巴结皮质内快速、高灌注血流,时间-强度曲线形态多表现为"快进"型。有学者提出转移性淋巴结内信号强度最高和最低区域的差值高于反应性增生淋巴结,可作为较好的鉴别指标。也有学者认为淋巴结造影的增强强度、开始增强时间、峰值时间在淋巴结良、恶性病变之间均无显著性差异。出现这种争议的原因可能是原发肿瘤不同而导致转移性淋巴结造影参数出现差异。

三、对前哨淋巴结的超声评估

前哨淋巴结(sentinel lymph node,SLN)是指淋巴回流途径上位于首站的一个或一组淋巴结,由于肿瘤细胞会随引流区的淋巴管首先引流到 SLN,然后再进入下一站淋巴结。因而 SLN 反映整个淋巴结群的状态。以往前哨淋巴结定位多依赖同位素法或染料法。最近研究表明将超声造影剂注射到乳晕或乳腺肿物周围可以观察淋巴管走行及 SLN位置,定位准确率达 98%,结合超声引导下淋巴结细针穿刺细胞学活检技术(fine needle aspiration,FNA)或粗针活检(core needle biopsy,CBN)可以减少不必要的传统的 SLN 手术活检。

四、超声弹性成像

超声弹性成像(elastography)技术自 1991 年Ophir 等人提出后,得到了临床医师的广泛关注并发展迅速,已经成为超声医学研究热点,目前主要用于乳腺、甲状腺等浅表器官检查。超声弹性成像是通过对人体组织受到外力引起组织形变,通过分析组织形变程度或剪切波速度,得到反映该组织内部有关组织弹性特征的信息。弹性成像按成像原理可分为瞬时弹性成像(人体组织受到人为加压或血管搏动等外力压迫),点剪切波弹性成像(探头发射出高能量超声波引起组织形变)和二维剪切波弹性成像。弹性成像的结果可分为半定量(评分)和定量(kPa、m/s)两种。在病理情况下,组织硬度可发生变化。以往的研究表明良性淋巴结往往偏软,而恶性淋巴结通常是偏硬。当定性弹性成像结合

灰阶超声检查时,判断淋巴结良恶性的敏感性、特异性和准确性分别为 92%、94% 和 93%。由于受多种因素影响,良恶性淋巴结的诊断界值仍存在很大的重叠。淋巴瘤的硬度较软,与反应性增生的淋巴结硬度接近。可能的原因是淋巴瘤主要是分化不成熟的淋巴细胞,不易发生纤维化,病变组织较软。而大部分转移性淋巴结相对较硬,应用弹性成像诊断准确率较高。弹性成像主要的不足在于重复性和一致性较差,这可能的原因是于浅表淋巴结位置表浅,受操作者压力以及周围结缔组织结构复杂等的影响较大。鉴于这种不一致性和不可重复性,超声弹性成像判断浅表淋巴结的良恶性价值尚有争议。

五、光声成像

光学成像(photoacoustic imaging,PAI)通常只能提供组织表层图像,难以满足对深层组织的成像需求。激光光束入射到组织表面后,根据激光波长的不同,光束的穿透深度也不同。激光在软组织内传播过程中受到多重散射和吸收。被吸收的光能通过分子振动和热弹性膨胀转化为热能,导致局部初始压力增加,形成振动,产生声波。声波在软组织中传播的距离较长,最终被组织表面的超声传感器探测到并转换为图像。生物组织的构成分子如氧合血红蛋白、水分等成分的变化会显著地影响组织的光学特性。因此,光声成像能够灵敏地反映生物体的组织结构及其功能信息,区分淋巴结、肿瘤细胞、毛细血管、氧合血红蛋白等目标,提供活体的功能成像和分子成像。转移性淋巴结内血流的血氧饱和度明显低于非转移淋巴结,光声成像可以通过探测血氧饱和度的变化判断淋巴结的性质。基于分子活性等离子体纳米传感器的声光成像可以检测到小鼠口腔鳞癌模型的淋巴结内 50μm 的转移灶。但目前光声成像在淋巴结性质判断等方面的应用还处于探索阶段。

【思考题及测试题】

超声新技术是不是可以完全替代传统的灰阶超声?

(陈路增)

参 考 文 献

[1] 刘树伟,李瑞锡. 局部解剖学. 8 版. 北京:人民卫生出版社,2013.

[2] 徐秋华,周辉红. 颌面颈部超声诊断学. 北京:军事医学科学出版社,2015.

［3］朱强,荣雪余,译.头颈部超声影像学实用教程.天津:天津出版传媒集团,2016.

［4］岳林先.实用浅表器官和软组织超声诊断学.北京:人民卫生出版社,2017.

［5］轩维锋,詹维伟.浅表组织超声与病理诊断.北京:人民军医出版社,2015.

［6］中国医师协会超声医师分会.中国超声造影临床应用指南.北京:人民卫生出版社,2017.

［7］陈琴,岳林先.浅表器官超声造影诊断图谱.北京:人民卫生出版社,2015.

［8］张缙熙,姜玉新.浅表器官及组织超声诊断学.北京:科学技术文献出版社,2010.

［9］戴九龙.淋巴疾病超声诊断.北京:人民卫生出版社,2011.

［10］李泉水.浅表器官超声医学.北京:科学出版社,2017.

［11］周洁莹,唐杰.超声诊断 IgG4 相关疾病的应用研究进展.中华医学超声杂志(电子版),2012,9(7):589-592.

［12］白云,杨凤,刘俊平,等.彩色多普勒超声对颈部结节病性淋巴结炎的诊断价值.河北医药,2008,30(9):1292-1293.

［13］徐秋华,陆林国.浅表器官超声诊断图鉴.上海:上海科学技术出版社,2005.

［14］任卫东.超声诊断学.3 版.北京:人民卫生出版社,2013.

［15］郭万学.超声医学.6 版.北京:人民军医出版社,2011.

［16］姜玉新,王志刚.医学超声影像学.北京:人民卫生出版社,2010.

［17］曹云峰.超声检查在浅表淋巴结肿大鉴别诊断中的临床价值.医学影像学杂志,2015,25(4):701-703.

［18］曾月凤,熊屏,徐球华,等.超声评价头颈部肿瘤患者颈部转移性淋巴结特征.中国超声医学杂志,2016,32(11):964-966.

［19］方燕璇,庄颖颖,卢来顺.高频超声检查对 356 例不同类型颈部浅表淋巴结病变的诊断价值.上海医药,2016,37(1):47-51.

［20］李艳丽,刘影,韩煦.超声多普勒超声诊断良恶性浅表淋巴结肿大的临床价值.中国医药指南,2017,15(3):42-43.

［21］王忠波,巩雪.颈部浅表淋巴结 B 超声像图特点及其诊断价值分析.中西医结合心血管杂志,2016,4(15):84-85.

［22］张秀丽,王秀娟,刘小静,等.良恶性淋巴结的超声图像特征分析.中外医学研究,2015,13(26):81-82.

［23］苗少峰,杨虹,黄远辉,等.光声成像研究进展.中国光学,2015,5:699-713.

［24］YOO JL,SUH SI,LEE YH,et al. Gray scale and power Doppler study of biopsy-proven Kikuchi disease. J Ultrasound Med,2011,30(7):957-963.

［25］ANIL T. AHUJA. Diagnostic Ultrasound Haed and Neck. AMIRSYS,2014.

［26］MELVILLE DM,JACOBSON JA,DOWNIE B,et al. Sonography of cat scratch disease. J Ultrasound Med,2015,34(3),387-394.

［27］MARGARET AK. Diagnostic Lymph Node Pathology. 3rd ed,Boca Raton:CRC Press,2016.

［28］ARSHIA DI,CARLO S,ANANYA DM,et al. The changing faces of IgG4-related disease:Clinical manifestations and pathogenesis. Autoimmunity Reviews,2015,14(10):914-922.

［29］SHIMAZU K,ITO T,UJI K,et al. Identification of sentinel lymph nodes by contrast-enhanced ultrasonography with Sonazoid in patients with breast cancer:a feasibility study in three hospitals. Cancer Med,2017,6(8):1915-1922.

［30］SIGRIST RMS,LIAU J,KAFFAS AE,et al. Ultrasound Elastography:Review of Techniques and Clinical Applications. Theranostics, 2017, 7 (5): 1303-1329.

［31］ZHANG P,ZHANG L,ZHENG S,et al. Acoustic Radiation Force Impulse Imaging for the Differentiation of Benign and Malignant Lymph Nodes:A Systematic Review and Meta-Analysis. PLoS ONE, 2016, 11 (11):e0166716.

［32］LEE YJ,JEONG EJ,SONG HW,et al. Photoacoustic imaging probe for detecting lymph nodes and spreading of cancer at various depths. J Biomed Opt,2017,22(9):91513.

［33］LUKE GP,EMELIANOV SY. Label-free Detection of Lymph Node Metastases with US-guided Functional Photoacoustic Imaging. Radiology, 2015, 277 (2):435-442.

［34］LUKE GP,MYERS JN,EMELIANOV SY,et al. Sentinel lymph node biopsy revisited:ultrasound-guided photoacoustic detection of micrometastases using molecularly targeted plasmonic nanosensors. Cancer Res,2014,74(19):5397-5408.

［35］AMIN MB,GREENE FL,EDGE SB,et al. The Eighth Edition AJCC Cancer Staging Manual:Continuing to build a bridge from a population-based to a more 'personalized' approach to cancer staging. CA Cancer J Clin,2017,67(2):93-99.

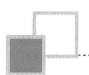

第七章 阴囊、阴茎

第一节 概 述

阴囊、阴茎疾病属于比较常见的外科疾病,睾丸、附睾病变仅通过临床触诊较难获得明确诊断,特别是睾丸内小病灶的漏检率极高。超声检查有助于多种睾丸、附睾疾病的明确诊断和及时治疗,尤其是对于微小病变的检出率远高于其他的影像技术检查。睾丸肿瘤的早期诊断、不育症病因的判断、阴囊急症的诊断、治疗方法的选择及预后的评估都依赖于多普勒超声检查。

实时动态是超声独有的特点,可动态观察睾丸与附睾内部回声变化情况,并对睾丸、附睾周围积液量、睾丸动脉 RI 值大小、睾丸实质彩色血流变化等情况进行反复检测,根据结果诊断睾丸外伤类型及严重程度、睾丸扭转情况、睾丸附睾炎是否有并发脓肿形成,便于临床适时采用不同治疗方式。此外,超声在随访中也具有重要作用,能动态监测患者病变情况,以便于疗效评估。因此,多普勒超声是阴囊疾病,尤其是阴囊急诊和随访的首选检查方法。

近些年来随着多普勒超声成像、超声造影和介入超声的开展和日益成熟,超声诊断阴囊疾病有了更多的可能性,多普勒超声诊断在阴囊疾病的诊断中占据着愈发重要的地位。

【思考题及测试题】

超声检查在阴囊、阴茎疾病诊断中有何优势及能解决什么问题?

(罗渝昆)

第二节 解剖与生理

一、阴囊

阴囊为一囊袋状结构,位于耻骨联合下方,阴茎根部与会阴之间,由阴囊中部的阴囊缝分为左右两部。阴囊壁共有 6 层,由外向内依次为皮肤、肉膜(即浅筋膜)、精索外筋膜、提睾肌、精索内筋膜及睾丸固有鞘膜,肉膜在正中线上向阴囊深部发出阴囊中隔将阴囊腔分为左右两部,容纳两侧的睾丸、附睾及精索。睾丸固有鞘膜分为壁层和脏层,脏层鞘膜在睾丸后缘贴附于阴囊后壁并与壁层鞘膜延续,二者之间的腔隙为鞘膜腔,内有少量鞘膜液(图 7-2-1)。

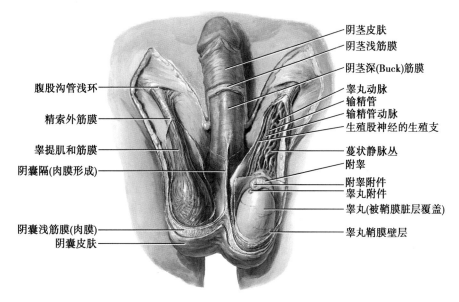

图 7-2-1 阴囊及其内容

腹股沟管浅环
精索外筋膜
睾提肌和筋膜
阴囊隔(肉膜形成)
阴囊浅筋膜(肉膜)
阴囊皮肤

阴茎皮肤
阴茎浅筋膜
阴茎深(Buck)筋膜
睾丸动脉
输精管
输精管动脉
生殖股神经的生殖支
蔓状静脉丛
附睾
附睾附件
睾丸附件
睾丸(被鞘膜脏层覆盖)
睾丸鞘膜壁层

睾丸和附睾位于阴囊内，左右各一。睾丸呈卵圆形，约长 4cm、宽 3.5cm、厚 3cm，内外两面、前后两缘和上下两极，睾丸实质表面有三层膜，由外向内依次为睾丸鞘膜脏层、白膜和血管膜。白膜于睾丸后缘中部凹陷，进入睾丸实质，形成睾丸纵隔，其内有睾丸网和血管。睾丸纵隔发出许多睾丸小隔，呈放射状向周围伸入睾丸实质，将睾丸实质分为多个大小不等的锥形睾丸小叶。每个睾丸小叶包含 1~4 条极度盘曲的精曲小管，并相互结合成精直小管，而后在睾丸纵隔内互相吻合成睾丸网，睾丸网发出睾丸输出小管经睾丸后缘上部进入附睾头部（图 7-2-2）。

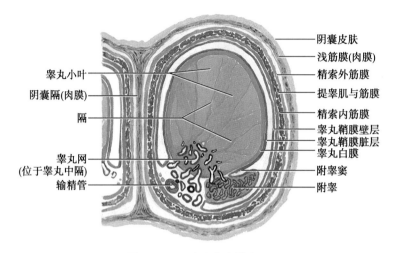

图 7-2-2　阴囊和睾丸横断面

睾丸具有产生精子和分泌雄激素的功能。睾酮由睾丸的间质细胞分泌，促进精子的生成与成熟、男性器官的发育及蛋白质的合成。

附睾附着于睾丸的后外侧缘，分为头、体、尾三部分。附睾头部膨大而圆钝，借睾丸输出小管与睾丸相连，体部扁圆，尾部细圆，附睾尾折返向后上方移行于输精管。

睾丸附件位于附睾头附近，呈蝌蚪形，与睾丸上极相连。附睾附件相对少见，也位于附睾头附近，和附睾相连，只是略小。

精索起于腹股沟管外环，止于睾丸后缘，移行于附睾尾，呈索条状结构，被覆精索鞘膜，内含输精管、睾丸动脉、精索内静脉、蔓状静脉丛、淋巴管、神经丛等。

睾丸的血供主要来自睾丸动脉（精索内动脉），起源于腹主动脉前部，经腹股沟管外环穿出，沿精索走行，于睾丸后上方分为睾丸支和附睾支。睾丸支分成数支穿过睾丸纵隔进入血管膜层形成包膜动脉。包膜动脉绕行于包膜，沿睾丸小隔发出朝向睾丸纵隔的向心动脉，有的包膜动脉也可进入睾丸实质形成穿隔动脉，行至对侧包膜下后再发出向心动脉。向心动脉到达睾丸纵隔后分出离心动脉，背向睾丸纵隔，在其附近进入睾丸实质。附睾支分成数支进入附睾头部。输精管动脉来自膀胱下动脉，穿过腹股沟管，沿输精管分布，主要供给输精管和附睾的血流。提睾肌动脉来自腹壁下动脉，分布于阴囊壁内（图 7-2-3）。

睾丸静脉和附睾静脉在精索内汇合成蔓状静脉丛，内径<1.5mm，围绕睾丸动脉上行，于阴囊根部汇合成数条走行平直的精索内静脉，经腹股沟管后，汇合成精索内静脉主干。左侧精索内静脉在腹膜左后侧汇入左肾静脉，右侧精索内静脉直接汇入下腔静脉。提睾肌静脉（精索外静脉）内径<2mm，位于蔓状静脉丛后方，穿过腹股沟管，汇入腹壁下静脉。输精管静脉穿过腹股沟管，汇入膀胱下静脉。

二、阴茎

阴茎分为根部、体部及头部，主要由海绵体组织构成，包括 1 个尿道海绵体和 2 个阴茎海绵体。尿道海绵体位于阴茎腹侧，其前端膨大为龟头，后端膨大为尿道球。阴茎海绵体位于阴茎背侧，并行排列，前端变细，嵌入龟头内，后端分离，在尿道球两侧形成阴茎脚（图 7-2-4）。

海绵体表面被有包膜，包括白膜和筋膜。白膜位于内侧，包围海绵体，致密坚韧，海绵体之间的白膜融合成隔膜；白膜之外为阴茎深筋膜，将三个海绵体包裹到一起；阴茎深筋膜的外面为阴茎浅筋膜，与阴囊的肉膜相连续（图 7-2-5）。尿道位于尿道海绵体中央，起自膀胱的尿道内口，终于阴茎头的尿道外口。整个尿道分为尿道前列腺部、膜部和尿道海绵体部，通常将尿道前列腺部和膜部称为后尿道，尿道海绵体部称为前尿道。

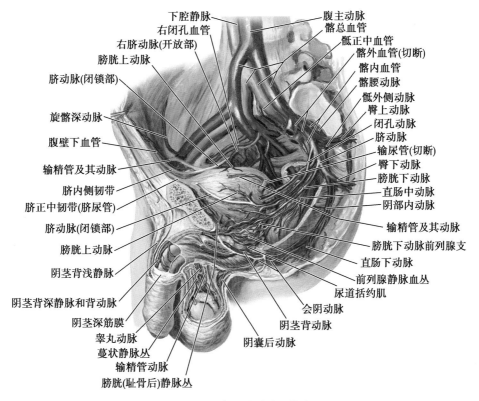

图 7-2-3　睾丸的动脉和静脉

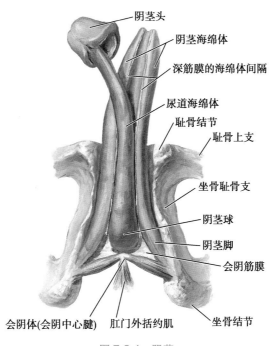

图 7-2-4　阴茎

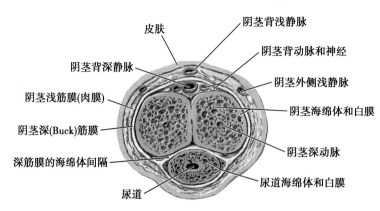

图 7-2-5 阴茎体横断面

阴茎的动脉主要有阴茎深动脉和阴茎背动脉。阴茎深动脉左右各一,走行于阴茎海绵体中央,垂直分出螺旋动脉,进入海绵体窦。阴茎背动脉有 2 条,走行于阴茎海绵体背侧沟内,白膜与筋膜之间,主要供应阴茎海绵体和被膜的营养,2 条阴茎背动脉末端吻合发出分支营养龟头。此外,阴茎还有尿道动脉、尿道球动脉,各动脉间有广泛吻合(图 7-2-6)。

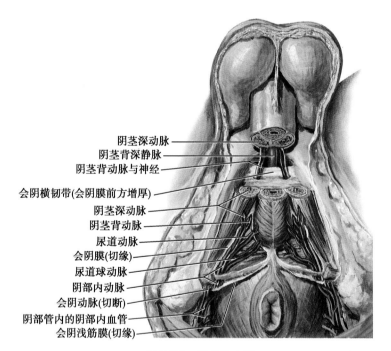

图 7-2-6 阴茎的血管

阴茎的血液主要由阴茎背浅静脉和阴茎背深静脉回纳。阴茎背浅静脉回收阴茎皮肤血液,经由腹部浅外阴部静脉回流入大隐静脉。阴茎背深静脉仅 1 条,走行于阴茎背动脉之间,引流阴茎头及海绵体的血流至前列腺静脉丛。

【思考题及测试题】
阴茎动脉及静脉有哪些?

(罗渝昆)

第三节　正常超声表现

一、阴囊

阴囊壁超声显示为厚薄一致的光滑带状高回声,正常厚度 0.3~0.5cm。高分辨率超声能够分辨出皮肤、肉膜及睾丸固有鞘膜。睾丸表面光滑,正常成年人睾丸鞘膜腔内可有少量游离液体,透声好。纵切面睾丸呈卵圆形(图7-3-1),横切面呈类圆形(图7-3-2)。睾丸实质呈中等回声,分布均匀,其内可见睾丸血管所致的无回声带,外周可见整齐连续的环状高回声为白膜。纵切面,睾丸后外侧实质边缘可见一条从白膜伸入实质,并与附睾平行的条带状高回声,为睾丸纵隔。

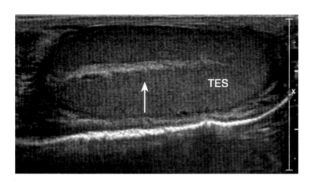

图7-3-1 正常睾丸纵切面、睾丸(TES)纵隔

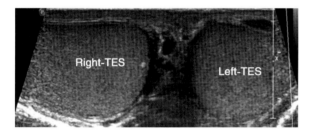

图7-3-2 正常睾丸横切面

睾丸大小随年龄的不同而有变化。显示睾丸最大纵切面和横切面,正常成年人睾丸长径3.5~4.5cm,厚径1.8~2.5cm,横径2~3cm,老年男性体积会减小。

沿附睾长轴纵切,头部位于睾丸后上方,呈三角形或新月形(图7-3-3),内部回声接近或略高于

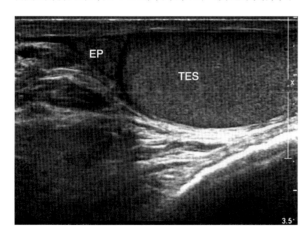

图7-3-3 正常附睾头纵切面

睾丸,体部扁圆,紧贴睾丸后外侧,尾部位于睾丸下方,体、尾部回声略低于睾丸。横切时附睾各部呈圆形或扁圆形。显示附睾最大纵切面,正常附睾头部的厚径小于1cm,体部厚径小于0.5cm,尾部厚径小于0.8cm。

睾丸附件和附睾附件通常不易显示,鞘膜腔积液时容易显示,呈卵圆形,通过蒂部连于睾丸上极或附睾头。大多数附件为实性,回声与睾丸相似,少数呈无回声。

精索位于阴囊根部、睾丸后上方,自附睾尾部移行而来,阴囊内这一段长约40mm。纵切面,精索呈索条状,内可见数条管状结构,上段较平直,下段迂曲,输精管走行于精索背侧,管壁厚,管腔小。横切面,精索呈圆形或椭圆形,边界清晰,宽6~8mm,可见数个管腔断面。站立时,精索纵切面寻找精索内、外静脉的最大内径,纵切或横切面寻找蔓状静脉丛的最大内径。正常蔓状静脉丛内径<0.15cm(图7-3-4),精索内、外静脉内径<0.2cm。

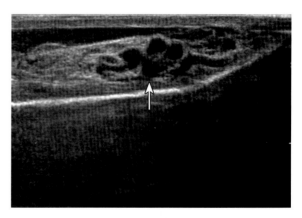

图7-3-4 蔓状静脉丛

彩色多普勒超声显示睾丸动脉位于精索内,上段走向平直,下段迂曲,血流信号明亮(图7-3-5)。睾丸包膜动脉在睾丸白膜下走行,围绕睾丸边缘分布,穿隔动脉(图7-3-6)穿行于睾丸实质内,走行平直,常与反向血流的静脉伴行。向心动脉(图7-3-7)、离心动脉多显示为点状或条状不连续的血流信号。输精管动脉走行弯曲,分布于输精管壁上。精索外动脉位于蔓状静脉丛后方,走行平直,血流方向与睾丸动脉一致(图7-3-8)。附睾头、尾部的血流信号呈点状,体部血流不易显示。

睾丸动脉(图7-3-9)、包膜动脉(图7-3-10)及向心动脉均为低阻型血流频谱,频谱形态为圆钝小峰,舒张期下降缓慢,收缩期、舒张期峰值流速及阻力指数依次降低。输精管动脉和精索外动脉(图7-

3-11）为高阻型血流频谱,收缩期频谱形态呈三角形,舒张期血流不易显示。

　　蔓状静脉丛位于睾丸动脉周围,呈网状分布（图7-3-12）。精索外静脉位于精索内静脉及静脉丛后方,走向平直。平静状态下,上述静脉血流信号不易显示,深吸气时,这些静脉内可见少量反流信号。

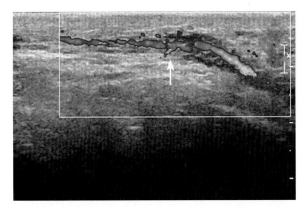

图 7-3-8　正常精索外动脉血流

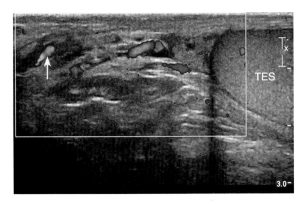

图 7-3-5　正常睾丸动脉血流

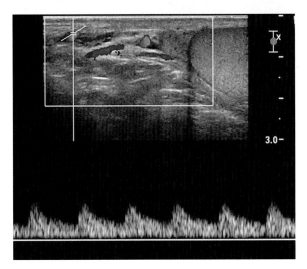

图 7-3-9　正常睾丸动脉频谱

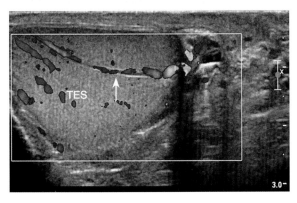

图 7-3-6　正常睾丸穿隔动脉血流

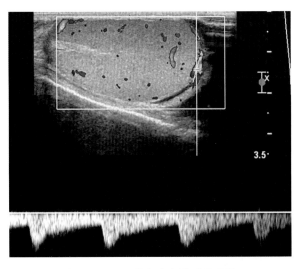

图 7-3-10　正常睾丸包膜动脉频谱

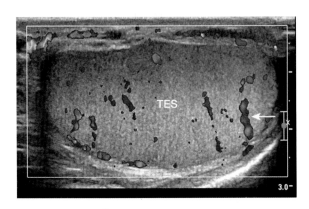

图 7-3-7　正常睾丸向心动脉血流

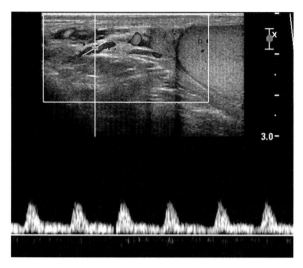

图 7-3-11 正常精索外动脉频谱

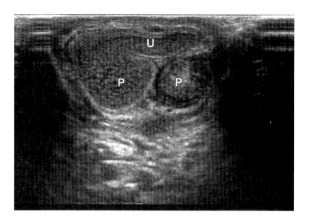

图 7-3-13 正常阴茎横切面

（罗渝昆）

第四节 检查适应证

凡阴囊及阴茎区感到不适、发现肿大或扪及可疑包块，或临床上怀疑有下列疾患，均适宜做阴囊或阴茎超声检查，包括：①先天性畸形；②阴囊、睾丸、阴茎、尿道肿物（良、恶性肿瘤）；③睾丸、附睾囊肿；④睾丸及睾丸附件扭转；⑤阴囊、睾丸、附睾、阴茎炎性病变；⑥创伤性疾病，包括阴囊血肿、睾丸损伤、阴茎、尿道损伤；⑦鞘膜积液、腹股沟斜疝；⑧精索静脉曲张；⑨尿道狭窄、结石；⑩阴茎异常勃起、血管性阳痿等。

【思考题及测试题】
超声在男性不育症方面的应用具体有哪些？

（罗渝昆）

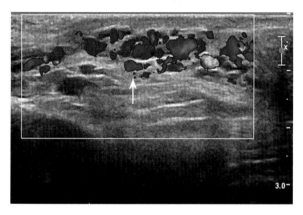

图 7-3-12 蔓状静脉丛血流

二、阴茎

阴茎纵切面，海绵体呈长条状、均匀的略低回声，其周围的被膜呈线样高回声，尿道海绵体中央可显示尿道壁，呈条带状高回声，无尿时可闭合。横切面，尿道海绵体位于前方，两侧阴茎海绵体位于其后，三者呈"品"字排列（图 7-3-13）。

阴茎深动脉位于海绵体中央，阴茎背动脉位于阴茎皮下与阴茎海绵体之间，阴茎背静脉位于两条背动脉之间。

阴茎充血状态下，海绵体增粗、动脉管腔明显扩张、动脉流速加快、阻力指数增高，随充血时间和状态而变化。海绵体窦扩张，静脉管腔扩张，阴茎背静脉为间断或低速静脉血流。

【思考题及测试题】
描述睾丸纵隔的位置及声像图特点。

第五节 检查内容与方法

通常选用高频线阵探头，阴囊肿大明显时，可选用频率较低的凸阵探头。清晰显示阴囊前/后壁、睾丸包膜、睾丸、附睾、阴茎皮下组织、海绵体、白膜及尿道结构。

患者无需特殊准备，但应注意保护患者隐私。一般取仰卧位进行检查，但在检查睾丸下降异常、精索静脉曲张及斜疝时，应加用坐位、立位以及 Valsalva 动作。

检查阴囊时，充分暴露外阴部，并将阴茎上提、固定。探头轻放于阴囊皮肤上。双侧对比纵、横切面及多切面扫查，观察内容包括：睾丸、附睾、附件及精索的大小、形态、内部回声，阴囊壁有无增厚，鞘膜腔有无积液，睾丸及阴囊内有无占位性病变，并观察占位性病变的位置、大小、形态、边界、有无包膜、内部回声及其与周围组织的关系。

多普勒超声观察睾丸、附睾及精索内血流走行、分布及方向。于阴囊根部纵切精索,显示睾丸动脉、输精管动脉和提睾肌动脉,在睾丸动脉周围寻找精索内动脉、蔓状静脉丛及后方的精索外动静脉,睾丸边缘寻找包膜动脉,然后多普勒超声测量各血管的收缩末期峰值流速、舒张末期峰值流速、阻力指数和搏动指数。如果检查精索静脉扩张时,应记录最大内径,有无自发性反流并测定安静状态下和 Valsalva 动作后的静脉内径变化以及是否诱发或加重反流。

检查阴茎时,将阴茎拉直,平放于阴阜上,探头置于阴茎腹侧,纵切、横切面扫查,主要观察阴茎海绵体和尿道海绵体的内部结构和回声,有无纤维斑块及占位性病变,白膜有无增厚,尿道壁是否光滑、有无增厚,尿道内有无狭窄、异常扩张及占位性病变。

多普勒超声观察阴茎血管的分布及血流方向,纵切阴茎海绵体,分别显示阴茎深动脉、阴茎背动脉及阴茎背静脉,尽可能显示全程。检查阴茎背静脉时,探头置于左侧或右侧的阴茎海绵体处探测,横切面显示阴茎背静脉两侧有阴茎背动脉。应用脉冲多普勒测量各血管的收缩末期峰值流速、舒张末期峰值流速、阻力指数和搏动指数。诊断 ED 时需在注射罂粟碱等药物后开始检查阴茎动脉和静脉。

【思考题及测试题】

阐述多普勒超声在阴茎疾病诊断中的常规检查方法及观察内容。

(罗渝昆)

第六节　阴囊与阴茎疾病

一、睾丸与附睾炎性病变

【概况及流行病学】

睾丸炎临床相对较少见,主要包括细菌引起的化脓性睾丸炎,病毒性腮腺炎引起的睾丸炎和罕见的梅毒性睾丸炎等。其中,急性化脓性睾丸炎较常见,是由化脓性致病菌如葡萄球菌、链球菌、大肠埃希菌(大肠杆菌)、肺炎球菌和铜绿假单胞菌等引起。感染途径包括:血行性、淋巴道和上行性感染。其中,以附睾直接蔓延至睾丸者常见。急性腮腺炎性睾丸炎由腮腺炎病毒经血行侵入睾丸所致,

12%~20%腮腺炎患者并发睾丸炎。

附睾炎是男性生殖系统最常见的非特异性感染性疾病,中青年多见。它是急性阴囊疼痛的主要原因(约占 75%)。常可累及睾丸,引起附睾睾丸炎。本病常继发于下尿路感染,由大肠杆菌、变形杆菌、葡萄球菌和淋球菌等所致,也可通过血行和淋巴道感染。

【病理与病生改变】

睾丸明显肿大,阴囊壁红肿,鞘膜充血水肿,鞘膜腔内可有浆液性渗出。睾丸实质肿胀,切面呈局灶性坏死,有多形核白细胞浸润,曲精管上皮细胞破坏,脓肿形成。

附睾炎症时附睾局部的附睾管上皮水肿及脱屑,管腔充满脓性渗出物,炎症多从附睾尾部开始,上行性蔓延至体、头部,累及睾丸时引起附睾-睾丸炎,部分感染可继续发展成附睾脓肿。急性炎症可引起附睾肿胀、充血、水肿;慢性附睾炎可由于急性期发展而来,或由较轻感染所致,特点是纤维增生显著,附睾硬化。

【临床表现】

急性睾丸炎,多有发热或突然出现严重的阴囊痛,疼痛向腹股沟放射,有下坠感,并伴有高热、恶心、呕吐、白细胞升高等。同时睾丸肿大、压痛明显,阴囊皮肤红肿。慢性睾丸炎多数情况下没有明显临床症状,少数患者有轻微的睾丸疼痛与肿胀。

急性附睾炎的起病急,患侧阴囊出现坠胀不适、疼痛明显,可放散至同侧腹股沟区及下腹部,并常伴有畏寒、高热,体温可达 40℃。查体患侧附睾肿大,触痛明显。若炎症蔓延至睾丸,则睾丸与附睾界限不清,炎症较重时,阴囊皮肤红肿,同侧精索增粗,有触痛。

【超声表现】

1. **急性睾丸炎**　睾丸一侧或双侧弥漫性肿大,表面整齐光滑,内部回声减低或可见边界不规则的回声减低区或无回声区,可伴有继发性睾丸鞘膜积液。多普勒超声显示,在肿大睾丸内血流信号明显增多(图 7-6-1),动脉内径增宽,睾丸内动脉血流速度加快,阻力明显降低,RI<0.5。

2. **急性附睾炎**　附睾尾或整个附睾肿大,回声不均匀(图 7-6-2),以低回声多见,多普勒超声显示肿大附睾血流信号明显增多(图 7-6-3)。伴有脓肿形成时,病灶内出现液性区,内含细点状回声。

3. **慢性附睾炎**　附睾局部轻度肿大,多发生于尾部,回声不均匀,以等回声、高回声多见,病灶内可见少量血流信号。

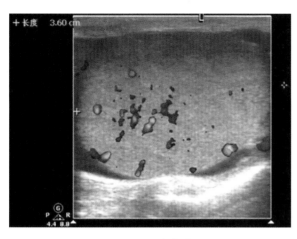

图 7-6-1 睾丸炎
睾丸弥漫性增大,内部回声不均匀,CDFI:血流信号丰富。伴有少量鞘膜积液

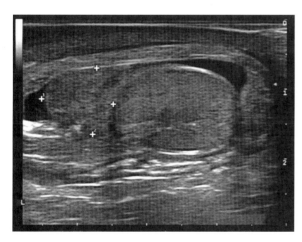

图 7-6-2 附睾炎
附睾头体积增大,内部回声不均匀

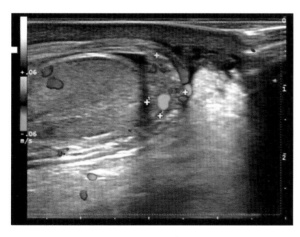

图 7-6-3 附睾炎
附睾尾部增大,血流丰富

【诊断与鉴别要点】

1. 诊断要点

(1)急性炎症:附睾和/或睾丸肿大,回声不均匀,血流信号明显增多。

(2)慢性附睾炎:病灶呈局限性,边界不清晰,回声不均匀。

2. 鉴别诊断

(1)急性睾丸炎要与睾丸扭转相鉴别,睾丸炎与睾丸扭转从二维声像图上有时难以明确诊断。其声像图均表现为睾丸肿大,内部回声不均。多普勒超声可为临床提供可靠的诊断和鉴别诊断依据。睾丸炎患者睾丸内血流信号增多,睾丸扭转患者睾丸内无血流信号或极少血流信号。需要引起注意的是睾丸扭转早期由于睾丸动脉血流未完全中断,多普勒超声仍可显示出少量血流信号,易出现误诊。应在数小时内密切观察。另部分睾丸扭转可自行缓解,睾丸因缺血后充血而引起血流信号增多,似睾丸炎,但疼痛明显减轻,有助于两者鉴别。

(2)慢性附睾炎与附睾结核声像图上很相似,鉴别有一定困难。附睾炎疼痛较明显,常有急性或反复发作史;结核病程缓慢,疼痛不明显,常伴有阴囊皮肤增厚、粘连、窦道。声像图上附睾炎结节内部常无回声增高的纤维化或钙化灶,而结核常伴有后方声影的钙化灶。此外,还应注意与较少见的病变如附睾肿瘤和精子肉芽肿鉴别。必要时超声引导下穿刺活检明确诊断。

【实验室与其他影像学检查】

1. 实验室检查 急性睾丸附睾炎,血常规白细胞计数可明显升高,中性粒细胞比例高;尿常规有白细胞,偶有红细胞。尿细菌培养与药物试验对确定病原微生物及选用抗生素有重要意义。

2. CT 可见患侧睾丸(或附睾)体积增大,脓肿形成时可见低密度影。

【治疗方法】

急性睾丸、附睾炎时,患者卧床休息,抬高阴囊,依据细菌培养结果选用敏感抗生素。如脓肿形成,则需切开引流,必要时行睾丸(或附睾)切除术。对慢性睾丸、附睾炎目前临床上主要还是采取对症治疗手段,尚缺少标准化治疗指南,对反复发作者可行睾丸(或附睾)切除。

【思考题及测试题】

如何进行睾丸扭转与急性睾丸炎的鉴别诊断?

【病例分享】

患者男性,42 岁,因"左侧阴囊肿痛 1 天"就诊。患者于 1 天前出现小便后不适,且有淡红色黏性分泌物,夜间出现左侧阴囊肿痛,伴左侧腹股沟疼痛。病程中出现畏寒、发热。实验室检查:白细胞计数 $12.2×10^9/L$。

临床查体:T:38.3℃,神清,痛苦貌,腹平软无压痛,左侧阴囊皮肤正常,左侧附睾肿大明显,压痛(+),质较硬。右侧睾丸、附睾正常。

超声表现:右侧睾丸 30mm×14mm,左侧睾丸 30mm×18mm。附睾:左侧附睾头体部回声正常,尾部球形增大,内部回声紊乱,分布不均匀,可见丰富的血流信号(图 7-6-4)。右侧附睾大小、回声正常。

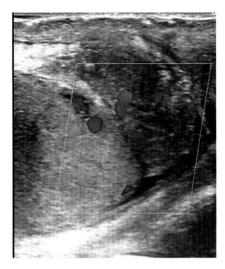

图 7-6-4　附睾炎

超声诊断:患者急性疼痛伴白细胞增高,超声示左侧附睾肿大,血流增多,考虑急性附睾炎。

临床诊断:急性附睾炎。

（王　辉）

二、睾丸与附睾肿瘤

【概况及流行病学】

睾丸肿瘤占泌尿生殖系统恶性肿瘤的 3%~9%,占男性恶性肿瘤的 1%~2%。与其他肿瘤相比,睾丸肿瘤虽然发病率低,但是恶性肿瘤比例高,占 95% 以上,且多发生于性功能最活跃的时期。在 15~35 岁男性中,睾丸肿瘤是最常见的恶性肿瘤,也是导致该年龄段男性死亡的重要原因之一。

附睾肿瘤较为少见,绝大多数为原发性,占男性生殖系统肿瘤的 2.5%,其中 80% 以上为良性肿瘤,以 20~50 岁性功能活跃的青壮年多见。

【病理与病生改变】

原发性睾丸肿瘤分为生殖细胞瘤和非生殖细胞瘤,生殖细胞瘤发生于曲精管的生殖上皮,占睾丸肿瘤的 90%~95%。生殖细胞瘤又分为精原细胞瘤(seminoma)和非精原生殖细胞瘤(nonseminomatous germ cell tumors,NSGCT),如胚胎癌、畸胎癌、绒毛膜上皮癌等。转移主要通过淋巴系统到达肾门、腹膜后淋巴结;少部分可通过血行转移。精原细胞瘤中,经典型精原细胞瘤最为多见,约占 93%,其预后与是否混合有其他生殖细胞源性肿瘤成分及其占比例有关,混合有其他生殖细胞源性肿瘤成分,且所占比例越高,恶性程度越高,预后越差。非生殖细胞瘤较少见(5%~10%),但恶性程度较高,来源于纤维组织、平滑肌、血管和淋巴组织等的睾丸间质细胞。继发性睾丸肿瘤较为罕见。

附睾肿瘤以腺瘤样瘤最为多见,其次为平滑肌瘤及良性囊腺瘤。多为单侧发病,左侧多于右侧。肿瘤多发生于附睾尾部,头部次之,瘤体生长缓慢,圆形,质地偏硬,边界清晰。

【临床表现】

睾丸肿瘤的临床表现无特异性,且复杂多样。睾丸肿瘤患者一般以睾丸不同程度肿大伴或不伴有疼痛就诊,后者常因肿瘤出血梗死、坏死所致。隐睾恶变者可发现腹股沟部或腹部进行性增大的无痛性肿块。约 10% 的睾丸肿瘤患者表现为急性症状,比如发烧和疼痛,易误诊为附睾炎。而又有约 10% 患者在出现转移症状后才发现睾丸肿瘤。另约 5% 的睾丸肿瘤与激素分泌有关,这部分患者表现出内分泌异常,比如男性乳腺发育。

附睾肿瘤多无明显临床表现。良性附睾肿瘤常在体检时偶然发现,少数可有轻度疼痛或不适。恶性附睾肿瘤呈浸润性生长,常与睾丸粘连,可累及精索,致精索水肿。

【超声表现】

1. 睾丸肿瘤

(1) 原发性睾丸肿瘤:各类恶性睾丸肿瘤超声表现相似,图像缺乏特异性,表现为一侧睾丸呈不同程度肿大,内见实质不均质团块,边界不清,边缘不规则,肿瘤侵及包膜时,睾丸轮廓不清。

1) 精原细胞瘤:绝大多数为均质低回声团块,边界清晰,外周可有声晕。部分可呈分叶状,瘤体内部回声不均,可见无回声区或散在点状强回声。多普勒超声显示,肿块内血流信号丰富,血管分布紊乱,血流速度加快(图 7-6-5)。

2) 畸胎瘤(癌):瘤体以囊实性为主,可占据大部分睾丸,瘤内有囊腔、分隔带及细密点状回声、强回声团等(图 7-6-6),CDFI 显示瘤体内部及周边无或偶见点线状血流信号。恶性畸胎瘤常有弥漫浸润征象,且 CDFI 显示瘤体内部及周边血流信号丰富,呈杂乱线状或树枝状。

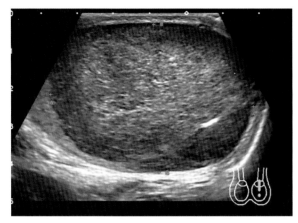

图 7-6-5 精原细胞瘤
均质低回声肿物,内可见散在点状回声,周边有声晕

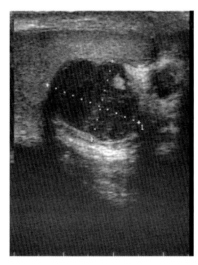

图 7-6-6 畸胎瘤
不均质回声团块,形态不规则,内可见钙化强回声

3)胚胎癌:瘤体边界不清,边缘不规则,内部呈分布不均匀的点状等回声或低回声。内可见散在点片状高回声,或小的无回声区。瘤体内血流信号丰富。

4)间质性肿瘤:瘤体体积小,均呈圆形或类圆形,实性低/中等回声或高回声,边界清楚,瘤内血供较丰富。

5)表皮样囊肿:瘤体呈圆形,周边为厚壁,内为含有细密点状高回声,呈类实性改变,典型的呈"洋葱样"改变,瘤内无血供。

(2)继发性睾丸肿瘤:多为双侧性,双侧睾丸增大,内见多个边界清楚的低回声结节或斑片状回声,可见血流信号。

2. 附睾肿瘤 附睾局部肿大,良性肿瘤以分布均匀或欠均匀的低回声多见,边界清楚,内无或少许血流信号。附睾平滑肌瘤常为圆形或椭圆形实性结节,有包膜,切面呈旋涡状(图 7-6-7);皮样囊肿或囊腺瘤,肿块内可见液性暗区。恶性肿瘤形态多不规则,边界不清,内部回声不均匀,血流信号丰富。

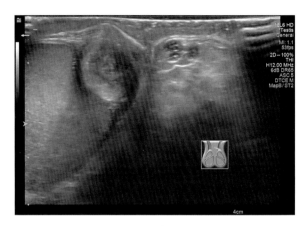

图 7-6-7 附睾平滑肌瘤
附睾平滑肌瘤,椭圆形实性结节,切面呈旋涡状

【诊断与鉴别要点】

1. 诊断要点

(1)原发性睾丸肿瘤多为单发,继发性睾丸肿瘤多为双侧、多发。

(2)精原细胞瘤多见于中青年,瘤体多呈均质低回声。

(3)畸胎瘤多见于青少年,瘤体以囊实性为主,间有囊腔、分隔带等。

(4)恶性肿瘤血供丰富,良性肿瘤少血供或无血供。

2. 鉴别诊断

(1)睾丸良恶性肿瘤的鉴别:从肿瘤的形态、内部回声、边界及血流情况等方面进行分析,结合血清肿瘤标记物检测有助于良、恶性的鉴别。必要时行超声引导下穿刺活检。

(2)附睾良恶性肿瘤的鉴别:从肿瘤的形态、边界、内部回声、血流情况及生长速度等方面进行分析,同时还应注意结合病史,与慢性附睾炎、附睾结核及精子肉芽肿相鉴别。

【实验室与其他影像学检查】

1. 血清肿瘤标志物检查 主要包括甲胎蛋白(AFP)、人绒毛膜促性腺激素(hCG)和乳酸脱氢酶(LDH)。其中,LDH 主要用于转移性睾丸肿瘤的检查。

2. 其他影像学检查

（1）X 线：对睾丸及附睾肿瘤肺部转移的诊断具有很大价值。

（2）CT：目前被认为是睾丸及附睾肿瘤腹膜后淋巴结转移的最佳检查方法。

（3）MRI：对睾丸及附睾肿瘤的检测具有较高的敏感性和特异性，且有报道称 MRI 对区分精原细胞瘤和非精原细胞瘤有一定意义。

（4）PET-CT：在睾丸及附睾肿瘤腹膜后淋巴结转移方面也有应用，但是其与 CT 相比并没有显著优势。

【治疗方法】

睾丸肿瘤的治疗是以手术切除为主要方式，辅以放疗、化疗的多模式治疗。因生殖细胞肿瘤对放化疗敏感，所以应用多模式治疗后睾丸肿瘤患者的生存率明显提高。

原发性附睾肿瘤的治疗首选手术治疗。由于附睾肿瘤诊断较困难，故对附睾肿块通常采取积极的手术探查，尤其对于长期抗炎治疗效果不佳者，更宜积极手术探查。由于附睾肿瘤良、恶性难以鉴别，对于术中探查怀疑恶性肿瘤者可行快速冰冻切片检查，一旦病理诊断为恶性，原则上应行患侧根治性睾丸切除术及腹膜后淋巴结清扫术。因原发性附睾恶性肿瘤极少见，为避免冰冻切片假阳性造成不必要的手术创伤，凡冰冻恶性者，均行根治性睾丸切除术，术后大体病理回报再次证实为恶性者行二期腹膜后淋巴结清扫术。

【思考题及测试题】

原发性睾丸肿瘤不同病理类型的超声鉴别诊断。

【病例分享】

患者男性，32 岁，右侧睾丸肿大 1 个月余。患者右侧睾丸肿大，触之较硬，有轻度坠胀感，无明显疼痛，长时间站立或行走后坠胀感加重。病程中无发热、尿频、尿急、血尿等。

临床查体：尿道外口无红肿及脓性分泌物，阴囊皮肤无溃烂，双侧阴囊不对称，右侧睾丸增大，表面光滑，质地较硬，透光试验阴性。左侧睾丸、附睾未见明显异常。双侧腹股沟淋巴结未触及肿大。前列腺肛诊未见明显异常。

超声表现：右侧睾丸体积增大，形态失常，于右侧睾丸内可见一高回声团块，大小约 2.2cm×3.4cm，内部回声均匀，CDFI 示其内血流信号丰富。左侧睾丸大小正常，实质回声均匀。双侧附睾未见异常（图 7-6-8）。

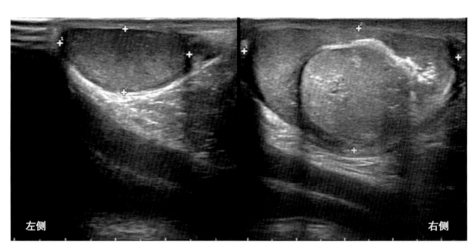

图 7-6-8 双侧睾丸对比图

超声诊断：右侧睾丸内均质高回声肿物，内血流信号丰富，考虑为睾丸精原细胞瘤。

临床诊断：行右侧睾丸根治性切除术，病理结果为右侧睾丸精原细胞瘤。

（王 辉）

三、睾丸与附睾囊肿

【概况及流行病学】

睾丸囊肿分为白膜囊肿和睾丸内囊肿。白膜囊肿位于睾丸表面，患者年龄多在 40 岁以上，直径一般<1cm，单发多见，呈单房性或有分隔，两侧睾丸发病无差异；睾丸内囊肿可见于睾丸内任何部位，多位于睾丸纵隔附近，囊肿大小变化较大。

附睾囊肿包括单纯囊肿和精液囊肿，以附睾头囊肿多见，在成年男性中发病率约占 25%。

【病理与病生改变】

睾丸、附睾囊肿可能由于局部炎症粘连使附睾管阻塞，或者其中微小单一的附睾输精管阻塞后管腔液潴留,形成囊肿,或可能与性欲刺激、睾丸附睾的慢性感染或输送精子的管道部分梗阻有关。

【临床表现】

囊肿多无明显的临床表现,多数在体检时查出,有时有阴囊部不适或下坠感。睾丸或附睾部触及圆形肿物,质软,境界清,有波动感,挤压不缩小。部分白膜囊肿临床表现为睾丸表面可触及质硬结节。

【超声表现】

睾丸和附睾囊肿表现为睾丸内或附睾内圆形或椭圆形无回声区,边界清晰,壁薄而光滑,后方回声显著增强,内部透声好。囊肿较小时,睾丸和附睾体积不大,囊肿较大时表现为睾丸肿大。囊肿多为单发单房。

1. 白膜囊肿 位置表浅,位于睾丸的鞘膜内,可以单发或多发,呈小圆形或椭圆形无回声,体积小,约2~5mm,边界清晰,常有局部隆起(图7-6-9)。

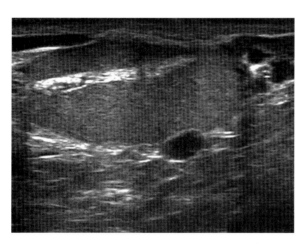

图7-6-9 睾丸白膜囊肿
鞘膜内椭圆形无回声,向睾丸表面隆起

2. 睾丸内囊肿 位于睾丸实质内,呈圆形,大小不等,边界清晰,光滑,内部多为无回声,或有少许点状高回声。

3. 附睾囊性肿物(附睾囊肿、精液囊肿) 附睾头、体部内圆形或椭圆形小囊肿,壁薄而光滑(图7-6-10),直径4mm~2cm不等,内部为无回声或弱回声,精液囊肿内常有细点状回声漂浮或沉积。

【诊断与鉴别要点】

1. 诊断要点 睾丸和/或附睾内1个或数个圆形或椭圆形液性区,囊壁薄。

2. 鉴别诊断 应注意与结核、肿瘤、脓肿、静脉曲张及动脉瘤等相鉴别。多普勒超声可提供可靠的诊断与鉴别诊断依据。

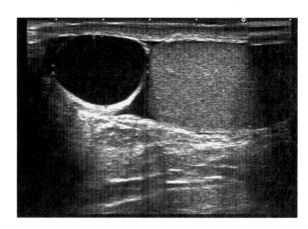

图7-6-10 附睾头囊肿
附睾头部圆形囊性回声,边界清晰,包膜完整

【实验室与其他影像学检查】

超声易于诊断睾丸和附睾囊肿,有利于与睾丸附睾实性肿物鉴别,因此无需其他检查。

【治疗方法】

一般较小的睾丸、附睾囊肿无需特殊处理,定期复查即可。部分患者症状比较明显,临床可采用外科手术切开剥除囊肿,但常规外科手术创伤较重,恢复较慢,可行超声引导下穿刺抽液硬化治疗的微创介入治疗方法。

【思考题及测试题】

睾丸囊肿与睾丸不成熟畸胎瘤的超声鉴别诊断。

【病例分享】

患者男性,56岁,患者1个月前发现右侧睾丸肿块,质软伴轻度压痛,久站后阴囊坠胀不适,休息后症状可缓解。

临床查体:外生殖器发育正常,阴囊皮肤无红肿、破溃、皮温不高。右侧阴囊增大,内可触及囊性肿物,表面光滑,质韧与皮肤无粘连,有轻压痛,平卧位后肿物未见消失。左侧睾丸、附睾及双侧精索未触及异常。

超声表现:右侧睾丸体积略增大,其内可见一无回声肿物,大小约为1.1cm×0.8cm,边界清,内具分隔(图7-6-11)。CDFI:囊肿内未见明显血流信号。左侧睾丸及双侧附睾大小形态未见明显异常。

超声诊断:右侧睾丸内边界清晰的无回声,内有分隔,考虑为睾丸囊肿。

临床诊断:右侧睾丸单纯性囊肿,观察随访。

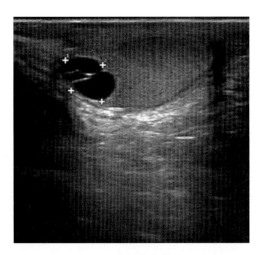

图 7-6-11 睾丸囊肿

（王　辉）

四、鞘膜积液

【概况及流行病学】

鞘膜腔内液体过多超过正常时称为鞘膜积液，是阴囊增大最常见的原因。本病可发生于任何年龄。鞘膜内如长期积液、内压增高，可影响睾丸的血运和温度调节，引起患侧睾丸萎缩。

【病理与病生改变】

正常情况下，睾丸的两层鞘膜之间仅有极少量鞘膜液。当精索部分的鞘膜突未完全闭合，鞘膜分泌过多或吸收过少时，即可产生鞘膜积液，根据鞘膜突未闭合部分的不同，分为四种临床类型(图 7-6-12)：

1. **睾丸鞘膜积液**　最常见类型，积液发生于睾丸固有鞘膜腔内。可分为原发性和继发性，前者病因不清；后者多由炎症、外伤、肿瘤等所致(图 7-6-13)。

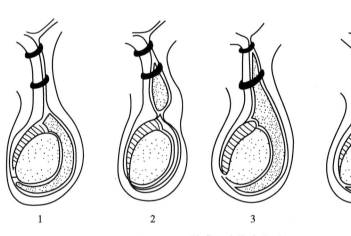

图 7-6-12　鞘膜积液临床分型
1. 睾丸鞘膜积液、2. 精索鞘膜积液、3. 睾丸、精索鞘膜积液、4. 交通性鞘膜积液

2. **精索鞘膜积液（又称包裹性鞘膜积液、精索囊肿）**　鞘膜突的中间有部分未闭合，发生积液。积液腔与腹腔和睾丸鞘膜腔都不连通(图 7-6-14)。

3. **睾丸、精索鞘膜积液（婴儿型鞘膜积液）**　鞘膜突仅在内环处闭合，精索部分未闭合积液腔与睾丸鞘膜腔连通。

4. **交通性鞘膜积液（先天性鞘膜积液）**　整个鞘膜腔完全未闭合，积液腔与腹腔有一狭窄的通道，积液量随体位而改变。如果通道宽大，肠管和网膜均可进入鞘膜腔，即合并先天性腹股沟疝。

【临床表现】

鞘膜积液较少时无自觉症状。当积液量过多，阴囊明显胀大时，可出现隐痛、下坠感、活动不便等症状。继发性积液可有原发病的症状。

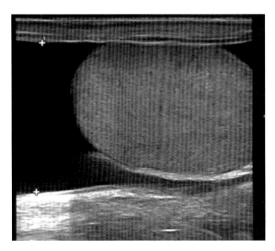

图 7-6-13　睾丸鞘膜积液
少量积液，液性暗区位于睾丸上下极旁

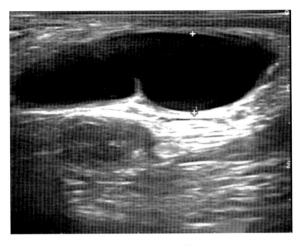

图 7-6-14 精索鞘膜积液
精索周围可见椭圆形液性暗区,边界清晰

【超声表现】

1. 睾丸鞘膜积液 患侧阴囊肿大,睾丸周围被无回声区包绕,无回声区大小取决于积液量。睾丸位于阴囊背侧不随体位变化而移动。偶见积液内有细点状、分隔样或絮片状回声,提示以往有感染史或出血史或含胆固醇结晶。睾丸、附睾的形态、大小、内部回声无异常。然而,继发于炎症、外伤及肿瘤等例外。

2. 精索鞘膜积液 囊性肿物位于睾丸上方,呈圆形或椭圆形,边界清晰、光滑,位置可高可低。或与睾丸相邻,触之似上下两个睾丸或位于腹股沟管中。

3. 睾丸、精索鞘膜积液 阴囊内无回声区呈梨形,向上延伸至精索。

4. 交通性鞘膜积液 仰卧时,阴囊内无回声区较小,站立时显著增大。交通性鞘膜积液多发生在新生儿,通常在生后 18 个月内自行闭合,成人很少见。

鞘膜积液合并感染或有出血时,可在无回声区内显示有点状或云雾状回声。

【诊断与鉴别要点】

1. 诊断要点 根据各类型鞘膜积液的声像图表现做出诊断,同时注意有无鞘膜积液的原发疾病,如睾丸附睾炎症、肿瘤、创伤,以便为临床提供病因诊断依据。

2. 鉴别诊断

（1）不同的鞘膜积液的鉴别诊断详见表 7-6-1。

表 7-6-1 不同类型鞘膜积液的鉴别诊断

类型	部位	形态	与睾丸关系	与精索关系	与体位关系
睾丸鞘膜积液	阴囊内	圆形或椭圆形	睾丸在一侧壁	无关	无关
精索鞘膜积液	阴囊上方	梭形或圆柱形	无关	沿精索分布	无关
睾丸、精索鞘膜积液	阴囊内	梨形	包绕睾丸	向精索延伸	无关
交通性鞘膜积液	阴囊内	椭圆形或梨形	包绕睾丸	向精索延伸	随体位变化

（2）与其他疾病的鉴别诊断

1）睾丸血肿:睾丸血肿多为睾丸外伤后在白膜内出血形成。声像图表现睾丸肿大,内部显示透声较差的无回声区,边缘可不甚规则,与鞘膜积液的鉴别较容易。

2）腹股沟疝:腹股沟疝内容物可为蠕动的小肠(含液气体)、网膜或液体。

3）附睾囊肿或精液囊肿:须与精索鞘膜积液鉴别。囊肿位于附睾头部,多为圆形,囊壁薄而光滑,通常较小,大小 1~2cm,其内可见细点状回声漂浮或沉积。

【实验室与其他影像学检查】

超声显像既可较准确地测定鞘膜积液量的多少,又能根据其声像图表现大体判断鞘膜积液的类型,并可观察睾丸和附睾等器官有无异常改变,是诊断鞘膜积液的可靠方法。无需进行实验室及其他影像学检查。

【治疗方法】

鞘膜积液治疗方法主要有随访观察、传统手术治疗及微创腹腔镜手术治疗,对 1 岁以内的患者可以观察治疗,但大多数患者都无法吸收,最终仍需采取手术治疗,传统手术治疗是应用和开展最为广泛的一种经典治疗方法,而腹腔镜是最近 20 多年才发展起来的一种治疗方法,其创口小,恢复快,已逐步在临床普及。

【思考题及测试题】

不同类型鞘膜积液的声像图特点。

【病例分享】

患者男性,4 岁,右侧阴囊逐渐肿大半年余,无明显不适感,肿物大小不随体位变化。

临床查体:右侧阴囊内可触及圆形肿物,质软、光滑,无压痛,囊性感明显,睾丸及附睾均未触及,透光试验阳性。

超声表现:右侧睾丸鞘膜腔内可见液性暗区,较大前后径约1.9cm,呈三面包绕睾丸(图7-6-15)。

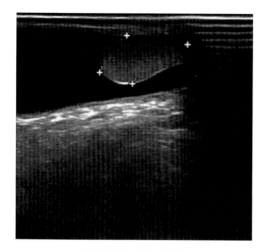

图 7-6-15 鞘膜积液

超声诊断:右侧睾丸鞘膜腔内液性暗区,三面包绕睾丸,考虑为睾丸鞘膜积液。

临床诊断:右侧睾丸鞘膜积液,暂不做治疗,可观察随访。

(王 辉)

五、精索静脉曲张

【概况及流行病学】

精索静脉曲张(varicocele,VC)是由于精索内蔓状静脉丛的异常扩张、伸长和迂曲,导致的以疼痛不适及进行性睾丸功能减退为主要症状的血管性病变。多见于青壮年,发病率占正常男性人群的10%~15%。通常见于左侧,占77%~92%,亦可双侧发病,占7%~22%,少见单发于右侧,约占1%。

【病理与病生改变】

原发性精索静脉曲张可见:①精索静脉瓣缺如或功能不良时可导致血液反流。②精索静脉壁及其周围结缔组织薄弱或提睾肌发育不全。③人的直立姿势影响精索静脉回流。继发性精索静脉曲张可见于左肾静脉或腔静脉瘤栓阻塞、肾肿瘤、腹膜后肿瘤、盆腔肿瘤、巨大肾积水或肾囊肿、异位血管压迫等。

其发病的主要原因是睾丸内小静脉瓣或静

脉壁括约功能受损。精索静脉内含肾上腺代谢产物的血液可经蔓状静脉丛倒流入睾丸内,从而损害睾丸的生精功能,是男性不育症的常见原因。

【临床表现】

多数患者缺乏自觉症状,常于体检时发现阴囊内无痛性蚯蚓状团块,或因不育症就诊时被查出。少数患者可有立位时阴囊肿胀,阴囊局部持续或间歇坠胀疼痛感、隐痛和钝痛,可向下腹部、腹股沟区或后腰部放射,劳累或久站后及行走时症状加重,平卧休息后症状减轻或消失。

【超声表现】

阴囊根部纵断扫查:可见精索、附睾头部附近出现迂曲的管状结构,或似多数小囊聚集成的蜂窝状结构;管壁薄而清晰;管径增宽;管腔内呈无回声或见烟雾状活动的低回声(图7-6-16)。

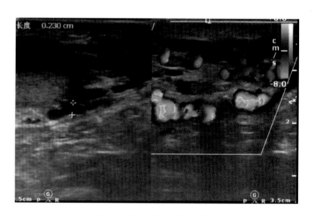

图 7-6-16 精索静脉曲张
睾丸下极可见迂曲无回声聚集,血流丰富

目前国内外有关精索静脉曲张的彩色多普勒超声诊断还缺乏统一标准,国内普遍认同诊断精索静脉曲张的CDFI参考标准为:

(1)亚临床型:①平静呼吸时精索静脉的最大内径(DR)≥1.8mm;②Valsalva试验出现反流,反流时间≥1s。

(2)临床型:平静状态下,精索静脉丛中至少检测到3支以上的精索静脉,其中1支血管内径>2mm,或增加腹压时静脉内径明显增加,或做Valsalva试验后静脉血流存在明显反流。

【诊断与鉴别要点】

超声通过观察精索静脉形态学的改变,检测其血流动力学的变化,同时观察睾丸大小及其质地的变化,对VC进行明确诊断。

由于VC与阴囊不适、疼痛、不育之间的关系具有不确定性,应注意鉴别是否有精索静脉曲张合并有引起上述症状的其他疾病如慢性骨盆疼痛综合征。同时,在诊断 VC 之前,还需鉴别是原发性的还是继发性的。

【实验室与其他影像学检查】

1. **精液检查** 对不育患者或有生育要求者推荐精液检查,建议 3 周内连续两次检查。检查项目应包括:精液量、液化时间、pH 值、精子浓度、形态学、活动率等。

2. **血清睾酮** 血清总睾酮检查、血清游离睾酮或生物活性睾酮检查。

3. **其他激素** FSH、LH、PRL、雄激素、血清抑素 B。

4. **睾丸活检术** 一般不推荐,仅在使用其他方法后仍不能充分评价睾丸生精功能时使用。

5. **CT、MRI** 一般不推荐,仅对于继发性精索静脉曲张寻找病因及鉴别诊断时选用。

6. **X 线精索内静脉逆行造影** 可以诊断和评价精索静脉曲张程度,但该检查为有创性检查且操作复杂。

【治疗方法】

原发性精索静脉曲张的治疗应根据患者是否伴有不育或精液质量异常、有无临床症状、静脉曲张程度及有无其他并发症等情况区别对待。治疗方法包括物理治疗、药物治疗和手术治疗。继发性精索静脉曲张应积极寻找和治疗原发病。

【思考题及测试题】

简述精索静脉曲张的超声诊断标准。

【病例分享】

患者男性,27 岁,2 年前无明显诱因出现左侧阴囊蚯蚓样肿物,伴左侧阴囊坠胀疼痛,无尿频、尿痛及排尿困难。

临床查体:外生殖器发育正常,站立时左侧睾丸下坠较右侧明显,左侧阴囊内可触及不规则管状结构团块,Valsalva 试验阳性。

超声表现:左侧精索静脉较宽处内径 0.3cm,静脉壁呈迂曲样改变,CDFI 显示蔓状静脉丛内可见杂乱的反向血流。Valsalva 试验时,蔓状静脉丛内反流加重(图 7-6-17)。

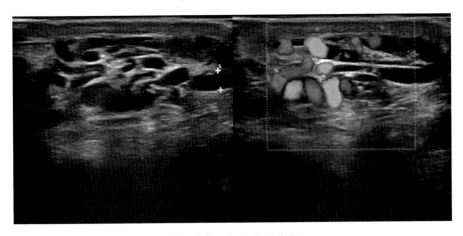

图 7-6-17 精索静脉曲张

超声诊断:平静状态下,左侧精索静脉丛中检测到 3 支以上的精索静脉,其中 1 支血管内径＞2mm,考虑为临床型左侧精索静脉曲张。

临床诊断:左侧精索静脉曲张,行左侧精索静脉高位结扎术治疗。

(王 辉)

六、睾丸扭转

【概况及流行病学】

睾丸扭转(testicular torsion),又称精索扭转,是指因睾丸和精索自身的解剖异常或者活动度加大而引起的扭转,从而导致睾丸血液循环障碍,引起睾丸缺血、坏死。主要原因与以下解剖异常有关:鞘膜的壁层在精索的止点过高;睾丸系膜过长;鞘膜完全包绕睾丸和附睾。当睾丸完全被鞘膜包绕时,睾丸悬挂在其内,形成所谓"钟摆"式睾丸,较容易发生扭转。睾丸扭转可分为鞘膜内型和鞘膜外型两类。鞘膜内型睾丸扭转发生在鞘膜内,临床上多见,好发于 12～18 岁的青少年,25 岁之前的发病率约为 1/4 000。而鞘膜外型的扭转发生在睾丸鞘膜以上水平,睾丸同鞘膜一起扭转,较为罕见,主要发生于新生儿和 1 岁内的婴儿。本病除在正常位置睾丸发生,也可发生于隐睾。

【病理与病生改变】

影响睾丸扭转有两个因素:扭转的程度和缺血持续的时间。扭转一般在180°~360°,严重者可达360°。扭转度数越大,睾丸缺血越严重。在扭转初期,首先发生静脉和淋巴的回流障碍,之后发生睾丸动脉血供障碍。在睾丸动脉完全阻塞时,2h仅发生睾丸实质的局部缺血,6h发生可逆性的缺血,24h出现完全梗死,最后睾丸出现萎缩。少数扭转可发生自发性松解,也可反复扭转、松解。

【临床表现】

典型表现为突发一侧阴囊睾丸持续性剧痛,疼痛可放射至腹股沟及下腹部,伴有恶心呕吐。患侧阴囊肿大,触痛明显。随着病程进展,睾丸肿胀消退,逐渐变小、变硬。

【超声表现】

1. 急性期(6h内) 可无明显异常改变,或表现为睾丸轻度肿大,内部回声弥漫性减低,阴囊壁因水肿而增厚,回声增强;CDFI显示睾丸实质内血流信号明显减少或消失;于精索区可见扭转的精索,呈扭曲的、不均匀高回声改变,表现为"线团征"(图7-6-18)。

2. 亚急性期(1~10d) 睾丸内部可见不均匀的低回声区,或伴有液化、坏死产生的无回声区;CDFI显示睾丸内无血流信号,但睾丸周围可见血流信号增多(图7-6-19)。

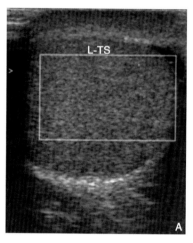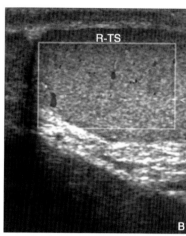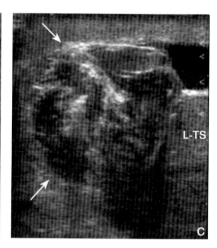

图 7-6-18 睾丸扭转急性期超声声像图

A.左侧睾丸扭转,血流信号消失;B.右侧正常睾丸,显示血流信号正常;C.箭示扭转的精索,呈"线团样"改变;L-TS:左睾丸;R-TS:右睾丸

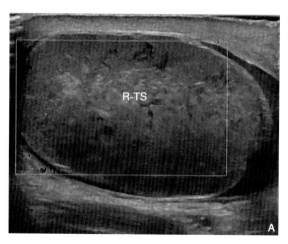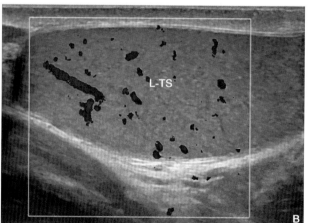

图 7-6-19 亚急性期睾丸扭转超声声像图

A.显示右侧睾丸实质回声不均匀,可见局限高回声和无回声,血流信号消失;B.左侧正常睾丸,回声及血流正常;R-TS:右睾丸;L-TS:左睾丸

3. 慢性期(10d后) 睾丸逐渐缩小,睾丸内部呈不均匀的低回声,部分可见强回声的钙化灶;CDFI显示睾丸内无血流信号,睾丸周围血流信号增多。

4. 超声造影 典型睾丸扭转睾丸实质无造影剂填充,呈"囊性"暗区。

【诊断与鉴别诊断要点】

1. 诊断要点 睾丸扭转的早期诊断非常重要,要注意双侧对比扫查,正确调整仪器的参数,如彩色增益、速度标尺等,避免假阴性。需要注意的是少数急性睾丸扭转后发生松解,睾丸可增大,内部回声不均匀,但CDFI显示睾丸内血流信号常较健侧增多。此外,少数扭转为不完全性,睾丸内可以显示血流信号。扭转后松解和不完全扭转时,应密切结合临床表现、体征并进行超声随访。超声造影对于诊断有帮助,可作为常规超声检查的补充。

2. 鉴别诊断

(1)急性睾丸、附睾炎:急性睾丸、附睾炎时睾丸和附睾内血管扩张增粗,血流较正常明显丰富,而睾丸扭转时睾丸实质的血流消失或者明显减少,CDFI是非常重要的鉴别方法。同时二维超声亦可显示附睾增大,边界模糊,回声不均匀等改变。需要引起注意的是睾丸炎引起睾丸梗死也可使睾丸内血流消失,此时,睾丸动脉血流频谱舒张期出现反向波,以及附睾增大和血流增多均有助于鉴别诊断。

(2)睾丸附件扭转:睾丸及附睾附件分别是Muller管和Wolf管的残留体,位于睾丸上极和附睾头部。附件扭转也常见于青少年,但睾丸内部回声和血流均正常。于睾丸上极与附睾头之间可见小圆形结节,回声不均匀,其内无血流信号,周围血流

信号可增多。

【实验室及其他影像学检查】

实验室检查:白细胞可轻度增高。在其他影像学检查中,核素显像对诊断有帮助,但已基本被超声检查所取代。

【治疗方法】

治疗首要目的是挽救睾丸。诊断一旦明确应该争取时间尽早手术复位,行睾丸固定术,一般在扭转的10h内复位者,睾丸有存活的机会。但如果手术中发现睾丸缺血时间较长,发生坏死,应对睾丸进行切除。

【思考题及测试题】

睾丸扭转的超声诊断注意事项。

【病例分享】

患者男性,18岁,于后半夜无明显诱因突发右侧睾丸疼痛,疼痛向腹股沟区及下腹部放射,持续不缓解,清晨即来医院急诊就诊。

临床查体:右侧睾丸触痛明显。

超声表现:双侧睾丸大小形态正常,右侧大小4.2cm×2.5cm,左侧4.0cm×2.6cm,被膜完整光滑,内部实质回声均匀。CDFI:左侧睾丸内可见正常走行的血流信号,右侧睾丸实质内未探及明显的血流信号(图7-6-20)。

超声诊断:右侧睾丸实质内无明显血流信号,首先考虑睾丸扭转。

临床诊断:右侧睾丸急性扭转。患者随即行急诊手术,术中见右侧精索扭转180°,行手术复位后睾丸血运恢复。术后复查超声,右侧睾丸血运已恢复正常。

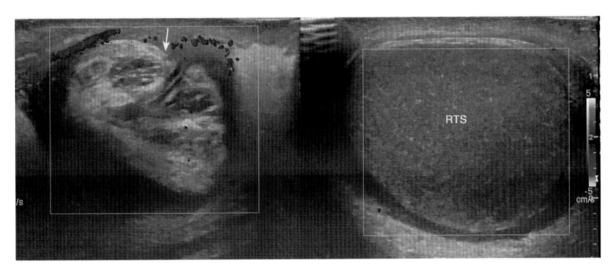

图 7-6-20 睾丸扭转
箭示扭转的精索,RTS:右睾丸

(张宇虹)

七、睾丸外伤

【概况及流行病学】

睾丸位于阴囊内,组织较疏松,同时睾丸活动度大以及有坚韧的白膜保护等,故一般睾丸不易受到损伤。睾丸外伤(testicular trauma)的原因多为直接暴力,常伴发精索和鞘膜的损伤,一般多发生于青壮年。

【病理与病生改变】

睾丸外伤由外来暴力引起,主要以闭合性的钝挫伤,如踢伤、球击伤、骑跨伤、车祸伤等多见。其他可见于开放性的刀刺伤、子弹弹片伤、火器贯通伤以及因睾丸穿刺活检、阴囊手术等造成的医源性损伤。主要的病理改变包括睾丸鞘膜积血、血肿形成和睾丸破裂。闭合性损伤将睾丸挤压于耻骨或者大腿间,可引起睾丸的挫伤、破裂、脱位等改变。开放性损伤可造成睾丸组织外露、睾丸破裂,如伤及睾丸动脉,可造成阴囊内血肿或者活动性出血。

【临床表现】

睾丸剧烈疼痛,常向大腿根部及下腹部放射,可伴有恶心、呕吐症状。严重者可发生休克。检查可见阴囊肿大,皮肤有瘀斑,触痛明显。

【超声表现】

1. **阴囊损伤** 阴囊壁损伤表现为阴囊壁增厚,回声不均匀;阴囊血肿在鞘膜腔内出现积血,表现为睾丸周围的无回声区,内可见点状、絮状回声,有的可见高、低回声的团块。

2. **睾丸挫伤和血肿** 睾丸大小正常或者轻度增大,被膜回声完整连续,挫伤多表现为实质回声不均匀;血肿的回声与损伤的时间有关,新鲜的血肿为高回声,之后可为低回声、混合回声及无回声;CDFI 显示其内缺乏血流信号(图 7-6-21)。

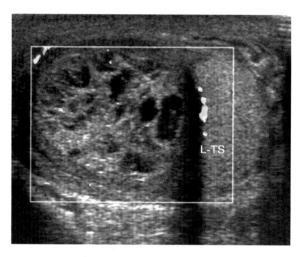

图 7-6-21　睾丸血肿超声声像图
左侧睾丸实质内混合回声团块,为外伤后血肿。
L-TS:左睾丸

3. **睾丸破裂** 睾丸的轮廓不规则,外形失去正常形态,可见被膜回声连续中断,此为睾丸破裂较为可靠的征象,可见睾丸实质从被膜中断处向外凸出,同时睾丸实质内可见血肿,可呈现各种回声改变。常伴有鞘膜腔内积血(图 7-6-22)。

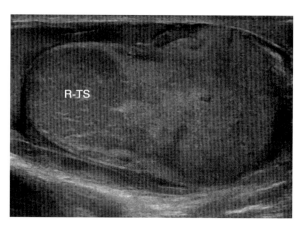

图 7-6-22　睾丸破裂超声声像图
右侧睾丸形态失常,实质回声增强不均匀,被膜局部连续中断,睾丸实质向外凸出。R-TS:右睾丸

【诊断与鉴别诊断要点】

1. **诊断要点** 对于睾丸外伤,超声检查主要是判断睾丸外伤的严重程度,其中对于是否存在睾丸破裂的判定对于临床是非常重要的,是临床采取保守治疗还是手术治疗的重要依据。结合外伤史,通过观察阴囊、睾丸的形态、包膜的完整性、内部回声及血流信号,对于大多数睾丸外伤都可得到明确的诊断。但是如果睾丸被膜破裂口较小,睾丸组织外凸不明显,并没有引起睾丸形态发生明显异常改变,可造成睾丸破裂的假阴性诊断;反之,如果睾丸实质及周围血肿形成,团块状血肿与睾丸分界不清,可造成睾丸形态失常的改变,造成睾丸破裂的假阳性诊断。应该多切面、仔细观察睾丸被膜回声的连续性。CDFI 对于睾丸破裂口处外凸、存活的睾丸组织与睾丸血肿的鉴别有一定的帮助。

2. **鉴别诊断** 睾丸外伤尚应该与其他阴囊急症进行鉴别,如腹股沟疝、睾丸扭转、急性睾丸炎及附睾炎。根据各自的病史、临床表现以及超声表现,鉴别难度不大。超声造影能够提高睾丸损伤诊断的准确性,可作为常规超声检查的有益补充。

【实验室及其他影像学检查】

一般情况下,实验室检查无特殊异常改变。CT和 MRI 均可以对睾丸损伤进行诊断。但与超声比较,并非简便快速的首选检查方法。

【治疗方法】

治疗原则包括镇痛、止血、纠正休克。对于怀疑有睾丸破裂者,应及早手术探查,清除血肿,修补白膜裂口,最大限度地保存睾丸组织。如果睾丸破裂广泛而严重,应行睾丸切除。

【思考题及测试题】

简述睾丸破裂的超声声像图特点。

【病例分享】

患者男性,24 岁,傍晚在家里与家人玩耍,家人将一个大搪瓷杯子直接扔到其左侧阴囊部,患者左侧阴囊肿大,疼痛,夜间来医院急诊就诊。

临床查体:左侧阴囊肿大,左侧睾丸触痛明显。

超声表现:右侧睾丸大小、形态正常,大小 4.1cm×2.4cm,被膜完整光滑,内部实质回声均匀,CDFI 显示实质内可见正常血流信号。左侧睾丸大小 4.3cm×2.6cm,于上缘可见一条形团块从睾丸实质向外凸出,内部回声与正常睾丸一致,该处睾丸被膜(白膜)局部可见连续中断(图 7-6-23、图 7-6-24)。左侧睾丸鞘膜腔内可见无回声,内透声较差,可见点状中等回声悬浮。

超声诊断:左侧睾丸被膜(白膜)局部连续中断,伴局部睾丸实质外突,根据患者睾丸外伤病史,考虑睾丸破裂;左侧睾丸鞘膜积液(考虑为积血)。

临床诊断:左侧睾丸破裂。患者行急诊手术,探查发现左侧睾丸上缘白膜局部破裂,可见少部分睾丸实质突出至睾丸外,鞘膜腔内可见积血。切除突出的少量睾丸实质,行白膜裂口修补,清除血肿。术后患者恢复良好。

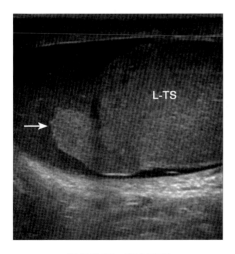

图 7-6-23 睾丸破裂
L-TS:左侧睾丸

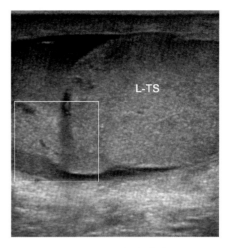

图 7-6-24 睾丸破裂
L-TS:左侧睾丸

(张宇虹)

八、隐睾

【概况及流行病学】

隐睾(cryptorchidism)又称睾丸下降不全,是指睾丸停留在正常下降途径的某一部位,未能下降至阴囊的状态。隐睾最常见部位为腹股沟区,其次是阴囊上方、腹膜后或其他部位,多数为单侧。隐睾的病因是在胚胎发育过程中,睾丸引带牵引睾丸下降的功能出现异常。其发生率在成熟儿约为 3.4%,在未成熟儿可达 30%。在出生后的前 3 个月,隐睾尚可能自行下降,但是 1 岁后自行下降的可能性很小。

【病理与病生改变】

睾丸未下降,位于不正常位置,在 3 岁左右停止发育,曲细精管的细胞仅为单层细胞,没有造精功能。在青春期,虽然睾丸停止发育,但间质细胞仍可发育,第二性征发育完善。隐睾常发生睾丸萎缩,容易恶变,与阴囊内睾丸比较,发生睾丸恶性肿瘤(主要是精原细胞瘤)的可能性明显增加,为阴囊内睾丸恶变率的 30~50 倍。隐睾常引起不育,也可并发睾丸扭转和腹股沟疝。

【临床表现】

临床上表现为患侧阴囊空虚,多数在腹股沟区部位可扪及未降睾丸,一般较正常睾丸小而软。

【超声表现】

1. 隐睾常被探及于腹股沟区,腹腔内者一般位于膀胱两侧,腹膜后者常位于患侧肾脏下极的偏内侧。适度充盈膀胱可以提高腹腔内、内环口附近隐睾的显示率。

2. 隐睾表现为椭圆形的低回声,边界清楚,内部回声与正常睾丸基本一致,但大小一般小于正常睾丸,CDFI显示隐睾内部血流信号较正常减少,尤其是较小的隐睾,血流不易显示(图7-6-25)。

3. 隐睾侧的阴囊内无正常睾丸回声。

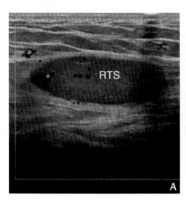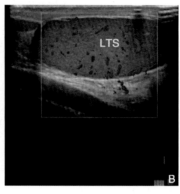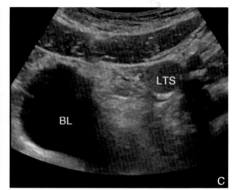

图7-6-25 隐睾超声声像图

A.显示右侧隐睾,位于右侧腹股沟区,较正常偏小,可见少量血流信号;B.显示左侧正常睾丸,大小及血流信号正常;C.显示腹腔内隐睾,左侧隐睾位于膀胱周围,邻近髂血管,较正常偏小;RTS:右侧睾丸;LTS:左侧睾丸;BL:膀胱

4. **隐睾也可以发生相应的病变** 当发生急性炎症或者扭转时,表现为睾丸增大,前者血流信号明显增多,后者无血流信号显示;当隐睾发生恶变时,睾丸明显增大,外形不规则,内部回声不均匀,可见低回声团块,血流信号明显增多;如果伴有睾丸微结石时,睾丸实质内可见密集或者散在分布的点状强回声,后方无声影;部分隐睾可合并少量鞘膜积液。

【诊断与鉴别诊断要点】

1. **诊断要点** 除腹股沟隐睾较容易诊断外,其他部位的隐睾常由于体积较小、肠气干扰等因素使超声显示困难,此时即使未找到隐睾,也不能给出"睾丸缺如"的诊断结论,必须结合其他检查方法予以明确诊断。

2. **鉴别诊断** 主要应与腹股沟区及腹膜后的淋巴结进行鉴别。如果淋巴结可显示较为明显的淋巴门回声,则鉴别较为容易。但是淋巴门较窄或显示欠清楚时,与隐睾鉴别存在一定困难。

【实验室及其他影像学检查】

血睾酮可降低或者正常,尿17-酮类固醇降低或者正常。在诊断困难时,CT、MRI以及腹腔镜检查有助于明确诊断。核素扫描可帮助了解隐睾的位置。

【治疗方法】

对于下列患者实行睾丸固定术:内分泌治疗1~2个疗程无效者;同时伴有鞘膜积液和斜疝者。手术一般应在2岁内进行。如为单侧隐睾,影像学检查无法明确位置者,应行手术探查。出现以下情况应行睾丸切除术:睾丸萎缩失去内分泌功能者、无法行睾丸固定术的高位隐睾、单侧腹内隐睾和青春期后的单侧隐睾。

【思考题及测试题】

简述隐睾与腹股沟区淋巴结的超声鉴别诊断。

【病例分享】

患者男性,1岁6个月,患儿出生时发现右侧阴囊空虚,未扪及睾丸。曾于当地医院诊断为右侧隐睾,给予药物治疗(具体不详),但右侧睾丸仍未降至阴囊,为求进一步诊治特来医院就诊。患儿无明显症状。

临床查体:男性外阴,阴茎阴囊发育尚可,无阴茎阴囊倒位。左侧阴囊内可触及睾丸,大小、质地正常;右侧阴囊空虚,未及睾丸。右腹股沟区外环口上方可及一较小包块,质中,边界清,活动度好,疑似睾丸。

超声检查:左侧睾丸大小1.2cm×0.6cm,形态正常,被膜完整光滑,内部实质回声均匀,CDFI:实质内可见正常血流信号。右侧阴囊内未探及正常睾丸回声。于右侧腹股沟区偏内侧可见右侧睾丸回声,大小1.0cm×0.3cm,内部回声均匀,内部可探及少量血流信号(图7-6-26)。

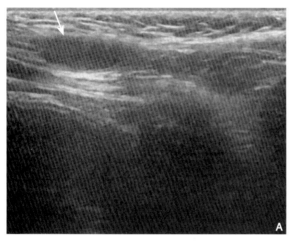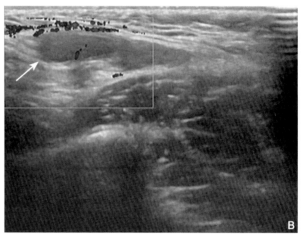

图 7-6-26 隐睾

超声诊断:右侧腹股沟区隐睾。

临床诊断:右侧隐睾。患者于全麻下行右侧隐睾牵引固定术,于右腹股沟管中段寻找到隐睾,其大小和形态无异常。常规行牵引固定术,术程顺利。术后患儿恢复良好。

(张宇虹)

九、睾丸微结石

【概况及流行病学】

睾丸微结石(testicular microlithiasis)的发病率为 0.6%~9.0%。该病常与多种睾丸疾病并发,如男性不育、睾丸肿瘤、隐睾等,但其因果关系并不清楚。

【病理与病生改变】

该病是由于睾丸精曲小管萎缩,上皮细胞脱落以及钙盐沉积所致。光镜下可见非晶体样物质环绕钙核,呈多层状排列。

【临床表现】

多为超声检查偶然发现,一般无明显临床症状和异常体征。如合并如隐睾、睾丸肿瘤等病变则具备相应的临床表现。

【超声表现】

睾丸大小形态正常,睾丸实质内可见多发的点状高回声,后方一般不伴声影,可呈弥漫分布,也可散在、稀疏分布;多数为双侧,也可单侧发病;CDFI:睾丸实质内血流信号正常(图 7-6-27)。

【诊断与鉴别诊断要点】

1. 诊断要点 根据该病典型的超声表现,容易做出诊断。一般睾丸实质单个切面内点状高回声数目超过 5 个即可诊断此病。

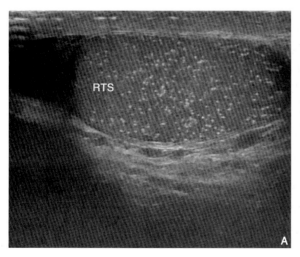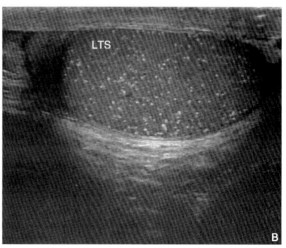

图 7-6-27 睾丸微结石超声声像图
双侧睾丸实质内弥漫分布的点状高回声,不伴声影。RTS:右侧睾丸;LTS:左侧睾丸

2. 鉴别诊断 要与其他原因引起的睾丸内钙化灶或结石进行鉴别,主要包括精液肉芽肿钙化、静脉结石、畸胎瘤钙化、结核性钙化、陈旧性外伤所致钙化等。此类钙化或为孤立性钙化,或为粗大、不规则钙化,后方多伴有声影,与微结石的超声表现有明显的区别。

【实验室及其他影像学检查】
一般情况下,实验室检查无特殊异常改变,无其他特殊影像学检查。

【治疗方法】
因其睾丸肿瘤的发病可能性较正常人群高,需要定期超声检查随诊(12 个月),一般无需进行治疗。

【思考题及测试题】
简述睾丸微结石的超声诊断要点。

【病例分享】
患者男性,27 岁,因"婚前检查超声提示睾丸钙化"来院就诊。无明显不适症状。

临床查体:无明显异常。

超声表现:双侧睾丸小大形态正常,右侧大小4.3cm×2.3cm,左侧大小4.2cm×2.5cm,被膜完整光滑,实质内可见弥漫分布的点状高回声,不伴声影(图7-6-28),CDFI:睾丸实质内可见正常血流信号(图7-6-29)。

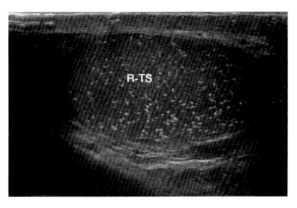

图 7-6-28 睾丸微结石
R-TS:右侧睾丸

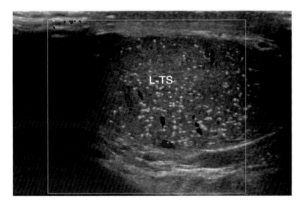

图 7-6-29 睾丸微结石
L-TS:左侧睾丸

超声诊断:双侧睾丸微结石。

临床诊断:双侧睾丸微结石。患者无需特殊治疗,嘱其定期超声随诊观察。

(张宇虹)

十、阴茎疾病

【概况及流行病学】
超声在诊断阴茎疾病中,对于阴茎外伤和阴茎癌作用较大。前者指阴茎断裂,即阴茎在勃起状态下受到直接外力损伤,造成白膜及海绵体破裂,引起阴茎萎软,多发生于性交或手淫时。后者则为罕见肿瘤。

【病理与病生改变】
阴茎断裂主要指勃起状态下受到直接的外力作用,勃起后,白膜厚度明显变薄,较容易损伤,最常见损伤部位为阴茎海绵体远侧1/3,呈横行裂口。

阴茎癌大部分为鳞状细胞癌,占90%以上,可发生于阴茎的任何部位,大多数发生于阴茎头、冠状沟及包皮内板。

【临床表现】
阴茎断裂时剧痛,勃起消退,阴茎疲软,局部迅速肿胀,形成血肿。20%的患者合并尿道损伤,出现尿道口流血、血尿。

阴茎癌的早期病变表现为小结节、小溃疡、丘疹、乳头状瘤、湿疹白斑等,随着肿块逐渐增大,向外侵犯包皮,向内侵犯海绵体,肉眼呈两种类型:乳头状和浸润型。腹股沟淋巴结转移为最常见的转移途径。

【超声表现】
大多数阴茎断裂可根据临床症状和体征做出诊断,仅少数需通过超声检查白膜是否完整或异常血流来协助确诊。白膜断裂表现为局部白膜线样强回声连续性中断,然而超声的假阴性较高,不作为首选检查方法;其次阴茎断裂表现为局部血肿的形成,该征象超声检查比较敏感,早期损伤较小时,表现为局部回声增强;晚期较大时,表现为特征性的无回声血肿。部分患者外伤后局部发生动静脉瘘,显示为无回声(图7-6-30),多普勒超声显示杂乱血流信号(图7-6-31),周围低速高阻频谱常为正常动脉(图7-6-32),而瘘口处为高速低阻动脉频谱(图7-6-33)。

阴茎癌在早期仅累及皮肤时,一般不需做超声检查。当有明显占位形成时,高频超声下表现为低回声结节,边界不清晰,与海绵体分界不清,内部有少量血流信号。超声主要用于阴茎癌 TNM 分级,特别是 N 分期。此外超声引导下穿刺活检可予以确诊。

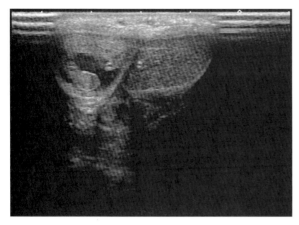

图 7-6-30　阴茎外伤

性交时用力过度,出现剧烈疼痛,阴茎疲软,第二天就诊,右侧阴茎海绵体内可探及一不规则无回声,内可见血液流动

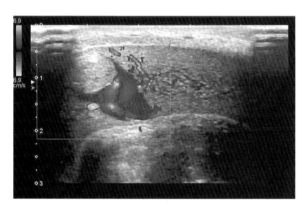

图 7-6-31　阴茎海绵体动静脉瘘

右侧阴茎海绵体内无回声中可探及杂乱的血流信号提示动静脉瘘

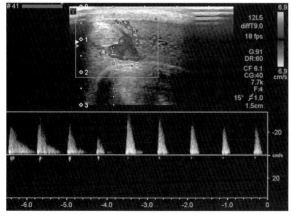

图 7-6-32　阴茎海绵体动静脉瘘

右侧阴茎海绵体内动静脉瘘周围动脉表现为低速高阻的频谱形态,动脉收缩期峰值流速 25cm/s、舒张期流速 0cm/s、阻力指数>1.0

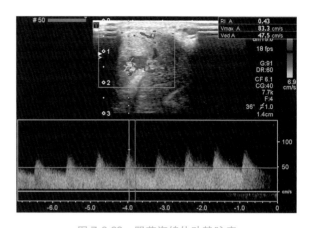

图 7-6-33　阴茎海绵体动静脉瘘

右侧阴茎海绵体内动静脉瘘口动脉表现为高速低阻的频谱形态,动脉收缩期峰值流速 83.3cm/s、舒张期流速 47.5cm/s、阻力指数 0.43

【诊断与鉴别诊断要点】

1. **诊断要点**　超声观察到的出血、血肿、异常血流是诊断阴茎断裂的重要征象。超声引导下淋巴结穿刺活检是阴茎癌 N 分期的主要手段。

2. **鉴别诊断**　阴茎癌应该和龟头包皮炎、阴茎尖锐湿疣、阴茎硬结症等鉴别诊断。

【实验室及其他影像学检查】

部分阴茎断裂患者需行海绵体造影观察是否有碘油造影剂外漏来确诊。

MRI 在阴茎癌局部侵犯及 TNM 分级中有较多的优势。MRI 可以清晰显示肿瘤的范围,对周边的侵犯,同时,可以全面地显示会阴部淋巴结的情况,弥补超声无法全面显示的不足。

【治疗方法】

阴茎断裂治疗原则为早期外科修复术,可避免血肿扩大、继发感染、纤维瘢痕形成,减轻疼痛症状、预防瘢痕导致的阴茎成角对性生活的影响。

阴茎癌的治疗以手术治疗为主,并辅以放疗和化疗。

【思考题及测试题】

简述超声在阴茎癌 TNM 分期中的作用。

【病例分享】

患者男性,69 岁,1 个月前发现阴茎头部肿块,伴冠状沟糜烂,近期逐渐增大,为求明确诊疗入院。

临床查体:阴茎头质硬肿物,不能推动,伴破溃、流血及结痂,龟头及冠状沟糜烂,有恶臭。双侧腹股沟未扪及肿大。

超声表现:阴茎头可见一不均质低回声肿块,形态不规则,与海绵体分界不清。双侧腹股沟未探及明显肿大淋巴结。CDFI 示肿块内血流信号丰富(图 7-6-34)。

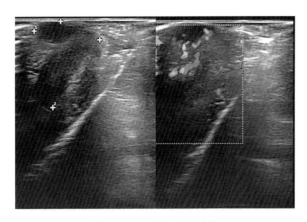

图 7-6-34 阴茎头部肿块

超声诊断:阴茎不均质低回声肿块,内血流丰富,考虑为阴茎癌。

临床诊断:行阴茎部分切除术,病理结果为阴茎高分化鳞癌。

(阮骊韬)

十一、男性勃起功能障碍

【概况及流行病学】

男性勃起功能障碍(erectile dysfunction,ED)是一种常见的男性疾病,好发 40~70 岁,不同程度的 ED 发病率可高达 52%,随着年龄的增加发病率可明显增加。该疾病常伴随糖尿病、高血压、神经系统疾病等慢性疾病。根据病因可分为三类:器质性、心理性和混合性。

【病理与病生改变】

阴茎由尿道海绵体和两个阴茎海绵体组成,外敷一层薄而致密的白膜。海绵体内部由许多海绵体小梁和腔隙构成,腔隙是与血管相通的窦隙。当腔隙充血时,阴茎即变粗变硬而勃起。阴茎勃起的血供主要来源于海绵体动脉,它是阴茎动脉的分支。螺旋动脉直接连通于海绵体窦,螺旋动脉扩张伸直,大量动脉血流入,海绵体窦胀大,阴茎勃起,螺旋动脉收缩迂曲,血流减少,海绵体窦萎陷,阴茎疲软。在勃起时,血管和海绵体平滑肌细胞松弛,使得大量动脉血冲进海绵体窦,同时,动脉压力传递给白膜,压迫引流静脉,使得血液回流减少,导致阴茎的充血勃起。正常的勃起功能需要心理、激素、神经、血管及海绵体多方面的协调作用才能完成,任何一环的异常都可导致 ED。

【临床表现】

一般以患者的性生活障碍主诉为主,所以问诊十分重要,应包括起病时间、病情的发展与演变、婚姻状况、性生活状况、伴随症状、伴随疾病、有无相关的手术及创伤史、精神心理状态、家庭情况、国际勃起功能指数-5(international index of erectile function-5,IIEF-5)评分等。

【超声表现】

由于阴茎勃起主要表现为海绵体充血,所以多普勒超声在 ED 的诊断中有一定的价值。可通过注射血管活性药物(常用前列腺素 E)诱导阴茎勃起进行诊断,在阴茎根部注射 10μg 药物,同时辅以视听刺激,在阴茎勃起最大状态时于阴茎海绵体中部测量动脉收缩期峰值流速(PSV)、舒张期流速(EDV)、阻力指数(RI);正常状态下,阴茎海绵体动脉 PSV 正常下限为 25~30cm/s,低于该值应考虑动脉供血不足导致的 ED;如果 EDV>6 cm/s,RI<0.6,应考虑静脉漏导致的 ED,但是在动脉供血不足的状态下,利用该界值诊断静脉漏缺乏特异性。

【诊断与鉴别诊断要点】

通过药物诱发勃起后的阴茎海绵体动脉的 PSV、EDV、RI 再结合病史,我们将 ED 的诊断分为表 7-6-2 几种可能,频谱形态分别见图 7-6-35~图 7-6-41。

表 7-6-2 阴茎勃起功能障碍的血管状态分类

分型	PSV/ (cm·s⁻¹)	EDV/ (cm·s)	RI
正常(图 7-6-35)	>30	<3	>0.8
部分动脉型(图 7-6-36)	25~30	<3	—
动脉型(图 7-6-37)	<25	<3	—
部分静脉型(图 7-6-38)	>30	3~6	—
静脉型(图 7-6-39)	>30	>6	<0.6
临界混合型(图 7-6-40)	25~30	3~6	0.6~0.8
混合型(图 7-6-41)	<25	>6	<0.6

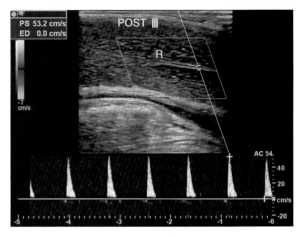

图 7-6-35 正常阴茎海绵体动脉血流频谱

药物注射勃起后,PSV 53.2cm/s,EDV 0cm/s,RI 1.0

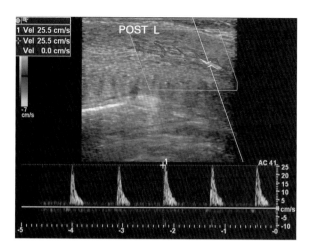

图 7-6-36 部分动脉型勃起功能障碍

药物注射勃起后,阴茎海绵体动脉血流频谱,PSV
25.5cm/s,EDV 0cm/s

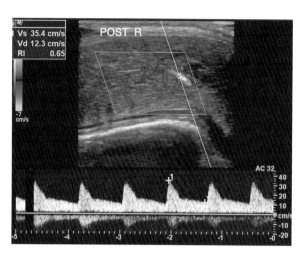

图 7-6-39 静脉型勃起功能障碍

药物注射勃起后,阴茎海绵体动脉血流频谱,PSV
35.4cm/s,EDV 12.3cm/s

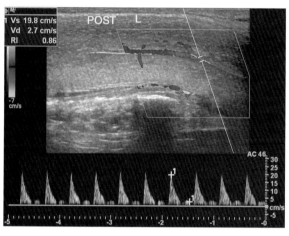

图 7-6-37 动脉型勃起功能障碍

药物注射勃起后,阴茎海绵体动脉血流频谱,PSV
19.8cm/s,EDV 2.7cm/s

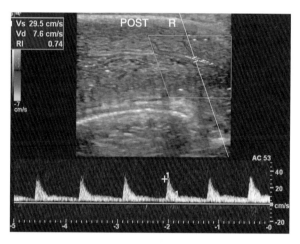

图 7-6-40 临界混合型勃起功能障碍

药物注射勃起后,阴茎海绵体动脉血流频谱,PSV
29.5cm/s,EDV 7.6cm/s,RI 0.74

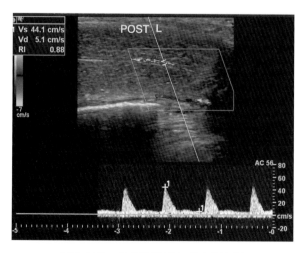

图 7-6-38 部分静脉型勃起功能障碍

药物注射勃起后,阴茎海绵体动脉血流频谱,PSV
44.1cm/s,EDV 5.1cm/s

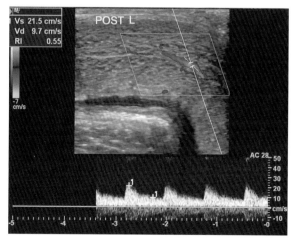

图 7-6-41 混合型勃起功能障碍

药物注射勃起后,阴茎海绵体动脉血流频谱,PSV
21.5cm/s,EDV 9.7cm/s,RI 0.55

【实验室及其他影像学检查】

1. 静脉漏导致的 ED 诊断"金标准"是有创的动态灌注海绵体碘油造影术（dynamic infusion cavernosometry and cavernosography，DICC）。

2. 对于外伤、动脉粥样硬化斑块导致的供血动脉狭窄或闭塞，阴部内动脉造影是"金标准"。

3. 神经诱发电位检查主要用于神经性 ED 的间接诊断和鉴别诊断。

【治疗方法】

ED 的西医治疗分为基础治疗、药物治疗、物理治疗和手术治疗。此外，中医在 ED 的治疗中也发挥重要的作用。

【思考题及测试题】

简述不同类型男性勃起功能障碍的血管频谱特点。

【病例分享】

患者男性，45 岁，半年前因骨盆骨折行手术治疗，外伤康复后诉出现勃起功能障碍。1 个月前口服达拉非治疗，疗效不佳，为求进一步治疗入院。

临床查体：外生殖器无明显异常，性功能评分 15 分。

超声表现：注射前列腺素 E 后，阴茎勃起时海绵体 PSV：16.0cm/s，EDV：7.1cm/s，RI：0.56。（图 7-6-42、图 7-6-43）

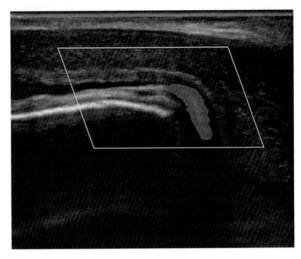

图 7-6-42 阴茎背深动脉 CDFI

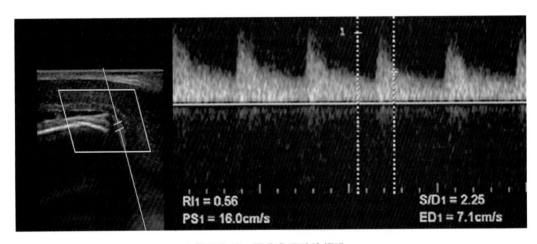

图 7-6-43 阴茎背深动脉频谱

超声诊断：该患者 PSV<25cm/s，EDV>6cm/s，RI<0.6，故诊断为混合型勃起功能障碍。

临床诊断：男性勃起功能障碍。

（阮骊韬）

第七节 新技术应用

一、超声造影

超声造影利用微泡造影剂较强的散射性及与周围血流形成的高声阻抗差，来增强血流的背向散射，反映正常组织和病变组织的血流灌注情况，为疾病的超声诊断提供有力依据。

1. **阴囊肿块性病变** 对于阴囊超声造影评价方法及指标目前尚无统一的标准。文献报道对睾丸附睾病灶可以定性观察分析为主，定量分析为辅。将病灶与周围正常睾丸组织对照，观察增强时间、增强程度及分布、增强后肿块大小的变化等。

（1）睾丸肿块性病变：睾丸良恶性结节的超声造影表现总体上存在差别。研究表明睾丸恶性肿瘤多数呈弥漫性高增强，如睾丸精原细胞瘤、胚胎癌、卵黄囊瘤、绒毛膜上皮癌等。睾丸精原细胞瘤多数(一般直径<4cm)呈均匀高增强、边界较清、增强前后大小无明显变化。睾丸淋巴瘤超声造影均表现为快进快出、均匀性高增强。总之，睾丸肿块增强高于周围正常睾丸组织或健侧睾丸，提示睾丸恶性肿瘤的阳性预测值为85%～95%以上。睾丸良性肿瘤多数表现为无增强，如表皮囊肿。文献报道睾丸间质细胞瘤表现为向心性高增强，增强欠均匀，周边可见不全性环状增强，中心可见无增强区，增强后肿块大小无明显变化，造影剂消退缓慢。研究显示，超声造影诊断睾丸恶性肿瘤的准确率为87.5%，良性肿瘤的诊断准确率为90.9%，较常规超声有明显提高。

睾丸结核极少见，常伴发附睾结核。睾丸内结核灶表现为不均匀性增强，其内可见多发不规则低或无增强区，呈快进慢出或同进慢出。

（2）附睾肿块性病变：附睾良性肿块（如附睾腺瘤样瘤）多数呈均匀或不均匀性高增强，呈快进慢出或同进慢出，少数可呈等增强，增强后肿块边界清楚，大小无变化。附睾结核的表现与睾丸结核相似。

2. 睾丸扭转 睾丸扭转所致完全性坏死表现为睾丸无增强，需连续动态观察2min；扭转所致不完全性坏死表现为缓慢低增强，分布较稀疏；睾丸节段性梗死表现为病灶边缘增强，中央部分无增强。超声造影可弥补彩色多普勒血流敏感性偏低的不足，提高睾丸扭转诊断率。

3. 阴囊损伤 超声造影可判断不同的阴囊损伤。睾丸血肿显示为睾丸内无增强区，可予以血肿定位，观测大小及范围；睾丸破裂显示为睾丸无正常形态，白膜不连续，可以明确白膜破损部位及破口大小，观测睾丸积血，从而评估损伤程度，为手术方式的选择提供了重要的影像学信息；睾丸脱位后显示为睾丸无增强，与部分增强的阴囊壁容易区分，以此可分别评估睾丸及阴囊壁损伤程度，阴囊壁血肿显示为阴囊壁无增强区。

4. 男性勃起功能障碍 阴茎海绵体静脉漏是男性勃起功能障碍的主要原因之一。彩色多普勒超声对静脉漏有一定的诊断价值，但由于海绵体平滑肌舒张不全，阴茎勃起不充分，使其假阳性率较高。而超声造影可直接且更敏感地了解静脉回流情况，观察是否有静脉漏的存在、位置、类型及判断其程度，是现阶段检查静脉漏的"金标准"。在阴茎勃起情况下，可观察到以下情况：①阴茎海绵体内造影剂充盈情况；②阴茎脚周边

是否有造影剂溢出；③记录造影剂溢出位置、数量和程度。

二、介入超声

介入超声是指在超声引导下，将穿刺针、导管、药物或操作器械等正确放置到目标病灶、囊腔、体腔，达到诊断和/或治疗目的一种技术，具有实时引导、定位准确、方便灵活等优势。

1. 超声引导下穿刺抽吸、硬化治疗 可用于鞘膜积液、睾丸附睾囊肿的治疗。相比手术治疗而言，超声引导下穿刺抽液治疗或穿刺后注入硬化剂治疗更为简便、安全、创伤性较小。其治疗原理是使囊肿内壁表面的上皮细胞失去分泌功能，囊壁粘连并纤维化后导致囊腔闭合，达到治疗的目的，是一种有效的微创治疗方法。

2. 超声引导下穿刺活检 睾丸活检通常是为了判断不孕不育症、血管炎、扭转组织活性、肿瘤类型及其良恶性、淋巴瘤化疗后肿瘤活性。同时，对于辅助生殖技术，睾丸活检已经被用来鉴别梗阻性与非梗阻性无精症。该方法具有微创、痛苦小、诊断准确率高的特点，与开放活检的一致率在95%以上。

【思考题及测试题】

简述超声造影在男性勃起功能障碍中的应用价值及原理。

【病例分享】

1. 病例一 患者男性，18岁，2天前晨起后突发左侧睾丸肿痛。

临床查体：左侧阴囊肿胀，质硬触痛，皮肤无红肿破溃，右侧睾丸及附睾均未触及异常。透光试验阴性。尿道外口无红肿及分泌物，腹股沟淋巴结未触及肿大。

超声表现：二维超声示左侧睾丸回声不均，内可见不规则片状低回声区。其内血流信号较对侧明显减少。超声造影表现为造影剂进入缓慢，睾丸内见稀疏造影剂呈低增强，片状低回声区始终未见造影剂充盈（图7-7-1、图7-7-2）。

超声诊断：左侧睾丸血流未完全中断，仍可显示有少量血流信号。超声造影下造影剂进入缓慢，且片状区域无造影剂充填，故考虑为左侧睾丸不完全扭转。

临床诊断：左侧睾丸不完全扭转，密切观察，病情变化随诊。

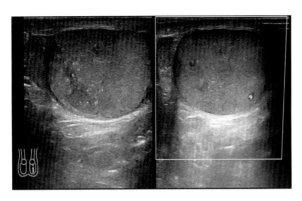

图 7-7-1 睾丸不完全扭转常规超声

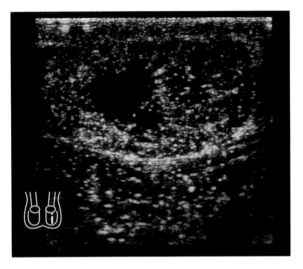

图 7-7-2 睾丸不完全扭转超声造影

2. 病例二 患者男性,81 岁,5 年前发现左侧阴囊增大,近 3 个月加重,皮肤无异常改变,触及有囊性感,无疼痛。

临床查体:左侧阴囊明显增大,内可触及包块,仰卧位按压包块无消失,透光试验阳性。

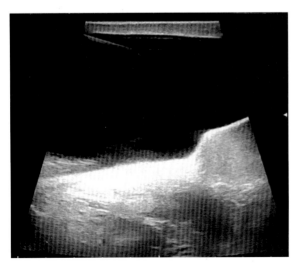

图 7-7-3 鞘膜积液穿刺抽吸术中

超声诊断:左侧睾丸鞘膜积液,综合患者病情及身体因素考虑,行超声引导下穿刺抽吸聚桂醇硬化治疗。患者手术顺利,术后 6 个月复查超声,囊腔缩小 2/3 以上,治疗效果满意(图 7-7-3、图 7-7-4)。

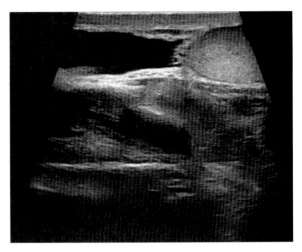

图 7-7-4 鞘膜积液穿刺抽吸术后 6 个月

(陈琴 王辉)

第八节 专业规范解读

一、阴囊超声检查的适应证

根据美国超声医学学会(American Institute of Ultrasound in Medicine, AIUM)制定的《阴囊超声检查实践指南(2015)》,阴囊超声检查的适应证应包括:

1. 阴囊疼痛(可能与睾丸创伤、缺血、扭转及阴囊感染或炎性病变等有关)。

2. 触及腹股沟、阴囊内或睾丸肿块。

3. 阴囊不对称、肿胀或增大。

4. 拟诊阴囊内疝、精索静脉曲张、男性不育症。

5. 既往阴囊超声检查有可疑病变者的复查。

6. 阴囊未或无法触及睾丸时的定位。

7. 患有转移性生殖细胞肿瘤或无法解释的腹膜后淋巴结肿大患者。

8. 患有原发性睾丸肿瘤、白血病或淋巴瘤患者的复查。

9. 其他影像学或实验室检查发现阴囊异常表现或指标时。

10. 性发育异常的评估。

二、阴囊超声检查的观察内容与评估指标

根据中国医师协会超声医师分会《中国浅表器官超声检查指南》，进行阴囊超声检查时应注意观察：

1. 阴囊及鞘膜腔

（1）阴囊壁：是否完整、中隔是否存在、壁有无增厚、回声是否均匀、血流信号是否增多；壁内有无病灶，其形态、边界、内部回声及血供状态。

（2）鞘膜腔：内壁是否光滑，有无积液及其透声性和定量、有无包裹性改变，以及有无斜疝及睾丸鞘膜腔结石等。

2. 睾丸附睾

（1）位置与毗邻关系、数目、大小与形态，内部回声是否均匀，血流信号是否增多。

（2）有无病灶，其大小及范围、形态、边界、内部回声、血供状态及与周围组织之间的关系。

3. 精索与精索静脉

（1）精索位置、与睾丸附睾的关系、是否增粗，血管是否扩张。

（2）精索内有无病灶，其大小、形态、边界、内部回声、血供状态及与周围组织之间的关系。

（3）精索走行、是否迂曲呈"线团征"或"旋涡征"，血流信号是否中断。

（4）精索内静脉、蔓状静脉丛及精索外静脉是否扩张与反流，静脉内径大小，在不同的呼吸状态（平静呼吸、深呼吸及 Valsalva 动作）下的血液反流情况。

4. 输精管道

（1）睾丸网、输出小管及附睾管是否扩张，是否存在梗阻。

（2）阴囊内输精管能否显示、连续性是否完整、管腔有无扩张或狭窄、管壁有无增厚及血供状态。

（3）管腔内透声情况，有无碎屑、钙盐等沉积物，有无结节。

5. 附件

附件大小、回声、血供状态，位置是否固定，有否触痛。

三、睾丸肿瘤 TNM 分期

2014 年 NCCN《睾丸生殖细胞肿瘤治疗指南》指出在睾丸肿瘤分期和检查中，超声是简便而有效的检查方法，诊断准确率可达 95% 以上。

TNM 分期如下：

T1：肿瘤限于睾丸和附睾，无血管/淋巴管的侵犯或侵犯白膜

T2：肿瘤限于睾丸和附睾，有血管/淋巴管的侵犯或侵犯鞘膜

T3：精索、伴或不伴血管/淋巴管的侵犯

T4：阴囊、伴或不伴血管/淋巴管的侵犯

区域淋巴结：主动脉旁及腔静脉旁淋巴结，阴囊手术后同侧腹股沟淋巴结

N1：2cm

N2：2~5cm

N3：>5cm

M1a：区域淋巴结以外的转移或肺转移

M1b：肺以外的脏器转移

【思考题及测试题】

超声检查在睾丸肿瘤 TNM 分期中的作用和意义？

（王 辉）

参 考 文 献

[1] FRANK H. Netter. 奈特人体彩色解剖图谱. 王怀经，主译. 3 版. 北京：人民卫生出版社，2005.

[2] 田家玮，姜玉新，张运. 临床超声诊断学. 北京：人民卫生出版社，2010.

[3] 燕山，詹维伟. 浅表器官超声诊断. 南京：东南大学出版社，2005.

[4] 岳林先. 实用浅表器官和软组织超声诊断学. 北京：人民卫生出版社，2011.

[5] 夏稻子. 超声诊断学教程. 3 版. 北京：科学出版社，2009.

[6] 中国医师协会超声医师分会. 中国浅表器官超声检查指南. 北京：人民卫生出版社，2017.

[7] 朱有华，孙颖浩，徐丹枫. 泌尿外科医师手册. 北京：第二军医大学出版社，2006.

[8] 戴宇平. 泌尿外科疾病临床诊断与治疗方案. 北京：科学技术文献出版社，2010.

[9] 陈琴，岳林先. 浅表器官超声造影诊断图谱. 北京：人民卫生出版社，2015.

[10] 陈琴，周青，周果，等. 睾丸附睾肿块超声造影表现及定量分析的初步研究. 中华超声影像学杂志，2012，21（3）：240-243.

[11] 李业钊，李红学，苏海庆，等. 睾丸精原细胞瘤的超声造影特征. 齐鲁医学杂志，2015，30（2）：138-140.

[12] 朱冬梅，罗燕，李艳，等. 睾丸间质细胞瘤超声造影表现及诊断分析. 西部医学，2014，26（10）：1364-1365.

[13] 张慧，邓立强，向素芳，等. 附睾腺瘤样瘤高频彩色多普勒超声与超声造影表现. 四川医学，2015，36

（12）：1747-1749.

［14］ KÖSE A，AKDEMIR E，BÜYÜKTUNA SA. Brucella epididymo-orchitis：an evaluation of eight cases. J Turgut Ozal Med Cent，2014，21（4）：254-258.

［15］ SAVASCI U，ZOR M，KARAKAS A，et al. Brucellar epididymo-orchitis：a retrospective multicenter study of 28 cases and review of the literature. Travel Med Infect Dis，2014，12（6 Pt A）：667-672.

［16］ KREYDIN EI，BARRISFORD GW，FELDMAN AS，et al. Testicular cancer：what the radiologist needs to know. AJR，2013，200（6）：1215-1225.

［17］ WANG C，WANG H，WANG Q，et al. Primary testicular lymphoma：experience with 13 cases and literature review. Int J Hematol，2013，97（2）：240-245.

［18］ WOODWARD PJ，SCHWAB CM，SESTERHENN IA. From the archives of the AFIP：extratesticular scrotal masses：radiologic-pathologic correlation. Radiographics，2003，23（1）：215-240.

［19］ GUPTA SA，HOROWITZ JM，BHALANI SM，et al. Asymmetric spermatic cord vessel enhancement on CT：a sign of epididymitis or testicular neoplasm. Abdom Imaging，2014，9（5）：1014-1020.

［20］ LUE TF，HRICAK H，MARICH KW，et al. Vsasulogenic impotence evaluated by high-resolution ultrasonography and pulsed Doppler spectrum analysis. Radiolgy，1985，155：777-781.

［21］ GILLBERT BR. Ultrasound of the male genitalia. New York：Springer Science+Business Media，2015.

［22］ SIKKA SC，HELLSTROM WJG，BROCK G，et al. Standardization of Vascular Assessment of Erectile Dysfunction：Standard Operating Procedures for Duplex Ultrasound. J Sex Med，2013，10：120-129.

［23］ GUNTRAM L，CHRISTA S，FRIEDERIKE H，et al. Early Experience With Contrastenhanced Ultrasound in the Diagnosis of Testicular Masses：A Feasibility Study Urology，2011，77：1049-1053.

［24］ HUANG DY，SIDHU PS. Focal testicular lesions colour Doppler ultrasound contrastenhanced ultrasound and tissue elastography as adjuvants to the diagnoisis. The British Journal of Radiology，2012，85：S41-S53.

［25］ G. LOCK，C. SCHRÖDER1，C. SCHMIDT，et al. Contrast-Enhanced Ultrasound and Real-Time Elastography for the Diagnosis of Benign Leydig Cell Tumors of the Testis-A Single Center Report on 13 Cases Ultraschall in Med，2014，35：534-539.

［26］ PATEL KV，HUANG DY. Metachronous bilateral segmental testicular infarction：multiparametric ultrasound imaging with grey-scale ultrasound, Doppler ultrasound，contrast-enhanced ultrasound（CEUS）and real-time tissue elastography（RTE）. J Ultrasound，2014，17：233-238.

第八章　眼

第一节　概　述

超声应用于眼部疾病诊断始于 1956 年,美国眼科医师 Mundt 和 Hughes 将 A 型超声用于眼内占位病变的探查。此后的数十年中,眼科专用灰阶超声以及彩色多普勒超声设备相继应用于眼病诊断。1991 年 Pavlin 将 50MHz 超声用于眼前段疾病诊断,其所创立的眼前节参数测量方法为学术界公认并普遍采用,为青光眼病理生理的深入认识奠定了重要基础。各种超声诊断手段的广泛应用为临床深入了解疾病发挥了重要作用。

（陈　倩）

第二节　解剖与生理

眼为视觉器官,包括眼球、视路和附属器三部分。

一、眼球

眼球分为眼球壁和眼球内容物两部分(图 8-2-1)。

(一)眼球壁

眼球壁分为外、中、内三层膜结构。

1. 外层　角膜与巩膜一起组成眼球外壁,两者均由纤维结缔组织构成。

(1) 角膜:占据眼球前部 1/6,成人角膜横径为 11~12mm,垂直径为 10~11mm。厚度不均,中央较薄,周边部较厚。组织学上,由前到后分为上皮细胞层、前弹力层、基质层、后弹力层和内皮细胞层 5 层。

角膜上皮细胞具有很强的再生能力,前弹力层、基质层不能再生,损伤后为瘢痕组织替代。后弹力层富于弹性且具有再生能力。内皮层具有"泵"的生理功能,在角膜-房水屏障中起到重要作用。

(2) 巩膜:构成眼球外壁后 5/6,由致密交错的胶原纤维束组成。各部分巩膜厚度不均匀,后极

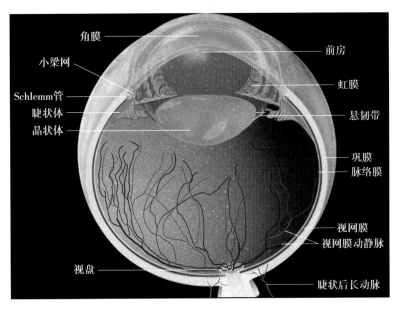

图 8-2-1　眼球立体剖面

部最厚,直肌附着点处最薄。

巩膜内由血管和神经穿过形成的孔道称为巩膜导管或导水管。4~6条涡状静脉在眼球赤道部以后穿过巩膜,睫状前血管在角膜缘后2~4mm直肌止点前穿过巩膜。巩膜导水管沟通脉络膜上腔和巩膜上组织,可成为眼内肿瘤球外蔓延的通道。

组织学上,巩膜分为巩膜上组织、巩膜实质层和棕黑层。角膜与巩膜共同构成眼球外壳,主要功能为维持眼球外形,保护眼内组织。

(3)角膜缘:又称角巩膜缘,通常指从透明角膜到白色巩膜之间的移行区域,呈灰白色半透明环形带,结膜亦附着于此处。

角膜缘含有丰富的血管网和淋巴管,上皮细胞为复层鳞状上皮,基底层有色素细胞及未分化的干细胞。干细胞对上皮的更新修复起重要作用。

2. 中层 为葡萄膜,从前至后分为虹膜、睫状体和脉络膜,其主要功能为营养眼球。

(1)虹膜:是葡萄膜的前段,位于晶状体前,分隔前后房,中央圆孔为瞳孔。虹膜厚薄不一,以根部最薄弱,在钝挫伤时易形成根部离断。虹膜肌肉分为瞳孔括约肌和瞳孔开大肌,分别由副交感神经和交感神经支配,二者控制瞳孔大小,调节进入眼内光线。

(2)睫状体:为葡萄膜中段,分为前后两部,前部较厚为睫状冠,内侧有40~80个放射状的睫状突;后部扁平为平坦部。子午线切面上,睫状体呈基底部向前的三角形。睫状体分泌的房水起到营养晶状体及眼前节结构、维持眼内压的作用。睫状肌为睫状体的主要组成部分,其收缩可改变晶状体形态产生调节作用。

(3)脉络膜:为葡萄膜后段,是色素丰富的血管性结构,血管层由内向外依次为毛细血管层、中血管层和大血管层。脉络膜上腔是脉络膜与巩膜间的潜在腔隙,填有疏松结缔组织,炎症和低眼压时易由渗出物和血液引起积液。

脉络膜营养视网膜外侧五层,并起到遮光和暗房的作用,黄斑中心凹的血液供应只来自脉络膜毛细血管。

3. 内层 为视网膜,前界为锯齿缘,后界为视盘周围。后极部有一浅漏斗状小凹陷,称为黄斑,其中央小凹称为黄斑中心凹,为视网膜视觉最敏锐的部位;黄斑鼻侧约3mm处可见一直径1.5mm淡红色圆盘状结构,称为视盘,由视网膜神经纤维汇聚形成,其中央有一凹陷区域称为视杯。视盘无视细胞,故无视觉,视野检查时形成生理盲点。

组织学上,视网膜分为十层,视网膜色素上皮层与内九层在胚胎发育期分别来源于视杯的外层和内层,两层间存在潜在间隙,其分离即形成临床上的视网膜脱离。视网膜中央动脉经由视盘进入眼内,分鼻上、鼻下、颞上、颞下四大分支分布于视网膜。视网膜脱离时彩色多普勒超声可在脱离的视网膜上探及与视网膜中央动脉相延续的血流信号。

(二)眼内容物

1. 眼内腔

(1)前房:为角膜与虹膜、瞳孔区晶状体间形成的空间,充满房水,容积约为0.2mm。

(2)前房角:是角巩膜缘后面与虹膜根部前面构成的隐窝,是房水的主要流出通道。

(3)小梁网:位于前房角的角巩膜缘区,由多孔的薄层结缔组织重叠构成,房水由此流出。

(4)后房:后房为虹膜后表面、虹膜后部分晶状体前囊及赤道部、睫状冠及睫状突以及玻璃体前界膜之间的环形区域。

2. 眼内容物

(1)房水:是充满前、后房的透明液体,由睫状突无色素上皮细胞生成,主要功能为维持眼内压,营养角膜、晶状体和玻璃体,维持眼球完整性和光学透明性。

(2)晶状体:晶状体为双凸面的透明体,位于虹膜之后、玻璃体之前。晶状体后表面较凸,前后表面相交处为晶状体赤道部。婴儿时期晶状体近似圆形,随年龄增长前表面逐渐变扁。成人晶状体厚度4~5mm,直径9~10mm。晶状体是眼球屈光间质的重要组成部分,并起到调节和过滤紫外线的作用。

(3)玻璃体:玻璃体为无色透明的胶体,水分约占99%,充满玻璃体腔。玻璃体前表面与悬韧带后部纤维紧密相连,共同构成后房的后界。玻璃体在锯齿缘附近与视网膜内界膜和睫状体上皮紧密粘连,此外在视盘周围和黄斑区也形成粘连,在其余部分则无黏附,易于分离。玻璃体是眼球屈光间质的组成部分之一,并对视网膜和球壁起到支撑作用。玻璃体无血管,且不能再生,其营养来自于脉络膜和房水,因外伤或手术造成玻璃体丢失时由房水填充。

二、视路

视路指视觉纤维由视网膜到达大脑皮层视觉中枢的传导径路,包括视神经、视交叉、视束、外侧膝状体、视放射和视皮层。视神经为第 Ⅱ 对颅神经,由视盘至视交叉前脚分为眼内段、眶内段、管内段及颅内段四部分,超声检查仅能显示眼内段和部分眶内段。眼内段视神经长约 1mm,眶内段视神经长 25~30mm,由三层脑膜延续而来的神经鞘膜包裹,鞘膜间隙与颅内沟通,由脑脊液填充。

三、眼附属器

(一)眼睑

分为上、下两部分,游离缘为睑缘,上下睑缘间裂隙称为睑裂。睑裂内、外侧交接处分别称为内眦、外眦。眼睑组织分为 5 层,由前至后依次为皮肤层、皮下组织层、肌层、睑板层和结膜层。

(二)泪器

泪器分为泪液分泌部和排出部,前者包括泪腺和副泪腺,后者由泪小点、泪小管、泪囊和鼻泪管组成(图 8-2-2)。

1. 泪液分泌部

(1)泪腺是泪液分泌器官,位于眼眶外上方,额骨与眼球之间。分为上下两部,上部为眶部,下部为睑部。受三叉神经眼支分出的泪腺神经支配。

(2)副泪腺包括 Krause 腺、Wolfring 腺和 Ciaccio 腺。

2. 泪液排出部

(1)泪小点:距离内眦部 6.5mm 处的上下睑缘内侧部分,为两个微凸起的圆形小孔。

(2)泪小管:起自泪小点,上下睑各一小管长约 10mm,单独或连成泪总管通向泪囊。

(3)泪囊:位于泪骨和上颌骨的额突形成的泪囊窝内,长约 12mm,大部分位于内眦韧带水平以下。

(4)鼻泪管:与泪囊相延续,位于骨管内,向下开口于鼻道。

(三)结膜

为透明的薄黏膜,覆盖于眼睑内面和眼球表面,止于角膜缘。分为睑结膜、球结膜和穹窿结膜三部分。

(四)眼外肌

上直肌、下直肌、内直肌、外直肌、上斜肌和下斜肌共 6 条(图 8-2-3)。下斜肌起自于骨壁,其余眼外肌均起始于眶尖部视神经孔周围总腱环,向前附着于眼球赤道区前方巩膜上。超声可探及四条直肌,斜肌较难探及。

(五)眼眶

眼眶壁由七块骨骼组成,分为上、下、内、外四壁(图 8-2-4)。眶外侧壁较硬,其余三壁较薄且与副鼻窦相邻,因此眶壁骨折时眶内可产生积气,而副鼻窦病变也可波及眼眶。

四、眼球血液循环

眼球的血液循环系统见图 8-2-5。

(一)动脉系统

1. 眼动脉　是颈内动脉第一分支,通过视神经管与视神经相伴进入眼眶,并在眶中部跨越视神经到其鼻上方。在彩色多普勒超声检查中,是眶内可辨识的最粗大血管。

2. 视网膜中央动脉　由眼动脉发出,于球壁后 9~12mm 处进入视神经中央,并与视网膜中央静

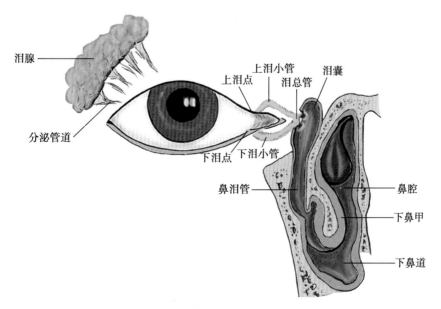

图 8-2-2　泪器剖面

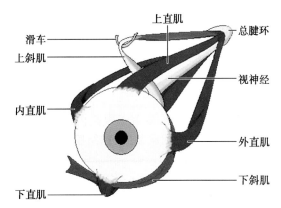

图 8-2-3　眼外肌
显示四条直肌和两条斜肌

脉伴行,从视盘穿出,供应视网膜内层。彩色多普勒检查时可探及视神经暗影内红蓝伴行的血流信号。

3. 睫状后动脉　包括 6~8 条睫状后短动脉和 2 条睫状后长动脉,由眼动脉发出。睫状后短动脉在视神经周围穿过巩膜进入眼内,供应脉络膜。睫状后长动脉于视神经鼻侧和颞侧穿入巩膜,经脉络膜直达睫状体后部,分支与睫状前动脉共同构成虹膜大环。彩色多普勒检查时可于视神经两侧探及动脉血流信号。

(二)静脉系统

1. 眼静脉包括眼上静脉及眼下静脉,汇入海

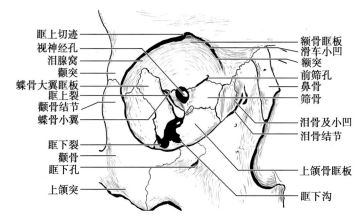

图 8-2-4　眼眶骨壁

绵窦。正常状态下不易探及,扩张状态下可在球后鼻上和鼻下被探及。

2. 涡静脉共 4~6 条,位于眼球赤道后方,收集脉络膜及虹膜睫状体血液回流,经眼上、眼下静脉回流至海绵窦。因涡静脉穿行处与赤道部相垂直,彩色多普勒检查时不易显示。

3. 视网膜中央静脉在视神经内与视网膜中央动脉相伴行,经眼上静脉或直接回流入海绵窦。

(陈　倩)

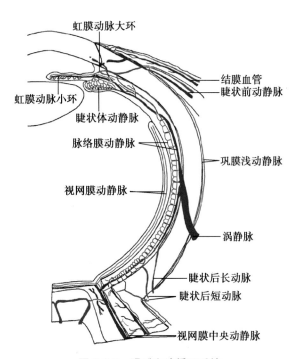

图 8-2-5　眼球血液循环系统

第三节　正常超声表现

一、眼前段

眼前段结构包括角膜、球结膜、前部巩膜、虹膜、睫状体、前房、后房、晶状体及悬韧带,通常需要超声生物显微镜(ultrasound biomicroscopy,UBM)显示。UBM 采用频率 20~50MHz 的超高频探头,因其对眼前段组织的高分辨能力可与低倍镜下的病理切片相媲美,因而命名为超声生物显微镜。

（一）角膜

在 UBM 上由四部分构成（图 8-3-1），前表面相邻的两条弧形带状高回声分别为角膜上皮细胞层和前弹力层，后表面的弧形带状高回声为紧密相贴的后弹力层和内皮细胞层，二者不能分辨；前后表面之间低回声区域为角膜基质层，回声分布均匀。

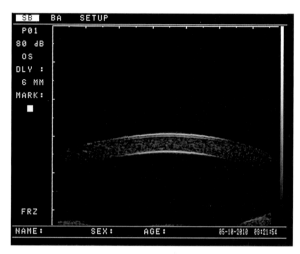

图 8-3-1　正常角膜 UBM
显示构成角膜的各部分，后表面的后弹力层与内皮细胞层紧密相贴不可分辨

（二）结膜

UBM 能够显示的结膜部分为球结膜，表层带状高回声为结膜上皮层，与角膜上皮层相延续，其下薄层中低回声带为结膜下组织及球筋膜组织（图 8-3-2）。

（三）前部巩膜

在 UBM 上显示为高回声（图 8-3-2），表层巩膜组织回声稍低，与球筋膜组织无明确分界；巩膜实质层呈均匀致密高回声。

（四）虹膜

在 UBM 上呈中等回声，前后表面回声较高，内部回声稍低。虹膜表面常见小凹，为虹膜隐窝和虹膜收缩沟。

（五）睫状体

在 UBM 放射状切面上呈三角形中等回声区（图 8-3-2），冠状切面上可见平行排列的短条状凸起，即为睫状突（图 8-3-3）。

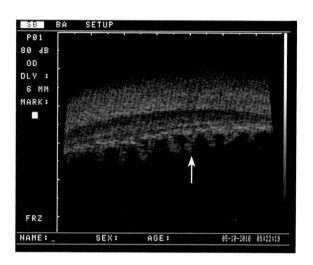

图 8-3-3　UBM 冠状切面图示睫状突
睫状突为平行排列的短条状凸起

（六）前房与后房

UBM 上前房与后房均呈无回声的暗区，后房内睫状体与晶状体之间可见丝状悬韧带。由于玻璃体前界膜与后部悬韧带相黏附，因此悬韧带后界即为玻璃体前界膜。

（七）晶状体与悬韧带

50MHz 的 UBM 上通常仅可显示晶状体前囊、赤道部、前部 1/3 的晶状体皮质以及部分晶状体悬韧带。采用一些较低频率（如 25MHz、40MHz 等）UBM 可以显示整个晶状体的形态（图 8-3-4）。正

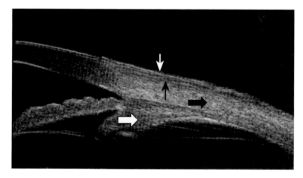

图 8-3-2　眼前节 UBM
放射状切面拼合图显示结膜上皮呈带状高回声（白细箭），结膜下组织呈中低回声带（黑细箭），前部巩膜呈较均匀高回声（黑粗箭），睫状体呈中等回声（白粗箭）

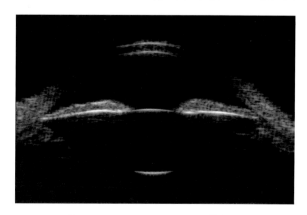

图 8-3-4　25MHz UBM 示晶体全景
正常晶状体前后囊呈光滑弧形带状高回声，皮质呈无回声暗区

常晶状体囊膜呈光滑弧形带状高回声,透明晶状体的皮质呈无回声暗区。放射状切面上可见连接睫状体与晶状体赤道区之间的丝状悬韧带纤维。

二、玻璃体

运用眼科专用灰阶超声或彩色多普勒超声均可良好显示玻璃体情况(图 8-3-5)。正常玻璃体呈无回声暗区,可有少量点状细弱回声,但无血流信号。

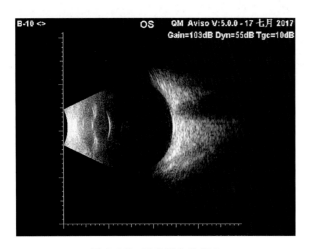

图 8-3-5 正常眼灰阶超声
玻璃体呈无回声暗区

三、球壁

正常情况下,眼科专用灰阶超声或彩色多普勒超声均无法分辨球壁三层结构而呈光滑致密高回声。当球壁三层结构发生分离时,超声即可探及。

四、眼眶

超声可以探及球后 2～3cm 范围的眶内组织,中央倒 V 形暗影为视神经,周围眶内脂肪为高回声,位于上方、下方、鼻侧、颞侧的斜行条带状低回声为四条直肌。直肌厚度个体差异较大,但正常人双侧对称。眼科专用灰阶超声因近场盲区难以分辨正常泪腺组织与眶内脂肪组织,但多普勒超声可于眼眶颞上方泪腺窝内探及泪腺组织,呈均匀中等回声,内部可见少量血流信号(图 8-3-6)。

五、正常球后血管

眼眶内的主要血管包括眼动脉、睫状后动脉和视网膜中央动脉,均呈三峰双切迹动脉频谱(图 8-3-7～图 8-3-9)。视网膜中央静脉呈连续性血流频谱,与视网膜中央动脉血流信号伴行。

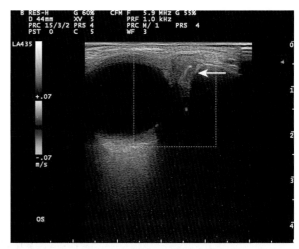

图 8-3-6 正常泪腺组织内血流
泪腺呈均匀中等回声,内有少量血流信号

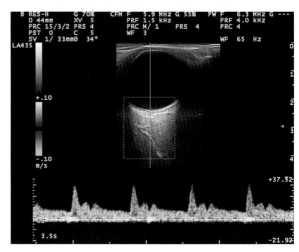

图 8-3-7 眼动脉血流频谱
呈典型三峰双切迹动脉频谱

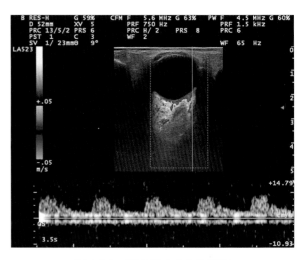

图 8-3-8 睫状后动脉血流频谱
呈三峰双切迹动脉频谱

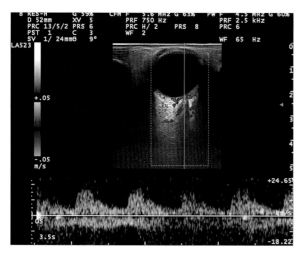

图 8-3-9　视网膜中央动静脉伴行血流频谱
与视网膜中央静脉血流频谱伴行

（陈　倩）

第四节　检查适应证与禁忌证

一、适应证

屈光间质混浊、眼外伤、眼内占位性病变、突眼、眶内占位性病变等均为超声检查适应证；高眼压或低眼压、前段发育异常、前段占位性病变可行超声生物显微镜检查；眼部缺血性疾病是球后血管血流检测适应证。

二、禁忌证

需要注意的是未缝合的眼球破裂伤或角膜溃疡穿孔为眼部超声检查禁忌证，探头加压可能会在检查过程中造成眼内容物脱出；急性传染性角结膜炎如病情允许应在炎症控制后再行超声检查。

（陈　倩）

第五节　检查内容与方法

一、A 型超声

A 型超声为一维图像，回声以波形显示，用于眼科生物测量。利用 A 超回声测距原理，精确测量眼轴长度、角膜厚度、前房深度、晶体厚度等参数，精确度可达 0.01mm。

二、眼科专用灰阶超声

眼科灰阶超声通常采用眼睑法检查，探头并不接触角结膜，耦合剂采用常规超声耦合剂即可。根据检查部位为眼球或眼眶所采用的检查方法有所不同。

（一）眼球检查方法

1. 眼球超声检查内容　应包括玻璃体内是否有异常回声；球壁是否光滑、有无增厚、球壁外间隙是否增宽；眼内膜状回声鉴别；视盘有无隆起或凹陷；后极部有无异常回声。

2. 眼球基本检查方法

（1）横向扫查：探头平行角巩缘做前后运动，产生探头对侧眼底横跨多条子午线的圆周切面，用于眼内情况的全面了解。

（2）纵向扫查：探头标记方向与角巩缘垂直，声束沿探头对侧子午线方向进行扫描，常用于显示病变与视盘的位置关系。

（3）轴向扫查：探头放置于角膜中央，声束垂直通过晶状体中央做经过视盘的水平或垂直子午线切面，用于晶状体、视盘以及黄斑病变的评估。

（二）眼眶检查方法

1. 眼眶超声检查内容　应包括眼外肌是否正常、双眼是否对称；眶内是否有异常回声。如发现眶内占位性病变，应描述病变位置、形状、大小、边界、回声分布及与周围组织关系。

2. 眼眶检查方法

（1）眼旁扫查：探头置于眼球与眶缘间，用于显示眶前部病变与眼球及眶壁的关系。

（2）经眼球扫查：用于扫查眼眶中后部病变，有助于显示球后病变范围、与视神经及眼外肌的关系。

三、超声生物显微镜

（一）超声生物显微镜检查内容

应包括前房深度、晶状体位置、虹膜形态、睫状体形态、房角开放状态等，前节占位性病变应描述其位置、形态、大小、内回声、边界及与周围组织关系。

（二）超声生物显微镜检查方法

1. 正中切面　用于显示前房深度、瞳孔直径、虹膜形态及晶状体位置。

2. 放射状切面　是观察前节病变最常用检查法。扫描上方、鼻上、鼻侧、鼻下、下方、颞下、颞侧、颞上共八个钟点位，按照顺时针方向依次进行，扫描方向与角膜缘垂直。

3. 冠状切面　将探头扫描方向与角膜缘平行做往复运动，通常用于病灶范围界定。

四、彩色多普勒超声

（一）彩色多普勒超声检查内容

对于眼内及眼眶结构的检查内容与灰阶超声基本类似。多普勒超声检查眶内血管主要包括视网膜中央动脉、睫状后动脉及眼动脉，应检测收缩期峰值流速、舒张末期流速、搏动指数及阻力指数。

（二）彩色多普勒超声检查方法

也采用眼睑法，检查方法与灰阶超声基本一致。进行球后血管检测时，近球壁的视神经暗区中红-蓝相间的血流信号为伴行的视网膜中央动-静脉，可于球壁后 2~5mm 处取样；视神经暗区两侧多个动脉血流信号为睫状后动脉，通常于球壁后 5~8mm 处取样；球后 15~25mm 处横跨视神经的粗大动脉血流信号为眼动脉，通常选择与取样线平行处取样。

（陈　倩）

第六节　眼　疾　病

一、眼球疾病

（一）葡萄膜疾病

因含有丰富的血管及色素又称为色素膜或血管膜，分为虹膜、睫状体和脉络膜三部分。脉络膜血管网是全身含血量最丰富的部位，其中脉络膜血液供应主要来自睫状后短动脉，虹膜及睫状体血液供应主要来自睫状后长动脉。色素膜的生理功能主要是营养眼球，睫状体分泌的房水则营养晶状体及眼前段部分。虹膜的肌肉可以控制瞳孔的大小，调节进入眼内的光线，睫状体的收缩可以改变晶状体的形态，产生调节作用。

1. 脉络膜缺损

【概况及流行病学】

脉络膜缺损属于色素膜先天发育异常的一种，该病多双眼发病，但也可为单侧，常伴有其他先天性发育不良，如小眼球、虹膜缺损、视盘缺损、黄斑发育不良等；亦可伴发全身他处先天异常，如胆囊缺如等。一般发生于视盘下方偏鼻侧。典型的缺损多为视网膜和脉络膜的缺损，大部分为双眼发病。

【病理与病生改变】

色素膜缺损是胚胎发育 5~7 周视盘鼻下方的胚裂闭合异常而导致的组织缺损，由于缺乏脉络膜层，对应的视网膜也多发育不良，组织菲薄呈大网眼状，厚薄不匀。因此常包括视盘、脉络膜、视网膜、睫状体和虹膜等组织的缺损。

【临床表现】

脉络膜缺损常伴有小眼球、虹膜异常，多为双眼发病，如不累及黄斑区，患者中心视力一般无影响，表现为与缺损区对应的视野缺损。

【超声表现】

缺损区眼球壁局限性向后突出，与正常球壁分界清楚。部分患者缺损区可见膜状回声，为视网膜。多普勒检测，单纯缺损区无血流信号，若存在视网膜被覆，则可于视网膜上探及少量血流信号。

【超声诊断与鉴别要点】

脉络膜缺损边缘不整齐，球壁向后突出处呈直角或近似直角，多位于视盘下方，可发现缺损区表面覆盖有较细的带状回声，为视网膜组织（说明：脉络膜缺损和后巩膜葡萄肿范围均可大可小，不宜作为鉴别依据）。

脉络膜缺损与后巩膜葡萄肿鉴别。后巩膜葡萄肿为高度近视并发症的一种，是由于眼球后极部向后过度延伸，后极部巩膜变薄，发生局限性扩张。后巩膜葡萄肿球壁光滑向后膨出，多在后极部向后延伸（说明：后巩膜葡萄肿区域也可发生视网膜脱离，不能作为鉴别依据）。

【实验室与其他影像学检查】

光学相干断层扫描（optical coherence tomography，OCT）可显示眼球后凹部位神经上皮变薄，脉络膜缺失。眼底荧光造影早期缺损区无脉络膜背景荧光，晚期下方视网膜强荧光。

【治疗方法】

脉络膜缺损易合并视网膜脱离，部分学者建议在视网膜未脱离或脱离低平时，进行预防性激光治疗。而已合并视网膜脱离患者，可应用玻璃体切割联合眼内填充硅油进行治疗，术后可一定程度提高患者视力。

2. 葡萄膜炎

【概况及流行病学】

葡萄膜炎是一类常见的致盲性眼病，多发生于青壮年，为发生于虹膜、睫状体、脉络膜的一组炎性病变，按照解剖部位可分为前葡萄膜炎、中间葡萄膜炎、后葡萄膜炎以及全葡萄膜炎，临床上以前葡萄膜炎最常见，全葡萄膜炎次之。

【病理与病生改变】

葡萄膜炎病因复杂，由抗原诱导的免疫反应在其发病中起重要作用，体内免疫功能紊乱是葡萄膜炎发生的关键因素。前葡萄膜炎病理改变可见虹膜及睫状体血管充血、渗出物及炎细胞浸润,导致瞳孔缩小。晶状体与虹膜后面的渗出物呈胶着状态,使虹膜与晶状体表面粘连,亦造成瞳孔缩小。炎性渗出物及细胞进入前房,使得房水混浊。前葡萄膜炎一般不累及眼后段,但某些急性前葡萄膜炎患者可出现反应性的视盘及黄斑水肿。中间葡萄膜炎是累及睫状体平坦部、玻璃体基底部、周边视网膜的一种炎性和增殖性疾病。后葡萄膜炎又称脉络膜炎,易引起视网膜炎或视神经视网膜炎。

【临床表现】

前葡萄膜炎好发于青壮年,主要表现为眼红、眼部疼痛、畏光及流泪等,其体征为睫状体充血、房水混浊、角膜后沉着物、虹膜改变以及玻璃体混浊。中间葡萄膜炎发病隐匿,多表现为玻璃体混浊,三面镜检查可见玻璃体基底部、睫状体平坦部以及周边视网膜炎性改变。后葡萄膜炎眼部刺激症状不明显,多表现有眼前黑影、视力减退、视物变形等,眼部检查可见明显玻璃体混浊,眼底可见散在或弥漫性渗出病灶。

【超声表现】

前葡萄膜炎与中间葡萄膜炎由于常规超声检查分辨率受限,适于采用超声生物显微镜(ultrasound biomicroscopy,UBM)检查。

后葡萄膜炎玻璃体内可探及低至中度点状、条带状、团状紊乱回声,不与后极部球壁固定,运动试验及后运动试验均为阳性。有的病例因视盘及黄斑水肿表现为视盘及黄斑区球壁回声局限隆起,脉络膜回声可有轻度增厚,回声降低,如病变进一步发展,可导致视网膜脱离及脉络膜脱离,最后可导致眼萎缩,表现为眼轴变短,眼内结构紊乱。多普勒检查增厚的脉络膜上血流信号较多,球内无血流信号。

全葡萄膜炎累及虹膜、睫状体、脉络膜和/或视网膜,相应超声表现可包括以上所有的超声征象(图8-6-1)。

【超声诊断与鉴别要点】

前葡萄膜炎应注意与前房积血鉴别,单靠超声不易区分,需结合临床及其他检查方法,如光学检查法。

【实验室与其他影像学检查】

(1)荧光素眼底血管造影术:是诊断眼底炎症病变及判断炎症部位、水平及活动性的主要方法。如早期多灶性脉络膜荧光渗漏,以后逐渐融合成大片的染料蓄积,提示病变位于脉络膜水平,是活动性病变,为伏格特-小柳-原田综合征(Vogt-Koyanagi-Harada syndrome,VKH)和交感性眼炎的典型表现;视网膜病变早期遮蔽荧光,后期染色,节段性血管渗漏、血管壁染色、血管闭塞,主要提示急性视网膜坏死综合征、眼弓形体病等诊断;弥漫性血管渗漏血管壁染色或伴有出血,则提示视网膜血管炎,同时结合临床表现有助于病因诊断或归类。对于后葡萄膜炎患者,只要屈光介质和全身状况允许,均应行此项检查。

(2)吲哚菁绿血管造影术:对于评价脉络膜病变有重要价值。高荧光是由渗漏引起的,提示脉络膜血管炎,低荧光则提示炎症引起的多种脉络膜病变。

【治疗方法】

葡萄膜炎的治疗原则为抗炎、对症治疗、防治并发症和改善视力。

3. 脉络膜脱离

【概况及流行病学】

脉络膜脱离(choroidal detachment)常继发于眼外伤或内眼手术,也可见于葡萄膜炎等疾病或眼局

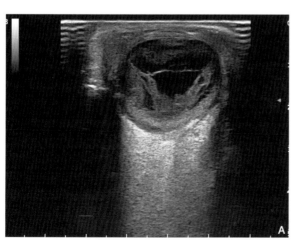
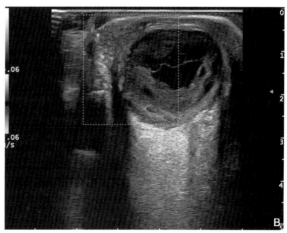

图8-6-1 全葡萄膜炎
患者女性,39岁。A.葡萄膜增厚,玻璃体内见多数团状、带状、絮状回声;B.增厚的葡萄膜血液信号增多

部循环障碍性疾病。

【病理与病生改变】

脉络膜脱离是由于脉络膜血管内皮细胞结合疏松,在各种外因左右下,血管外压力突然下降导致血浆大量渗出积聚于脉络膜上腔发生脉络膜脱离。

【临床表现】

脉络膜脱离患者如发生黄斑水肿可影响视力,部分伴有低眼压。

【超声表现】

玻璃体内可见至少两个弧形带状回声,与球壁回声相连,但不与视盘相连,且弧形带状回声的弧心均指向玻璃体中轴,嘱患者眼球向鼻侧转动,做类冠状位探查,玻璃体内带状回声呈连续的多弧状,形态如"花瓣"状。多普勒检查于带状回声上可见血流信号,频谱分析为动脉型血流频谱,与睫状后动脉相似(图8-6-2)。

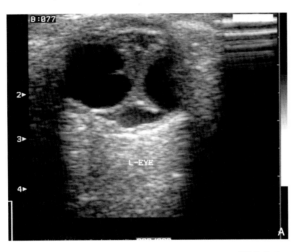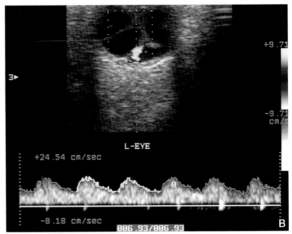

图 8-6-2 脉络膜脱离
患者女性,55 岁。A、B. 右眼球内可见弧形光带,凸面相对,玻璃体内见点状及条状回声

【超声诊断与鉴别要点】

脉络膜脱离患者多有眼外伤或内眼手术史,视力改变不明显。典型超声表现为玻璃体内凸面相对的弧形带状回声,与周边球壁相连,不与视盘相连,多普勒检测其上可见血流信号。

脉络膜脱离与视网膜脱离鉴别。视网膜脱离是一种严重的致盲性疾病。超声检查玻璃体内见"V"形带状强回声,顶端与视盘相连。眼球后运动时阴性。多普勒检测,带状回声上可见与视网膜中央动脉相延续的血流信号。

【实验室与其他影像学检查】

眼底检查:早期周边视网膜锯齿缘附近呈模糊带状的向心性波纹状皱褶;严重者可出现半球状黑色隆起,表面视网膜无皱褶,不透明、无波动。

眼压检查:脉络膜脱离患者通常有低眼压。

【治疗方法】

脉络膜脱离的治疗主要是针对病因,病因控制后,脱离的脉络膜多自行恢复。

4. 脉络膜黑色素瘤

【概况及流行病学】

色素膜恶性黑色素瘤为成人最常见的眼内恶性肿瘤,其中85%为脉络膜黑色素瘤。脉络膜黑色

素瘤多见于40~60岁成人,发病与性别及眼别无明显相关,可发生于脉络膜的任何部位,最常见与眼球后极部。

【病理与病生改变】

脉络膜黑色素瘤(choroidal melanoma,CM)是由恶性黑色素细胞组成的神经外胚叶肿瘤,发生于脉络膜基质内的黑色素细胞。其生长方式可分为结节型和弥漫型,以结节型常见。结节型瘤体较小时常表现为扁平隆起性病变,当其生长突破Bruch膜后,则表现为典型的蕈伞状。肿瘤可继发浆液性视网膜脱离。

【临床表现】

色素膜黑色素瘤患者临床症状与瘤体大小相关,如肿瘤发生于眼球周边部,常无明显症状,发生于眼球后极部者,多表现为视力下降、视野缺损。

【超声表现】

脉络膜黑色素瘤常见于眼球后极部。多数脉络膜恶性黑色素瘤为局限性生长,界限清楚。当恶性黑色素瘤未突破Bruch膜时肿块呈半球形或椭圆形,若瘤细胞突破Bruch膜及视网膜的色素上皮层,则病变沿破裂处向视网膜下生长,肿块呈蕈状

或为球形;因黑色素瘤的边缘血管呈窦样扩张,故声像图上前缘回声增强,向后回声逐渐减少,接近球壁成无回声区,即所谓"挖空"现象;肿瘤所在部位的脉络膜被瘤细胞浸润或压迫,形成局部脉络膜无回声,呈盘状凹陷带,称为"脉络膜凹陷征"。因肿瘤表面的视网膜常被肿瘤掀起,肿瘤与视网膜之间常有局灶性出血,故常见的继发改变为玻璃体混浊及视网膜脱离。恶性黑色素瘤可弥漫扩散,并沿巩膜的管道向外生长进入眼眶,另外也可沿视神经蔓延至眼眶,此时球后软组织内见形态不规则的实性肿块。多普勒检测肿瘤内可见较多血流信号,通常与睫状后动脉相连(图 8-6-3)。

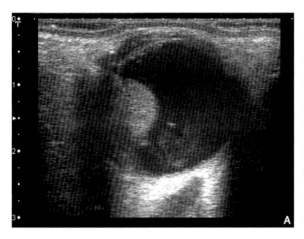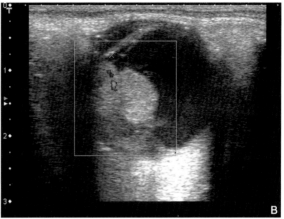

图 8-6-3　右眼脉络膜黑色素瘤
患者男性,62 岁。A. 右眼球玻璃体内靠颞侧实性团块,呈半球形;B. 团块内可见血流信号

【超声诊断与鉴别要点】

典型的脉络膜黑色素瘤超声表现为眼球后极部半球形或蕈状隆起性病变,多呈中低回声,可见脉络膜凹及挖空征,多普勒检测其上可见血流信号。

脉络膜黑色素瘤与脉络膜血管瘤及脉络膜出血鉴别。脉络膜出血比较罕见,可为全身性因素或机械性因素引起,多见于老年人,常表现为视力急剧下降,眼胀痛,可伴同侧头痛、呕吐。眼底可见视网膜下圆形黑红色隆起,超声检查内部回声不均匀,多普勒内部无血流信号。

【实验室与其他影像学检查】

MRI 检查多数脉络膜黑色素瘤呈 T_1WI 高信号 T_2WI 低信号,有一定的特征性,但是陈旧性脉络膜或视网膜下出血可出现相似 MRI 表现,易误诊。

【治疗方法】

脉络膜黑色素瘤目前通常采用综合治疗方案进行处理。传统的治疗方法为手术眼球摘除,主要针对瘤体较大、视功能损害严重患者。对于瘤体较小、视功能尚好的患者,可采用激光、局部敷贴放疗或局部切除肿瘤等。

5. 脉络膜血管瘤

【概况及流行病学】

脉络膜血管瘤为一种少见的眼内良性肿瘤,多数为海绵状血管瘤。临床常分为孤立型和弥漫型两类,孤立型多发生于眼球后极部,弥漫型多合并同侧颜面部或脑膜血管瘤。

【病理与病生改变】

脉络膜血管瘤(choroidal hemangioma,CH)是在血管发育不良基础上形成的良性肿瘤,瘤体渗漏或累及黄斑区时易继发视网膜脱离,最终导致患者视力损害。

【临床表现】

孤立型脉络膜血管瘤除眼部外不合并颜面部血管瘤及颅内血管瘤,眼底检查表现为无色素性、圆形或椭圆形橘红色或灰黄色肿物,表面可有散在的色素颗粒,肿瘤常位于眼球赤道后方的脉络膜,以视盘颞侧更为多见,可继发视网膜脱离。弥漫型脉络膜血管瘤多见于 10 岁以下儿童,常伴有颜面部血管瘤及中枢神经系统血管瘤。眼底检查表现为眼球后极部普遍增厚,呈橘红色或暗红色,表面视网膜迂曲、扩张,可继发广泛的视网膜脱离和青光眼。

【超声表现】

孤立型脉络膜血管瘤多表现为眼球后极部实性病变,形态多为扁平形或半球形,呈中等回声或为强回声,边界清楚,表面光滑,内回声均匀,病变与周围组织之间界限清楚,后方无显著声衰减,亦无挖空征及脉络膜凹陷,部分病例伴有视网膜脱离及玻璃体积血。弥漫型脉络膜血管瘤表现为眼球壁回声普遍增厚,随着病情发展,可有局限性球壁隆起,但一般在5mm之内,其回声强度较正常脉络膜回声强,与正常脉络膜之间界限清楚。多普勒检测,肿瘤内可探及较多血流信号(图8-6-4)。

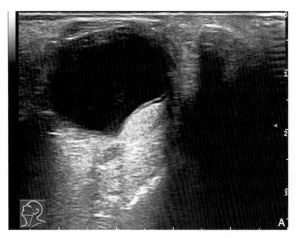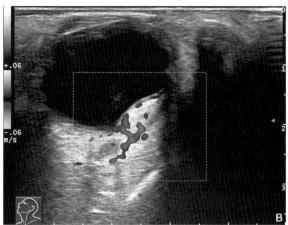

图 8-6-4 左眼脉络膜血管瘤
患者男性,59 岁。A. 左眼球后极部稍强回声团块,呈半球形;B. 团块内可见血流信号

【超声诊断与鉴别要点】

孤立型脉络膜血管瘤多表现为眼球后极部扁平隆起性病变,回声较高,比较均匀,多普勒检测其内可见血流信号。弥漫型脉络膜血管瘤如隆起度低,则极易漏诊。

脉络膜黑色素瘤与脉络膜血管瘤及脉络膜出血鉴别,已前述。

【实验室与其他影像学检查】

眼底荧光血管造影及脉络膜吲哚菁绿血管造影是对脉络膜血管瘤最具诊断价值的检查,早期显示高荧光。

【治疗方法】

对于孤立型脉络膜血管瘤,目前认为瘤体较小,且无临床症状者,可长期观察,瘤体较大者首选光动力学治疗。弥漫型脉络膜血管瘤治疗比较困难,无继发视网膜脱离时可进行观察,已继发视网膜脱离患者可试行外放射疗法,或结合外引流及巩膜扣带术。

【思考题及测试题】

(1)脉络膜脱离与视网膜脱离的超声声像图的差别?

(2)脉络膜黑色素瘤的典型超声声像图表现?

(3)脉络膜黑色素瘤与脉络膜血管瘤的鉴别诊断?

【病例分享】

1. 病例一 患者女性,62 岁,左眼视力下降伴视物遮挡 1 年余,遮挡面逐渐变大,伴眼痒、眼红、偶尔伴疼痛。查体:双眼晶状体混浊,右眼眼底小瞳下未见明显异常;左眼玻璃体腔虹膜后 9 点-12点-1 点方向可见朝向瞳孔凸起的包块,眼底窥不清。

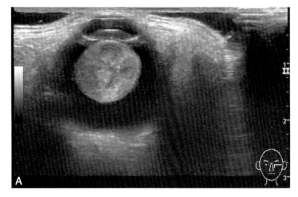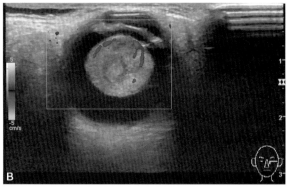

图 8-6-5 左眼脉络膜黑色素瘤
患者女性,62 岁。A. 左眼球实性结节,呈球形,内部回声不均匀;B. 结节内可见血流信号

超声声像图(图8-6-5)特点:左眼玻璃体内探及大小约12mm×11mm实性结节,呈球形,内部回声不均匀,中心回声稍低弱,边缘回声较清,结节向内凸起,似与左眼颞侧睫状体相连,结节内可见血流信号。

诊断依据:①左眼玻璃体内球形结节;②结节边界清楚,内部回声不均匀;③结节内可见血流信号。

病理:脉络膜黑色素瘤

2. 病例二　患者男性,55岁,右眼视物模糊2个月。查体:右眼晶状体稍混浊,玻璃体混浊,右眼底见5~9点钟方位脉络膜肿物呈青灰色实性隆起突入玻璃体腔,其表面视网膜青灰色隆起,血管迂曲;左眼晶状体稍混浊,玻璃体混浊,眼底小瞳下未见明显异常。

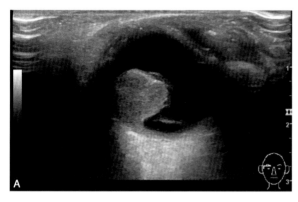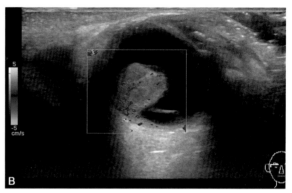

图8-6-6　右眼脉络膜黑色素瘤
患者男性,55岁。A.右眼球实性结节,挖空征(+);B.结节内可见血流信号

超声声像图(图8-6-6)特点:右眼玻璃体内探及一实性低回声团,大小约8mm×9mm,边界清楚,形态规则,回声较低弱(低于球后脂肪组织),挖空征(+),脉络膜凹陷征(-),内可见血流信号,最高流速约11.1cm/s,RI:0.53。

诊断依据:①右眼玻璃体内低回声结节,边界清楚,挖空征(+);②结节内可见血流信号。

病理:脉络膜黑色素瘤。

(二)　视网膜疾病

1. 视网膜脱离

【概况及流行病学】

视网膜脱离(retinal detachment,RD)是指视网膜神经上皮层与色素上皮层之间的分离,并非是视网膜与脉络膜的分离。视网膜脱离是一种严重的致盲性眼病,在众多致盲因素中占第5位。视网膜脱离分类方法很多。根据视网膜脱离范围分为局限性和完全性两类,按其病因分为原发性和继发性两类。按发病的机制可分为孔源性、牵拉性和渗出性视网膜脱离。目前最后一种分类被更多临床医生所接受。

【病理与病生改变】

孔源性视网膜脱离多见于高度近视患者,其发生与周边部视网膜的格子状变性、玻璃体液化变性和视网膜粘连有关。牵拉性视网膜脱离多见于糖尿病视网膜病变、眼外伤、玻璃体长期积血

等。渗出性视网膜脱离多见于球内视网膜脉络膜肿瘤、炎症等。

镜下所见:①视网膜下含有渗出物、血液或肿物等;②视细胞层有不同程度变性;③视网膜色素上皮有变性、萎缩、增生或缺失等改变。视网膜下液性成分可因视网膜的病因不同分为浆液性、蛋白性、出血性、炎性和肿瘤占位性病变等。

【临床表现】

发病初期患者可无症状及视力下降,部分可有"飞蚊症"或闪光感等视网膜脱离前症候群。随病情发展,可出现脱离的视网膜对应区域的视野缺损、视物变形,若累及黄斑区则视力减退明显。

【超声表现】

局限性视网膜脱离:玻璃体暗区内出现弧形带状强回声,两端与球壁相连,如连于视盘则脱离的视网膜与视盘之间呈15°~30°角,称为视盘斜入现象。

完全性视网膜脱离:带状强回声呈"V"或为"Y"字形,"V"或"Y"字形尖端与视盘回声相连。条状回声的形态、长度可不相同,可以是两条弧形如同海鸥的两条翅膀,称为"海鸥征"。

继发性视网膜脱离:因为其常见病因是肿瘤、炎症、视网膜血管性病变等,除了视网膜脱离的形态学改变外,还有一些与原发疾病相关的病变,有

的较特殊,如脉络膜黑色素瘤继发的视网膜脱离可在肿瘤的对侧;脉络膜血管瘤、脉络膜转移癌继发的视网膜脱离一般与肿瘤同侧,被覆在肿瘤表面;而炎症导致的视网膜脱离常合并有玻璃体内机化膜、玻璃体内脓肿、脉络膜脱离等。

多普勒检测强回声带上可见点状及条状血流信号,且与视网膜中央动脉血流信号相连续,此点有助与玻璃体内的其他带状回声相鉴别。脉冲多普勒显示为与视网膜中央动、静脉相同的血流频谱(图8-6-7)。

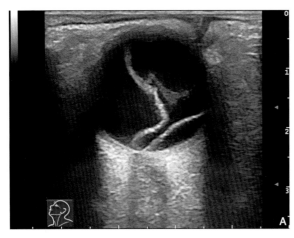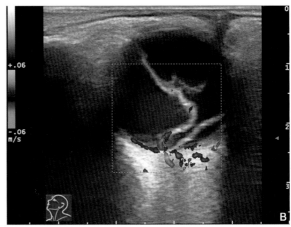

图8-6-7 左眼完全性视网膜脱离

患者男性,71岁。A.玻璃体内见条状回声,呈"V"形,尖端与视盘相连;B.其上见血流信号,与视网膜中央动静脉相延续

【超声诊断与鉴别要点】

视网膜脱离的带状回声与视盘相连,后运动试验阴性,且其上可探及与视网膜中央动静脉相延续的血流信号。

与脉络膜脱离及玻璃体机化膜鉴别。脉络膜脱离:已前述。

玻璃体机化膜:玻璃体机化膜可为玻璃体积血或炎性病变发展而来。超声表现为玻璃体内不规则带状回声,与周边球壁无粘连时后运动阳性,多普勒检测,带状回声上无血流信号。

玻璃体后脱离:该病多为老年玻璃体变性引起,发生率随年龄增大而增高。患者可有"飞蚊症"和闪光感。超声表现为玻璃体内较为光滑的带状强回声,通常后运动阳性,多普勒检测带状回声上无血流信号。

【实验室与其他影像学检查】

OCT对于早期局限性视网膜脱离能发现病变的微小变化,可直接观察到神经上皮层和色素上皮层之间的分离,并可对脱离区定量测定。

【治疗方法】

传统的巩膜环扎术,适用于一般的视网膜脱离,病情复杂些的需要行玻璃体切割及视网膜复位联合手术。脱离仅限于视网膜裂孔周围时可行激光治疗。

2. 视网膜母细胞瘤

【概况及流行病学】

视网膜母细胞瘤(retinoblastoma,RB)是婴幼儿最常见的眼内原发恶性肿瘤,其发病率1:28 000~1:15 000,以单眼发病居多,占60%~82%,无显著性别差异。视网膜母细胞瘤约占儿科恶性肿瘤的3%,位于小儿恶性肿瘤的第二位,严重危害患儿的视力及生命。

目前我国视网膜母细胞瘤患儿生存率明显低于发达国家,主要原因是患儿就诊时多数已为中晚期。

【病理与病生改变】

视网膜母细胞瘤起源于视网膜胚胎性核层细胞,确切病因不明。约40%为遗传型,为常染色体显性遗传,60%为非遗传型,为细胞突变所致,有学者认为可能与病毒感染有关。

视网膜母细胞瘤易于浸透巩膜筛板,侵入视神经或蛛网膜下腔,一旦肿瘤侵犯视神经,瘤细胞就会直接向颅内蔓延。

视网膜母细胞瘤为白黄色软组织,有时较为坚硬,切开有出血点,或可见钙质。镜下所见,典型病变是细胞排列成菊花状,细胞核在基底部,细胞的尖端向中心,且每个细胞间有薄膜相连接,其中心为空腔。这种类型的恶性程度较低。

【临床表现】

常见于 3 岁以下婴幼儿,约 60% 以白瞳症为首发症状。根据其发展过程,临床可分为四期:眼内生长期、眼压增高期(青光眼期)、眼外扩展期及全身转移期。由于肿瘤的生长部位、生长速度及分化程度不同,临床表现各不相同。如视盘附近的肿瘤可早期侵犯视神经而发生眼外转移,不经过眼压升高期。

【超声表现】

肿瘤可位于眼球的任何部位,但以后极最多见。常在玻璃体内探及实性肿块,可为球形、不规则形或弥漫浸润型等,可单发,也可为多灶性。肿瘤边界尚清楚,边缘不整齐、不光整,内部回声强弱不等,70%~80% 有大小不等的强回声钙化灶,后方常伴声影,肿瘤坏死时,内部见不规则的液性暗区。常继发视网膜脱离(极易出现)。肿瘤蔓延至眶内,可在眶内发现与球内病变相延续且内回声强度一致的病变。肿瘤生长过程中破坏了视网膜上的血管,可以并发玻璃体积血。

多普勒检测:肿瘤内血流信号丰富,可探及与视网膜中央动、静脉相连续的血流,动脉血流为高速、高阻型。若肿瘤侵犯眼眶,则眶内的病变内也可探及丰富的血流信号(图 8-6-8)。

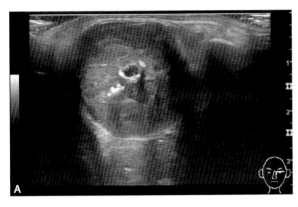
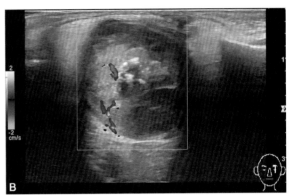

图 8-6-8　左眼视网膜母细胞瘤

患者女性,4 岁。A. 左眼眼球内实性肿块,内见多数钙化;B. 实性肿块内可见血流信号

【超声诊断与鉴别要点】

检查时一定要对患儿的双眼均进行检查,以免漏诊,瘤体内探及强回声钙化灶为诊断重点。此外,需与临床其他可出现白瞳症的疾病鉴别:

(1) Coats 病:又称为外层渗出性视网膜病变,是以视网膜毛细血管异常扩张,进行性视网膜内渗出和视网膜下大量类脂性渗出为特征的视网膜血管渗出性病变。主要发生于 4~16 岁青少年,少数见于婴幼儿及成年人。80% 单眼发病,早期无明显临床症状,以后表现为瞳孔区发白、视力下降或斜视。

超声检查:玻璃体内可探及与视盘回声相连的条带状强回声,表面光滑,其下为均匀点状回声,回声强度不等,内见点状强回声。带状回声下方的点状回声有自运动现象。部分病例在后极部玻璃体内见多个点状强回声相互融合成斑块状强回声。

多普勒检测:带状强回声上探及与视网膜中央动脉、静脉相连续的血流信号。

(2) 永存原始玻璃体增生症:是一种先天性疾病,为胚胎发育时期的原始玻璃体在晶状体后的纤维增生斑块。纤维斑块与睫状突相连,将睫状突拉向瞳孔。其特点为在晶状体后形成血管膜样的肿块样结构。由于本病引起瞳孔区白色反光,故易误诊为视网膜母细胞瘤。但本病的临床特点为发病早,发生于正常足月婴儿,多单眼发病,偶有双眼受累,患眼体积常小于健侧。

超声检查:带状或索条状回声主要位于晶体后方,覆盖在晶体后囊表面,带状回声沿 Cloquet 管向后极部延伸至视盘前方,与视盘紧密相连。带状回声表面欠光滑,周边有弱回声附着,可合并视网膜脱离及玻璃体积血。另外小眼球、浅前房、晶体混浊也是本病的特点。

多普勒检测:带状回声上可测及与视网膜中央动脉、静脉相连续的血流信号。

(3) 先天性白内障:超声检查仅见晶体增厚,内回声增强,其内可见多数的条状及点状强回声,也可以完全是实性的团状强回声,而玻璃体内未见肿物。

【实验室与其他影像学检查】

对于怀疑视网膜母细胞瘤的患者,应尽快行全麻下眼底检查,以对视网膜母细胞瘤进行分期。眼底荧光血管造影早期肿瘤即显影,静脉期增强,且可渗入瘤体内。

【治疗方法】

目前视网膜母细胞瘤的早期诊断和治疗方面仍是难题。根据肿瘤的部位、分期以及患儿的年龄等因素制订个性化的治疗方案,以期达到最好的治疗效果。视网膜母细胞瘤的治疗原则也不再局限于挽救生命和保住眼球,还应尽可能挽救患儿的有效视力。

3. 糖尿病视网膜病变

【概况及流行病学】

糖尿病视网膜病变(diabetic retinopathy,DR)是糖尿病最常见的并发症之一,为一种主要的致盲性眼病,约1/4的糖尿病患者并发视网膜病变,约5%病例有增殖性糖尿病视网膜病变。糖尿病视网膜病变的发生与发展,取决于患病时间长短,血糖、血压、血脂的控制情况,以及个体差异。

【病理与病生改变】

糖尿病视网膜病变属于糖尿病引起的微血管病变,是一种涉及多种细胞、分子的极为复杂的视网膜疾病。目前已经证实,糖尿病可以损害所有主要的视网膜细胞,如上皮细胞、Muller细胞、神经节细胞和色素上皮细胞,这一过程是由多种因子参与的复杂病理过程。

非增殖性糖尿病视网膜病变的病理表现:高糖状态下周细胞收缩功能受抑制,毛细血管失去正常的张力,被动扩张形成短路血管,引起视网膜毛细血管通透性及血流量增加,使视网膜毛细血管的血流动力学发生异常。短路血管的形成引起邻近毛细血管血流减少,使毛细血管细胞成分减少或消失,形成无细胞性毛细血管。无细胞血管生成增多,可导致视网膜易形成无灌注区,是非增殖糖尿病视网膜病变的典型表现。增殖性视网膜病变的病理表现是黄斑水肿和新生血管形成及纤维化。

【临床表现】

一般初期无症状,随着病情发展表现为不同程度的视力障碍。视网膜小血管破裂出血进入玻璃体内可有眼前黑影,视力急剧下降。合并视网膜血管闭塞、增生性视网膜病变时均可导致视网膜脱离,视力丧失。

糖尿病视网膜病变临床分为单纯型及增殖型。单纯型分为三期:Ⅰ期有微动脉瘤或并有小出血点;Ⅱ期有黄白色"硬性渗出"或并有出血点;Ⅲ期有白色"软性渗出"或并有出血点;增殖型也分为三期;Ⅳ期眼底有新生血管或并有玻璃体积血,Ⅴ期眼底有新生血管和纤维增生;Ⅵ期眼底有新生血管和纤维增生,并发牵拉性视网膜脱离。

【超声表现】

一般Ⅰ～Ⅲ期的患者超声检查无异常发现,Ⅳ期以上的病例可有相应的改变。出现玻璃体积血即玻璃体内可见均匀点状回声,不与球壁相固定,运动及后运动试验均阳性。玻璃体病变主要在后极部,一般均双眼发病,此点与普通的玻璃体积血、机化膜有所不同。玻璃体后脱离即玻璃体内可见连续条带状回声,可以与球壁相连,也可不相连。视网膜脱离为牵拉性视网膜脱离,表现为脱离的视网膜条带状回声与玻璃体后脱离与球壁相连处的回声形成类似"X"形的回声。

多普勒检测:未合并视网膜脱离及无新生血管形成时,玻璃体内无血流信号。若合并视网膜脱离其上可见与视网膜中央动、静脉相延续的血流信息,其频谱形态与视网膜中央动、静脉一致。如果玻璃体机化膜上有新生血管,可检测出异常血流信号,但频谱形态无特征性,不确定与视网膜中央动脉延续。另外由于视网膜远端血管灌注不良,视网膜中央动脉及睫状后短动脉的血流速度均降低,以收缩期峰值及舒张末期血流速度下降更为明显,阻力指数增高,下降程度与病变分期有关(图8-6-9)。

【超声诊断与鉴别要点】

脱离的视网膜上的血流信号与视网膜中央动、静脉相延续,且频谱形态与视网膜中央动、静脉一致。新生血管膜上的血流信号不确定与视网膜中央动脉延续。此外,糖尿病视网膜病变一般为双眼发病,且以玻璃体后极部为主。与玻璃体积血鉴别:少量玻璃体积血表现为玻璃体局部内弱点状回声,大量玻璃体积血点状回声充满玻璃体,但不与球壁回声紧密相连,后运动试验阳性。

与普通玻璃体积血的鉴别见后述。

【实验室与其他影像学检查】

在屈光间质清晰的前提下,一般眼底镜检查可确诊。部分眼底镜检查正常的患者,行眼底荧光血管造影检查时可出现眼底异常的荧光改变。

【治疗方法】

目前广泛用于治疗糖尿病视网膜病变的方法有视网膜激光光凝术、抗血管内皮生长因子(VEGF)药物、类固醇类药物及玻璃体切割术,但均主要针对糖尿病视网膜病变的晚期阶段。

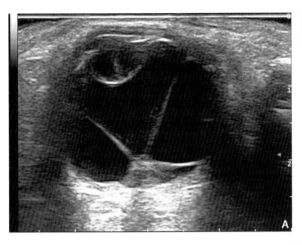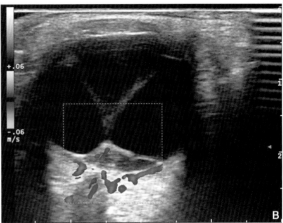

图 8-6-9　DR 伴白内障

患者男性,27 岁。A、B.晶状体增厚,玻璃体内见牵拉性视网膜脱离

【思考题及测试题】

(1) 视网膜脱离、脉络膜脱离及玻璃体后脱离之间的鉴别?

(2) 视网膜母细胞瘤的典型超声声像图特点?

(3) 有哪些疾病可导致白瞳症,应该如何鉴别?

【病例分享】

1. **病例一**　患者男性,63 岁,右眼视力下降伴视物遮挡 3 个月。查体:右眼晶体稍混浊,玻璃体腔内可见红色实性占位,眼底视网膜脱离;左眼晶体透明,玻璃体清,眼底未见明显异常。

超声声像图(图 8-6-10)特点:右眼球玻璃体外侧探及一大小约 16mm×13mm×20mm 实性结节,边界清楚,形态规则,内可见 1 级血流信号,结节边缘血流信号 2~3 级。右眼玻璃体内探及类"V"形条状回声,与视盘相连,动度(+),后运动(-),CDFI 检测类"V"形条状回声上探及动脉血流信号。

诊断依据:①右眼球玻璃体内实性结节,边界清楚,内可见血流信号;②玻璃体内类"V"形条状回声,与视盘相连,动度(+),后运动(-),CDFI 检测类"V"形条状回声上探及动脉血流信号。

病理:脉络膜黑色素瘤伴完全性视网膜脱离。

2. **病例二**　患者男性,2 岁,发现右眼瞳孔区发白 1 个月余。查体:右眼对光反射消失,晶体透明,玻璃体腔内见白色占位性病变,表面可见丰富血管,后窥不清;左眼对光反射灵敏,晶体透明,玻璃体清亮。

超声声像图(图 8-6-11)特点:右眼玻璃体内探及一大小约 15mm×18mm 实性结节,结节边界不清,形态不规则,几乎占据整个玻璃体,结节内部回声不均匀,可见多数强回声钙化灶,结节内可见丰富血流信号。

诊断依据:①小儿发病,右眼瞳孔区发白 1 个月余;②右眼玻璃体内实性结节,结节内部可见多数强回声钙化灶;③结节内部血流信号丰富。

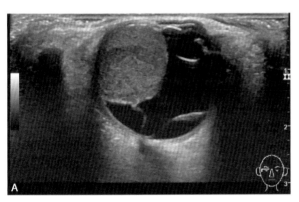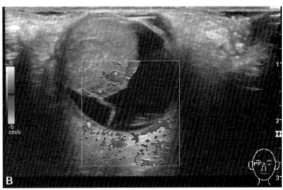

图 8-6-10　右眼脉络膜黑色素瘤伴完全性网脱

患者男性,63 岁。A.右眼球内实性结节,类"V"形带状回声;B.结节及带状回声上血流信号

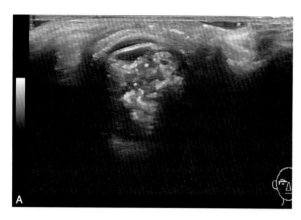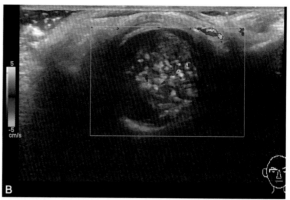

图 8-6-11　右眼视网膜母细胞瘤

患者男性,2 岁。A.右眼球内实性结节,内可见多数强回声钙化灶;B.结节内可见血流信号

病理:视网膜母细胞瘤。

（三）玻璃体疾病

1. 玻璃体积血

【概况及流行病学】

玻璃体积血多由眼外伤或视网膜血管性疾病所致。眼球穿孔或眼球钝挫伤等均可造成外伤性玻璃体积血。自发性玻璃体积血的原因较多,如视网膜脉络膜炎症、变性或肿瘤,其他如玻璃体后脱离、视网膜血管炎、视网膜静脉周围炎老年黄斑变性、眼内肿瘤等病变也是导致玻璃体积血的原因之一。手术性玻璃体积血可见于白内障手术、玻璃体视网膜手术。

【病理与病生改变】

正常玻璃体本身无血管,不会发生出血,玻璃体积血可由外伤、眼底血管病变或某些全身疾病引起。如积血长时间不吸收处理,可引起纤维增殖、机化膜形成,易引发牵拉性视网膜脱离等严重并发症。

【临床表现】

自发性出血常突然发作,可以为很少量的出血,如果出血量多则形成致密的血块。出血量少者仅表现为"飞蚊症",出血多时,眼前的暗影飘动,或似有红玻璃体片遮挡感,反复出血的病例可自觉"冒烟",视力明显下降。随时间的推移,积血吸收（一般需 6~12 个月）,玻璃体逐渐透明。不能吸收的积血则需手术治疗。

【超声表现】

（1）少量玻璃体积血:表现为玻璃体局部弱点状回声;大量玻璃体积血见大片的弱点状回声,可均匀分布在玻璃体内,也可不均匀分布。弱点状回声不与球壁相连,运动试验及后运动试验均为阳性。

（2）玻璃体下积血:玻璃体积血位于玻璃体后界膜下,称为玻璃体下积血。二维超声表现为玻璃体后界膜下见均匀、致密点状强回声,不与眼球壁相固着,由于有玻璃体后界膜的遮挡,积血区与非积血区界限清楚。

（3）玻璃体后出血:由于玻璃体积血时间较长,沉积在下方的陈旧性玻璃体积血与正常玻璃体间形成显著的声学界面称为玻璃体后积血。二维超声显示玻璃体积血与重力因素有关,随体位的变换积血的位置发生改变是本病的主要特征。

多普勒检测:玻璃体积血内未见血流信号,由于积血有轻微的流动,有可能产生多普勒效应,但不是真正的血流,需注意鉴别。

【诊断与鉴别诊断要点】

早期积血表现比较有特征性,为玻璃体腔内散在分布的点状回声,与球壁无明显固着关系,随着病程增加,机化膜及增殖膜形成,形态不规则,多普勒检测其上无血流信号（图 8-6-12）。

鉴别诊断:糖尿病视网膜病变,已前述。

【实验室及其他影像学检查】

眼底检查可确诊玻璃体积血,但对于眼球后极部情况显示不清。

【治疗方法】

少量玻璃体积血可自行吸收,视力可恢复。长期积血或积血量大时吸收困难,易引起其他并发症,需行药物保守治疗或玻璃体切割手术治疗。

2. 玻璃体后脱离

【概况及流行病学】

玻璃体后脱离（posterior vitreous detachment,PVD）是常见的年龄相关性改变,是玻璃体皮质和视网膜内界膜的分离,因其具有重要的临床意义,常被视为视网膜脱离的先兆。

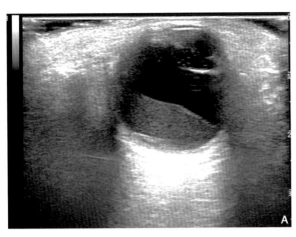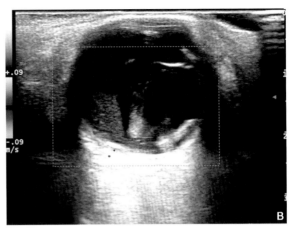

图 8-6-12　左眼玻璃体积血伴机化膜形成

患者男性,59 岁。A.左眼玻璃体后极见片状稍高回声;B.玻璃体内片状及不规则带状回声未见血流信号

【病理与病生改变】

玻璃体液化后产生液化腔,当液化腔足够大时其中的液体可以通过视盘前方的皮质孔进入玻璃体后方,使视网膜与玻璃体分离。视网膜基底膜因老年改变而增厚,增厚的基底膜减弱了视网膜与玻璃体皮质之间的联系,进入玻璃体后间隙的液体随着眼球的运动不断扩大玻璃体后脱离的范围,直至形成完全性玻璃体后脱离。而聚集在玻璃体腔内的成束纤维收缩将玻璃体向前牵拉,加剧玻璃体脱离。

【临床表现】

起病急,主要症状为"飞蚊症"及闪光感,玻璃体后脱离时约 12% 的病例可以伴发视网膜裂孔,这也是引起玻璃体积血的原因。

【超声表现】

根据玻璃体后界膜与球壁回声之间的关系将玻璃体后脱离分为完全型与不完全型。

（1）完全型:玻璃体连续条带状回声不与后极部眼球壁相连,运动时后界膜自眼球一侧向另一侧波浪状运动。在后极部可见玻璃体后界膜回声局限性增强,表现为双条带状回声,为 Weiss 环回声,此点是诊断玻璃体后脱离的重要特征之一。

（2）不完全型:由于玻璃体后界膜与视盘、黄斑等结构紧密连接,故超声所见玻璃体后界膜与视盘、黄斑或其他后极部的球壁回声相连。运动时后界膜随眼球运动方向摆动,而非波浪状运动。

多普勒超声:玻璃体膜状回声上无血流信号（图 8-6-13）。

【超声诊断与鉴别要点】

单纯玻璃体后脱离不易检出,需将增益调大,如合并玻璃体后积血,则容易显示。不完全型玻璃体后脱离光带形态与局限性视网膜脱离表现相似,但前者较后者更薄,且多普勒超声上后者可检出血流信号。完全型玻璃体后脱离的运动方式比较独

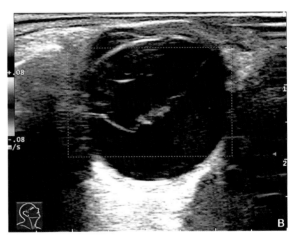

图 8-6-13　完全型玻璃体后脱离

A.眼球内见连续条带状回声,与周边球壁相连;B.条带状回声上未见血流信号

特,易于诊断。

鉴别诊断:玻璃体内机化膜及视网膜脱离,已前述。

【实验室与其他影像学检查】

眼底镜检查屈光间质清晰的条件下,散瞳后可观察到玻璃体后脱离。

【治疗方法】

单纯玻璃体后脱离无需治疗,但对合并其他危害视力的疾病时,则需针对性治疗。

3. 玻璃体变性

【概况及流行病学】

玻璃体变性常见于老年人和高度近视者,多为单眼发病,发病率较低。

【病理与病生改变】

镜下表现为玻璃体内多个黄白色的、不同形状的球形小体大小不等、数量相差很大,随眼球活动而轻微漂动,静止时恢复原位而不下沉,又称"闪辉状混浊"。

【临床表现】

单纯玻璃体变性患者一般无明显视力障碍,多为体检中或其他疾病检查时发现。

【超声表现】

玻璃体内可探及多个不规则的点状稍强回声,与球壁无固着关系,运动试验一般为原位抖动。

多普勒超声:点状稍强回声上无血流信号。

【超声诊断与鉴别要点】

玻璃体积血:如前述。

【实验室与其他影像学检查】

眼底检查可见玻璃体内多数乳白色圆形混浊,玻璃体无明显液化。

【治疗方法】

由于单纯玻璃体变性极少影响视力,一般无需治疗。但因其可能影响眼底疾病的诊断,可采用药物、激光或手术治疗。

【思考题及测试题】

(1) 玻璃体后脱离与视网膜脱离如何鉴别?

(2) 如何提高超声对玻璃体疾病的检出率?

【病例分享】

1. 病例一 患者,女性,34岁,因"前交通动脉瘤介入栓塞术后9天"入院,因眼部视物不清请眼科会诊。查体:双眼结膜无充血水肿,角膜透明,前房深可,晶体透明,玻璃体混浊+++,眼底窥不清。

超声声像图(图8-6-14)特点:双眼玻璃体内探及少许片状稍高回声,内未见明显血流信号,运动试验及后运动试验阳性。

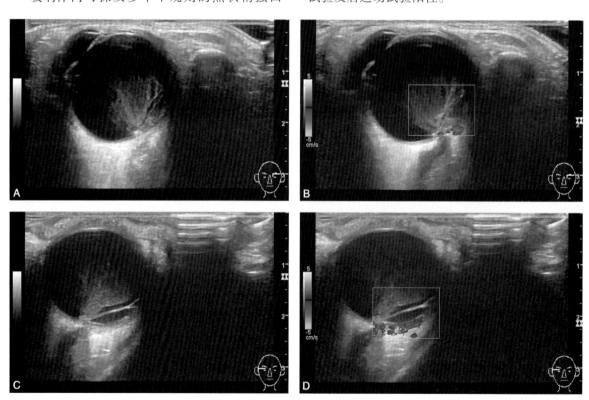

图 8-6-14 左眼玻璃体积血
A、C.双眼玻璃体内见片絮状稍高回声;B、D.内未见血流信号

诊断依据:①中青年女性,双眼视物模糊;②眼科查体见双眼玻璃体混浊+++;③左眼玻璃体内片状稍高回声,未见明显血流信号;④运动试验及后运动试验(+)。

临床诊断:玻璃体积血。

2. 病例二 患者,男性,65岁,右眼视物模糊1个月余。查体:双眼晶体透明,右眼玻璃体混浊,眼底窥不清。

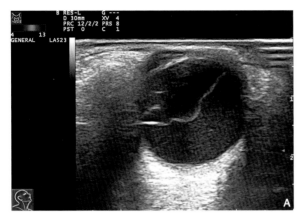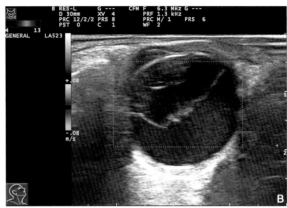

图 8-6-15 右眼完全性玻璃体后脱离

A. 右眼玻璃体内连续带状回声不与后极部相连;B. 内未见血流信号

超声声像图(图 8-6-15)特点:右眼玻璃体内见连续带装回声,不与后极部球壁回声相连,动度为一侧向另一侧的连续运动,CDFI 检测带状回声上未见血流信号。

诊断依据:①右眼视物模糊;②右眼玻璃体内连续带装回声,不与后极部球壁回声相连,动度为一侧向另一侧的连续运动,CDFI 检测带状回声上未见血流信号。

临床诊断:右眼完全性玻璃体后脱离。

3. 病例三 患者,男性,72岁,自感右眼视物稍模糊 3 个月余。查体:右眼晶体透明,玻璃体内可见多数乳白色圆形混浊;左眼晶体透明,玻璃体清亮。

超声声像图(图 8-6-16)特点:右眼玻璃体内探

及致密点状回声,不与后极部球壁回声相连,运动试验(+),内未见明显血流信号;另于右眼玻璃体内探及一弧形带状回声,与视盘相连,其上可见血流信号。

诊断依据:①右眼玻璃体内致密点状回声,不与后极部球壁回声相连,运动试验(+),内未见明显血流信号;②右眼玻璃体内探及一弧形带状回声,与视盘相连,其上可见血流信号。

临床诊断:玻璃体变性伴局限性视网膜脱离。

(四)眼外伤

【概况及流行病学】

眼外伤指眼球及其附属器受到外来各种因素(包括物理性及化学性)的损害,造成眼部组织的器质性及功能性损害。眼外伤是常见的眼部问题之

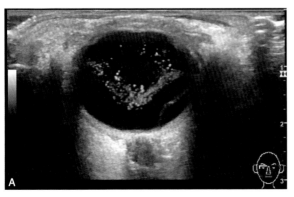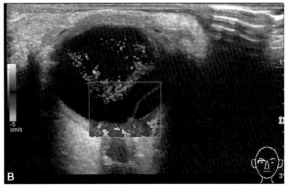

图 8-6-16 右眼玻璃体变性伴局限性视网膜脱离

A. 右眼玻璃体内致密点片状回声不与后极部相连,右眼玻璃体内弧形带状回声与视盘相连;B. 致密点状回声未见血流信号,弧形带状回声可见血流信号

一,国内报道约占眼科住院数的 1/3,全球约 160 万盲人是由于外伤所致。

【病理与病生改变】

眼外伤患者病情通常很复杂,从钝挫伤到破裂伤,从单纯的眼前段损伤到严重的眼后段损伤,甚至视神经损伤。眼外伤可引起患者眼球萎缩、球内感染、继发性青光眼、视网膜脱离、脉络膜脱离、异物滞留等。

【临床表现】

不同外伤程度的临床表现各不相同,如前房积血患者积血量少者可自行吸收,量大则可能继发青光眼、角膜血染等。发生虹膜根部离断患者,较小的离断可无自觉症状,而大的离断则可产生瞳孔变形,出现复视。睫状体脱离患者可有视力减退、眼压减低等表现。眼球穿通伤极易发生感染。眼眶外伤可导致眶内软组织、眼外肌及视神经的损伤。

【超声表现】

超声检查能实时观察异物,不受屈光间质混浊影响。玻璃体内可显示<0.5mm 的金属异物,呈强回声光点及光斑,降低增益后,强回声异物的光点及光斑仍会很明显。金属异物后方可伴声影,导致异物后的眼球壁及球后脂肪不能显示。

木质和植物类异物回声不确定,由于这类异物周围常被机化物包裹或诱发炎症,最初异物呈高回声,但可以变化很快,甚至在数小时内发生化脓性眼内炎,回声降低。

对嵌顿球壁的异物,超声探查可采用调节增益的办法,十分准确地判定异物的位置。无论异物是在球内壁靠近视网膜、包埋于视网膜、视网膜下、嵌入球壁内或已穿出眼球球壁外均可满意显示(图 8-6-17)。

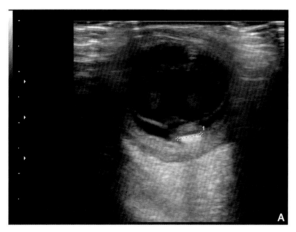
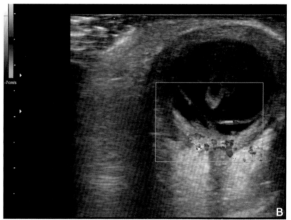

图 8-6-17 左眼外伤伴发脉络膜炎

患者男性,52 岁。A. 左玻璃体内可见强回声灶伴彗星尾,位于后极部,球壁增厚;B. 增厚的球壁上血流信号增多

已穿出眼球进入眶内的异物经常混杂在大量出血中或被出血遮盖,降低增益有利于清晰显示混杂其间的球壁外异物。

【超声诊断与鉴别要点】

超声可准确显示异物的位置,并可以对异物伴随的其他病变进行诊断,如是否合并玻璃体积血、玻璃体积脓、视网膜脱离等。结合病史,大多可以确诊。

【实验室与其他影像学检查】

怀疑眼眶骨折或颅脑损伤的患者,应做 CT 检查。

【治疗方法】

眼外伤应作为急症处理。对眼部化学伤,应立即用清洁的水充分冲洗,然后再进一步详细检查。凡创口污染或创口较深者,应使用适量抗生素和注射破伤风抗毒素。

【思考题及测试题】

超声对于眼外伤患者的诊断价值?

(陈 琴)

二、眼附属器疾病

(一)眼眶炎症

眼眶炎症(orbital inflammation)是临床比较常见的一组眼眶炎性疾病,根据病因和发病机制,可将其分为感染性炎症、非特异性炎症和慢性炎症。

1. 眼眶蜂窝织炎和脓肿

【概况及流行病学】

眼眶蜂窝织炎(orbital cellulitis)属眼眶化脓性

炎症,多数病例由副鼻窦炎症蔓延而来。根据病变累及的部位,可分为眶隔前蜂窝织炎和眶深部蜂窝织炎。当炎症局限,化脓性细菌及坏死组织被周围纤维组织包裹时,形成眼眶脓肿(orbital abscess)或骨膜下脓肿(subperiosteal abscess)。儿童和成年人均可发病,无明显性别差异。

【病理与病生改变】

眼眶蜂窝织炎病理特点为组织水肿、血管增多及扩张、大量多形核白细胞浸润,临床表现出红、肿、热、痛等炎症改变。脓肿形成,出现占位性病变效应。

【临床表现】

眼眶蜂窝织炎患者多有副鼻窦炎,起病急骤,患者主诉眼眶疼痛及头痛,视力减退,重者发热,无力。眼部检查可见眼眶周围软组织充血、水肿,眼球突出,眶压增高,球结膜突出于睑裂之外,睑裂闭合不全,眼球运动障碍,甚至固定。眶深部蜂窝织炎患者视力明显减退,严重者视力丧失。

【超声表现】

(1) 眶隔前蜂窝织炎:在 B 型超声上显示形状不规则、无明显边界的杂乱回声(图 8-6-18),眶内无明显改变。

(2) 眶深部蜂窝织炎:B 型超声显示回声中等或较低,如炎症累及眼球筋膜时,可因 Tenon's 囊水肿而出现"T 形征"。炎症累及眼外肌,可见眼外肌肿大,回声较低。

(3) 眼眶脓肿:眶内炎症局限、形成脓肿后,可见边界清楚的占位性病变,内回声较低,声衰减不显著(图 8-6-19)。脓肿位于眶内软组织内者,多为类圆形或不规则形,而位于骨膜下者则多呈梭形。脓肿邻近眼球时,可见眼球被压迫

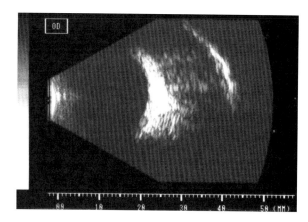

图 8-6-19　眶内脓肿

眶内椭圆形占位病变,边界清楚,内回声低,声衰减中等

而变形。

(4) 彩色多普勒超声:彩色多普勒超声显示病变内有丰富的、弥漫分布的血流信号,为动脉血流频谱。但也有少数病例,病变内无血流信号。脓肿完全液化区域内部无血流信号。

【鉴别要点】

根据典型的临床表现,结合超声,可诊断,主要与以下疾病进行鉴别:

(1) 眼眶横纹肌肉瘤:B 型超声显示眶内类圆形占位病变,边界较清楚,内回声较低或中等,声衰减中等,彩色多普勒超声显示肿瘤内部血流丰富,呈动脉频谱。

(2) 眼眶血管畸形自发出血:新鲜出血时 B 型超声血肿为无回声或低回声,数小时后血液凝固,超声显示其内部则为中等或强回声,彩色多普勒超声仅显示其周边少许血流信号。

【实验室与其他影像学检查】

(1) 血常规检查:末梢血白细胞及中性核白细胞增高。

(2) 其他影像学检查

1) CT:①眼睑软组织增厚,无明显边界,内部密度均匀;②眶内斑驳状高密度影,围绕眼球周围,眼球突出;③眶脂肪内类圆形占位性病变,边界较清楚,密度均匀或不均质,内部低密度区为脓液;④骨膜下脓肿呈梭形,边界清楚,内部可有低密度区,相邻的筛窦密度增高,筛板和筛窦间隔骨壁增厚;⑤其他 CT 征象包括眼外肌肥厚、视神经增粗、眼上静脉增粗、正常结构移位等。

2) MRI:在 T_1WI 和 T_2WI 上均显示为中等信号,脂肪抑制增强扫描可见病变区信号明显强化。脓肿形成时 T_2WI 信号变高,周围明显强化。

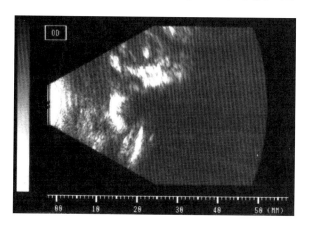

图 8-6-18　眶隔前蜂窝织炎

直接探查显示,眼睑软组织影增厚,形状不规则,中等回声,局部强回声光斑,分布不均,声衰减不明显

【治疗方法】

眼眶蜂窝织炎治疗主要为全身应用抗生素,必要时做细菌培养和药敏试验,脓肿形成后需切开引流。

【思考题及测试题】

眼眶蜂窝织炎超声表现有哪些?

2. 特发性眼眶炎性假瘤

【概况及流行病学】

特发性眼眶炎性假瘤(specific orbital inflammatory pseudotumor)主要累及眶脂肪、眼外肌、泪腺、眼球筋膜囊及视神经,该病多发生于成年人,但有报道儿童可患硬化型炎性假瘤。性别无明显差异,累及单眼眶或双眼眶,可急性或缓慢发病。

【病理与病生改变】

特发性眼眶炎性假瘤病理及病生理特点与疾病发展时期有关。早期病变以组织水肿和细胞浸润为主,病理改变可见淋巴细胞、浆细胞、嗜酸性粒细胞和多形核白细胞浸润,此时对激素及放射治疗比较敏感;病变进展后,纤维结缔组织增多,淋巴细胞和浆细胞混杂在纤维结缔组织中,病变可累及泪腺、眼外肌;进入慢性期,眼外肌、泪腺和眼眶其他组织纤维化,眼外肌运动受限,泪腺分泌功能消失。也有学者认为,淋巴细胞增生为主和纤维增生为主的炎性假瘤不是一种疾病的不同时期,而是两种不同亚型的疾病。

【临床表现】

根据炎症累及的部位,特发性眼眶炎性假瘤可分为肿块型、肌炎型、泪腺炎型、视神经炎型及混合型。典型的临床表现为眼眶区充血、肿胀、疼痛,眼球突出,眼球运动障碍,甚至固定,眶压增高,球结膜脱出于睑裂之外,睑裂闭合不全,造成暴露性角膜炎、角膜溃疡。眶前部病变,眶缘可扪及硬性肿块,患者视力改变不明显;如病变位于球后,可因肿物压迫视神经而导致视力下降或丧失。泪腺炎型患者眼睑肿胀显著,睑缘呈"S"形改变。

【超声表现】

临床上各种类型的炎性假瘤病理学均可表现为淋巴细胞浸润型、硬化型或混合型,其病理学特征和超声表现有密切联系。超声表现将分别按病理学分型和临床表现进行描述。

(1)淋巴细胞浸润型炎性假瘤:病变可位于眶内不同位置,形状呈多样性,与周围组织分界不清。由于此型病变主要由较小的、排列致密的淋巴细胞组成,使其组织学结构均匀一致,因此,内回声少或中等,声衰减不明显(图8-6-20),病变无可压缩性,

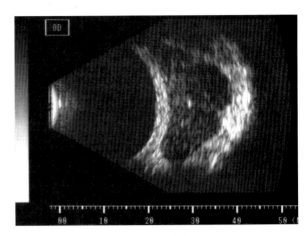

图 8-6-20　淋巴细胞浸润型炎性假瘤
病变近似三角形,边界清楚,内回声低而少,分布均匀,声衰减不明显

邻近眼球的病变可见眼球被压迫变形。

(2)由于硬化型炎性假瘤中纤维组织比较多,透声性较差,因此 B 型超声显示为内回声低,声衰减显著,有时不能显示病变后界(图8-6-21)。

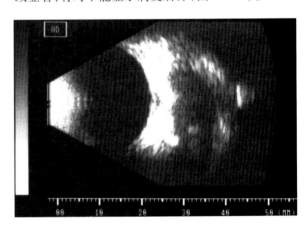

图 8-6-21　硬化型炎性假瘤
病变形状不规则,边界不整齐,内回声低,声衰减显著,后界不能显示

(3)肥大性肌炎:最常累及的眼外肌为内直肌,肌肉呈一致性肿大,肌腱受累,也可为双眶多条眼外肌同时发病。超声显示眼外肌增宽、增厚,内回声较低,声衰减不明显(图8-6-22)。肌肉高度肿大者,超声检查似眶内占位病变,应注意鉴别,CT和MRI检查有助于鉴别诊断。

(4)泪腺炎:B 型超声可见单侧或双侧泪腺呈杏核状增大,边界清楚,内回声中等或偏低,分布不均匀,声衰减不明显(图8-6-23)。

(5)特发性眼眶炎性假瘤彩色多普勒血流图像呈多样性,血流信号可呈丰富、中等或较少(图8-6-24),频谱图显示病变内部血流既有动脉血流,也

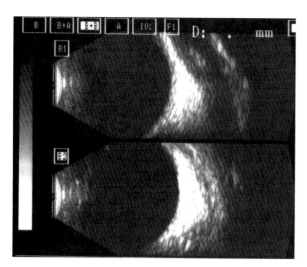

图 8-6-22 肥大性肌炎
上图为患侧上直肌增宽,边界清楚,内回声较低,
声衰减中等。下图为健侧正常上直肌影像

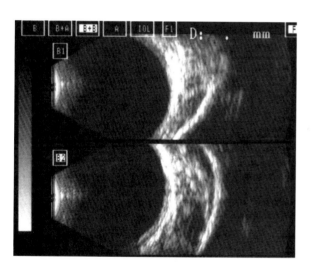

图 8-6-23 泪腺炎
双侧泪腺肿大,边界清楚,内回声中等,分布不
均,声衰减中等,左侧(下图)肿大较为显著

有静脉血流。

【鉴别要点】

根据典型图像可诊断,但应与以下疾病鉴别:

(1)淋巴瘤:肿块型应与淋巴瘤相鉴别,淋巴瘤也是由大量淋巴细胞组成,声学特性与淋巴细胞浸润型炎性假瘤相似,容易混淆,需要鉴别。多数情况下,淋巴瘤的生长方式为与眼球呈铸造样生长。

(2)甲状腺相关眼病:肌炎型炎性假瘤应与甲状腺相关眼病鉴别,两者均可单条或多条眼外肌肿大,但前者肌肉肿大往往累及肌腱,使肌肉附着点处肥厚或呈球形肿大,而后者肌腱往往正常,仅肌腹肿大。

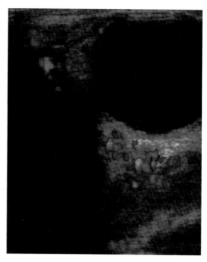

图 8-6-24 炎性假瘤 CDFI
病变同时累及眶前部和球后,眶前部病变呈不规则形,边界不清,球后病变呈长椭圆形,边界清楚,内回声低,内部可见中等丰富的红蓝色血流信号

(3)泪腺上皮性肿瘤:泪腺炎型炎性假瘤需与泪腺上皮性肿瘤进行鉴别,特别是泪腺多形性腺瘤,前者呈杏核状,后者多呈类圆形;前者内回声低,后者内回声强而分布均匀。

【实验室与其他影像学检查】

(1)CT:肿块可位于眼眶任何位置,病变形状多样,如不规则形、类圆形、扁平形、分叶状或斑驳状,边界清或不清,均质或不均质。可同时伴有眼外肌肥大、泪腺肿大、视神经增粗和眶腔扩大等征象。

(2)MRI:可表现出多种不同的信号强度,T_1WI 上可为低信号或中信号,T_2WI 可为低信号、中信号、高信号或斑驳状混杂信号。脂肪抑制增强序列 MRI 对于病变颅内、颞凹、鼻窦、鼻腔蔓延清晰显示。

【治疗方法】

特发性眼眶炎性假瘤的治疗方法包括药物治疗、手术治疗和放射治疗。

【思考题及测试题】

(1)眼眶蜂窝织炎超声表现有哪些?

(2)特发性眼眶炎性假瘤临床及病理学分型?各种病理分型的 B 型超声特征是什么?

【病例分享】

患者,男性,65岁,主因左眼睑肿胀、眼球突出就诊。眼科检查:左眼视力 0.8,眼球突出度右侧 14mm,左侧 17mm,眶距 102mm。上睑轻度充血、肿胀,眶压(+),眶周未扪及肿物。眼球上转稍受限。右眼未见异常。B 型超声和 CDFI 图像如图 8-6-25、图 8-6-26。

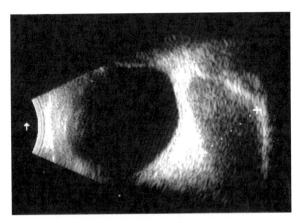

图 8-6-25　B 超声像图

球后长椭圆形占位病变,边界比较清楚,内回声低,声衰减不显著,压迫眼球肿物无可压缩性,眼球后极部被压扁平

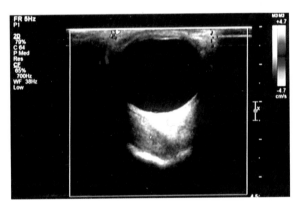

图 8-6-26　CFDI

球后不规则形占位病变,边界较为清晰,内回声低,肿物内可见点状红色血流信号

问题1:可能的诊断是什么?

问题2:应与哪些疾病进行鉴别?

(二) 眼眶皮样囊肿

【概况及流行病学】

皮样囊肿(dermoid cyst)是胚胎时期表面外胚叶植入形成的囊肿,属于先天性囊肿。大多数眼眶皮样囊肿单侧发病,多见于儿童和青年,性别无明显差异。发生于眼眶和眶周者占头颈部皮样囊肿的10%。

【病理与病生改变】

皮样囊肿大体呈圆形或椭圆形,囊壁为复层鳞状上皮细胞,也可包含皮肤附属物,囊内容物为毛发和皮脂腺分泌物。如果囊壁仅为上皮细胞,则为表皮样囊肿。皮样囊肿周围常伴有慢性肉芽肿性炎症。

【临床表现】

主要表现为渐进性眼球突出和移位,眼球运动受限,导致复视。发生于眶缘者,位置表浅,局部可

见软组织隆起,可触及囊性肿物。囊肿可继发感染,眼眶周围软组织出现充血、水肿等炎症征象。感染反复发生严重者眶周皮肤形成窦道。

【超声表现】

B 型超声图像显示囊肿多位于眶外上方,呈圆形、类圆形或不规则形,病变内回声因囊内成分不同而呈不同的回声:①囊肿内脂质成分较多者,B型超声显示内回声强,分布均匀(图 8-6-27);②囊壁脱落物被囊内液包裹者可显示为弱回声伴强回声光斑,囊壁呈强回声;③囊内液体和角化物混杂者,病变内回声中等,分布不均(图 8-6-28);④位于表浅的皮样囊肿,直接探查可见圆形强回声外包绕有低回声区;⑤囊肿声衰减极少,因囊肿效应,后界回声反而更强,具有轻度可压缩性。

彩色多普勒显示囊肿内部无血流信号,周边可见点状血流。

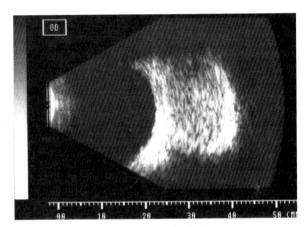

图 8-6-27　皮样囊肿

球后椭圆形占位病变,边界清楚,内回声多而强,分布均匀,无明显声衰减

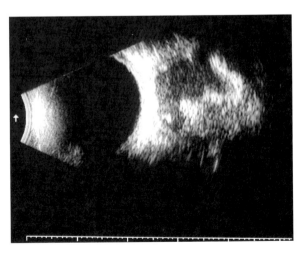

图 8-6-28　皮样囊肿

球后类圆形占位病变,边界清楚,内回声分布不均,有块状回声,声衰减不显著

【超声诊断和鉴别要点】

皮样囊肿具有典型的超声表现,结合临床即可正确诊断。如果皮样囊肿位于肌肉圆锥内,而且内回声强、分布均匀,应与海绵状血管瘤鉴别,后者绝大多数位于肌肉圆锥内,呈圆形或类圆形,边界清楚,内回声强而分布均匀,声衰减不显著,具有轻度可压缩性,彩色多普勒超声显示少数病变内可有少量点状血流。难以鉴别者可行 CT 扫描,皮样囊肿有明显的骨质改变。

【实验室与其他影像学检查】

(1) CT:大多数眼眶皮样囊肿起源于眶外上方颧额缝处,位于骨膜下。囊肿压迫眶骨致骨质吸收,肿物向颞凹、颅内、额窦和筛窦生长。囊肿形状多样,常表现为不规则形、类圆形或椭圆形、哑铃形等。密度不均匀。骨改变包括骨增生、骨嵴形成、压迫吸收及骨缺失等。

(2) MRI:皮样囊肿内容物成分多样,在 MRI T_1WI 和 T_2WI 均可表现为多种多样不同信号,但骨骼改变显示不佳。

【治疗方法】

主要为手术切除。

【思考题及测试题】

眼眶皮样囊肿的超声特征有哪些? 诊断还需结合哪些影像学检查方法?

【病例分享】

患者男性,14 岁,因右侧眼球突出 2 年就诊,眼部检查:右眼球突出约 3mm,眶外上方扪及肿物,表面光滑,质韧,无触痛。B 型超声图像如图 8-6-29。应考虑什么疾病?

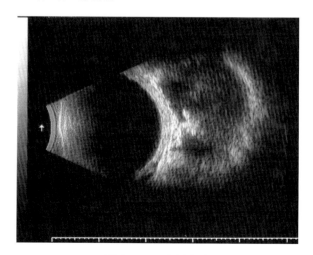

图 8-6-29　皮样囊肿
右眶外上方不规则形占位病变,边界清,内回声分布不均,轻度可压缩性,声衰减不显著

(三) 血管性疾病

1. 海绵状血管瘤

【概况及流行病学】

海绵状血管瘤(cavernous hemangioma)是成年人最常见的眼眶良性肿瘤,被认为是一种错构瘤。肿瘤多发生在 30~60 岁成年人,无明显性别差异。

【病理与病生改变】

海绵状血管瘤主要由大小不等的血管窦组成,窦腔内积满血液,将血液排出后,肿瘤体积明显减小,断面呈海绵状。窦壁内衬薄而扁平的血管内皮细胞,间质为纤维组织,这些间质的纤维组织与肿瘤表面的包膜相连续,因此手术钳夹肿瘤时,肿瘤不易破碎,可以完整取出。

【临床表现】

典型的临床表现为渐进性、无痛性眼球突出。肿瘤较大压迫眼球后极部,眼底可见脉络膜皱褶,或因屈光不正而影响视力。位于眶尖部肿瘤,早期引起视力减退或丧失,眼球运动多不受限制。

【超声表现】

(1) B 型超声检查肿瘤多位于肌肉圆锥内,少数位于肌肉圆锥外或眶隔前,类圆形,边界清楚,内回声强而分布均匀,声衰减不显著,具有可压缩性,继发改变包括眼球被压变形、视盘隆起、视神经或眼外肌被压移位等(图 8-6-30)。

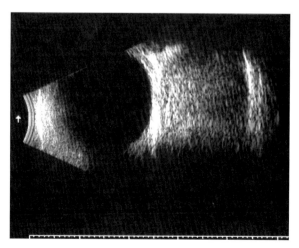

图 8-6-30　海绵状血管瘤
显示球后脂肪内类圆形占位病变,边界清楚,内回声强,分布均匀,声衰减少,轻度可压缩性,眼球被压变形

(2) 彩色多普勒探查不到血流,或仅有少量血流信号(图 8-6-31),频谱为动、静脉。

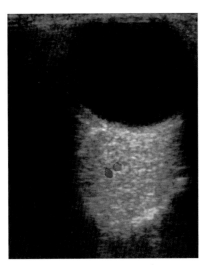

图 8-6-31 海绵状血管瘤 CDFI
球后类圆形占位病变,边界清楚,内回声强,分布均匀,声衰减少,肿瘤内部可见少量血流信号

【超声诊断和鉴别要点】

海绵状血管瘤具有典型的超声图像,位于肌肉圆锥内的肿瘤,结合典型的超声图像即可做出正确诊断。位于眶外上方第二间隙的海绵状血管瘤,应与泪腺多形性腺瘤鉴别,后者位于眶外上方,呈圆形或类圆形,边界清楚,内回声较强且分布比较均匀,但有些肿瘤包膜下有环形低回声带,可以借此鉴别。

【实验室与其他影像学检查】

(1) CT:绝大多数肿瘤位于肌肉圆锥内,边界清楚,内密度均质,极少数有一眶多瘤的可能。增强 CT,肿瘤呈渐进性不均匀强化。

(2) MRI:肿瘤形态同 CT,在 T_1WI 上呈中等信号,T_2WI 呈高信号。

【治疗方法】

海绵状血管瘤主要为手术切除。眶尖部肿瘤可行伽玛刀立体定向放射治疗。

【思考题及测试题】

眼眶海绵状血管瘤超声特征有哪些? 应与哪种疾病进行鉴别?

【病例分享】

患者女性,47 岁,因右眼球突出 2 年就诊。全身检查未见明显异常。眼部检查:右眼视力 1.0,右眼球轴位突出,突出度:右眼 15mm,左眼 12mm,眶距:100mm;右侧眶压(++),眼球各方向运动正常;眼前节和眼底检查未见异常。左眼未见异常。B 型超声图像如图 8-6-32。

问题 1:根据病史和 B 型超声检查,应考虑什么疾病?

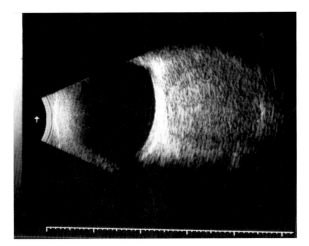

图 8-6-32 右眼球后海绵状血管瘤
球后类圆形占位病变,边界清楚,内回声强且分布均匀,声衰减少,肿瘤轻度可压缩性

问题 2:为进一步确诊,还应进行哪些检查?

2. 静脉曲张

【概况及流行病学】

眼眶静脉曲张(orbital varix)是胚胎时期闭合的静脉性血管床于出生后与体循环沟通,当体循环内静脉压升高时,导致血管床异常膨胀而形成的体位性或间歇性眼球突出。静脉曲张多发生于一侧眼眶,中青年多见,无明显性别差异。

【病理与病生改变】

静脉曲张大体可呈单囊性或多囊性,容易破裂,导致自发性出血。组织学上可见血管腔宽大,血管壁菲薄,存在血管内皮细胞、平滑肌纤维和弹力纤维,管腔内有血栓形成,日久机化和钙化,最终形成静脉石。

【临床表现】

典型临床表现是一侧性体位性眼球突出,眶区胀痛、恶心呕吐、上睑下垂、眼球运动障碍、一过性视力丧失,这些症状和体征于抬头直立、减低颈部压力之后消失,眼位恢复正常或眼球内陷。静脉曲张可引起眶内自发出血,出现急性眶压增高,眼球突出、疼痛、充血、甚至视力完全丧失。

【超声表现】

静脉曲张具有典型的超声征象,可作为定性诊断标准。平卧位时,显示为正常图像,或由于长期眶压增高导致的脂肪萎缩而显示为脂肪垫缩小;也有些患者,导血管较粗大,平卧位时即可见小片无回声区。当颈内静脉压增高时,强回声眶脂肪内出现形状不规则的无回声区,此为充血膨胀的畸形血

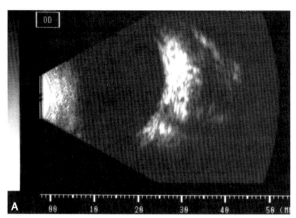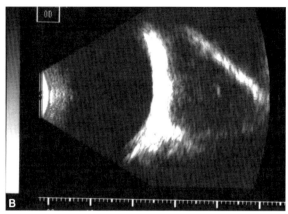

图 8-6-33　静脉曲张

A.平卧位时眶内可见小片形状不规则无回声区;B.颈内静脉压增加后,无回声区扩大,呈三角形,声衰减中等

管,部分患者病变内部可见一个或多个强回声光斑,为静脉石影像。颈内静脉压力恢复正常后,无回声区随即消失或缩小(图 8-6-33)。

彩色多普勒超声不但可以发现 B 型超声所示的图像,而且在畸形血管充盈及回纳时,可以观察到血流改变。当颈内静脉压增高时,畸形血管充盈,血流向眶内,即探头方向流动,此时在最初出现无回声区的部位可见红色管状血流信号。当颈内静脉压力去除,在出现红色血流信号的部位可见蓝色管状血流信号,此为血液回流,即血流背向探头形成的血流信号(图 8-6-34)。最早出现血流信号和最后出现色彩反转的血流信号的部位即为导血管所在的位置。

【超声诊断和鉴别要点】

因眼眶静脉曲张具有特征性、动态性超声特

点,因此诊断较为明确。

【实验室与其他影像学检查】

(1) CT:静脉曲张可位于眼眶中央间隙和周围间隙,完全充盈时边界清楚,密度均质,有些病例在软组织病变内可见一个或多个静脉石。

(2) MRI:病变位置及形状同 CT,T_1WI 呈中等信号,T_2WI 呈高信号。自发出血者,在病程不同时期病变信号不同,呈多样性。静脉石在 T_1WI 和 T_2WI 上均为低信号。

【治疗方法】

对于病变进展慢、无明显自觉症状、不影响正常生活者,可以密切观察,否则应考虑手术、栓塞及放射治疗。

【思考题及测试题】

眼眶静脉曲张有哪些特征具有定性诊断意义?

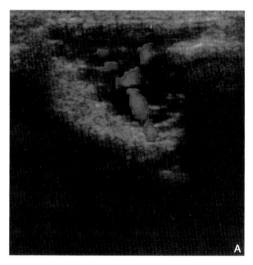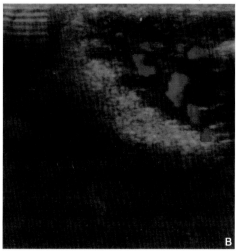

图 8-6-34　静脉曲张 CDFI(眶前部静脉曲张直接探查)

A.开始出现无回声区时,可见管状及分支状血流信号;B.无回声区开始消退时可见管状或分支状色彩反转的血流信号

（四）神经源性肿瘤

眼眶神经源肿瘤均来源于胚胎时期的神经嵴，按肿瘤来源可分为中枢神经系统、周围神经系统和其他神经源肿瘤。中枢神经系统肿瘤包括视神经胶质瘤、视神经鞘脑膜瘤，周围神经系统肿瘤包括神经鞘瘤、神经纤维瘤等。

1. 脑膜瘤

【概况及流行病学】

眼眶脑膜瘤（orbital meningioma）根据部位可分为三种：视神经鞘脑膜瘤、蝶骨大翼脑膜瘤和起源于眼眶脂肪内异位脑膜细胞的脑膜瘤。视神经鞘脑膜瘤多发生于中青年人，偶见于儿童，女性多见。本节着重介绍视神经鞘脑膜瘤。

【病理与病生改变】

视神经鞘脑膜瘤有三种生长方式，穿透硬脑膜向外生长、硬膜下扁平状生长和两种方式同时兼有。组织学上，脑膜瘤分为三型：脑膜上皮型、沙砾型和成纤维细胞型，其中脑膜上皮型最为多见。

【临床表现】

主要临床表现包括视力减退或丧失、视野改变、眼球突出、神经乳头水肿、视神经萎缩、视睫状血管等。后期可见眼球运动障碍、眼睑及球结膜水肿、眶压增高等。

【超声表现】

视神经鞘脑膜瘤在 B 型超声上可显示粗大的视神经，增粗的形态有管状、梭形、锥形、结节状或不规则形。病变边界清楚，内回声较低，分布不均，呈团块状，当肿瘤突破视神经硬脑膜向眼眶脂肪内生长时，多呈中等回声。声衰减显著，往往不能探查到病变的后界。多数病例可见视盘强回声突入玻璃体腔内，表示视盘水肿（图 8-6-35）。如病变内

存在钙斑，B 型超声可见强回声光斑及声影。

彩色多普勒超声可见肿瘤内部有较丰富或中等量的血流信号（图 8-6-36），呈动脉频谱。

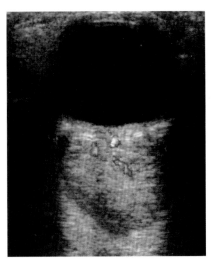

图 8-6-36　视神经鞘脑膜瘤 CDFI

球后类圆形占位病变，边界清楚，内回声中等，病变内部可见较为丰富的红蓝色血流信号

【超声诊断和鉴别要点】

视神经鞘脑膜瘤在超声上主要表现为视神经增粗及与其相连的眶内肿块，因此，应与视神经胶质瘤进行鉴别。视神经胶质瘤多发生于儿童时期，视神经增粗多呈梭形或椭圆形，边界比较清楚，内回声低，可有局部或整个肿瘤囊性变，表现为无回声，声衰减不显著。视神经隆起突入玻璃体腔。

【实验室与其他影像学检查】

（1）CT：①视神经增粗，可呈管状、锥形或梭形，边界清楚，均质，沙砾型脑膜瘤内常有钙化颗粒，密度可高于视神经纤维；②眶内块状肿物，与视神经相连，位于视神经一侧或围绕视神经，占据全眶；③"车轨征"样改变，即视神经两侧肿瘤区为高密度影，中央视神经纤维区为低密度影，如车轨样；④视神经管扩大；⑤多发性脑膜瘤；⑥注射造影剂后肿瘤被明显强化。

（2）MRI：脑膜瘤在 MRI 上表现为多种信号，T_1WI 为中低信号，T_2WI 为高信号；T_1WI 和 T_2WI 均为中等信号；或 T_1WI 和 T_2WI 为高低不等的混杂信号。增强 MRI 可以使脑膜瘤的形状、范围更加明确，优势是可以显示颅内蔓延的情况。

【治疗方法】

根据肿瘤的位置、范围及患者的视力采用密切观察、手术切除及立体定向放射治疗。

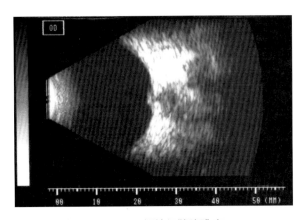

图 8-6-35　视神经鞘脑膜瘤

视神经周围可见形状不规则占位病变，且与增粗的视神经相连，边界不清，内回声中等，视盘突入玻璃体腔

【思考题及测试题】

视神经鞘脑膜瘤的临床及超声表现有哪些？有哪些 CT 特征？

2. 神经鞘瘤

【概况及流行病学】

神经鞘瘤（neurilemmoma）起源于周围神经，是神经鞘膜细胞增殖形成的一种良性肿瘤，又称施万细胞瘤（Schwannoma）。多见于头颈部，发生于眼眶的神经鞘瘤占眼眶原发性肿瘤的 1% ~ 2%。一般为孤立病变，少数为多发性，约 15% 患者同时患神经纤维瘤病。该肿瘤多发生于成年人，无性别差异。

【病理与病生改变】

肿瘤大体呈类圆形、椭圆形、串珠状或不规则形，包膜完整，表面光滑，呈灰白色或灰红色。病理组织学上，根据细胞排列分为 Antoni A 型（细胞排列紧密）和 Antoni B 型（细胞排列疏松）。

【临床表现】

病变发展缓慢，呈膨胀性生长。典型表现为渐进性眼球突出、眼球移位、视力减退或丧失、眼球运动障碍、复视。发生于感觉神经的肿瘤，患者可有自发性疼痛。伴有神经纤维瘤病者，可出现皮肤咖啡色素斑和虹膜结节。肿瘤可经眶上裂向颅内生长。

【超声表现】

神经鞘瘤多发生于肌肉圆锥内或第二间隙，形状大多为类圆形、椭圆形、梭形、哑铃形或不规则形。因肿瘤细胞排列整齐规则，间质较少，声阻差小，因而内回声少而弱（图 8-6-37），少数可见中等或强回声。如有囊性变，可在低回声病变内出现无回声暗区（图 8-6-38）。如神经鞘瘤整个瘤体呈囊

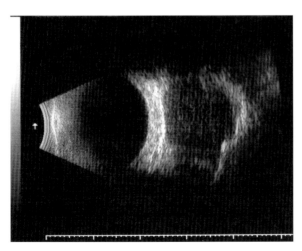

图 8-6-37　神经鞘瘤
球后病变呈类圆形，边界清楚，内回声低，声衰减中等

性变，超声图像极似囊肿，应予以鉴别。部分肿瘤与周围脂肪之间有一较窄的无回声带，为肿瘤晕。肿瘤声衰减中等，位于眶上部的肿瘤可沿眶上裂向颅内蔓延，探查不到肿瘤后界。无可压缩性或轻度可压缩性。邻近眼球的肿瘤可压迫眼球使之变形。

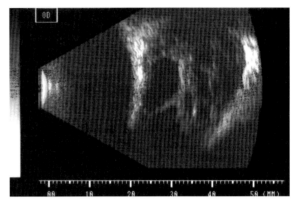

图 8-6-38　神经鞘瘤
肿瘤呈类圆形，边界清楚，内回声低，其中可见多个大小不等的无回声区，为囊性变，声衰减不显著

彩色多普勒超声显示神经鞘瘤内血流信号多少不等，有些病变可见丰富的血流信号，有些则缺乏血流信号。脉冲多普勒显示血流呈动脉频谱。

【超声诊断和鉴别要点】

根据典型的超声图像可做出诊断。神经鞘瘤应与海绵状血管瘤、泪腺多形性腺瘤、淋巴细胞浸润型炎性假瘤鉴别。详见相关章节。

【实验室与其他影像学检查】

（1）CT：肿瘤多位于肌肉圆锥内或第二间隙，形状呈多样性，往往沿神经走行，边界清楚，密度均质，如有囊性变，可见软组织密度病变中有低密度影。疑有肿瘤颅内蔓延，可行增强 CT 扫描，见颅内蔓延范围，同时显示眶上裂扩大。

（2）MRI 检查：绝大多数肿瘤在 T_1WI 上为中低信号，T_2WI 为高信号。增强 MRI 更加清楚显示眶内及颅内肿瘤。

【治疗方法】

神经鞘瘤的治疗主要采用手术切除。

【思考题及测试题】

眼眶神经鞘瘤超声应与哪些疾病进行鉴别？鉴别要点是什么？

【病例分享】

患者中年男性，因左眼球突出 1 年就诊。眼科检查：左眼球突出 4mm，眶压（++），眼球运动无限制。B 型超声图像如图 8-6-39。CDFI 显示病变内少量血流信号。

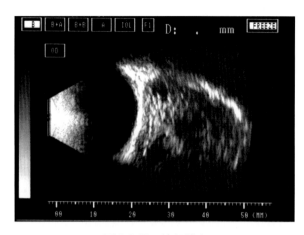

图 8-6-39 神经鞘瘤
肌肉圆锥内类圆形占位病变,边界清楚,内回声
分布不均,其中有多个小片状无回声区,声衰减
不显著,轻度可压缩性

问题 1. 应考虑什么疾病?

问题 2. 应与哪些疾病进行鉴别?

（五）泪腺肿瘤

泪腺疾病主要包括炎症、囊肿、上皮性肿瘤及淋巴增生性疾病,其中上皮性肿瘤约占 50%。

1. 泪腺良性多形性腺瘤

【概况及流行病学】

泪腺良性多形性腺瘤（benign pleomorphic adenoma of lacrimal gland）,旧称泪腺混合瘤,系因肿瘤组织中含有中胚叶间质成分和外胚叶上皮成分,形态多样。该肿瘤是最多见的泪腺上皮性肿瘤。多发生于中青年,性别无明显差异。

【病理与病生改变】

肿瘤大体呈类圆形,灰白色,包膜厚薄不一,表面有小的凸起,如瘤芽状,突破或侵及包膜,是肿瘤容易复发的原因。组织学上,肿瘤为上皮细胞和间质成分组成,腺管形状和大小不一,分化的上皮细胞形成双层管状结构及片状、索状及乳头状细胞巢,间质可见散在的星形、梭形细胞及透明样、黏液样、钙化结构。

【临床表现】

疾病进展缓慢,典型临床表现为单侧渐进性无痛性眼球突出、向内下方移位,眶外上缘可扪及表面光滑的硬性肿物,不能推动。肿瘤较大者压迫外、上直肌,导致眼球运动障碍和复视。

【超声表现】

肿瘤位于眶外上方,B 型超声显示肿瘤呈类圆形,边界清楚,内回声中等或偏高,分布均匀,声衰减少（图 8-6-40）,有时其 B 型超声图像与海绵状血管瘤相似。极少数肿瘤内可见斑块状强回声影,为

钙斑。如肿瘤囊膜较厚,可见其周围有一环状低回声光带,称为肿瘤晕（图 8-6-41）。肿瘤压迫眼球变平。无可压缩性。

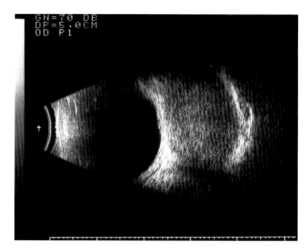

图 8-6-40 泪腺多形性腺瘤
肿瘤位于视神经外上方,呈圆形,边界清楚,内回声中等,分布均匀,声衰减少,眼球被压变平

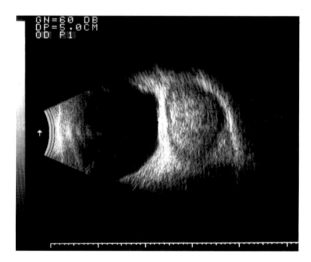

图 8-6-41 泪腺多形性腺瘤
肿瘤呈类圆形,边界清楚,内回声中等,分布均匀,声衰减少,周围有一环形低回声光带,为肿瘤晕,眼球被压变形

彩色多普勒超声显示肿瘤内部有少量血流信号,多呈动脉频谱。

【超声诊断和鉴别要点】

泪腺多形性腺瘤超声图像应与海绵状血管瘤进行鉴别,详见"海绵状血管瘤"描述。

【实验室与其他影像学检查】

（1）CT:泪腺多形性腺瘤位于眶外上方第二间隙,呈类圆形,边界清楚,均质,如果肿瘤内有坏死或液化,可见小片状低密度区。注射造影剂肿瘤中度增强。眶外、上方骨壁可有骨凹、骨吸收或骨缺失。

（2）MRI 检查：大多数泪腺多形性腺瘤在 T_1WI 上呈中信号，T_2WI 呈高信号。

【治疗方法】

泪腺多形性腺瘤的治疗方法为手术切除。

【思考题及测试题】

泪腺多形性腺瘤的超声特征有哪些？

【病例分享】

患者，男性，46 岁，主因右眼球突出 2 年就诊。眼科检查：右眼视力 0.6，矫正 1.0。右眼球突出 4mm，并向内下方移位。眶外上方扪及硬性肿物，不能推动，表面呈结节状，无压痛。眶压（++），眼球向外、上方运动受限。左眼未见异常。B 型超声和彩色多普勒血流图像如图 8-6-42、图 8-6-43。

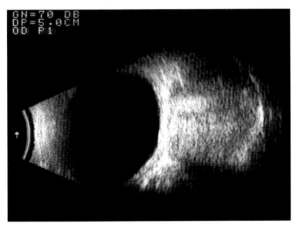

图 8-6-42　泪腺多形性腺瘤

右眶外上方类圆形占位病变，边界清楚，内回声强且分布均匀，声衰减不显著，肿瘤无可压缩性，眼球后极部被压变平

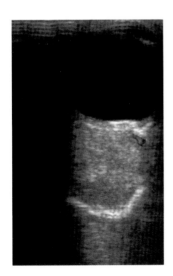

图 8-6-43　泪腺多形性腺瘤

右眶外上方类圆形占位病变，边界清楚，内回声强且分布均匀，肿瘤无可压缩性，眼球后极部被压变平，边缘可见点状红色血流信号

问题 1：最可能的诊断是什么？

问题 2：根据超声图像，应与哪种疾病进行鉴别？

2. 泪腺腺样囊性癌

【概况及流行病学】

泪腺腺样囊性癌（adenoid cystic carcinoma of the lacrimal gland）是最常见的泪腺恶性上皮性肿瘤，在泪腺肿瘤中，其发生率仅次于泪腺多形性腺瘤，占泪腺恶性上皮性肿瘤的 60% 以上。肿瘤多发生于中青年，也有老年人和儿童患病，女性稍多于男性。腺样囊性癌恶性程度高，进展快，具有侵袭神经的特点，早期发生蔓延和转移。

【病理与病生改变】

泪腺腺样囊性癌大体标本呈灰白色，质硬，无包膜。组织学上常分为管状型、筛状型和实体型，一个肿瘤内往往存在多种类型，筛状型是腺样囊性癌的典型结构，且筛状型和管状型预后较好，而实体型预后最差。腺样囊性癌具有侵袭神经的特点，除淋巴、血行转移外，神经也是该肿瘤局部蔓延和全身转移的一个途径。

【临床表现】

典型临床表现为快速进展的眼球突出及向内下方移位，眶外上缘可扪及硬性肿物，表面不光滑，约 70% 患者可有自发痛和触痛。后期可见眼球运动障碍、复视，引起视力减退或丧失。肿瘤经骨缺失向颅内或颞凹蔓延，还可经淋巴、血行和神经导致局部和全身转移。

【超声表现】

B 型超声显示肿瘤位于眶外上方，呈梭形、椭圆形或不规则形，边界清楚，内回声中等或偏低，分布均匀或不均匀，前部回声多，后部回声少，声衰减中等（图 8-6-44），有些病变形状和回声特征与多形性腺瘤相似，需借助 CT 或 MRI 检查进行鉴别。彩色多普勒超声显示肿瘤内部血流信号分布呈多样性，可少量、中等、丰富或缺乏血流信号，呈动脉频谱。

【超声诊断和鉴别要点】

泪腺腺样囊性癌应与泪腺多形性腺瘤和泪腺炎进行鉴别。多形性腺瘤多为类圆形，边界清楚，内回声多而强，分布均匀，声衰减不显著。而泪腺炎显示为杏核状，边界清楚，内回声少而弱，无明显声衰减。如果腺样囊性癌呈扁平状沿眶外壁向眶后蔓延，应注意与肥大性肌炎或甲状腺相关眼病进行鉴别。

【实验室与其他影像学检查】

（1）CT：多呈不规则形，边界不甚清楚，与外直肌关系密切，有时误认为外直肌肿大。肿瘤为软

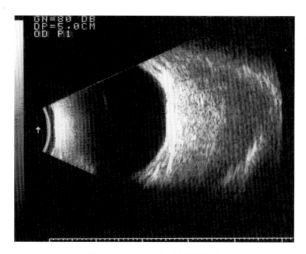

图 8-6-44 泪腺腺样囊性癌
肿瘤形状不规则,边界清楚,内回声中等,分布较
均匀,声衰减显著,眼球后极部被压变平

组织密度,均质,注射造影剂后肿物明显增强。相邻骨质可有虫蚀样骨破坏,骨骼破坏严重者,肿瘤自眶内向颅内、颞窝蔓延。继发改变包括眶腔扩大、眶上裂或眶下裂扩大。

(2)MRI:MRI的优势在于发现是否有肿瘤颅内或颞窝蔓延,肿瘤在 T_1WI 上为中、低信号,T_2WI 为高信号,可被造影剂增强。

【治疗方法】

眼眶腺样囊性癌的治疗以手术为主,辅以放疗、化疗等综合治疗。

【思考题及测试题】

泪腺腺样囊性癌超声特征有哪些?应与哪些疾病进行鉴别?

(六)甲状腺相关眼病

【概况及流行病学】

甲状腺相关眼病(thyroid associated ophthalmopathy,TAO)是最常见的眼眶疾病,其发生率在眼眶病中为第一位,约占20%。

【病理与病生改变】

甲状腺相关眼病最多侵犯眼眶脂肪、眼外肌、泪腺及视神经鞘膜,病理改变包括组织水肿、炎症细胞浸润、黏多糖沉积、脂肪变性及纤维增生等。

【临床表现】

早期无任何自觉症状,或仅有异物感、畏光、流泪,疲劳感,检查时可见眼睑轻度水肿,上、下眼睑回缩,上睑迟落,眼睑轻度闭合不全,角膜下方可有点状浸润。严重者可见眼球突出、眼球运动障碍、复视,眶压增高、压迫性视神经病变,导致视力减退

或丧失。

【超声表现】

B型超声显示眼外肌呈条形或梭形增粗,可为单侧或双侧、单条或多条眼外肌受累,且肿大的位置多在肌腹处或靠近眶尖部位,一般肌腱处无改变(图8-6-45)。当探头垂直于眼外肌探查时,显示肿大的眼外肌横断面,极像眶内占位病变(图 8-6-46),应结合其他影像学检查予以鉴别。早期病变处于水肿期,肌肉内回声较低或缺乏内回声,病程较长或经局部注射治疗肌肉发生纤维化者,眼外肌内可呈中等回声。

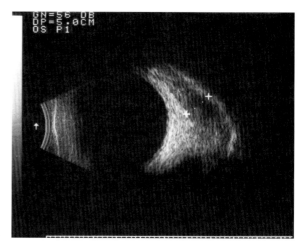

图 8-6-45 甲状腺相关眼病
上直肌增粗,内回声中等,肿大的部位主要位于
肌腹处

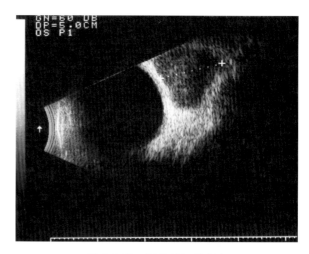

图 8-6-46 甲状腺相关眼病
肿大的内直肌横断面,呈类圆形,边界清楚,内回
声少,分布不均,类似眶内占位病变

甲状腺相关眼病其他B型超声表现包括脂肪垫扩大、前后径延长、单侧或双侧泪腺肿大、Tenon's囊水肿等。

【超声诊断和鉴别要点】

甲状腺相关眼病主要特征为眼外肌肿大,应与肥大性肌炎进行鉴别,后者多累及单眶、单条眼外肌,但也可为双眶、多条眼外肌肿大;眼外肌肿大多为一致性,累及肌腱及眼外肌止点,严重者肌腱处呈球形肿大。

【实验室与其他影像学检查】

(1) CT:①单眶或双眶、单条或多条眼外肌肿大;②眼外肌呈梭形肿大;③筛骨纸板向内侧移位,筛窦呈"可口可乐瓶"征;④水平扫描肿大的下直肌呈类圆形,外观似肿瘤;⑤其他征象包括脂肪增多、眼球突出、眼外肌变细变长、泪腺肿大、眼上静脉扩张等。

(2) MRI:水肿期肿大的眼外肌在 T_1WI 上为中低信号,T_2WI 为中高信号;纤维增生期 T_2WI 信号渐渐减低,T_1WI 和 T_2WI 均呈中低信号。

【治疗方法】

甲状腺相关眼病的治疗包括药物治疗、放射治疗和手术治疗。

【病例分享】

患者,女性,33 岁,主因"眼球突出、复视 3 个月"就诊。眼科检查:双眼视力 0.8,双眼球突出,上睑回缩(+)、眶压(+)、眼球下转、外展受限,超声图像如图 8-6-47、图 8-6-48。

问题 1:最可能的诊断是什么?

问题 2:应与哪种疾病进行鉴别?

【思考题及测试题】

甲状腺相关眼病与肥大性肌炎临床、超声、CT的区别有哪些?

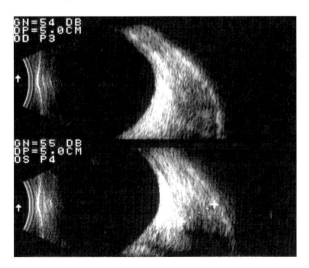

图 8-6-47 双眶内直肌增宽,肌腹显著,边界清楚,内回声低

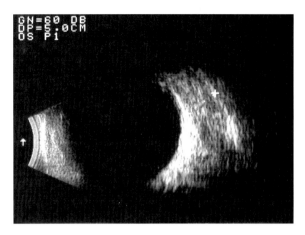

图 8-6-48 右眶上直肌增宽,边界清楚,内回声较低

（张　虹）

第七节 新技术应用

超声造影目前已较广泛应用于腹部、心脏及部分浅表器官,然而在眼部的应用起步较晚,而且对其的副作用仍具有争议,故尚未列入中国超声造影临床应用指南中的推荐应用器官之列。有学者研究认为,在低机械指数的条件下,常规剂量(SonoVun 1.0ml)的眼部超声造影对于兔眼的脉络膜及视网膜形态及功能无明显影响。国内外学者研究均表明超声造影对于眼球及眼眶病变的血供观察明显优于常规超声,对于眼部良恶性肿瘤及肿瘤与肿瘤样病变的鉴别诊断具有重要价值,能为眼部病变提供一种新的诊断方法。

对于眼球超声造影评价方法及指标目前尚未统一。作者建议对眼球病灶超声造影的观察内容以定性观察分析为主(定量分析尚无统一标准),如观察肿块的增强时间、增强方式、增强均匀程度以及增强后病变的边界、形态,肿块的大小与二维超声比较有无变化等。通过大量临床研究,建议眼部超声造影的临床应用可在以下几个方面展开:

(1) 鉴别玻璃体内异常回声可鉴别玻璃体内复杂的异常条带状回声(复杂病理膜)是视网膜脱离(或脉络膜脱离)还是玻璃体混浊机化。

(2) 鉴别玻璃体内隆起性病变是视网膜(或脉络膜)出血、渗出还是肿瘤。

(3) 鉴别泪腺上皮源性肿瘤是良性肿瘤还是恶性肿瘤。

(4) 鉴别诊断眼眶血管瘤及脉管畸形类型,如静脉畸形是海绵状还是先天性静脉扩张型。

(5) 鉴别眼眶淋巴瘤及炎性假瘤。

三维超声检查适用于含液性成分多的结构,眼球内富含液性物质,是三维超声重建的理想部位,除能获取常规二维超声的切面外,还可获取二维超声无法显示的冠状面图像,为临床提供更加全方位的眼部结构信息及空间位置关系。

(陈 琴)

第八节 专业规范解读

视网膜母细胞瘤是儿童最常见的眼内恶性肿瘤,由于儿童自身的特点,超声在此病诊断与随访中占有重要地位。对于其分期,国内一直沿用四期分类标准即眼内期、青光眼期、眶内蔓延期和远处转移期,基于此分期的治疗停留于眼球摘除层面。自20世纪60年代起,欧美眼科学界广泛采用Reese-Ellsworth 5级分期标准(Ⅰ~Ⅴ期),其分期主要依据是瘤体大小和部位,对于外放射治疗具有指导意义。而目前国际上推广的以化学减容术为基础的个体化综合治疗基于新的国际分期标准(International Intraocular Retinoblastoma Classification,IIRC)上形成,具体如下:

A期:远离视盘和中心凹的小肿瘤,瘤体最大径≤3mm,且距离中心凹≥3mm、距离视盘≥1.5mm。

B期:局限于视网膜但不属于A期的肿瘤,视网膜下液清亮且距离肿瘤基底≤3mm。

C期:局限播散的肿瘤,视网膜脱离局限于一个象限内,玻璃体种植或网膜下种植距离肿瘤≤3mm。

D期:弥漫播散的肿瘤,视网膜脱离超过一个象限,玻璃体种植或视网膜下种植距离肿瘤>3mm。

E期:广泛生长造成眼球解剖功能严重损害的肿瘤,包括新生血管性青光眼、眼内出血、无菌性眼眶蜂窝织炎、肿瘤接触晶体、弥漫浸润型、眼球痨。

根据这一分期,采用化学减容术综合治疗的A~C期成功率在90%以上,D期约为50%,E期多采用眼球摘除术或外放射治疗。相比于以往的分期和治疗指南,更多患儿得以存活并保留眼球,因此了解IIRC分期对于视网膜母细胞瘤的诊断、治疗和长期随访具有重要意义。

(陈 倩)

参 考 文 献

[1] 倪倬. 眼的病理解剖基础与临床. 上海:上海科学普及出版社,2002.
[2] 赵堪兴,杨培增. 眼科学. 8版. 北京:人民卫生出版社,2013.
[3] (美)伯恩,(美)格林著. 眼和眼眶的超声检查. 赵家良,马建民,译. 北京:华夏出版社,2008.
[4] 杨文利,王宁利. 眼超声诊断学. 北京:科学技术出版社,2007.
[5] 陈倩,孙兴怀. 超声生物显微镜. 上海:复旦大学出版社,2015.
[6] 岳林先. 实用浅表器官和软组织超声诊断学. 北京:人民卫生出版社,2017.
[7] 唐飞,甘露,何为民. 葡萄膜恶性黑色素瘤治疗新进展. 国际眼科杂志,2017,17(2):254-258.
[8] 卢凤荷,张洁,唐仕波,等. 脉络膜血管瘤临床病理分析. 中国实用眼科杂志,2001,19(12):911-913.
[9] 熊健. 视网膜脱离的临床超声影像特点分析. 世界临床医学,2017,11(13):217-218.
[10] 毛英,白海霞,李彬. 视网膜母细胞瘤临床组织病理学高危因素及其特征的研究进展. 中华眼科医学杂志:电子版,2017,7(3):133-139.
[11] 栗静,罗波. 视网膜母细胞瘤治疗及研究进展. 临床眼科杂志,2014,2,:185-188.
[12] 罗丽华,王艳玲. 糖尿病视网膜病变的病理改变. 临床和实验医学杂志,2008,7(6):176-177.
[13] 张萃丽,张明媚,陈雪艺. 玻璃体积血的病因分析及手术治疗的疗效. 国际眼科杂志,2014,14(4):711-713.
[14] 张淑萍. 玻璃体后脱离误诊分析. 海南医学,2011,22(8):102-103.
[15] 刘小雪,高磊,陈宁,等. 星状玻璃体变性的临床研究进展. 国际眼科杂志,2017,17(8):1481-1484.
[16] 刘引,秦波,刘身文. 眼外伤的流行病学分析及眼外伤评分的临床应用. 国际眼科杂志,2013,13(10):1-4.
[17] 宋国祥. 眼眶病学. 北京:人民卫生出版社,2010.
[18] 宋国祥. 现代眼科影像学. 天津:天津科学技术出版社,2003.
[19] 孙丰源,宋国祥. 眼与眼眶疾病超声诊断. 北京:人民卫生出版社,2010.
[20] 宋国祥. 眼视光影像学. 北京:人民卫生出版社,2004.
[21] 王仲青,肖萤,廖锦堂,等. 常见眼内疾病的三维超声表现初探. 中华超声影像学杂志,2005,14(9):688-690.
[22] 汤广成,张云姣. 三维超声成像对玻璃体带状回声的诊断价值. 现代实用医学,2007,19(12):985-986.
[23] 杨文利. 超声造影在眼内肿瘤诊断的应用. 中国医疗器械信息,2012,18(06):6-8.
[24] 杨琼,魏文斌,杨文利,等. Sono Vue实时超声造影对脉络膜视网膜结构及功能影响的实验研究. 眼科,2008,(03):193-197.
[25] 刘艾琳,陈倩,毕颖文,等. 兔眼低剂量Sono Vue超声造影的可行性及安全性观察. 中国眼耳鼻喉科杂志,2014,14(06):353-357.
[26] DOWNEY D B, NICOLLE D A, LEVIN M F, et al. Three-dimensional ultrasound imaging of the eye. Eye,1996,10(1):75.

第九章　浅表软组织

第一节　概　述

近年来,高分辨率彩色超声诊断仪被临床广泛应用,它能够清晰分辨浅表软组织各层结构,目前已成为软组织疾病重要甚至是首选的检查方法。常见的软组织病变种类较多,高频超声对其检测敏感性高,可实时显示肿物的轮廓、形态、边界、纵横径比、包膜、回声、后方回声情况、与周围组织的毗邻关系、内外血流信号分布等特征,以简单、灵活、廉价、实时等优势在临床对于软组织疾病的诊断中占有重要地位。

（周　琦）

第二节　解剖与生理

浅表软组织是体内分布最广泛的组织,包括纤维、脂肪、肌肉等。由浅至深分别为皮肤、浅筋膜、深筋膜、肌层等。

一、皮肤的解剖学及生理

皮肤被覆于体表,是机体的一个重要防御部分,由表皮、真皮和皮下组织及其附属器构成,皮肤附属器主要包括毛发、毛囊、指或趾甲、皮脂腺、小汗腺等结构(图 9-2-1)。同一人体的皮肤厚度随年龄、部位不同而异,平均为 0.5~4mm。面颈部、胸腹部及四肢屈侧皮肤薄而富有弹性。手掌皮肤厚而坚韧,缺乏弹性,无毛囊及皮脂腺,但有丰富的汗腺,而面部、背部及臀部皮肤含有较多的皮脂腺、汗腺及毛囊,是皮脂腺囊肿的好发部位。

（一）表皮、真皮

表皮是皮肤的最外层,代谢活跃,不断更新,主要分为基底细胞层、棘细胞层、颗粒细胞层及角质层。真皮属于不规则的致密结缔组织,由纤维、细胞及基质构成,由浅至深分为乳头层及网状层。神经、血管、淋巴管、肌肉及皮肤附属器均位于真皮结缔组织内。

（二）皮下组织

皮下组织又称皮下脂肪层,由脂肪小叶及小叶间隔所组成。脂肪小叶中充满着脂肪细胞,小叶间隔将脂肪细胞分为小叶,间隔的纤维结缔组织与真皮相连,除胶原束外,还有大的血管网、淋巴管和神经。

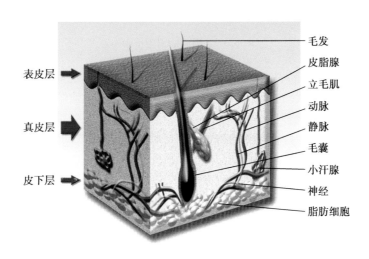

图 9-2-1　皮肤解剖结构模式图

（三）皮肤附属器

皮肤附属器包括毛发、毛囊、汗腺、皮脂腺和指（趾）甲等。毛囊由内、外毛根鞘及结缔组织鞘所构成，前两者毛根鞘的细胞均起源于表皮而结缔组织鞘起源于真皮。皮脂腺是全分泌腺，皮脂腺细胞自身脂肪脂化之后形成脂质而分泌，皮脂腺与毛囊关系密切，导管大多数开口于毛囊漏斗部。

（四）皮肤血管、神经与淋巴

皮肤的动脉和静脉分别在真皮和皮下组织内，形成血管网分布。皮肤的淋巴管开始于真皮乳头层中下部交界处，由乳头下层淋巴管汇入皮下组织淋巴管，与所属淋巴结联系，最后汇入全身淋巴循环。皮肤的神经分布较丰富，由感觉神经及运动神经构成，多分布于真皮及皮下组织内。

（五）皮肤肌肉

皮肤的肌肉主要为平滑肌，包括竖毛肌、乳晕及血管壁的平滑肌等。但面部皮肤内表情肌及颈部皮肤内的背阔肌属于横纹肌。

（六）皮肤主要生理作用

人体皮肤有屏障作用，可保护机体内器官和组织免受外界的机械性、物理性及化学性刺激，也具有免疫作用；还有吸收外界物质的能力，并且具有分泌和排泄的功能；同时能够生成和代谢黑色素；此外皮肤具有触觉、压觉、疼痛等感觉功能，还能够有效的调节体温。

二、筋膜解剖与生理

筋膜是纤维性组织，按其所在部位可分为浅筋膜、深筋膜（图9-2-2）。

（一）浅筋膜

浅筋膜是位于真皮和深筋膜之间的一层脂肪膜性结构，由脂肪和结缔组织构成，因此也可称为皮下组织或皮下脂肪。它覆盖于肌肉、肌腱和其他器官表面，构成第二道防御系统。

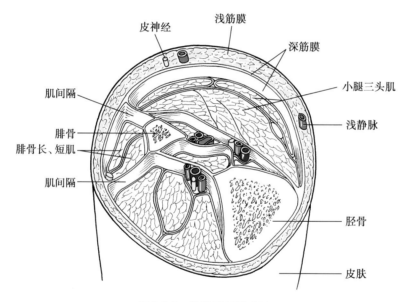

图 9-2-2 筋膜解剖模式图

浅筋膜内富有脂肪组织，腹壁、臀部较厚，眼睑处甚薄。浅筋膜内含有丰富的浅动、静脉、淋巴管及皮神经。浅动脉细小不明显，浅静脉一般不与动脉伴行，行程中彼此之间相互吻合，常与深静脉经交通支相通。浅淋巴管丰富、细微，汇入淋巴结。皮神经从深筋膜穿入浅筋膜内经行，并以细支分布于皮肤。

（二）深筋膜

深筋膜又称固有筋膜，位于浅筋膜深面并包裹着肌肉的纤维组织膜。包被在肌肉浅面者为深筋膜浅层，包被在肌肉深面者为深层。四肢的深筋膜还深入肌群之间，深部连于骨骼。身体各部位的深筋膜厚薄强弱程度有所不同，躯干部较弱，四肢较强。在某些部位两层筋膜之间，或在筋膜与肌、骨等器官之间，由疏松结缔组织填充，形成筋膜间隙。

（三）筋膜生理作用

筋膜对于各组织起到支持、限制及保护作用，是各组织器官完成功能活动所必须的辅助装置，与肌肉紧密结合，能够减少肌肉间的摩擦，并扩大其附着面积，起到支持点的作用，其分隔包裹的特点能够限制炎症扩散，具有一定的防御保护功能。

三、肌肉解剖及作用

人体肌肉根据构造不同可分为平滑肌、心肌、骨骼肌。浅表结构所观察的肌肉组织主要为分布于四肢和躯干的骨骼肌。

骨骼肌是运动系统的动力部分,具有一定的形态、结构、位置和辅助装置。有丰富的血管和淋巴管分布,并接受神经的支配。骨骼肌包括肌腹和肌腱两部分,肌腹主要由肌纤维组成,肌腱由平行致密的胶原纤维束构成,位于肌腹两端,将肌肉附着于骨骼。

骨骼肌牵引骨骼而产生运动,其作用如同杠杆装置。在肌肉周围有辅助装置,包括筋膜、滑膜囊、腱鞘及籽骨等,能够协助肌肉活动,具有保持肌肉位置、减少运动摩擦等功能。

(周　琦)

第三节　正常超声表现

一、皮肤

皮肤由表皮、真皮和皮下组织三部分组成,超声表现为两条线状高回声,中间为稍宽中等回声带。第一层高回声细线为表皮层与耦合剂界面声阻抗差异所致,表面光滑,厚度均匀;第二层真皮层回声低于第一层,为一中等回声带,与皮下组织分界清晰、平整;第三层皮下层可为无回声至低回声。彩色多普勒血流显像皮肤表皮、真皮层及真皮与皮下组织交界处无血流信号。

二、浅筋膜

浅筋膜位于真皮层下方,其厚度个体差异较大,胸骨前面较薄,其余部分较厚。皮下脂肪组织呈低回声,可见结缔组织纤细光带分割,呈网格状。彩色多普勒血流显像,皮下脂肪可显示少数点状或索条状血流信号。

三、深筋膜

深筋膜由致密的结缔组织构成,呈强回声。彩色多普勒血流显像无血流信号。

四、肌肉组织

正常肌肉组织长轴超声表现呈纹状、条状低回声,短轴呈斑点状(图 9-3-1)。彩色多普勒血流显像可显示少数点状或索条状血流信号。

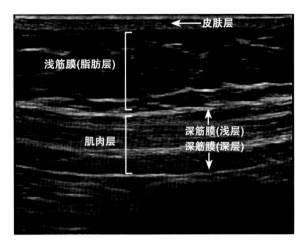

图 9-3-1　浅表结构正常超声表现

(周　琦)

第四节　检查适应证与禁忌证

一、适应证

(一)出现浅表软组织疾病相关症状及体征

1. 评估临床症状,如体表局部疼痛,扪及肿块或局部增厚。
2. 诊断及定位浅表软组织疾病。

(二)浅表软组织疾病的随访

1. 观察病灶的变化以及治疗后的随访。
2. 术后评估,可了解局部血肿、积液及水肿状况。
3. 浅表软组织恶性肿瘤定期随访,观察有无局部复发及淋巴结转移等。

(三)超声引导下介入诊断和治疗

1. 超声引导下经皮穿刺细胞学活检和组织学活检等。
2. 超声引导下囊液抽吸(术后积液、囊肿、脓肿等)、药物灌注治疗(如血管瘤、淋巴管瘤等)。

二、禁忌证

1. **无绝对禁忌证**　皮肤有破损时,应使用无菌耦合剂。
2. **局限性**　病灶过大不易显示全貌。位置过于表浅的病变不易显示,血流信号显示亦较差。此外,超声对于软组织病变与骨骼关系判断有一定局限性。

第五节　检查内容与方法

超声对浅表软组织疾病的检测敏感性较高,可以准确判定病变大小、位置、深度及其与周围组织器官的解剖关系,对治疗方案的选择具有指导作用,有助于良、恶性病变的鉴别。

一、检查内容

1. 观察浅表软组织各层次是否清晰,是否有病变,分析病变所在的组织层。

2. 通过灰阶超声,确定病变是囊性还是实性,以及病变的位置、大小、边界、形态、有无包膜,内部回声强弱及均匀程度、后方回声及其与周围组织之间的关系;注意与同层次正常组织的对照检查。

3. 通过多普勒超声观察病变内部的血流情况。

(1) 血流分布于病灶内部或边缘。

(2) 血流形态:粗点状、短线状、条状、分枝状、半环状等。

(3) 血流信号丰富程度可按 Adler 半定量法分级:分为 0、Ⅰ、Ⅱ、Ⅲ级。0 级为无血流信号;Ⅰ级为点状或短棒状血流信号;Ⅱ级为 1 个断面上见 1~2 条血管,其长度超过病灶半径,或检出几条小血管;Ⅲ级为 1 个断面上有 3 条以上血管或呈弥漫性网状血流。

4. 结合临床表现、临床特征对病变做出诊断,应包括解剖位置及与周围组织的关系。

二、检查方法

1. **定位** 浅表软组织疾病发生的位置、解剖层次各异,局灶性和弥漫性病变的超声表现也是不同的。

(1) 根据解剖位置,准确描述病变所处位置:

1) 根据病变的边界与正常组织所在组织层的

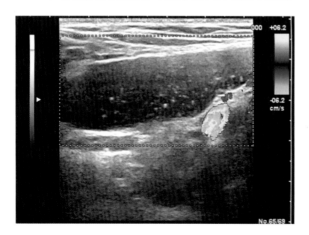

图 9-5-1 胸锁乳突肌深面囊性包块,深面可见颈动脉走行(鳃裂囊肿)

界线分析病变所处的解剖层次。

2) 颈部病变,定位所处的解剖三角区、分区。

3) 注意识别重要解剖标志:颈动脉、甲状腺、甲状软骨、气管等(图 9-5-1)。

(2) 不同解剖层次所对应的疾病也有所不同,明确病变所处层次,对诊断很重要。

1) 皮肤含有较多皮脂腺、汗腺和毛囊,是皮脂腺囊肿、表皮样囊肿和皮样囊肿的好发部位(图 9-5-2、图 9-5-3)。

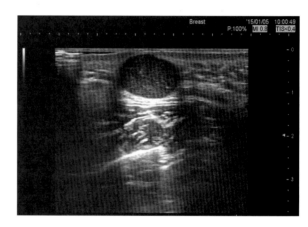

图 9-5-2 位于皮肤层的皮脂腺囊肿

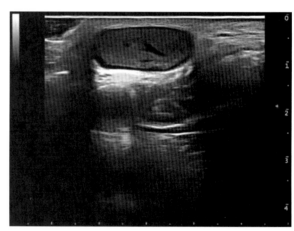

图 9-5-3 位于皮下的表皮样囊肿

2) 脂肪层内的肿块,边界清楚,多考虑脂肪瘤(图 9-5-4)。

3) 肌间隙、肌深层的肿块可见于血管瘤以及肌纤维瘤等(图 9-5-5)。

2. **定性** 依据病变灰阶、彩色多普勒声像图,并结合临床表现、其他影像学及实验室检查对其进行综合评估。

(1) 病变的大小

1) 差异较大,位置表浅或易触及区即使较小,常较早被发现。

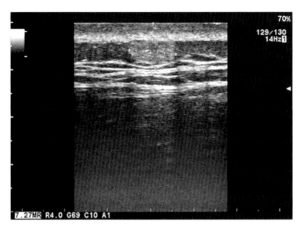

图 9-5-4　位于脂肪层的脂肪瘤

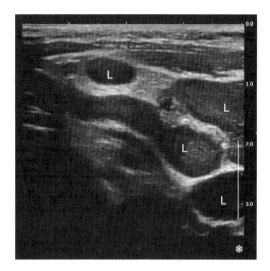

图 9-5-6　颈部多发增大淋巴结

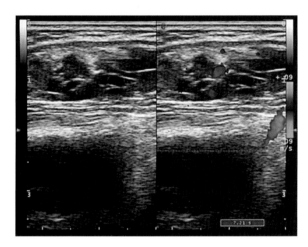

图 9-5-5　位于肌间隙的血管瘤

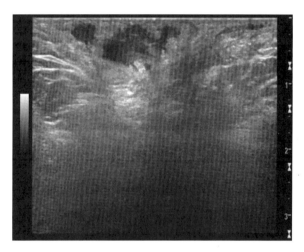

图 9-5-7　皮下感染性病灶（沿软组织间隙分布）

2）鉴别病变间的病理类型特异性差，但对鉴别良恶性病变仍有一定意义。

（2）病变的数目

1）浅表组织肿块大多为单发。

2）多发肿块可见于淋巴结、脂肪瘤、神经纤维瘤病、转移性肿瘤等（图 9-5-6）。

3）感染性病灶可以局限，也可经相通间隙扩散至多间隙感染（多见于颌面颈部）（图 9-5-7）。

（3）病变的形态：形态分为规则形和不规则形。

1）形态规则还可再分为：类圆形、椭圆形、长条形、纺锤形等，如向外呈三瓣或三瓣以上弧形凸起的，归为分叶状，多数良性病变形态是规则的（图 9-5-8）。

2）不规则形：炎症感染与恶性病变可表现为不规则形（图 9-5-9）。

（4）病变的边界

1）炎症感染与周边组织粘连，表现为边界模糊，恶性肿瘤因其有侵袭性，浸润周边软组织，也表

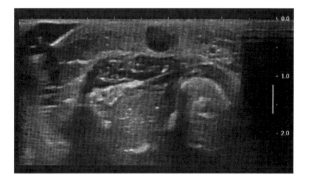

图 9-5-8　皮下低回声结节（皮脂腺囊肿）
类圆形，边界清晰

现为边界模糊。

2）边界清晰的病变包括大多数良性肿瘤、转移性淋巴结等。

（5）病变的回声

1）确定病变是囊性还是实性

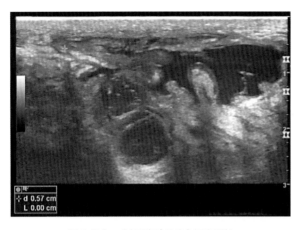

图 9-5-9 皮下脓肿（形态不规则）

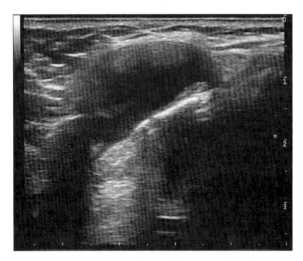

图 9-5-10 颈部皮下囊性包块（甲状舌管囊肿）形态规则

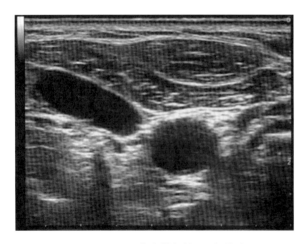

图 9-5-11 肌层内实性包块（肌纤维瘤）

①囊性：形态规则，边界清晰、光滑，多数内部透声好，后方回声增强（图 9-5-10）。

②实性：大部分形态规则，边界较清晰，内部回声一般以单一低回声或高回声为主。如果发生感

染，可以出现较多回声（图 9-5-11）。

2）病变的内部回声：病变的回声强度与周围软组织比较，可以分为无回声、低回声、中等回声及高回声，如同时存在几种回声称为混合回声。

①无回声为液性病灶，主要见于甲状舌管囊肿、鳃裂囊肿、皮样囊肿和囊性水瘤（图 9-5-12）。

②低回声是大部分肿块声像表现，如神经鞘瘤、神经纤维瘤、颈动脉体瘤，也可见于炎症感染的囊肿以及少部分血管瘤、淋巴管瘤和脂肪瘤等（图 9-5-13）。

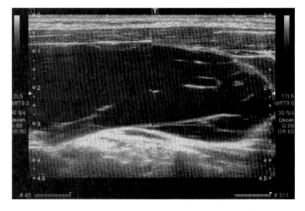

图 9-5-12 颈后皮下多房性无回声包块（淋巴管瘤）

③中等回声及高回声见于实质性肿块，主要多见于脂肪瘤、血管平滑肌脂肪瘤等。

④混合性回声通常为囊实性肿块，回声分布不均匀，可见于炎症感染和脓肿、血管瘤、淋巴管瘤等。

3）根据回声的分布情况，分为回声均匀和回声不均匀。

（6）病变的压缩性：压缩性是指病变形态可随探头挤压、说话或吞咽而改变。可压缩的肿块常见于脂肪瘤、血管瘤、淋巴管瘤（主要为海绵状淋巴管瘤），皮样囊肿和囊状水瘤的可压缩性更大。

（7）病变的血供：分为内部血供程度和血供分布情况。

1）一定程度上可鉴别囊性和实质性病变。

2）甲状舌管囊肿、鳃裂囊肿、皮样囊肿、表皮样囊肿和脂肪瘤等内部无血流信号（图 9-5-14）。

3）神经鞘瘤、神经纤维瘤、血管瘤、颈动脉体瘤等一般可探及血流信号（图 9-5-15）。

4）血流信号丰富可见于颈动脉体瘤及恶性病变，如鳞状细胞癌、恶性神经鞘瘤或转移性肿瘤等（图 9-5-16）。

（8）病变邻近结构的位移改变：病变较大时，可使其周正常结构发生移位。

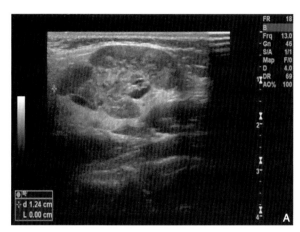
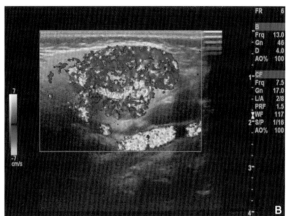

图 9-5-13　软组织内低回声肿块（血管瘤）
A. 二维图示软组织内低回声肿块；B. 彩色血流图示肿块内血流丰富

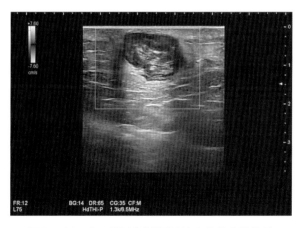

图 9-5-14　皮下囊肿（皮样囊肿）内未见血流信号

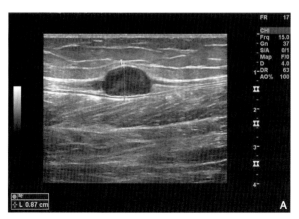
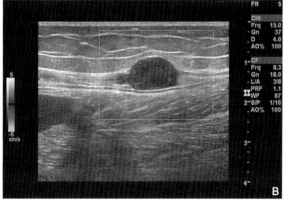

图 9-5-15　神经鞘瘤（内部可见血流信号）

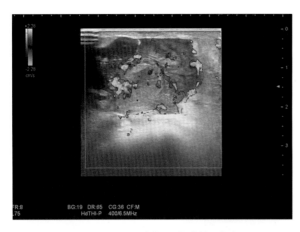

图 9-5-16 肌层内低回声肿块(肉瘤)
形态欠规则,肿块内血流丰富、杂乱

3. 临床资料的采集

(1)结合患者年龄、病程、体征等有助于诊断。

(2)注意病变与周围组织的活动度,活动度好的病变首先考虑良性;活动范围受限则倾向于恶性病变,但炎症病变通常活动度也减低,应注意鉴别。

(3)注意病变表面皮肤变化,红、肿、热、痛的首先考虑炎症,观察是否有窦口。触诊病变有无搏动,搏动性肿块多为血管性病变或与血管密切相关。

4. 鉴别诊断
同图异病,同病异图,均应注意鉴别。

(1)囊性淋巴管瘤的无回声区可呈特征性的"触手状"凸起伸入筋膜间隙或肌肉内。

(2)典型"鼠尾征"样表现多见于神经源性肿瘤,横切面中央呈实质性低回声,有包膜,两端为被瘤体撑起的神经鞘膜与神经相连(图9-5-15)。

(3)脂肪瘤内部回声不均匀,呈典型的"条纹"或"羽毛状",即内部见索条状、带状高回声、与皮肤平行。对于生长较快,内部有血流的脂肪性肿瘤的诊断需警惕其恶变可能。

(4)血管瘤或脉管畸形病变随探头的挤压和放松,无回声区的血流信号可出现蓝色及红色的交替现象。

(5)病灶位于颈总动脉分叉处,且该分叉角度增大为颈动脉体瘤的特征性表现,瘤体内血流丰富。

三、检查注意事项

1. 浅表组织病变可能体积较小,但扫查不能局限,注意观察周边组织情况,如提示恶性病灶,应注意扫查相关区域淋巴结。

2. 切勿主观臆断,遵循一定的检查步骤和诊断思维。

3. 了解病史,必要时进行查体,触诊了解病变硬度、与周边组织关系、放射痛等。

4. 对于病变中流出的分泌物要注意清除消毒,避免交叉感染。

5. 报告内容科学严谨,提供有价值的诊断依据,实时记录下声像图,提供复查对比。

6. 随访有利于加深对疾病的了解,也有助于对疾病声像图表现和诊断思维的再认识,拓宽视野。

7. 对软组织病变的超声扫查及描述,不能仅局限于囊实性的鉴别,还应包括对大小、边界及血流的描述,以及与周围组织的毗邻关系,特别是与关节、肌腱及神经血管束的关系。

大多数病例根据临床病史以及超声声像图特征能够做出明确的诊断,对于一些病史不清,超声声像图特征不典型的病例不能明确其性质,可以借助超声弹性成像、超声造影等新技术进行鉴别诊断。超声弹性成像可以提供组织硬度的信息,超声造影可以在浅表软组织病变的性质判断上提供更多的诊断价值,对于一些肿瘤病变则需要穿刺活检明确其病理性质。

【思考题及测试题】

1. 简述浅表软组织超声检查时探头选择、仪器调节及扫查方法。

2. 简述超声新技术对浅表软组织疾病的诊断价值。

(周 琦)

第六节 浅表软组织疾病

一、炎性病变

(一)急性蜂窝织炎及脓肿
【概况及流行病学】

急性蜂窝织炎(acute cellulitis and abscess)是一种急性弥漫性、化脓性、感染性炎症,由溶血性链球菌、金黄色葡萄球菌或部分厌氧菌等侵入疏松结缔组织所引起,可发生于创伤或手术并发症,或由邻近感染病灶经淋巴、血液循环扩散所致,糖尿病等基础疾病可诱发的厌氧菌感染也属此类。由葡萄球菌引起的蜂窝织炎,较易局限为脓肿。颌面部炎性感染多见于婴幼儿,多来源于牙源性或腮腺源性感染灶。

【病理与病生改变】

急性期病理改变主要是充血和水肿,此时病变扩展迅速,不易局限,与正常组织无明显界限,可引起败血症。病变中央部位常因缺血发生坏死,随病情发展,可较早形成脓肿。

【临床表现】

临床表现取决于病原体的类型、菌量和毒力、宿主抵抗力,有无坏死组织、血肿或异物,以及感染部位的解剖特点等。

1. 症状　浅表部位的病变局部红、肿、热、痛明显,组织松弛处如面部、腹壁则疼痛较轻;皮肤红色一般较暗,无明显界限,中央部分颜色较深,压痛明显,指压可出现凹陷性水肿。深部的病变皮肤红肿多不明显,但可有压痛,严重时可有全身症状,如高热、寒战、头痛、全身无力等。

2. 体征

(1) 口底、颌下和颈部急性蜂窝织炎,可发生喉头水肿和压迫气管,引起呼吸困难,甚至窒息;炎症有时还可蔓延到纵隔。

(2) 捻发音:捻发音性蜂窝织炎是由厌氧性链球菌和多种肠道杆菌所引起,可发生在被肠道或泌尿道内容物所污染的会阴部、腹部伤口,局部可检出捻发音。

【超声表现】

1. 灰阶超声

(1) 位置:位于皮肤及皮下组织、筋膜下、肌肉间。

(2) 范围:病变范围不一。

(3) 形态:呈不规则形或类椭圆形,界限不清,可呈蟹足样向周围延伸。

(4) 内部回声:病变区组织弥漫性明显增厚,呈不均匀低回声,与正常组织间界限不清,病变周边皮下软组织由于炎症浸润或水肿,可呈“鹅卵石”样改变(图9-6-1)。在脓肿开始形成时,病变内出现液化,回声变得不均,内部逐渐出现液化区,并不断扩大,囊壁增厚,不光滑,囊腔内透声差,可见斑片状、漂浮的偏高回声成分,边缘欠清或较清(图9-6-2、图9-6-3)。

(5) 后方回声:病变后方回声无明显改变或增强。

(6) 常见区域或邻近淋巴结反应性增生肿大。

2. 彩色多普勒

(1) CDFI:可在病变边缘和周边探及丰富的血流,脓肿内部则无血流信号。

(2) PW:RI较低,一般<0.7。

【超声诊断与鉴别要点】

1. 超声诊断要点　软组织炎性病变呈不规则

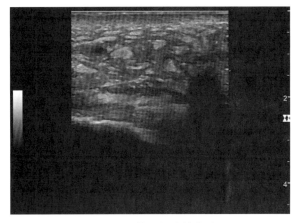

图9-6-1　软组织炎性水肿

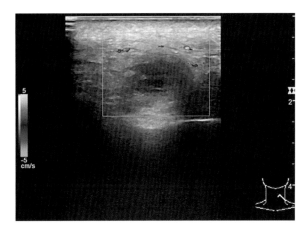

图9-6-2　皮下组织感染并小脓肿

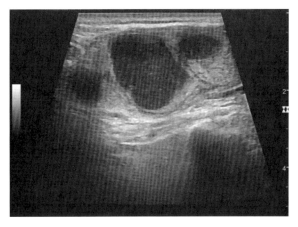

图9-6-3　软组织脓肿

低回声非均质区,脓肿形成时呈混合或无回声区。

2. 鉴别要点

(1) 单纯性囊肿:壁薄而光滑,脓肿壁厚而不均,内为无回声。

(2) 恶性肿瘤:中后期脓肿内无回声消失,脓腔塌陷,可呈实质不均回声,需与恶性肿瘤液化坏死时鉴别,后者短期内生长迅速,局部出现疼痛、麻木,声像图以实质性回声为主。

【实验室及其他影像学检查】

1. 实验室检查 白细胞增多,中性粒细胞比例增高。

2. CT和MRI 对于较深部的炎性病变能显示得更好并明确病变范围。

【治疗方法】

病变局限时可给予抗生素,经非手术保守治疗不能控制扩散、症状不缓解时,可作切开排脓,若筋膜已受累,也应切除坏死组织,伤口可用3%过氧化氢溶液冲洗和湿敷。

【思考题及测试题】

如何结合病理及病理生理,分析描述浅表软组织急性蜂窝织炎的超声表现?

【病例分享】

患者,女性,58岁,发现右侧前臂外侧肿胀,疼痛1周,质软,红肿,触痛明显。

超声检查:右侧前臂外侧患处皮下软组织增厚,范围约91mm×17mm,层次不清,回声增强,呈"蜂窝状""鹅卵石"样改变,内部可见少许无回声区,CDFI显示少许血流信号(图9-6-4)。

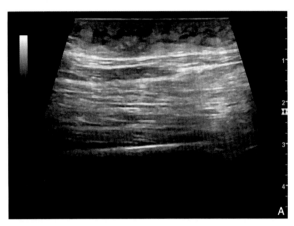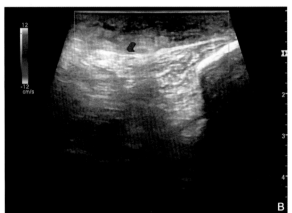

图9-6-4 蜂窝织炎
A.灰阶图,内部呈"鹅卵石"样改变;B.血流图,血流不丰富

超声诊断:右前臂皮下软组织水肿、增厚,不排除蜂窝织炎;

病理结果(穿刺):符合炎性病变并脓肿形成。

诊断要点:早期可见皮下软组织增厚,回声增强,逐渐过渡,中后期可见局限性杂乱低回声及高回声混杂,呈"鹅卵石"样改变。

(二)软组织结核性肌炎

【概况及流行病学】

软组织结核性肌炎是指由邻近骨、关节、肌腱、淋巴结、胸膜或肺等结核病灶蔓延而致,可形成脓肿及慢性窦道,极少数为血源性播散引起。多见于20~40岁中青年人。最常发生在四肢、躯干和胸腹壁,其中以股四头肌、腓肠肌、胸肌、股三头肌、旋后肌、指伸肌和拇展肌较常见。病灶可在肌腹或肌腱,常侵犯单一肌肉(约占70%)或多块肌肉。

【病理与病生改变】

主要病变是肌肉内形成结核性肉芽肿或脓肿,其内可有或无臭性脓汁、纤维组织增生或干酪样物质。

【临床表现】

局部肌肉肿胀、无痛性肿块,常为慢性病程、进展缓慢,局部可触及波动感及轻压痛,可见肿块穿破皮肤形成经久不愈的窦道,无红肿热痛症状,故称为冷脓肿或寒性脓肿。

【超声表现】

早期可呈不均匀高回声病灶,类似大理石花纹样改变,后期可出现无回声区。根据病程及内部回声不同,超声图像可分为实性低回声、冷脓肿及混合回声3种类型。

1. 实性低回声型

(1)灰阶超声:

1)部位:肌层内或肌间隙。

2)边界:不清晰。

3)大小及形态:病变较小者可形态规则,呈椭圆或长梭形;病灶范围较大者,形态不规则。一般沿肌肉长轴分布。

4)内部回声:早期呈低回声,中后期可呈高低混合回声。

(2)彩色多普勒:病灶内部及周边较多的点状

及条状血流信号(图9-6-5)。

2. 冷脓肿型

(1)灰阶超声：

1)形态及回声：可呈圆形、椭圆形及不规则性低无回声区。

2)边界：清晰，甚至光滑。

3)内部结构：可见点状、斑片状极低回声漂浮物，随探头加压可流动。

4)后方回声：一般增强(图9-6-6)。

(2)多普勒超声：内部无血流，周边可见少许血流信号。

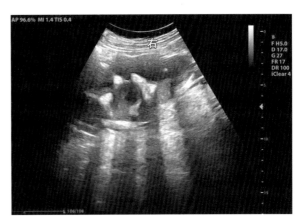

(2)彩色多普勒：内部无血流信号，周边血流增多。

图 9-6-7 髂腰肌结核性脓肿
混合回声型，病灶边界不清，回声不均，可见高低回声夹杂

【超声诊断与鉴别要点】

1. 超声诊断

(1)继发性：可根据骨、关节及胸膜结核等病史；不同病理改变阶段，结核病灶内容成分不同，故声像图表现多样性。

(2)原发性：需穿刺活检确诊。

2. 鉴别要点 与软组织囊性病变破裂后继发感染需鉴别，其一般形态不规则，范围较局限，可有红肿等表现。

【实验室及其他影像学检查】

1. 实验室检查 涂片及细菌培养结核分枝杆菌阳性。

2. CT和MRI 有助于深部病变结构及范围的显示。

【治疗方法】

以抗结核治疗为主，效果不佳后可切开引流及切除病灶。

【病例分享】

1. 病例一 患者男性，9岁，右侧肘部软组织层内发现肿物一周，伴右侧伸肘障碍。

超声检查：右侧肘部肱动脉近分叉处浅部肌层内低回声实性肿块，大小约 2.4cm×1.5cm，内回声欠均匀，边界尚清，两侧可探及索条状低回声与其相连，周围软组织层水肿，内可探及条状血流信号(图9-6-8A～D)。MRI显示右侧肘关节内上侧占位性病变，倾向于恶性肿瘤(横纹肌肉瘤可能性大)(图9-6-8D～F)。

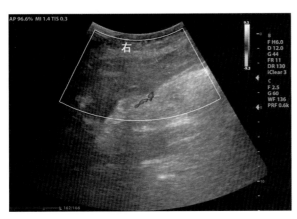

图 9-6-5 股直肌结核
实性低回声型，软组织内长条形低回声病灶

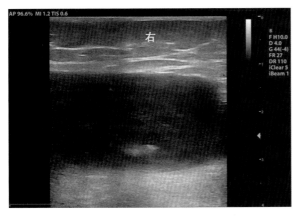

图 9-6-6 股直肌结核性脓肿
冷脓肿型，内部回声不均匀，后方回声增强

3. 混合回声型

(1)灰阶超声

1)形态及边界：圆形、椭圆及不规则形，边界不清。

2)内部回声：成分复杂，内透声差，可呈囊实性，囊性或液化区可见密集点状漂浮物浮动，实性区可有较多点状或斑点状强回声(拟似钙化)(图

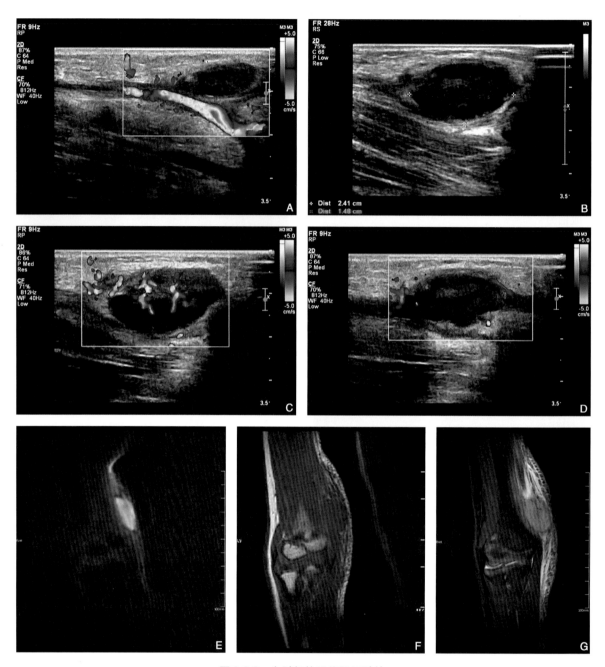

图 9-6-8 右肘部软组织肌层肿块
A ~ D. 超声检查；E. DWI；F. T$_1$WI；G. T$_2$WI

超声诊断：结合病变周边软组织水肿，考虑炎性病变可能，建议复查或穿刺。

病理结果：右肘部软组织增殖性结核。

2. 病例二 患者女性，54 岁，右侧肩部及颈肩交界处可见多发低回声结节（多发淋巴结肿大？），较大者约 2.6cm×1.8cm，内可见门型血流；超声造影显示较大淋巴结周边呈迅速高增强，内部呈缓慢低增强，周边较小淋巴结呈均匀增强（图 9-6-9）。

超声诊断：结合二维、门型血流，考虑良性淋巴结增大；造影显示部分结节中央充盈缺损，考虑炎性坏死可能性大。

病理结果：（右侧肩部）送检组织镜下呈肉芽肿性炎病理改变，局灶可见多量上皮样结节伴坏死，考虑结核。

二、囊性病变

（一）表皮样囊肿

【概况及流行病学】

表皮样囊肿（epidermoid cyst）又称角质囊肿，属于体表良性肿瘤，多为先天性，因胚胎期间埋入

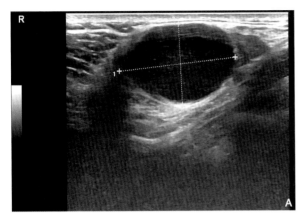
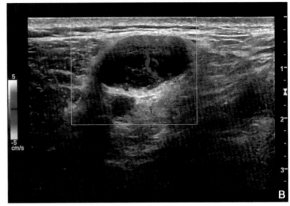
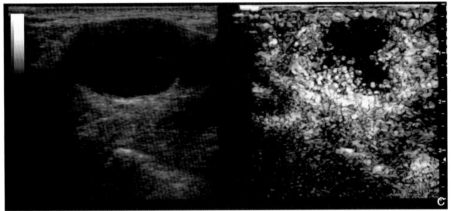

图 9-6-9　软组织炎性病变(结核)
A.肩部肿块二维图;B.肩部肿块血流图;C.造影显示肿块内中间无造影剂充盈,周边高增强

深部的外胚层组织未发生退变继发所致;发生于成人者多因后天因素如皮肤外伤、摩擦而破裂或异物刺入后,表皮组织碎屑随外力植入皮下组织,继续增殖生长后形成,又称为植入性囊肿。

【病理与病生改变】

大体所见:囊肿具有完整包膜,囊内主要为分层的角化物质,呈白色或黄色黏稠的角化鳞屑。

显微镜下:纤维性囊壁厚度不一,有时复层鳞状上皮常被压成较薄的单层,囊腔内有排列成层的角化物质,偶见钙化。由于囊壁衬有鳞状上皮细胞,也可以发生恶变,且多为鳞癌。

【临床表现】

早期多无症状,病程长,生长缓慢。可单发或多发,单发多见,可发生于全身任何部位的皮下软组织,尤其好发于头颈部及躯干。植入性囊肿多发生于手掌和指端,呈无痛性肿块。部分结节可继发感染引起疼痛。

【超声表现】

1. 灰阶超声

(1) 部位:皮下软组织浅层。

(2) 大小:一般 2~3cm。

(3) 形态:规则的圆或椭圆形,可有分叶状或螺纹状。

(4) 边界:清楚,尤其是内壁较光滑,紧贴皮下,可挤压深部软组织;伴感染时边界可变的不清楚。

(5) 回声及内部结构:内部可呈囊性,但含有不同程度的回声,均匀或不均匀,一般可分为 3 种类型:

1) 均质型:内部低回声,内壁光滑。

2) 不均质型:内部可见裂隙样和片状无回声、点状和短线样高回声,与角化物分布不均及钙化有关。

3) 混合回声型:囊肿破裂可表现为局部囊壁连续性中断,囊周回声混乱,境界不清晰;也可为多发环形高回声与低回声交替层样排列,呈螺纹样改变,此征多见于睾丸病灶(图 9-6-10)。

(6) 后方回声:一般增强或无明显改变。

2. 彩色多普勒

(1) CDFI:未合并感染病灶一般无血流,合并感染性肉芽肿时,囊肿边界和内部可见走行较规则的血流信号(图 9-6-11)。

(2) PW:以动脉频谱为主,RI<0.7。

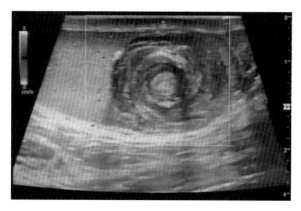

图 9-6-10　睾丸内表皮样囊肿
环形高回声与低回声交替层样排列,呈典型的
螺纹征

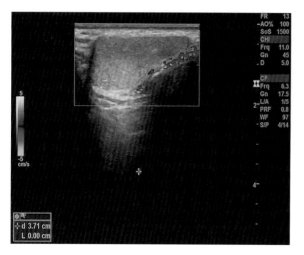

图 9-6-11　表皮样囊肿
肿块内无明显血流信号

【超声诊断与鉴别要点】

1. 超声诊断

(1) 均质性高回声或不均质性裂隙样改变是表皮样囊肿的特征;

(2) 螺纹征为睾丸表皮样囊肿特征性表现。

2. 鉴别要点

(1) 腱鞘囊肿:好发于腕、手或足关节附近,呈圆形或椭圆形无回声区,内部透声好。

(2) 脂肪瘤:脂肪层内高回声或等回声实质性无包膜团块,加压可略有变形。

(3) 皮样囊肿:好发于眉梢或颅骨骨缝处皮下,质软可变形,一般不与皮肤粘连,但可与深部组织粘连或与颅内交通呈"哑铃状"。

【实验室及其他影像学检查】

CT 可见皮下单房囊性类圆形低密度肿块,边界清,壁薄,粘连皮肤,增强后囊壁不强化。破裂、感染时可致囊壁增厚,形态不规则。

【治疗方法】

手术切除是主要治疗方法。如果手术后囊壁残留,则容易复发,也可超声引导下注射无水酒精进行微创硬化治疗。

【思考题及测试题】

简述表皮样囊肿的形成机制及超声表现与病理改变的关系。

【病例分享】

患者,女性,44 岁,发现背部肿块 1 年余,约鸡蛋大小,质软,中央红肿,压痛明显。

超声检查:背部正中处皮下软组织内可见范围约 25mm×13mm 低、无混合回声区,类圆形,边界清,形态欠规则,内部可见裂隙样改变,后方回声增强,CDFI 显示周边少许血流信号(图 9-6-12)。

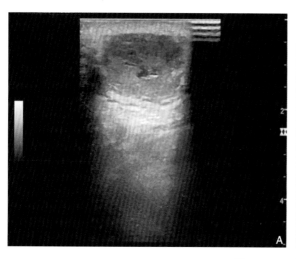
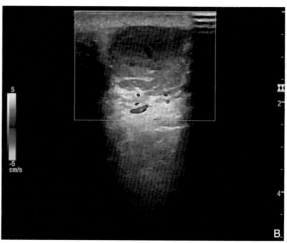

图 9-6-12　表皮样囊肿
A. 灰阶图:内部裂隙样改变;B. 血流图:血流不丰富

超声诊断:考虑良性病变:表皮样囊肿并感染?

病理结果(穿刺):表皮样囊肿伴感染。

诊断要点:肿块低、无混合回声为主,内部可见裂隙样改变。

(二)皮脂腺囊肿

【概况及流行病学】

皮脂腺囊肿(sebaceous cyst)非真性肿瘤,又称为粉瘤或皮脂腺瘤,是皮脂腺管口闭塞或者狭窄引起排泄受阻而形成的潴留性囊性病变。任何年龄均可发生,多发于皮脂分泌旺盛的中青年,好发于皮脂腺分布密集的部位如头面、颈部、臀部及阴囊。可发生恶变,发生率约为1.5%。

【病理与病生改变】

囊肿内为皮脂与表皮角化聚集的油脂豆渣样物质,其内充满逐渐分解的皮脂细胞,并含有大量胆固醇和胆固醇结晶,亦可见钙化。

【临床表现】

根据病程的长短,囊肿大小可由数毫米至数厘米,多为单发,偶可多发,部分患者有挤压出豆渣样物质的病史。较容易并发感染,此时表面可红肿,可破溃而暂时缩小或消退,但易复发。

触之多为圆形,硬度中等或有弹性,无波动感,稍突出于皮肤表面。

具有诊断意义的表现:肿块上可见皮肤表面皮脂腺开口受阻塞的小黑点。

【超声表现】

1. 灰阶超声

根据皮脂腺囊肿所处的位置可有3种类型:①病变完全位于皮肤层;②病变主体位于皮肤层,部分凸向皮下脂肪层;③病变主体位于皮下脂肪层内,但有一蒂样结构与浅侧皮肤相连。

(1)大小:从数毫米至数厘米不等,合并感染时可骤然增大。

(2)形态:紧邻皮下呈圆形、椭圆形,多数有完整包膜。

(3)边界:清楚,顶部可见斜行蒂状低回声延伸至皮肤表面,代表毛根区,呈"苹果征"。

(4)内部回声:呈低或无回声,不均匀,合并感染时可呈囊实混合性改变,部分呈极低回声。

(5)后方回声:均为增强。

2. 多普勒超声(图 9-6-13~图 9-6-16)

(1)CDFI:囊腔内无血流信号,囊性病变周边可见少许点状血流,合并感染时周边可见丰富环状血流。

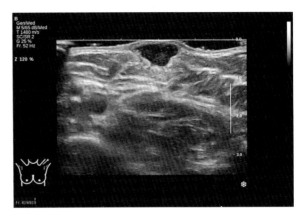

图 9-6-13 皮脂腺囊肿灰阶图
稍突出于表面的低回声结节,内部回声不均匀

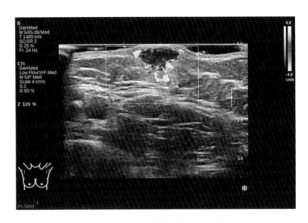

图 9-6-14 皮脂腺囊肿血流图
结节周边血流信号丰富

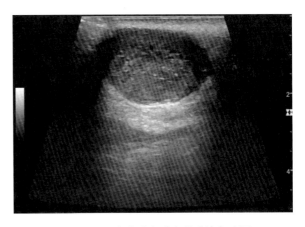

图 9-6-15 皮脂腺囊肿合并感染灰阶图
结节内回声不均匀,可见高低回声夹杂

(2)PW:低阻动脉频谱,RI<0.7。

【超声诊断与鉴别要点】

1. 超声诊断 表面皮肤稍隆起并有小黑点的囊性或囊实混合性肿块,典型者可见具有斜行蒂状低回声皮脂腺排泄管道声像。

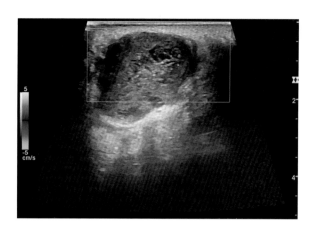

图 9-6-16 皮脂腺囊肿合并感染血流图
结节内无血流信号

2. 鉴别要点

（1）皮下脂肪瘤：位于皮下脂肪层内边界清晰等回声或稍高回声结节。

（2）皮下血管瘤：位于四肢皮下网络状或不规则混合回声区，加压后瘤体明显变形，有彩色血流信号。

（3）神经纤维瘤或神经鞘瘤：肿块一端或两端与神经相连，神经鞘瘤有包膜，典型表现为"鼠尾征"，可出现神经支配区域感觉异常或疼痛。

（4）表皮样囊肿：皮下无痛性肿块，典型者可呈分叶状或螺纹状。

【实验室及其他影像学检查】

1. 实验室检查 全身多发性皮脂腺囊肿者，可进行有关代谢和内分泌功能的检查。

2. 高频超声 为主要诊断方法，一般不需其他影像学检查。

【治疗方法】

一般在局麻下手术完整切除，必须不残留囊壁，否则易复发。

【思考题及测试题】

简述皮脂腺囊肿的发病机制。

（三）皮样囊肿

【概况及流行病学】

皮样囊肿（dermoid cyst）又称为囊性畸胎瘤，是胚胎期发育异常，外胚叶部分断裂，被埋在皮下而成。可发生在身体各部位，常见于皮下，以头皮、面部、颈部、背部、臀部、阴囊及骶部多见，面部好发于近中线，少数浅表肿块好发于眉梢或颅骨骨缝处，口腔部好发于口底和颏下区，颈部可发生在中线任何部位，最常见是在颈中线颏下部，且绝大多数位于舌骨上方。睾丸皮样囊肿属于成熟畸胎瘤，较少见，不到1%。好发于幼儿和青春期。少数可恶变。

【病理与病生改变】

大体上呈类圆形，表面光滑，与表面皮肤无粘连。睾丸皮样囊肿因囊内多为角质化物质或肉芽肿样炎症改变，囊内有淡黄色或棕色质软或较实的内容物。

镜下可见壁较厚，除鳞状上皮外，尚有真皮、不等量的皮下组织和皮肤附件，囊腔内为脱落的上皮细胞、皮脂腺、汗腺以及毛发、偶尔可包含牙齿或神经等组织构成。

【临床表现】

囊肿多单发，生长缓慢，多柔软而有波动感，一般无自觉症状。

【超声表现】

1. 灰阶超声

（1）部位：位于皮下或骨缝间。

（2）大小：不一。

（3）形态：呈圆形、椭圆形、不规则形，随探头挤压、发声或吞咽可变形。

（4）边界：壁较厚，完整，边界清，可见包膜反射光带。

（5）回声及内部结构：内部回声可因囊肿内容物构成的成分不同而有所差异，回声多杂乱（图9-6-17）。如囊内物为均匀的液体，表现为一致性液性暗区，也可表现为伴强弱不一的散在性点状回声，部分为"脂液分层"结构；如囊内液体包裹囊壁脱落物者，则表现为团块状强回声被液性暗区所包绕；另外部分囊肿内可出现钙化。睾丸皮样囊肿声像图较特殊，可不呈囊性，而呈实质性低回声或"靶环征"。

（6）后方回声：多数可增强。

2. 多普勒超声 囊肿内无明显血流信号。囊肿破裂形成肉芽肿后，可见血流信号。

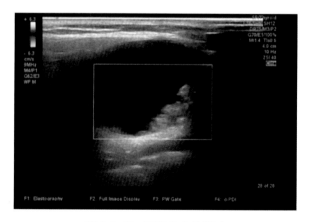

图 9-6-17 眉梢处皮样囊肿
无回声肿块内可见高回声团

【超声诊断与鉴别要点】

1. 诊断要点　厚壁圆形或椭圆形低或无回声肿块,可见散在分布、强弱不等的光点及高回声光团,甚至呈翻滚样。

2. 鉴别要点　需与表皮样囊肿等鉴别。

【实验室及其他影像学检查】

对于骨缝间生长的皮样囊肿,因常与骨膜相连,超声检查仅能探及囊肿的一部分,若需明确囊肿的侵犯范围,可联合 CT 或 MRI 检查。

CT 显示皮样囊肿为卵圆形、圆形不均匀低密度肿块,边界清,由于含有大量脂肪,CT 值很低,一般在 -20~80Hu,有时可有钙化呈混合密度影。增强扫描无明显强化。

【治疗方法】

可行手术完整切除。

【思考题及测试题】

浅表软组织皮样囊肿的超声表现及特点?

（四）鳃裂囊肿

【概况及流行病学】

鳃裂囊肿(branchial cleft cyst)属于先天性囊肿,又称颈淋巴上皮囊肿。可发生于任何年龄,常见于 20 ~ 50 岁,性别无差异。鳃裂囊肿癌变率极低。

【病理与病生改变】

正常情况下,鳃裂随着发育逐渐消失,如不消失且有液体滞留,则在出生后表现为鳃裂囊肿。

根据组织来源可分为 1~4 类,按位置又可分为上、中、下 3 组,上组位于腮腺区和下颌角以上,来自第 1 鳃裂;中组位于颈中上部,即位于胸锁乳突肌前缘舌骨水平或其上下,多来自第 2 鳃裂;下组则多位于颈根区,来自3、4鳃裂。

最多见第 2 鳃裂囊肿,其次为第 1 鳃裂来源,第 3、第 4 鳃裂来源比较少见。第 2 鳃裂囊肿常位于颈中上部,胸锁乳突肌上 1/3 前缘附近。

病理显示囊壁厚薄不等,外层多为纤维结缔组织,内层为复层鳞状上皮(来自鳃沟的外胚层)或假复层纤毛柱状上皮(来自咽囊的内胚层),立方上皮等,含有淋巴样组织;囊内为黄色或棕色、清亮、含或不含胆固醇的液体,而继发感染时,其内容物则较混浊,甚至可呈豆腐渣样。继发感染形成鳃裂瘘后可于瘘管周围发现淋巴细胞及浆细胞浸润。

【临床表现】

鳃裂囊肿常为单发,生长缓慢,表现为无痛性肿块,压之不变形,生长缓慢,多无自觉症状,触诊质软,有波动感,但无搏动。若继发感染,可伴发疼痛,并放射至腮腺区。鳃裂囊肿穿破后,可以经久不愈,形成鳃裂瘘。鳃裂畸形继发感染最为常见,若第 1 鳃裂畸形炎症波及面神经也可引起周围型面瘫。

【超声表现】

1. 灰阶超声

（1）部位:第 1 鳃裂囊肿多位于或嵌入腮腺内。第 2 鳃裂囊肿则多位于舌骨水平或其上下,下颌下腺后方、颈血管鞘浅面、胸锁乳突肌前缘,当增大至数厘米时,向后可延伸至胸锁乳突肌之下,颈动脉和颈内静脉的浅面,可使颈动脉鞘内结构向后内侧移位。

（2）形态:一般规则,呈椭圆形,少数有分叶,合并感染时呈不规则形。

（3）边界:囊壁多清晰光滑,较薄,反复感染时囊壁较厚,内壁毛糙。

（4）内部结构:多数为单腔,少数可有带状分隔。根据内部回声又可分为三型:

1）单纯囊性回声型:为无回声囊肿,提高增益可见内部云雾状改变(图 9-6-18)。

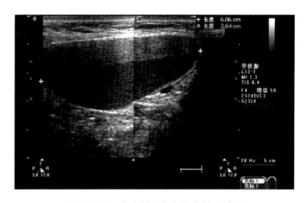

图 9-6-18　鳃裂囊肿单纯囊性回声型
无回声肿块,内部可呈云雾状回声

2）混合回声型:继发感染的囊肿,呈囊实性不均匀改变,可见分隔(图 9-6-19)。

3）实性低回声型:类似实质性低回声肿块,回声尚均匀,有时可见自深部向皮肤延伸的窦道样低或无回声改变,边界清晰,有时与深部囊肿并存(图9-6-20)。

（5）后方回声:大多可增强。

2. 彩色多普勒

（1）CDFI:囊肿内部无血流信号,合并感染时可见周边包绕样血流信号(图 9-6-21)。

（2）PW:一般可探及低阻动脉血流(RI < 0.7)。

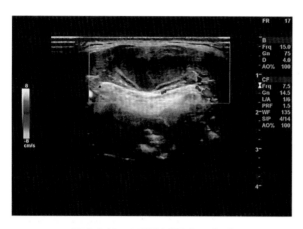

图 9-6-19　鳃裂囊肿混合回声型
可见低回声及无回声

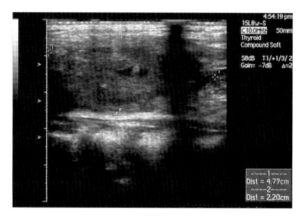

图 9-6-20　鳃裂囊肿实性团块型
肿块内呈不均匀低回声

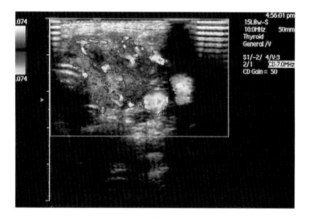

图 9-6-21　鳃裂囊肿实性团块型
血流丰富

【超声诊断与鉴别要点】

1. 超声诊断　颈侧区于腮腺内或胸锁乳突肌前缘及深面见囊性或混合性肿块。

2. 鉴别诊断

（1）腮腺乳头状淋巴囊腺瘤：又称沃辛瘤

（Warthin tumor），位于腮腺后下极实质内部，可表现为实性低回声类型，与第 1 鳃裂囊肿相似，但彩色多普勒显示瘤体内部较丰富的血流信号，可与鳃裂囊肿鉴别。

（2）腮腺混合瘤：实质低回声肿物，内部可见血流信号，但有明显囊性变时难以鉴别。

（3）淋巴管瘤：一般呈多房囊性，分隔较薄，病变范围较大或边界不清晰。

【实验室及其他影像学检查】

典型的鳃裂畸形高频超声即可诊断，但瘘口隐蔽的病例，仍需结合造影、CT、MRI 或内镜检查方可明确诊断。

CT 和 MRI：可清楚显示窦、瘘或囊性病变及其与周围组织的关系，特别是与周围血管、神经组织的位置关系；CT 表现为与胸锁乳突肌密切相邻的液性密度肿物，边界清楚，密度均匀，增强扫描可见边缘强化，囊壁薄而均匀。

【治疗方法】

1. 合并炎症感染者，需行抗感染及切开引流。

2. 完整切除是根治鳃裂囊肿的最好方法，但头颈部解剖结构复杂，神经血管丰富，手术难度大，若切除不彻底易导致复发。

【思考题及测试题】

描述鳃裂囊肿的解剖学发病部位。

（五）甲状舌管囊肿与瘘

【概况及流行病学】

甲状舌管囊肿（thyroglossal cyst）约占所有颈部良性肿瘤 70%，是一种先天发育性囊肿，源于甲状舌管残余上皮，感染破溃或手术切开后可形成瘘。可发生于任何年龄，大多数在儿童期被发现，一半以上病例发生于 5 岁以前。男女发病率基本相同。约 40% 病例并发感染。甲状舌管囊肿约有 10% 可伴发腺瘤，偶有癌变。

【病理与病生改变】

大体上囊壁较薄，多有完整包膜，囊内容物多为淡黄色黏液样或胶冻样物质，内含有蛋白质或胆固醇等。

镜下可见囊壁可衬有假复层纤毛柱状上皮，扁平上皮，复层鳞状上皮等上皮细胞，上皮内有丰富的淋巴组织，因甲状舌管为甲状腺发育过程中的行走路径，故囊壁有甲状腺组织。感染者可见炎性细胞。

【临床表现】

在颈部正中舌骨与甲状软骨之间多见，呈位置较固定的圆形肿块，表面光滑，边缘清楚，可随吞咽或伸舌运动而略有上下移动。近75%甲状舌管畸形表现为囊肿,约25%继发感染而形成瘘管。未发生感染时,与皮肤无粘连,无压痛。发生感染后,出现红肿、疼痛与压痛,自行溃破或切开引流后形成甲状舌管瘘,可排出混浊黏液,感染减轻或被控制后瘘口可暂时结痂闭合,但容易再次溃破,反复发生,经久不愈。儿童邻近舌根部的甲状舌管囊肿容易导致呼吸困难、咽部不适和吞咽困难等症状,凸入喉内的甲状舌管囊肿可导致声嘶和喘鸣,并更易导致呼吸困难。

【超声表现】

1. 灰阶超声

(1) 部位:可发生于舌根至胸骨上切迹之间的任何位置,好发于舌骨与甲状软骨之间。大多为中央型,位于颈部正中线,少数为偏心型,稍偏于颈部一侧。

(2) 形态:一般形态规则,少数分叶或呈哑铃形。

(3) 边界:大多清晰,若出现瘘,可探及由浅入深的索条状低回声结构,一端与肿物相连,另一端与皮肤相连。

(4) 内部结构:囊壁较薄,多为单房性,内为均匀无回声,少数间有分隔,因囊内分泌物不同及有无合并感染,而使其内部回声呈多样性,大致可分为4种类型:

1) 单纯囊性无回声,后方回声增强。

2) 囊内为稠密不一的细密点状回声,轻压探头可滚动,后方回声增强(图9-6-22)。

3) 囊内细密点状回声伴彗星尾征。

4) 囊内为近似实性回声,探头加压后点状回声可见轻微移动,后方回声增强不明显。

2. 彩色多普勒　一般囊内无血流信号,感染时可见少许条状或点状血流信号。

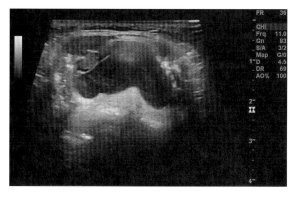

图9-6-22　甲状舌管囊肿
囊内见稠密不一的细密点状回声

【超声诊断与鉴别要点】

1. 超声诊断　颈前区中线处舌骨与甲状软骨之间的囊肿,逐渐增大,可随伸舌动作而上下移动。

2. 鉴别要点

(1) 鳃裂囊肿:多居于颈外侧胸锁乳突肌内侧,而甲状舌管囊肿主要病变位于舌盲孔与甲状腺之间,多分布在舌骨上下。

(2) 异位甲状腺:正常甲状腺区域可无甲状腺组织,肿块内回声与甲状腺实质相当,彩色多普勒可显示血流信号。

(3) 表皮样囊肿或皮样囊肿:与甲状舌管囊肿相比其形态较规则,一般呈椭圆形,内部回声较均匀,很少出现实质性结节。

(4) 颏下淋巴结炎:实质性低回声结节,可见淋巴结门及血流信号。

【实验室及其他影像学检查】

超声联合CT、MRI检查能较好显示甲状舌管囊肿的部位、形态、大小及与周围组织结构关系和判断其有无感染。

【治疗方法】

由于甲状舌管囊肿感染后,手术复杂和再发率将增加,一般以早期手术为宜。有感染者需要控制炎症后手术。

【思考题及测试题】

甲状舌管囊肿超声检查的关键点是什么?

(六) 血管瘤

【概况及流行病学】

血管瘤(hemangioma)多属先天性疾病,是以血管为主要构成的一组介于错构瘤畸形和真性肿瘤之间的疾病,一般生长局限并形成肿块,因此常被当做肿瘤。此病儿童多见,大部分在出生时已存在,约占所有良性软组织肿瘤7%。可发生于任何部位,半数以上发生在头颈部,其次是躯干或四肢,大多数血管瘤为单发,当为多发(伴或不伴有内脏相关病变)或累及身体较大范围时称为血管瘤病。尽管是良性病变,但体积可以很大且影响外观,如影响重要脏器则可致命。

【病理与病生改变】

血管瘤由大量新生血管构成,按照临床表现和累及血管口径可分为三种类型:

1. 毛细血管瘤　又称草莓状血管瘤,病变隆起于皮肤,直径数毫米至2~3cm,边界清楚,鲜红色或紫红色,加压不褪色,也不缩小。镜下可见病变位于真皮层,由增生的毛细血管扩张充血破裂而形成。

2. 海绵状血管瘤 最多见的类型,发生于浅表时又可称为葡萄酒痣,主要由薄壁扩张的大血管组成,也称静脉畸形,约占血管畸形40%。主要由胚胎发育过程中血管发育缺陷而导致。镜下可见扩张的薄壁大血管,管壁为扁平内皮细胞,囊内充满血液。

3. 蔓状血管瘤 又称动静脉性血管瘤,多发生于四肢,常由口径较大、壁较厚、扭曲的血管构成,呈藤蔓状或蚯蚓状凸起,其内可见动静脉,管壁薄厚不一,有动静脉吻合支形成,血管内血流缓慢,常伴有血栓形成、机化及钙化。

【临床表现】

生长缓慢,患者多因局部疼痛、肿胀就诊。较小的血管瘤可无疼痛。

临床症状根据不同类型的血管瘤而不同:

1. 毛细血管瘤 表现为皮下深红色凸起的结节,约70%病例在数月至数年内可自发消退。

2. 海绵状血管瘤 多发生于股四头肌,久站或多走时下肢有发胀感。位置较深,体积较大,边界多不清楚,可逐渐长大且多数不会自然消失;肌肉海绵状血管瘤常使该肌肥大、下垂,较深的大肿块内可出现血栓形成、溃疡和感染。

3. 蔓状血管瘤 好发于头颈部,其次是四肢。临床上可触及搏动性肿块,局部可闻及吹风样杂音,同时局部病灶组织明显扩张增大。

【超声表现】

1. 灰阶超声

(1)部位:位于皮下、肌肉之间或肌肉内。

(2)大小:不一。

(3)形态:不规则,肿物大者可有压缩性,当压迫肿物或当患者体位改变时,肿物回声可以增强、可以增大。

(4)边界:常不清。

(5)内部回声

1)毛细血管瘤:皮下体积多不大,边界清楚,近似实性高回声、低回声或高低混合回声结节,内部多不均匀。

2)海绵状血管瘤:混合性低回声团块,扩张的血管或血窦为形态、大小不一的液性暗区,典型者呈蜂窝状回声,扩张的血管或血窦内血流缓慢,可见血栓形成及静脉石(图9-6-23)。

3)蔓状血管瘤:瘤体形态多不规则,边界模糊,位于皮下或肌肉之间大小不等或相互交错的管道样结构,管壁清晰,内呈无回声。

(6)后方回声:一般增强。

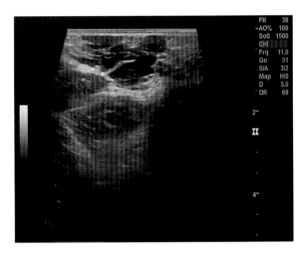

图 9-6-23 海绵状血管瘤
肿块内部呈蜂窝状

2. 彩色多普勒

(1)毛细血管瘤:一般可见丰富的动静脉血流,有时可见深部粗大的营养血管主干。

(2)海绵状血管瘤:无需加压即可出现丰富的彩色镶嵌的血流信号,以动脉性为主(图9-6-24)。

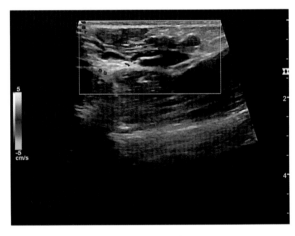

图 9-6-24 血管瘤
蜂窝状肿块内红蓝色血流信号

(3)蔓状血管瘤:当受压或改变体位时,肿物内血流信号也可以增多。

【超声诊断与鉴别要点】

1. 超声诊断 皮下或肌层内管状或蜂窝状高低混合回声,加压可变形,CDFI 显示管腔内充满血流信号。

2. 鉴别要点

(1)囊状淋巴管瘤:单房或细小蜂窝状多房样无回声,沿软组织间隙爬行生长,彩色多普勒显示无血流信号。

（2）急性淋巴管炎：皮下网格样低或无回声包绕高回声脂肪，呈"鹅卵石"样改变，彩色多普勒显示血供稀少。

【实验室及其他影像学检查】

1. 实验室检查 一些特殊血管瘤，可通过检测一些特殊的细胞标志物来分析是否存在细胞增殖旺盛、新生血管形成等现象。可检测蛋白质如增殖细胞核抗原（PCNA）和多种血管形成因子，后者包括血管内皮细胞生长因子（VEGF）、碱性成纤维细胞生长因子（bFGF）及它们的受体。

2. 其他影像学检查

（1）DSA：对于较大或较深的血管瘤，DSA 有助于发现血管瘤供血动脉与引流静脉，进行术前评估病变范围。

（2）MRI：适于深部组织或肌肉内进行检查。在 T_1WI 上表现为形态不规则、边界不清楚、信号比肌肉略高的肿块，毛细血管瘤和小的海绵状血管瘤 T_1WI 信号低或中等，T_2WI 为高信号，高于皮下脂肪，且病变形态和范围均比 T_1WI 清楚。T_1WI 有时也可见偏高信号，与脂肪成分有关，T_2WI 高信号是瘤内扩张的静脉、海绵状间隙内血液淤积及血栓形成所造成。MRI 三维重建体积测量有助于评价硬化剂治疗的疗效。

【治疗方法】

常用治疗方法包括血管内硬化治疗、激光治疗、弹力套保护和手术治疗等，其中血管内硬化治疗是较为新颖的治疗技术，现已常规推广，使用的硬化剂包括无水乙醇、聚多卡醇（聚桂醇）和博莱霉素（平阳霉素）等。

【思考题及测试题】

浅表血管瘤超声诊断检查的要点是什么？

（七）淋巴管瘤

【概况及流行病学】

淋巴管瘤（lymphangioma）大多属脉管畸形而非真性肿瘤，因淋巴系统与静脉系统间的循环障碍所致，约占所有脉管肿瘤 4%。可发生于任何年龄，甚至是宫内胎儿，最常见于儿童，成人少见。男女发病率相当。发生于成年人的病例，多与放射治疗或慢性淋巴水肿有关。发生于子宫内的胎儿淋巴管瘤则多具有 Turner 综合征，常发展为水肿并可导致胎儿死亡。

因颈静脉淋巴囊形成最早，体积最大，所以发生在颈部的囊状淋巴管瘤最常见。有些淋巴管瘤呈弥漫性和/或多中心性，这时被称之为淋巴管瘤病。Vegner 将淋巴管瘤分为 3 类：单纯性淋巴管瘤（毛细血管型）、海绵状淋巴管瘤、囊状淋巴管瘤（囊状水瘤）。

【病理与病生改变】

1. 大体

（1）单纯性淋巴管瘤：由扩张的不规则毛细淋巴管丛所组成，间质较少。

（2）海绵状淋巴管瘤：病变较弥漫，周界不清，切面呈海绵状。由较粗大的淋巴管生长成许多较小的多房腔隙组成，其内充满淋巴液，周围间质较多。

（3）囊状淋巴管瘤：由于淋巴管先天发育不全、错构，导致淋巴引流受阻所致，大体标本切面也呈海绵状，但囊腔大，可单房或多房，互相交通，囊壁薄，内有大量透明微黄色淋巴液，肿块可向周围浸润性生长，但不发生癌变。临床常见的淋巴管瘤多为混合类型，如果淋巴管瘤中混杂有血管瘤组织，则称为淋巴血管瘤。

2. 镜下 瘤腔内衬以单层扁平内皮细胞，囊状淋巴管瘤囊壁覆有内皮细胞，偶带有淋巴细胞及多少不等的纤维基质。

【临床表现】

淋巴管瘤可发生在身体含有淋巴组织的任何部位，常沿神经血管分布。约 95% 发生在颈部和腋窝，常单发，多表现为无痛性包块，颈前中线最多见。生长缓慢，边界不明显，质地柔软，无痛，推动时可有波动感。当肿瘤发生出血、感染和破裂，瘤体骤然增大时，张力增高，呈青紫色，可压迫周围器官产生相应症状。可侵及口底、咽喉或纵隔，压迫气管、食管引起呼吸窘迫和咽下困难，甚至危及生命。

【超声表现】

1. 灰阶超声

（1）部位

1）单纯性淋巴管瘤：位于皮下，突出皮肤表面。

2）海绵状淋巴管瘤：可位于皮下、黏膜下或肌肉间，多累及脂肪或肌肉组织。

3）囊性淋巴管瘤：常位于颈部后三角区，界限不清的包块。儿童患者可延伸至纵隔。易并发感染或发生囊内出血，可与周围组织粘连。

（2）形态和大小：形态多样，大小不一。

（3）边界：海绵状淋巴管瘤无包膜，边界不清晰。

（4）内部回声

1）单纯性淋巴管瘤：低回声，内可见网状细带分隔；若其位于皮肤浅层，突出皮肤表面，则超声仅表现为点状低回声凸起。

2）海绵状淋巴管瘤：呈蜂窝状或扭曲扩张的管道样结构，房腔相互连通。

3）囊性淋巴管瘤：典型特征为沿着疏松结缔组织间隙呈"潜行样"生长，肿块呈可压缩的薄壁囊性肿块，内部透声一般较好，合并出血时可见密集细点状回声，其间也可见多条纤细带状分隔（图9-6-25）。又可分为大囊型（多见）、微囊型和混合型。

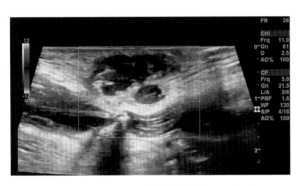

图9-6-25　颈部淋巴管囊肿（囊性淋巴管瘤）
肿块内透声不佳，可见分隔带

（5）后方回声增强。

2. 彩色多普勒　肿块周边及部分分隔内有少许短条状或斑点状静脉血流信号，探头加压后囊肿内可显示血流伪像，此为囊腔内淋巴液流动所致。

【超声诊断与鉴别要点】

1. 超声诊断要点　体表组织或疏松结缔组织间隙内蜂窝状囊性肿物，质软无痛，透光试验阳性有助于囊状淋巴管瘤的诊断。

2. 鉴别要点

（1）淋巴管瘤：单房或多房囊性肿块，彩色多普勒显示无血流。

（2）鳃裂囊肿：颈部胸锁乳突肌前缘单房、囊壁清晰的肿块，内见云雾状回声，无血流信号。

（3）甲状舌管囊肿：颈前区单房或多房无回声肿块，随吞咽运动而活动，一般无血流。

（4）血管瘤：皮下蜂窝状，可见低速血流信号。

（5）弥漫性神经纤维瘤：皮下多发低回声结节，有血流信号。

【实验室及其他影像学检查】

CT检查可判断肿瘤与血管、气管和食管的关系，对病变的范围判断较为明确，有利于术前评估。CT显示颈部或深部软组织部位或间隙多房性水样密度肿块。增强扫描其分隔和囊壁可增强，特别是合并感染或有手术史者增强更明显。

【治疗方法】

手术切除。

【思考题及测试题】

儿童和成人淋巴管瘤有什么异同？

三、实质性良性肿瘤

（一）脂肪瘤

【概况及流行病学】

脂肪瘤（lipomyoma）是一种由成熟脂肪细胞组成的成年人最常见的软组织良性肿瘤，约占所有软组织肿瘤50%。身体近心端多见，可单发或多发，多发性脂肪瘤常见于女性，多有家族背景，部分同时为神经纤维瘤病或多发性内分泌肿瘤患者。脂肪瘤可发生于任何年龄，好发于40~60岁男性，并多见于体型肥胖者，儿童少见。

【病理与病生改变】

1. 大体　脂肪瘤位于浅表或皮下者多有菲薄的纤维性包膜，呈球形、类圆形、结节形或分叶状，大小不一，直径多在5cm以下，平均3cm，超过10cm者罕见。切面呈淡黄色或黄色，质地柔软。

2. 镜下　由成熟的脂肪细胞组成，被纤维小梁分隔成大小不等的小叶，与周围正常脂肪组织类似。瘤细胞排列紧密，如富含血管称为血管脂肪瘤。脂肪瘤如发生供血不足或受到外伤时可以发生梗死、出血、钙化或囊性变等继发性改变。伴有炎症感染或外伤破裂后，可引起脂肪坏死和液化。在组织病理学上，可分几种亚型：

（1）纤维脂肪瘤：此型特点是成熟脂肪细胞间混杂有明显的成熟胶原纤维束或黏液胶原间质。主要发生在肢体远端。

（2）黏液脂肪瘤：此瘤以局灶明显黏液样变为特征，不应诊断为黏液样脂肪肉瘤。

（3）软骨样脂肪瘤：此型常发生在较深部位，其特点是具有胞质含糖原和脂质的嗜酸性和空泡状细胞，类似棕色脂肪细胞、脂肪母细胞和软骨母细胞。

（4）肌脂肪瘤：此瘤的特点是，由不同比例的成熟脂肪组织和分化好的平滑肌束混合构成。

（5）梭形细胞脂肪瘤：典型特点是发生在成人的肩部和颈后区，但也见于四肢、面部、躯干和肛门等处。

（6）多形性脂肪瘤：指在肿瘤内穿行的纤维分隔中含有核深染的多核细胞（似"花团状"）。如同梭形细胞脂肪瘤,该肿瘤最常见于肩部和颈后区。

（7）血管脂肪瘤:境界清楚的小肿瘤,发生于青春期后不久的年龄段,常有疼痛,且以多发为特点,其发生在皮下,最常见于躯干或四肢。血管成分常局限于肿瘤周边呈带状分布。

【临床表现】

大多表现为局部皮下缓慢生长的无痛性肿块,除肿块外几乎不引起任何症状。体检时可于皮下触及圆形或不规则肿块,质地软,活动度较好。因病程较长,生长缓慢,仅在肿瘤较大影响美容或伴有并发症时才引起关注。当肿瘤体积较大时,可压迫周围神经而引起疼痛。

【超声表现】

1. 灰阶超声　不同类型的脂肪瘤,声像图不一。

（1）部位:位于皮下脂肪层或肌肉筋膜表面。

（2）大小:3～5cm。

（3）形态:圆形或椭圆形,体积较大时可呈不规则形,其长轴与皮肤平行,长径与厚径的比值大于2。加压检查时,可轻度变形。

（4）边界:较清楚,一般呈清晰带状高回声,与周围脂肪分界明显,瘤体呈等回声时需要仔细观察包膜回声来识别瘤体;一些皮下脂肪瘤也可无包膜,肿瘤组织与皮下脂肪相延续。

（5）内部回声:程度差异较大,可呈高、等或低回声,较均匀一致。脂肪瘤回声主要与脂肪和结缔组织等成分之间的界面反射有关。脂肪越多,回声愈低;反之,回声愈强。血管脂肪瘤、纤维脂肪瘤多呈强回声,也可呈混合回声。位于较厚脂肪层内的较小瘤体一般显示高回声;体积较大的瘤体一般显示为低回声。

（6）后方回声:一般无明显变化。

2. 多普勒超声　一般瘤体内无血流信号或显示散在点状、条状血流信号（图9-6-26、图9-6-27）。

3. 超声弹性成像　显示肿块较软,压力式弹性成像评分为1分。

【超声诊断与鉴别要点】

1. 超声诊断要点　皮下或肌肉间边界清晰、圆形或椭圆形,高、等或低回声肿瘤,回声较均匀,肌间脂肪瘤内见平行分布的纤细条状分隔是特征性改变。

2. 鉴别要点

（1）表皮样囊肿:多由于外伤将部分皮肤附件带入真皮内形成植入性囊肿,皮肤无小孔,内容物为角质蛋白。

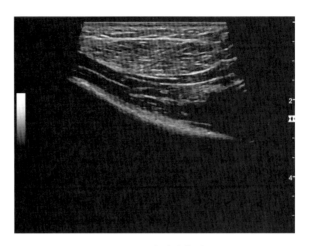

图9-6-26　脂肪瘤灰阶图
边界清晰稍高回声肿块

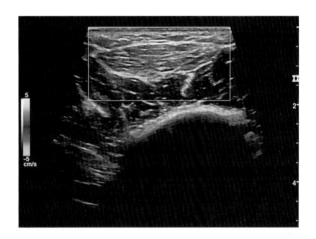

图9-6-27　脂肪瘤血流图
血流信号不丰富

（2）皮下神经纤维瘤:多发生在躯干或四肢近端皮下,皮肤多伴咖啡斑,数目可为单个,多为多发性。超声检查见皮下多个大小不等低回声结节,无包膜,结合体检多能鉴别。

（3）皮下血管瘤:位于皮下,可呈高回声或低回声,境界不清,有时可见钙化灶,彩色多普勒显示内部血流丰富。

【实验室及其他影像学检查】

1. CT　表现为均匀一致的低密度肿瘤,边缘清楚,CT值为-100～-30Hu之间,与周围正常脂肪组织相一致。

2. MRI　在T_1WI和T_2WI上均呈高信号,肿块周围可有一层较薄（<2mm）的低信号纤维性包膜,脂肪抑制序列信号减低。

【治疗方法】

无症状体征的脂肪瘤可以随访为主,有功能障碍或疼痛者可手术局部切除。

【病例分享】

1. 病例一 患者,女性,61岁,自述发现左乳外侧肿块2周,体查质软。

超声检查:左乳外侧浅层软组织内可见稍高回声实性包块,回声不均匀,边界清,似有包膜,内部呈典型"条纹样"及"羽毛样"改变,探头加压可见轻度变形,CDFI显示其内血流信号不丰富(图9-6-28)。

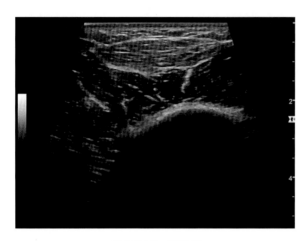

图9-6-28 脂肪瘤

超声诊断:脂肪瘤?

手术后病理结果:脂肪瘤

诊断要点:质软、边清软组织肿块,超声表现为内部条状高回声,与皮肤平行。

2. 病例二 患者,男性,35岁,自述躯干及四肢多发肿块数年,逐渐增大,偶有疼痛,触诊质软,轻压痛。

超声检查:右侧背部腰背部软组织内可见18mm×8mm×10mm稍高回声结节,边界不清,形态欠规则,内部回声尚均匀,CDFI显示其内血流信号

不明显(图9-6-29)。

超声诊断:软组织内多发高回声结节,考虑脂肪瘤。

病理结果(穿刺):(右侧腰背部肿块)符合脂肪瘤。

诊断要点:早期可见皮下软组织增厚,回声增强,逐渐过渡,中后期可见局限性杂乱低回声及高回声混杂,呈"鹅卵石"样改变。

(二)神经纤维瘤

【概况及流行病学】

神经纤维瘤(neurofibroma)指起源于神经鞘膜细胞的良性周围神经瘤样增生性病变,可累及多系统。神经轴索在肿瘤中心穿过,包绕神经生长。

本病可分为两种类型,一种是孤立性神经纤维瘤,无家族史;第二种是神经纤维瘤病,也称Von Recklinghuausen病,此型则有家族史。

神经纤维瘤病临床又分为两型,较常见的Ⅰ型(neurofibromatosis type1,NF1)主要累及周围神经,称为外周型神经纤维瘤病,是最常见的常染色体显性遗传性疾病。新生儿到老年均可发病,约1/3病例发生在13岁以前,可发生恶变。Ⅱ型神经纤维瘤病(neurofibromatosis type2,NF2)也称为中枢型或双侧性听神经纤维瘤病。

【病理与病生改变】

孤立性神经纤维瘤多表现为略隆起于皮肤的结节状肿块,境界清晰,但无包膜,常不能找到其原发的神经。

组织病理上神经纤维瘤病可分多发结节型、丛状型和弥漫型。

(1)多发结节型(局限性皮肤神经纤维瘤):

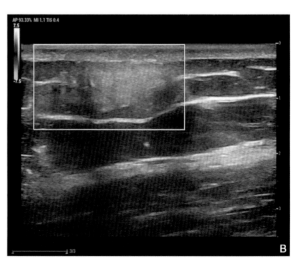

图9-6-29 脂肪瘤

是最常见的类型,可为孤立性病变,也可为多个病变。可发生在大神经干或小的皮神经,多为实性,边界相对清晰,无包膜。切面色泽是较为一致的灰白色或黄色,出血和囊性变少见;镜下由交织状排列的梭形细胞束组成,细胞边界不清。

(2)丛状型:大体上可在神经干及分支上见扭曲迂回、类似蠕虫样的肿块。镜下由迂曲、膨大的神经束组成,呈丛状或多结节状,间质多伴有黏液样变性。

(3)弥漫型:是一种在真皮内和皮下弥漫性生长的神经纤维瘤,病变为灰白色肿瘤组织,在皮肤及皮下软组织内沿结缔组织间隙弥漫性生长并包绕正常结构,同时病变内部常见大量扩张的血管。10%的患者伴有 NF1 型。

【临床表现】

1. 孤立性神经纤维瘤 多表现为略隆起于皮肤的结节状肿块,境界清晰,触诊形态规则、质韧,活动方向与神经干相垂直。

2. NF1 型 早期临床表现为皮肤上出现平整的色素性丘疹斑,随着时间推移,这些色素斑可增大及颜色变深,以腋窝或腹股沟处的皮肤出现(牛奶)咖啡斑、腋窝和腹股沟区的雀斑样褐色斑、虹膜的 Lisch 结节等特征性表现。

(1)多发结节型:常累及躯体真皮和皮下,可全身布满息肉状结节,多表现为略隆起于皮肤的结节状或息肉状肿块,缓慢性长,无痛性,能自由推动,直径多在 1~2cm。

(2)丛状型:较少见,常发生于儿童,好发于头颈部,也可发生于四肢和躯干,多累及大神经,特别是神经丛。几乎均发生于伴有 NF1 的患者,并有恶变的倾向。

(3)弥漫型:好发于儿童和青年人,多发生在头颈部,其次为躯干和四肢,表现为皮肤表面斑块状隆起。位于头颈部尤以眼睑处的肿块常较小,而位于躯干和四肢的肿块常超过 5cm,病变边界不清。

3. NF2 型 特点是在中枢神经系统出现各种肿瘤,常见的是双侧听神经瘤。

【超声表现】

1. 孤立性神经纤维瘤 可分两种类型。

(1)皮肤结节型:皮下椭圆形、均匀性低回声结节,边界清晰,内部血流信号丰富(图 9-6-30、图 9-6-31)。

(2)神经干融入型:外形规则低回声结节,两端显示低回声神经干,且神经干融入甚至穿行于结节内,内部可见较丰富的血流信号。

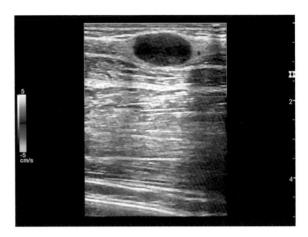

图 9-6-30 神经纤维瘤(皮肤结节型)
结节边界清晰,内部回声均匀

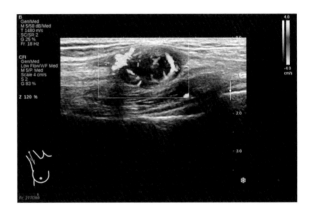

图 9-6-31 腋下神经纤维瘤(皮肤结节型)
血流丰富

2. NF1 型 分为多发结节型、丛状型和弥漫型 3 种类型,CDFI:部分神经纤维瘤血流丰富。

(1)多发结节型:皮下多发性低回声结节,边界清晰,呈圆形、卵圆形,可发生囊性变。

(2)丛状型:"珠样"排列的低回声结节,中间有神经干相连(图 9-6-32)。

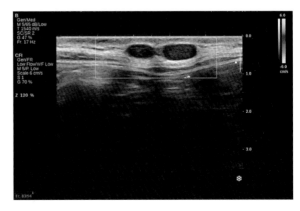

图 9-6-32 神经纤维瘤(丛状型)

（3）弥漫型：病变区皮肤及皮下脂肪层明显增厚，回声弥漫性增高，典型表现为高低回声间杂有序的"羽毛状"排列或欠规整的"鱼鳞状"排列，病变区域可见丰富血流信号伴局部血管瘤样扩张。

【超声诊断与鉴别要点】

1. 超声诊断要点 皮下多发性卵圆形低回声结节；丛状型串珠样排列低回声结节及弥漫型内部回声的"羽毛状"或"鱼鳞状"改变是 NF1（弥漫型）的特征。

2. 鉴别要点

（1）神经鞘瘤：肿块两端与神经相连。

（2）脂肪瘤：肿瘤内部可见横行带状高回声，一般无血流信号。

（3）血管瘤：皮肤表面为紫色红色或无颜色改变，内部回声表现为杂乱管状无回声，血流方向也无明显规律。

【实验室及其他影像学检查】

1. 实验室检查 无特殊指标。

2. 其他影像学检查 超声在定位方面有优势，也可结合 CT、MRI 进行定性诊断。

（1）CT：病灶为低密度，增强扫描呈不均匀性强化。有利于观察病灶内部的细微结构、周围骨质情况以及显示对邻近脏器的压迫和侵犯情况。

（2）MRI：呈等长 T_1、等长 T_2 信号，增强扫描可呈不均匀高增强。部分见"靶征"，表现为 T_2WI 周围高信号，中央为低信号，后者是由于致密的胶原及纤维性成分所致。

【治疗方法】

手术切除。

【思考题及测试题】

超声扫查拟诊神经纤维瘤时应注意哪些方面？

【病例分享】

患者，男，47 岁。自述偶然扪及左侧胸壁、左腰背部、右侧头颅及会阴部皮下脂肪层内多个结节，体查质韧。

超声检查：胸壁、背部等多处软组织内可见多个低回声结节，边界清，形态规则，内部回声均匀，部分结节内见点状血流信号（图 9-6-33）。

超声诊断：软组织多发非均质结节，考虑良性病变。

病理结果（手术切除）：神经纤维瘤。

诊断要点：多发结节型神经纤维瘤可见皮下椭圆形均匀低回声结节，境界清楚，血流信号稀少，无明显临床症状。

（三）神经鞘瘤

【概况及流行病学】

神经鞘瘤（neurilemmoma）又称施万细胞瘤，是神经纤维成分局限性或弥漫性增生所形成的肿瘤，是人体少数几种有真包膜的肿瘤。可发生于任何年龄，多见于 30~50 岁中青年，无明显性别差异，但发生于中枢神经系统则以女性多见。好发于头颈部和四肢的屈侧面。多为散发性（90%），10%伴发综合征，如 Ⅱ 型神经纤维瘤病（3%）、神经鞘瘤病（2%）、多发性脑膜瘤（5%）和 Ⅰ 型神经纤维瘤病（极少）。

【病理与病生改变】

大体呈球形至卵圆形，表面光滑，包膜完整，包膜来自于神经束膜和神经外膜组织。切面灰白色与灰黄色，体积较大的常可见出血、囊性变。

镜下常见两种不同结构，Antoni 称之为 A 区和 B 区。A 区细胞丰富，由梭形细胞排列呈栅栏状或器官样结构（Verocay 小体），体积较小的肿瘤几乎全部由 A 区构成。B 区的肿瘤细胞被大量水肿液分隔，可形成囊性区。偶尔可见孤立的、奇异型核深染细胞。

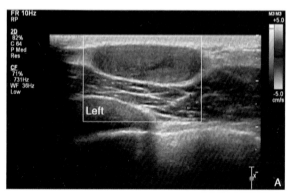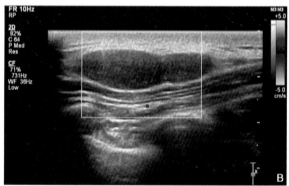

图 9-6-33　神经纤维瘤

A.神经纤维瘤，皮下低回声结节，内部均匀，血流不丰富；B.皮下低回声结节，内部均匀，少许点状血流信号

【临床表现】

多数病例表现为孤立性缓慢生长肿块,形状为圆形,硬度中等或有弹性,较小的肿瘤可无症状,较大者因累及神经而引起麻痹或疼痛,并沿神经走向放射。多发者可沿神经干排列或分布于神经干不同节段。累及较小的神经时,除接触点之外可自由推动。

【超声表现】

1. 灰阶超声

(1) 部位:沿神经干分布或不同神经干节段之间,呈偏心性生长。

(2) 数目:多为单发,少数为多发性,可连续排列,亦可不连续分布于同一神经干。

(3) 形态与边界:多呈圆形或分叶状,周围有清晰高回声包膜,边缘光滑,肿瘤移动性好。除了与神经相连的被膜处,神经鞘瘤内无轴索存在,肿瘤周边包膜内常见受压变平的起源神经,但不穿入肿瘤实质。

(4) 内部回声:多数为低回声,少数表现为近似无回声,多均匀一致。瘤体两端可见神经干紧密相连,多数能见到瘤体两端与神经干之间三角形强回声区(图9-6-34)。

(5) 内部结构:少数瘤体内合并囊性变,表现为病灶内大小不等的无回声区,边界清晰;瘤体变性坏死时,呈不均质性混合回声,但边界清晰,位于神经干走行区。

(6) 后方回声:增强或无明显变化。

2. 彩色多普勒　瘤体内稀少点状血流信号或无血流,少数为较丰富血流。瘤体内部及边缘频谱为动脉性为主,RI为0.54~0.81。

【超声诊断与鉴别要点】

1. 超声诊断要点　沿神经干单发或多发边界

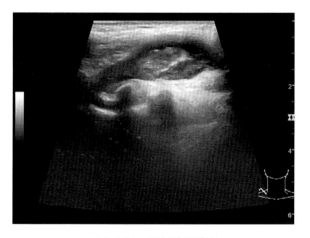

图9-6-34　颈部神经鞘瘤
瘤体两端可见神经干紧密相连

清晰的肿瘤,病灶两端与神经相连并显示两端高回声三角是诊断关键。

2. 鉴别要点　声像图上与神经纤维瘤很相似,鉴别较困难,以下几点可供参考:

(1) 神经鞘瘤呈偏心生长,有完整包膜,易发生囊性变,血流信号丰富,极少发生恶变。

(2) 神经纤维瘤呈中心性生长,多无明显包膜,囊性变少见,血流不丰富,可发生恶变。

【实验室及其他影像学检查】

1. 实验室检查　无特殊。

2. 其他影像学检查

(1) CT:均匀低密度肿块,增强后多数明显强化,囊变及坏死区一般无强化。

(2) MRI:T_1WI为等信号,T_2WI为高信号,囊变及坏死区在T_2WI为显著高信号。

【治疗方法】

完整切除肿瘤,注意保留神经。

【思考题及测试题】

神经鞘瘤的超声特点是什么?与神经纤维瘤在超声表现上有什么区别?

四、实质性恶性肿瘤

(一) 脂肪肉瘤

【概况及流行病学】

脂肪肉瘤(liposarcoma)是成人最常见的软组织肉瘤,由分化程度及异型程度不等的脂肪细胞所组成,可发生于全身各处,以下肢深部软组织和腹膜后最好发。好发于40~60岁,极少见于儿童,男女发病率相似。

【病理与病生改变】

1. 大体　边界清楚,切面褐色、胶冻状;高级别的肿瘤可呈肉褐色。黏液样脂肪肉瘤周围可见包膜。

2. 镜下　低倍镜下呈分叶状,小叶周边细胞较丰富,肿瘤由幼稚间叶细胞与不同分化的脂肪母细胞构成,间质以丰富的分支状毛细血管网及黏液基质为主要特征,部分黏液可形成大的黏液湖,类似淋巴管瘤或"肺水肿"样间质。瘤细胞无明显多形性,核分裂象少见。

Enzinger和Winslow将脂肪肉瘤分为4型:黏液样、圆细胞型、高分化型和多形性,部分呈混合型。

(1) 黏液样:最常见,好发于下肢,尤其是大腿。镜下,其分裂象极少或全无,以含有不同分化阶段的增生脂肪母细胞、明显交织的毛细血管网,富含对透明质酸敏感的酸性黏多糖的黏液样基质为特征。含有细致的薄壁血管网是黏液样脂肪肉瘤与其他黏液样肿瘤相鉴别的重要特征。

（2）圆细胞型：肿瘤细胞体积小，有清楚的嗜酸性胞质，核分裂象比黏液样脂肪肉瘤更为常见，但血管网却不太明显。

（3）高分化型：多为非典型性脂肪瘤性肿瘤，部分可合并混合型黏液样脂肪肉瘤或平滑肌束，也有些病例中有大量中性粒细胞或淋巴浆细胞浸润，称为炎症性脂肪肉瘤和富于淋巴细胞的脂肪肉瘤。

（4）多形性脂肪肉瘤：多形性脂肪肉瘤是一种细胞高度丰富的低分化肿瘤，含有大量瘤巨细胞，部分细胞有脂肪母细胞的特点。常见分裂象和局灶坏死。

【临床表现】

多为偶然发现四肢深部肌间隙内、后颈部、上背部和肩部，缓慢生长的无痛性包块，通常体积较大，最常发生于大腿。

【超声表现】

1. 灰阶超声

（1）部位：深部软组织肌间隙内。

（2）大小：一般体积巨大，长径常达10cm以上。

（3）形态：因周边肌肉压迫，外形呈椭圆形。

（4）边界：瘤体一般边界清晰、规则，肿瘤对邻近的大血管、神经等结构均有明显的推压移位，无包绕征象。

（5）回声：内部回声较杂乱，可有高回声分隔，厚度不均匀，可夹杂散在裂隙样低回声。继发变性时可见结节样或片状不规则低回声（图9-6-35）。

（6）后方回声：可无变化或轻度衰减。

2. 彩色多普勒 散在点状或穿行条状血流

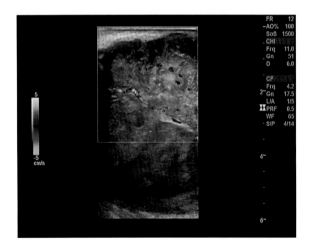

图9-6-35 黏液样脂肪肉瘤
肿块内回声不均匀，可见内血管穿行

信号。

【超声诊断与鉴别要点】

1. 超声诊断 四肢（尤其是大腿）、臀部、躯干肌间、包膜清晰的巨大混合性回声肿块，发现血流信号有助于诊断。

2. 鉴别要点

（1）脂肪瘤：一般位于躯干皮下，少数位于深部肌间隙，肿物偏小，回声均匀，质地偏软，后方可存在声衰减，一般无血流。

（2）肌间隙伴有变性的神经鞘瘤：肿物较小，两端可见与神经干相连的三角形高回声，肿物外形规整，内呈低回声，可见囊性变。

【实验室及其他影像学检查】

1. 实验室检查 无特殊。

2. 其他影像学检查

（1）CT：巨大、边清、多结节的肌肉间肿块，因含水成分较多，呈明显低密度。

（2）MRI：与肿块内组织学构成和分化程度有关。在T_1WI呈略低信号或等信号，在T_2WI则呈比较均匀的高信号。

【治疗方法】

手术完整切除，但较容易复发而需多次手术。

【思考题及测试题】

哪些超声征象使得诊断首先考虑脂肪肉瘤？

（二）纤维肉瘤

【概况及流行病学】

纤维肉瘤（fibrosarcoma）是一种原发于成纤维细胞的低度恶性肿瘤，呈侵袭性生长，可能与遗传、皮肤外伤、放疗等有关，属于一种全身性疾病，较为少见。肿瘤可发生于表浅或深部结缔组织，越表浅者分化越好、预后也越好。可发生于任何年龄。可分为三种类型：①儿童型纤维肉瘤，几乎均发生在1岁以内，36%～80%为先天性，男性多见。预后好于成人型。诊断时年龄<5岁者有较高的复发率，但远处转移率仅有7%～8%，≥10岁者转移率与成人相近。②年龄>5岁者，则称为成人型，以中老年多见，好发于30～70岁，男性多于女性。可远处转移至肺和骨。③硬化性上皮样纤维肉瘤，形态类似浸润性癌，部分有坏死和骨侵犯，局部复发率和远处转移率高。

【病理与病生改变】

1. 大体 肿物切面灰白色，鱼肉状，常伴出血、坏死。婴儿型肿物大小从1～2cm到占据整个肢体，与周围分界不清；成人型肿物呈结节状，边界一般较清。

2. **镜下** 分裂象增多和细胞显著丰富与转移率增加有关。婴儿型肿瘤呈侵袭性生长,瘤细胞丰富、较一致,胞质少,呈束状,交叉排列呈"鲱鱼骨"样排列。成人型肿瘤主要由梭形细胞构成,瘤细胞排列纵横交错,常出现具有特征性的"人字形"或"鱼骨样""羽毛状"排列。硬化性上皮样纤维肉瘤在致密的玻璃样变纤维间质中,有较小的圆形或卵圆形细胞。

【临床表现】

纤维肉瘤多见于四肢软组织,生长可快可慢,多为局部缓慢生长的孤立无痛性肿块,就诊时较大者侵犯肌肉,甚至深达骨骼,可引起疼痛和神经压迫症状。可发生远处转移。

【超声表现】

1. 灰阶超声

(1)部位:四肢筋膜下或肌肉内。

(2)大小:体积一般较大。

(3)边界:境界清晰或不清晰。

(4)内部回声:较均匀的低回声,也可呈不均质低或混合回声,后者内可见不规则条带状强弱回声相间隔,以及边缘不连续的强回声带,周边可有环状低回声,这是因为肿瘤细胞区域常为弱回声,而纤维组织分隔常为强回声,两者弱强相间排列;侵犯骨骼时,可见骨质破坏。

(5)后方回声:可增强或无变化,与肿瘤内纤维成分多少有关系,纤维成分少,后方回声增强;反之,后方回声改变就不明显(图9-6-36、图9-6-37)。

2. 彩色多普勒

(1)CDFI:一般丰富,以Adler2、3级为主,分布较杂乱,少数仅见点状血流或无血流。

(2)PW:多为动脉性高阻力频谱。

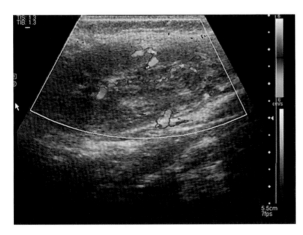

图 9-6-36 纤维肉瘤血流图
灰阶显示肿块内纤维成分多,回声高,血流信号丰富

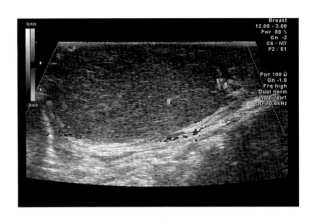

图 9-6-37 纤维肉瘤血流图
灰阶图显示肿块纤维成分少,回声低而均匀,血流信号稍丰富

【超声诊断与鉴别要点】

1. 超声诊断 四肢筋膜下软组织内体积较大肿块,不均质低回声并血流丰富是超声诊断要点。

2. 鉴别要点

(1)黏液性脂肪肉瘤:多位于四肢深部肌肉间隙内。

(2)神经鞘瘤:多位于深层肌肉间隙,沿神经干走行,与神经关系密切。

(3)肌肉筋膜纤维瘤病和其他肉瘤:组织学、免疫组织化学和超微结构检查。

(4)纤维瘤病:可局部浸润,一般不发生远处转移。

【实验室及其他影像学检查】

1. 实验室检查 无特殊。

2. 其他影像学检查 不具特异性,其表现与其他恶性软组织肿瘤相似,较容易确定范围但较难做出定性。

【治疗方法】

根治性切除,对于高度恶性者辅以化疗。

(三)未分化肉瘤

【概况及流行病学】

2013年版WHO软组织肿瘤分类根据肉瘤分化程度分为分化或未分类肉瘤,未分化肉瘤(undifferentiated sarcoma)是除梭形细胞肉瘤、多形性肉瘤、小圆细胞性肉瘤和具有上皮样形态的软组织肉瘤外难以确定的类型。未分化肉瘤相对少见,占20%,具体病因不明,约25%的病例与放疗相关。多发生在50~70岁中老年人,男性多见,极少发生于儿童。

【病理与病生改变】

大体:呈结节状或分叶状,直径5~10cm。切面呈灰白色、灰黄色或灰红色,常见出血、坏死、黏液变性或囊性变。

镜下:根据瘤细胞的组织学形态,可分为梭形细胞未分化肉瘤、多形性未分化肉瘤、小圆细胞未分化肉瘤和上皮样未分化肉瘤。其中多形性未分化肉瘤以往也称为恶性纤维组织细胞瘤,镜下由明显异型的梭形细胞和多形性细胞混合组成,无特异性的排列方式,但常可见条束状、交织状或席纹状排列。

【临床表现】

临床表现为深层逐渐生长的球形肿块,可发生于任何部位,绝大多数病例发生于四肢、躯干(包括盆腔和腹膜后)和头颈部软组织内,一般生长缓慢,也可生长迅速或在近期内明显增大,可伴有或不伴有疼痛感。

【超声表现】

1. 灰阶超声

(1)部位:皮下软组织内。

(2)大小:5~10cm。

(3)形态与边界:边界一般较清晰。

(4)内部回声:较均匀低回声,肿瘤坏死时常混有点片状强回声。

(5)后方回声:无变化或液化时可增强。

2. 彩色多普勒

(1)血流信号丰富

(2)高阻动脉频谱

【超声诊断与鉴别要点】

1. 超声诊断要点 软组织内较大肿块,常伴出血坏死或囊性变。

2. 鉴别诊断 常与肌肉内黏液瘤、黏液性脂肪肉瘤、多形性横纹肌肉瘤相似,难以鉴别,确诊依靠活检。

【实验室及其他影像学检查】

CT、MRI 有助于在术前确定肿瘤的范围,便于临床分期,并可术后监控早期复发。

1. CT 分叶状软组织肿块,密度与肌肉相近,肿块中央可因黏液变性、陈旧性出血、坏死而呈低密度。

2. MRI T_1WI 显示肿块呈低至中信号,与肌肉相近,T_2WI 显示肿块呈中至高信号。

【治疗方法】

应采取包括手术、化疗或放疗等在内的综合性治疗。

(四)软组织转移瘤

【概况及流行病学】

软组织转移瘤较原发性恶性肿瘤少见,但有恶性肿瘤病史,任何内部脏器肿瘤都可转移至远处软组织,极少数转移瘤找不到原发病灶。

转移途径主要有四种方式:皮下的恶性病变直接侵及;经淋巴系统扩散;经血流播散;手术种植。以血流播散最常见。

【病理与病生改变】

与原发病灶类型相关。

【临床表现】

表现为软组织内肿瘤,大多可找到原发病灶。

【超声表现】

1. 灰阶超声

(1)部位:多发生在皮下或肌肉内。

(2)大小:大小不一。

(3)形态与边界:形态不一,与原发病变有关。圆形或椭圆形,边缘多呈毛刺状,部分呈分叶状,深部呈浸润性改变,与周边组织分界清晰或不清晰。

(4)内部回声:低回声或中等回声,强弱分布不均匀(图 9-6-38、图 9-6-39)。

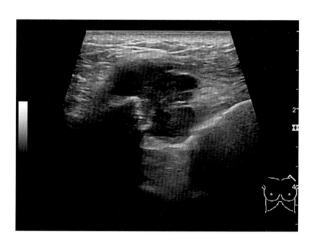

图 9-6-38 乳腺癌胸壁转移癌
灰阶图显示形态不规则,回声不均匀

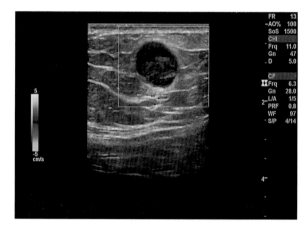

图 9-6-39 乳腺癌胸壁转移癌
血流信号不丰富

（5）后方回声：衰减或增强。

2. 彩色多普勒

（1）CDFI：大多血流丰富，可见呈"湖泊样"分布，可见深部粗大滋养血管。

（2）高阻动脉血流，RI>0.7。

【超声诊断与鉴别要点】

1. 超声诊断要点 软组织内边界清楚或不清楚肿块，形态规则或分叶。

2. 鉴别诊断 应与原发性软组织肿瘤相鉴别。转移肿瘤可找到原发病灶，确诊靠活检。

【实验室及其他影像学检查】

PET-CT：作为一种集全身解剖结构及功能代谢于一体的全身显像方式，在转移癌诊断中有一定的优势。CT、MRI也为可选择的方法。

【治疗方法】

手术切除或结合放化疗。

【思考题及测试题】

软组织转移瘤有哪些超声表现或特征？

【病例分享】

患者，男，56岁。右肺癌术后1年余，右侧胸壁沿切口处扪及多个肿块。

超声检查：右侧胸壁沿切口下方肌层内可及四个低回声结节，大小分别约2.4cm×1.4cm、1.5cm×0.9cm、1.9cm×1.7cm、1.2cm×0.6cm；另脂肪层内可及一低回声结节，大小约0.5cm×0.3cm；切口下方引流管处可及一低回声区，大小约3.0cm×1.3cm。超声表现：结节边界清，形态椭圆或长条不规则形，内部回声低，CDFI显示病灶周边血流信号（图9-6-40）。

超声诊断：软组织内多发非均质实性结节，考虑转移瘤。

粗针穿刺病理结果：结合病史及免疫组化结果，符合转移性肺腺癌。

诊断要点：结合病史，超声图多为低回声实性肿块，形态呈类圆或不规则形，血流信号多丰富。

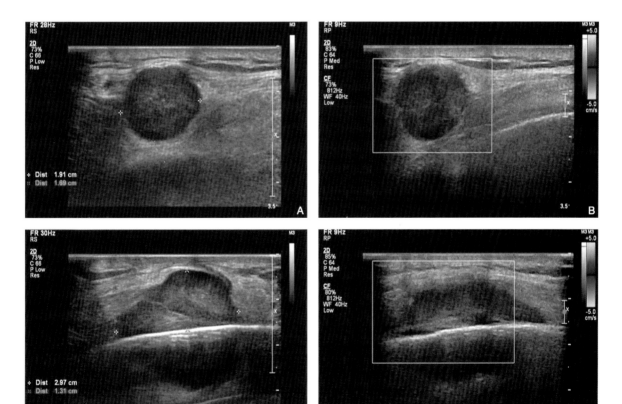

图9-6-40　右侧胸壁低回声结节

A.常规灰阶图：形态呈类圆形，边界清，内部回声不均匀；B.血流图：肿块内部血流信号不丰富；C.常规超声：切口下方非均质肿块灰阶图显示形态不规则，回声不均匀；D.血流图：切口下方肿块周边可见少许条状血流信号

五、其他病变

（一）血管球瘤

【概况及流行病学】

血管球瘤（glomus tumor）又名球状血管瘤，是一种发生于血管球的少见的血管性错构瘤，有丰富神经纤维支配并具有调节温度功能，约占软组织肿瘤的 1.6%。好发于指（趾）甲下，约 75% 发生于手部，也有发生于骶尾部尾骨体。指（趾）甲下的病变一般都有大量的神经纤维，易出现剧烈疼痛；大多为良性，极少数可恶变。可见于任何年龄，以成人多见，甲下型血管球瘤好发于青壮年女性。儿童血管球瘤具有多发、易浸润的特点。

【病理与病生改变】

1. 大体 边界清楚，有完整包膜，灰白、灰红色，质软。

2. 镜下 三种类型：实体型、血管瘤型和黏液型。一般由衬覆正常内皮细胞的血管和环绕于血管周围的密集增生的圆形或立方形"上皮样"细胞组成，细胞核呈圆形，胞质嗜酸性。电镜观察，瘤细胞呈现平滑肌细胞而非周细胞的特点。恶变者瘤内细胞核有明显异形性并有不同程度分裂活性，核分裂象每 50 个高倍视野下 >5 个。

【临床表现】

临床上多为单发，体积较小，表现为发作性疼痛，并从患处向外放射，典型表现为间歇性剧痛、难以忍受的触痛和疼痛有冷敏感性的"三联征"。指甲下和甲床下可见紫蓝色或者紫红色斑点、指甲粗糙感。

【超声表现】

1. 灰阶超声

（1）部位：瘤体位于指甲下或甲床皮下，深部与指骨表面毗邻。

（2）大小：一般 1cm 左右。

（3）形态：多呈椭圆形。

（4）边界：清晰。

（5）内部回声：实性低回声为主，较均匀或不均匀。

（6）后方回声：一般稍增强。

2. 彩色多普勒

（1）CDFI：瘤体内部多可探及丰富血流信号，呈"火球状"分布。少数血供稀少。

（2）PW：多为低阻力动脉频谱（图 9-6-41、图 9-6-42）。

【超声诊断与鉴别要点】

1. 诊断要点 指甲或甲床下边界清晰的椭圆

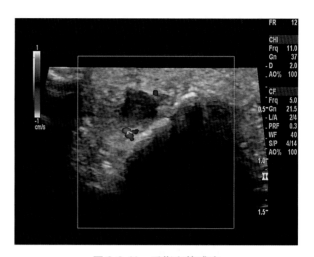

图 9-6-41 手指血管球瘤
肿块内部回声不均匀

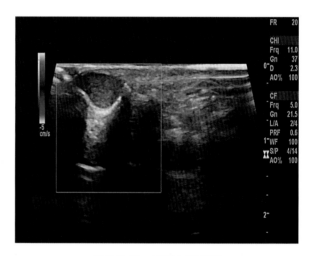

图 9-6-42 手指血管球瘤
肿块后方回声明显增强，少许血流

形实性低回声结节。

2. 鉴别要点

（1）腱鞘巨细胞瘤：指骨旁无痛结节，多见于掌面。超声显示为不规则、无包膜低回声结节，可见少许血流信号。

（2）腱鞘囊肿：指骨旁无痛性结节，有囊性感，超声表现为水滴样或不规则形无回声结节。

（3）神经纤维瘤：声像图表现多样，无包膜。

【实验室及其他影像学检查】

1. 实验室检查 血管球瘤的免疫表型存在变异性，均表达 SMA 钙结合蛋白（h-caldesmon）、vimentin 和 IV 型胶原（collagen IV）。恶性者 vimentin 的表达强于良性者；相反，良性者肌动蛋白（actin）和肌球蛋白（myosin）的表达强于恶性者；而 *p53*、*CD34* 的表达常与生物侵袭性有关；*Bcl-2* 常表达于良性恶变者，而 CK EMA S-100 蛋白等常为阴性。

2. 其他影像学检查 根据典型临床特征及高频超声基本能诊断血管球瘤,X线、CT和MRI也有一定的特征性改变。

（1）X线:典型表现为指节缘处可见弧状压迹、骨体稍变形,相应软组织增厚、密度增高,骨质未见破坏。部分患者可为阴性。

（2）CT:甲下软组织密度的非特异性肿块,增强扫描后多呈明显均匀强化。

（3）MRI:由于瘤内具有较多毛细血管和扩张的小静脉,少有脂肪组织和纤维组织结构,因此信号均匀,T_2WI常显示为同质性高信号。

【治疗方法】

目前尚无药物、物理治疗可缓解症状。良恶性血管球瘤公认的最佳方法是手术完整切除肿瘤及其包膜。

【思考题及测试题】

血管球瘤需和哪些疾病鉴别?

（二）颈动脉体瘤

【概况及流行病学】

颈动脉体瘤（carotid body tumor）是原发于颈动脉体的一种化学感受器实质性肿瘤,来自非嗜铬副神经节瘤组织,也称为颈动脉体副神经瘤,由Marchand于1891年首先报道。目前认为本病发病原因是慢性缺氧导致体内血液成分改变,刺激颈动脉体,使其代偿性增生,最终形成肿瘤。临床上较少见,发病高峰为40~50岁,多为单发,双侧发病者占5%~20%,也可为多中心源性。10%~50%具有家族性,是一种外显率与年龄相关的常染色体疾病;非遗传性患者中,女性占绝大多数,而遗传性患者中性别差异无显著性。5%~10%的病例可发生恶变,其较常见的转移方式为区域淋巴结转移,亦可远处转移。

【病理与病生改变】

1. 大体 呈边界清楚,无真包膜,有时在肿瘤的外表可见血管压迹,质地韧,切面呈实性、灰红、灰褐或灰白色,有时可见出血或囊性变。

根据肿瘤与血管的关系,Shamblin分级法可分为三级:

Ⅰ级:占26%,颈动脉体瘤体积较小,与颈动脉粘连极少,手术切除较为容易。

Ⅱ级:占46%,颈动脉体瘤体积较大,与颈动脉粘连较多。瘤体可被切除,但手术中可能需要临时性颈动脉内转流。

Ⅲ级:占27%,颈动脉体瘤体积巨大,瘤体将颈动脉完全包裹,手术常常需颈动脉切除和血管移植。

2. 镜下 肿瘤周围有一层纤维性假包膜,部分区域包膜不连续,形成肿瘤浸润包膜的假象。肿瘤实质由聚集成团的Ⅰ型细胞和填充其间的Ⅱ型细胞构成,并有丰富滋养血管。

【临床表现】

首发症状一般是下颌角下后侧发现无痛性肿块,生长缓慢,患者一般无自觉症状,多以颈部包块就诊,可扪及瘤体搏动。由于大约5%的颈动脉体瘤具有神经内分泌活性,一些患者压迫瘤体时出现颈动脉窦综合征,可突然发生心跳缓慢、血压下降,使脑部缺血、缺氧而晕厥。一般单发,也可多发。颈动脉体瘤多为良性,肿瘤增大时也可产生严重后果,如累及第Ⅸ~Ⅻ对脑神经引起相应症状,可产生声音嘶哑、伸舌偏斜等;如向颅底生长,可破坏颅底骨质向颅内生长,危及患者生命;如压迫气管可造成呼吸困难,甚至窒息。

【超声表现】

1. 灰阶超声

（1）部位:下颌角下后侧颈动脉分叉处。

（2）大小:一般就诊时较大。

（3）形态:呈圆形或分叶状。

（4）边界:清晰,可有完整包膜。颈动脉分叉处夹角增宽（正常颈动脉分叉处夹角<150°）,颈外动脉向前内方移位,而颈内动脉和颈内静脉向后外方移位。也有瘤体包绕颈动脉分叉部或颈内外动脉,因而瘤体有波动性搏动,但肿瘤很少侵及颈动脉中内膜。

（5）内部回声:均匀低回声,也有较高回声或中等回声,无钙化灶,有时可以在瘤体内见囊状无回声区及不规则无回声管状结构,改变探头方向,可见管道间互相连通。

（6）后方回声:增强。

2. 彩色多普勒

（1）CDFI:肿块内囊状无回声区及无回声管道均为血管腔,肿瘤内部有丰富的血流,血流方向与颈动脉血流方向相同,均为向颅侧。

（2）PW:多为阻力较低的动脉血流,绝大多数患者的颈外动脉内出现低阻血流。

【超声诊断与鉴别要点】

1. 超声诊断 颈动脉分叉处,包绕颈动脉而血流信号丰富低回声肿块。

2. 鉴别要点

（1）神经鞘瘤:位于颈部血管旁,颈动脉鞘深面多见,多为低回声,内可有散在小无回声区,质地坚韧或较硬,少量血流信号。

（2）颈动脉瘤:多见于颈内动脉,有很强搏动感,压迫近端颈总动脉后肿块立即消失。

（3）恶性淋巴瘤或转移性恶性肿瘤:颈部无痛

性肿块,常多发,质地硬,生长迅速,无搏动感。

【实验室与其他影像学检查】

1. 实验室检查　家族性颈动脉体瘤患者的常染色体 11q23 上的 *SDHD* 基因(琥珀酸泛醌氧化还原酶亚单位 D 基因)发生突变,*SDHD* 基因编码了琥珀酸泛醌氧化还原酶细胞色素 b 的小亚单位(cybS)。

2. 其他影像学检查　彩色多普勒超声的不足主要表现在无法了解肿瘤的具体供血动脉,无法判断颅底骨质是否破坏等。

(1) CT:在颈动脉体瘤诊断中有独特优点。增强 CT 主要用来显示肿块供血血管及病变范围。

(2) MRI:显示肿瘤空间位置关系更全面。

(3) DSA:是诊断颈动脉体瘤的"金标准",可发现颈动脉分叉增宽呈杯状,瘤体内有丰富的细小滋养血管,造影剂着色明显。

【治疗方法】

1. 治疗原则　应尽早行外科手术,完整切除瘤体。

2. 核素放射治疗　对放疗不敏感,只能抑制肿瘤生长,对一些全身情况较差,不能耐受常规手术治疗的患者,有助于缩小肿瘤的体积,减轻部分症状。

【思考题及测试题】

颈动脉体瘤与颈动脉的关系在超声上应如何准确描述?

(王志远　刘明辉)

第七节　新技术应用

浅表软组织病变病理种类繁多,使用常规超声常不能准确诊断,随着超声诊断技术的发展,越来越多的新技术应用于临床,在提高浅表软组织病变诊断准确率方面起到了重要作用。

一、超声弹性成像

依靠触诊评估组织硬度是一种检查和描述病变组织的重要手段,但是传统的触诊受到检查者主观性和病变位置等多种因素的影响。弹性成像技术的概念最早由 Ophir 等于 1991 年提出,迄今该技术在超声诊断领域应用已有 30 余年历史。弹性成像的物理基础是病变组织与正常组织间的杨氏模量差较之常规超声的声阻抗差别更显著,故此项技术可以提供组织内部(硬度)弹性特征的信息。根据施压方式可将弹性成像分为静态弹性成像和声辐射力弹性成像两种。静态弹性成像临床应用广泛,但存在较多人为因素影响,导致弹性应变结

果重复性差,近年来对声辐射力弹性成像的研究呈快速发展趋势。声辐射力弹性成像主要包括谐波运动成像,脉冲声辐射力成像及剪切波弹性成像三种。超声弹性成像在临床应用广泛,几乎所有类型的病灶和弥漫性疾病,包括血管的硬度及血管内附壁斑块以及心肌或物理治疗的疗效监控和评价等都可进行超声弹性成像。与磁共振弹性成像相比,超声弹性成像通常更准确,对患者和医生来说,使用超声仪器也更经济便捷。在传统的静态弹性图像中,依据不同色彩对组织的不同硬度进行编码,以色彩显示的弹性图像分为 5 级,蓝色成分越多则组织弹性硬度值越大,研究显示浅表软组织良性肿块的弹性分级多为 0~Ⅱ级,而恶性肿块的弹性分级多为Ⅲ~Ⅳ级,两者之间差异有统计学意义,同时剪切波成像技术可以实时提供局部组织的硬度值,对组织的弹性硬度值进行量化。因此弹性超声检查技术可以对判断浅表软组织病灶的良恶性提供有一定价值的诊断信息。

二、超声造影

超声造影技术在肝脏占位性质判断的应用中已经很成熟,但是在浅表软组织肿块良恶性诊断的价值尚处于研究阶段。目前多数研究认为超声造影良性肿块主要是均匀性增强或无增强,恶性肿块主要是均匀增强及不均匀增强,虽然良恶性软组织肿块在造影剂到达时间及达峰时间没有差异,但良性肿块的上升支斜率及峰值强度均明显小于恶性肿块。超声造影检查技术在鉴别软组织病灶良恶性的应用中尚需要进一步研究,而超声造影引导下浅表肿物穿刺活检则显示了明显的优越性。常规超声可实时动态地显示肿物、周围大血管及其他重要结构,大大提高了穿刺活检的安全性,而超声造影可分辨常规超声难以区分的肿物内部坏死区域与非坏死区域,因此超声造影指导下的穿刺活检可有效避开肿物中的液化坏死区,提高超声引导下穿刺活检的阳性率。目前超声对肺周及胸膜占位的诊断应用日益广泛,利用超声造影可对肺周或胸膜占位的良恶性进行诊断提示,同时可提高占位穿刺活检的安全性及成功率,降低操作风险,是经皮肺穿刺活检的重要的辅助工具。超声造影作为一种无创检查新技术,不仅仅能实现对浅表组织占位的血流灌注的评价,同时对于骨骼肌的血流灌注也可以做出较好的评价,对肌肉血流灌注的检测可以应用于骨骼肌灌注障碍及侧支形成情况的判断依据。在整形科手术中对皮瓣血供的检测是评价皮瓣能否存活的重要依据,早期发现血流异常并通过外科手段早期干预可显著提高对皮瓣的挽救成功率。

三、超声自动容积扫描系统

常规超声是二维成像,许多浅表肿块在二维超声上仅表现为低回声或中等回声,与周围组织的关系、边界、形态均不能完整显示,而全容积自动扫描系统可以清楚显示这些信息。其特有的冠状面信息摒除了既往需要通过操作者推想病灶立体结构的主观差异,降低误诊率的发生,在后续诊治中对病变进展监测也提高了准确率。近年来超声自动容积扫描系统(AVSS)逐渐应用于乳腺、体表包块、疝等疾病的诊断中。在外周神经源性良性肿瘤超声诊断中,常规超声很难鉴别神经鞘瘤及神经纤维瘤,而冠状面图像能够清晰显示肿块与神经干的关系。神经鞘瘤于冠状面上可见肿瘤包膜于长轴两极与神经纤维束相延续,并与神经干相接,向神经干一侧突出,呈典型的"偏心生长征";神经纤维瘤则无明显偏心生长,而呈多发性、大小不一的肿块,呈"月球火山征",两者在冠状面上显示的这一特征具有明显差异。在腹壁疝检查中,自动容积扫描系统可显示冠状切面疝囊大小、疝环大小以及两者与周围组织的关系,对术前手术方案的制订及补片类型和大小的选择提供真实可靠的影像学依据。利用这些冠状面获得的信息大大提高了超声对浅表组织病变的诊断准确率。

四、三维彩色血管能量成像技术

近年来,三维超声对产科、心脏、胆囊等疾病的应用已有报道,但对浅表器官疾病的应用报道较少,对照观察浅表器官病变的二维及三维超声图像,发现采用表面成像模式可清楚显示病变的大小、形态、数目、表面特征以及内壁结构;而透明成像模式,能清楚显示肿块的位置、大小、内部结构形态和空间位置关系,对实性肿块采用透明成像模式能清楚显示肿块与其旁相关动脉的空间位置关系;彩色血流模式可单独提取病变区域的彩色血流信号,对其血管结构进行重建,可清楚显示病变内血管的粗细、数目、分布及空间关系。三维超声不仅能显示具体解剖的细节,而且对周围邻近的结构有清晰的空间定位。三维血管能量成像技术是基于能量多普勒基础上的三维成像技术,三维彩色血管能量成像技术能够立体显示肿瘤内血管分布情况,该技术既能对小血管及低速血流信号敏感显示,而且通过三维重建后可立体显示感兴趣区的血管分布和走行,通过肿瘤内血流分级及汇聚征可以更好地鉴别肿瘤的良恶性。

五、实时全景成像技术

实时全景成像是通过探头的移动获取一系列二维切面图像,利用计算机重建的方法把这些二维图像拼接为一幅连续超宽视野的切面图像。躯干、四肢软组织的实时全景超声成像对于范围宽广的肢体和躯干软组织病变,包括皮肤、皮下、肌肉、肌腱、骨膜等正常结构和病变断层显示图像清晰。全景成像可客观、形象地显示胸腹壁、肢体各部位软组织的超声解剖关系,更好地显示病变形态、大小、声学性质以及病变与毗邻组织结构间的相互关系。常规实时超声难以充分反映的病变,实时全景影像则可较好地显示。

六、高频超声及彩色多普勒超声

虽然各种超声检查新技术在浅表软组织病变的诊断中发挥了重要作用,但是高频超声及彩色多普勒超声依旧是诊断浅表软组织病变的基础。例如,在腹股沟斜疝与直疝的诊断方面,两者联合可明确疝内容物及疝与腹壁下动脉(IEA)的关系,从而有目的地指导术者寻找疝口,缩短手术时间,减少并发症。另外,在淋巴管阻塞或淋巴管炎所引起下肢弥漫性肿胀病例中,临床上往往易误诊为血栓性肿胀,而高频超声可显示皮下组织全层增厚,脂肪层内见扭曲迷路状扩张淋巴管,在脂肪与肌层交界处可见与肢体平行走向的长条状扩张淋巴管,相应部位淋巴结可有反应性增生,从而对肢体肿胀做出定性诊断,对临床治疗提供有价值的指导。

对于位置更为表浅的软组织异物扫查为避免混响伪像,可使用水囊间接检查的技巧,不但可以克服混响伪像,同时可改善探头与皮肤的接触,增加声传导能力,从而使声像图更具有特征性。在肛肠外科常见病如肛周脓肿等,如果术前明确诊断脓肿范围以及内瘘口部位,术中彻底清除内口隐患就可以避免复发。高频浅表超声能清晰显示病灶范围、边界、内部回声、与周边组织关系以及血供情况;再联合经直肠腔内单平面线阵超声则能准确地显示出内口位置。

浅表组织包块彩色多普勒超声成像在病变区域内观察到的血流分布情况往往对其良恶性鉴别有诊断价值,研究表明,恶性病灶血流往往丰富,而良性则相反,且 VS 及 RI 有统计学差异。当然浅表软组织病灶的这些超声检查技术往往是需要联合应用的,比如在弹性超声评分中,恶性肿瘤多为 4 分以上,而且恶性肿瘤往往血流丰富,走行杂乱,因此彩色多普勒超声联合弹性成像对诊断软组织肿物的良恶性准确率的提高具有重要意义。

七、超微血管成像技术

超微血管成像技术(super microvascular imaging, SMI)是一种新型的血流成像技术,可提高超声仪器对极低速血流的检测能力,显示管径>0.1mm的低速微小血管,使微循环的清晰显示成为可能,这对浅表软组织疾病的早期诊断与治疗具有相当重要的临床意义。

传统的彩色多普勒血流成像技术为滤除杂波干扰导致低速血流信息的丢失,而SMI技术采用独特的自适应算法,实现了对微细低速血流的显示。目前SMI技术具有三种成像模式:彩色模式(cSMI)、减影模式(mSMI)和三维容积模式(3DSMI)。

目前,SMI技术主要应用于乳腺、甲状腺结节的微血流供应研究以及在外周神经卡压性疾病中对受压神经内血流信号的检测,或关节炎性疾病中对增生滑膜血管翳的判断以监测治疗效果,研究证实SMI诊断效能优于彩色多普勒血流成像,并且与超声造影成像具有很好的一致性。SMI对浅表软组织肿块的诊断尚处于研究阶段,但已有少量报道证实,既往认为无血流灌注的瘢痕或浅表皮肤层实性肿物在提高超声诊断频率后可显示其内的微血流信号,结合SMI技术有可能对此类疾病的诊断提供一定诊断依据。

【思考题及测试题】

在浅表软组织占位性病变的良恶性判断中,可选用哪些超声新技术,请举例说明。

(陈　武)

参 考 文 献

[1] 柏树令,应大君.系统解剖学.北京:人民卫生出版社,2013.

[2] 轩维峰.浅表组织超声与病理诊断.北京:人民军医出版社,2015.

[3] 张缙熙,姜玉新.浅表器官及组织超声诊断学.北京:科学文献出版社,2010.

[4] 岳林先.实用浅表器官和软组织超声诊断学.北京:人民卫生出版社,2017.

[5] 陈孝平,汪建平.外科学.北京:人民卫生出版社,2005.

[6] 渐怀平,刘瑞莲,张学柱.皮脂腺囊肿继发鳞状细胞癌1例.中国皮肤性病学杂志,1996,10(5):6.

[7] 王悦书,李春雨,张君,等.皮脂腺囊肿恶变1例报告.中国实验诊断阳学,2002,6(5):360.

[8] 轩维锋,张红怀,陈祎.皮脂腺囊肿的超声诊断.临床超声医学杂志,2007,9(8):498-500.

[9] 秦越,崔光彬,杜滂,等.颅骨表皮样囊肿的影像学分析及文献回顾.实用放射学杂志,2009,25(11):1564-1566.

[10] 王金锐,刘吉斌.肌肉骨骼系统超声影像学.北京:科学技术文献出版社,2007.

[11] 王丽梅,朱强,徐文,等.超声对特殊部位甲状舌管囊肿的诊断价值.中国耳鼻咽喉头颈外科,2012,19(9):509-511.

[12] 房惠琼,丁彦青,杨克非,等.血管球瘤32例临床病理分析.诊断病理学杂志,2010,17(8):253-256.

[13] 王培吉,张勇,赵家举.经甲床缘切口治疗手指末节血管球瘤.中华手外科杂志,2013,29(10):284-286.

[14] 杜雪梅,昌红,沈兵,等.肋缘肌间恶性血管球瘤1例报道并文献复习.临床与实验病理学杂志,2012,28(6):689-691.

[15] 李淳,韦加宁,赵俊会,等.86例上肢腱鞘巨细胞瘤长期随访结果.中华手外科杂志,2001,17(3):151-153.

[16] 朱家安,周围神经超声显像.北京:人民卫生出版社,2017.

[17] 谢萍,肖莹,刘芳.超声弹性成像对浅表软组织良恶性肿块的鉴别诊断价值.中国超声医学杂志,2011,27(10):882-884.

[18] 范志娜,吴刚,袁建军.实时组织弹性成像与彩色多普勒超声在浅表软组织肿块中的诊断价值.中华超声影像学杂志,2014,23(4):359-360.

[19] 梁晓宁,郭瑞君,巩丽焕,等.良、恶性软组织肿块超声造影表现分析.中华超声影像杂志,2010,19(11):981-983.

[20] 秦威,罗葆明,文艳玲,等.超声造影引导浅表肿物穿刺活检术的应用.中国介入影像与治疗学,2010,7(4):432-434.

[21] 陈璐,陈悦,方靓,等.超声自动全容积扫查系统在浅表组织病变诊断中的初步应用.上海医学影像,2011,20(2):92-95.

[22] 金佳美,陈悦,庞芸,等.超声自动容积扫描系统在外周神经源性良性肿瘤临床诊断中的应用价值.中国超声医学杂志,2015,31(7):625-627.

[23] 方靓,陈悦,陈林,等.超声自动容积断层成像术前诊断腹壁切口疝.中国医学影像技术,2011,27(9):1739-1742.

[24] 陈琴,张平.浅表器官病变的二维与三维超声对照观察.中华超声影像学杂志,2007,16(6):550-551.

[25] 刘立鑫,刘立忠.三维彩色血管能量成像对浅表软组织肿块的诊断价值,临床荟萃,2012,27(9):810-811.

[26] 谷涛,傅庆诏,马喆,等.三维彩色血管能量成像在

诊断乳腺肿瘤及预测肿瘤血管生成的应用价值.
中华超声影像学杂志,2005,14(8):584-587.

[27] 李义兵,余大昆,林家瑞,等. 实时全景超声成像技术. 医疗设备信息,2005,20(10):39-40,76.

[28] 武心萍,陆军,周光礼. 超声检查在四肢淋巴性水肿病变诊断中的研究. 中国医学影像技术,2000,16(8):685.

[29] 黄明龙,王艳萍. 普通高频超声对皮下异物间接探测的诊断价值. 中国实用医药,2010,5(18):62-63.

[30] 林丽晴,杨好意. 浅表及经直肠腔内超声在肛周脓肿诊断中的应用价值. 华中科技大学学报(医学版),2014,43(5):612-614.

[31] 何明,刘晓林. 彩色多普勒超声在浅表软组织肿块诊断中的意义. 临床超声医学杂志,2011,13(5):424-425.

[32] 赵艺超,于萍,范文婷,等. 高频超声及弹性成像在浅表软组织肿物良恶性鉴别中的应用研究. 中国超声医学杂志,2011,27(8):684-687.

[33] 王彬. 声辐射力弹性成像:弹性成像的新发展. 中国医学影像技术,2011,27(4):852-854.

[34] 黄伟俊,邱懿德,黄婷,等. 超声造影在经皮肺穿刺活检肺周围型病变中的临床研究. 中华肺部疾病杂志,2014,7(1):37-40.

[35] 张春东,唐杰. 超声造影在骨骼肌病变中的应用进展. 中华超声影像学杂志,2014,23(8):725-726.

[36] 崔立刚,王金锐,李磊,等. 腹股沟斜疝与直疝的超声鉴别诊断. 中华医学超声杂志(电子版),2009,6(01):49-53.

[37] 马燕,李晶,任卫东,等. 超微血管成像与乳腺肿瘤微血管密度的相关性研究. 临床与病理杂志,2016,36(04):364-369.

[38] 尹晶,黄瑛,于秋爽. 超微血管成像技术诊断腕管综合征研究初探. 生物医学工程与临床,2016(3):266-270.

[39] 李丽,叶玉泉,陈京京,等. 超微血管成像技术评估类风湿活动性关节炎:与CDFI和CEUS对比. 中国医学影像技术,2016,32(10):1569-1571.

[40] CHOJNOWSKI MM, KOBYLECKA M. Popliteal cyst after yttrium 90 radiosynovectomy usefulness of delayed PET/CT imaging. Rheumatology (Oxford),2014,53(11):1983.

[41] OHISHI T, SUZUKI D, FUJITA, et al. Treatment of popliteal cysts via arthroscopic enlargement of unidirectional valvular slits. Mod Rheumatol,2015,25(5):722-728.

[42] KIM KI, LEE SH, AHN JH, et al. Arthroscopic anatomic study of posteromedial joint capsule in knee joint associated with popliteal cyst. Arch Orthop Trauma Surg,2014,134(7):979-984.

[43] WATANABE K, SUGINO T, SAITO A, et al. Glomangiosarcoma of the hip: report of a highly aggressive tumour with widespread distant metastases. Br J Dermatol,1998,139(6):1097-1101.

[44] KHOURY T, BALOS L, MCGRATH B, et al. Malignant glomus tumor: a case report and review of literature, focusing on its clinicopathologic features and immunohistochemical profile. Am J Dermatopathol,2005,27(5):428-431.

[45] BALLO MT, ZAGARS GK, PISTERS P, et al. The role of radiation therapy in the management of dermatofibrosarcoma protuberans. Int J Radiat Oncol Biol Phys,1998,40(4):823-827.

[46] WICHERTS DA, VAN COEVORDEN F, KLOMP HM, et al. Complete resection of recurrent and initially unresectable dermatofibrosarcoma protuberans downsized by Imatinib. World J Surg Oncol,2013,59(11):1186-1189.

[47] SHIN YR, KIM JY, SUNG MS, et al. Sonographic findings of dermatofibrosarcoma protuberans with pathologic correlation. J Ultrasound Med,2008,27(2):269-274.

[48] USHIJIMA M, HASHIMOTO H, TSUNEYOSHI M, et al. Giant cell tumor of the tendon sheath (nodular tenosynovitis). A study of 207 cases to compare the large joint group with the common digit group. Cancer,1986,57(4):875-884.

[49] MONAGHAN H, SALTER DM, AL-NAFUSSI A. Giant cell tumour of tendon sheath (localised nodular tenosynovitis): clinic opathological features of 71 cases. J Clin Pathol,2001,54(5):404-407.

[50] ANAZAWA U, HANAOKA H, SHIRAISHI T, et al. Similarities bet ween giant cell tumor of bone, giant cell tumor of tendon sheath, and p igmented vill onodular synovitis concerning ultrastructural cytochemical features of multinucleated giant cells and mononuclear stromal cells. Ultrastruct Pathol,2006,30(3):151.

[51] DICKINSON RJ, Hill CR. Measurement of soft tissue motion using correlation between A-scans. Ultrasound Med Biol,1982,8(3):263-271.

[52] P N. T. WELLS, H-D LIANG. Medical ultrasound: imaging of soft tissue strain and elasticity, Interface,2011,8(64):1521-1549.

[53] RAGO T, BENCIVELLI W, SCUTARI M, et al. The newly developed threedimensional(3D) and two-dimensional(2D) thyroid ultrasound are strongly correlated, but 2D overestimates thyroid volume in the presence of nodules. J Endocrinol Invest,2006,29(5):423-426.

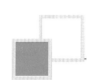

第十章　喉、下咽

第一节　概　　述

超声影像诊断在喉、下咽的临床应用较为少见，相关临床研究仅局限于儿童患者和部分成年患者。究其原因可能有以下几方面：一是甲状软骨随着年龄的增长将有不同程度的骨化，导致声束穿透困难，使喉、下咽的显示不满意；二是当时的超声仪器性能有限、分辨率和穿透力等都达不到要求；三是此部位解剖结构细微，即使图像上能显示，也不容易辨清。

近年来，超声仪器性能明显改善，其分辨率和穿透力均有很大提高，选择甲状软骨板未骨化区域和其他合适的声窗，使得喉和下咽内的各亚结构及其病变的显示具有可行性。超声检查经济、无创，并具有软组织分辨率高、实时动态成像等特点，可作为喉镜、CT 和 MRI 等方法的有益补充。

第二节　解剖与生理

喉位于颈前正中，相当于第三颈椎至第五颈椎平面，上经喉入口与喉咽部相通，下连气管。声带和室带是喉内分区的重要解剖标志。以声带为界通常可将喉腔分为声门上区、声门区、声门下区三区。声门上区位于声带上缘以上，包括会厌、两侧杓状会厌襞、室带及喉室；声门区位于两侧声带之间，包括两侧声带、前连合、杓状软骨和后连合；声门下区即声带下缘以下至环状软骨下缘以上的喉腔部分。小儿喉部解剖较成人有所不同，其喉部较长，喉软骨较软且几无骨化，喉腔尤其是声门区较窄，呈漏斗形，声带及黏膜均较柔嫩，富含血管及淋巴组织，故感染后容易发生炎性水肿，进而发生喉阻塞而致吸气性呼吸困难。

下咽位于喉的后方及其两侧，介于会厌襞上缘与环状软骨下缘之间，与食管相延续，上宽下窄呈倒锥形。解剖上也分为三区，即梨状窝、环后区及下咽后壁。梨状窝位于喉的后外两侧，甲状软骨板内后侧，上缘起自咽会厌襞，向内下即移行至环后区（即两侧梨状窝之间、环状软骨板后方的软组织部分）与食管入口相连续，下咽后壁平对第 3 颈椎下部至第 6 颈椎上部。小儿下咽同样相对狭小而较为垂直，咽后壁间隙组织疏松，富于淋巴滤泡（增殖体或腺样体），一岁内最为明显，以后逐渐变小萎缩，故婴幼儿期好发咽后间隙脓肿。

喉是主要发声器官，其依赖于喉运动，主要通过其声带运动来实现。正常的声带运动对称自如（详见以下声带超声表现）。

【思考题及测试题】

小儿喉和下咽解剖与成人主要有什么区别？

第三节　正常超声表现

一、喉

（一）喉软骨

在超声上，会厌软骨、甲状软骨、杓状软骨及环状软骨内部均呈低回声，表面的软骨膜呈线条状高回声，除会厌软骨为弹性软骨外，其余三种软骨为透明软骨，前者很少发生骨化，后三者可出现不同程度的骨化区，表现为大小不同的强回声，后方可见声影。在颈前正中线自舌骨水平，依次向下横切扫查，会厌软骨位置较靠上，位于喉入口前方、舌和舌骨之后，略呈弧形；甲状软骨紧邻颈前带状肌深侧，为对称倒"V"字形结构，且其表面软骨膜-内部软骨髓质部分-深侧软骨膜显示为典型的高-低-高的三层回声结构；杓状软骨位于喉后部，两侧各一，基本对称，左侧呈"L"形，右侧则呈反"L"形，各有两角，前角即声带突，为甲杓肌和声韧带附着部，外侧角即肌突，有环杓后肌和环杓侧肌分别附着于其后侧和前外侧；环状软骨位于甲状软骨下方，水平横切仅能显示前半部，呈半环形中等回声，后方因喉内气体强回声所遮挡而不能显示，两侧为低回声环甲肌（图 10-3-1D）。在纵切面上，会厌软骨呈飘带状，甲状软骨呈板状结构，环状软骨前方弓部和后方体部均呈类长方形(图 10-3-1)。

（二）声带与室带

声带、室带在超声横切面上均表现为狭长的三角形结构，尖端指向内前方，底部朝向后外方，左右成对呈倒"V"形。室带位于声带上方，回声偏强，较容易显示，可作为喉、尤其是辨认下方声带的声学解剖标志，即先确认高回声的室带，随后将探头略向下移动或倾斜，即可显示回声较低的声带(肌性组织为主、声束与肌纤维长轴平行所致)，其游离内侧缘呈线状偏高回声，此也可作为辨认声带的解剖标志(图 10-3-1B)。

在屏气动作过程中，双侧声带对称性内收靠拢，杓状软骨声带突前内移，此时声门完全关闭，呼吸放松动作过程中则对称性外展。双侧声带在平静呼吸状态下，于前联合成角(一般为 40°~60°)。在上述动作时喉会有较快速的上下移动，吞咽时也有此类运动，故实时扫查时要快速上下移动以捕捉

到菲薄且回声偏低的声带。

（三）喉室

喉室是室带及声带之间的空隙，且向外、向上延伸。超声横断面表现为声带或室带的内缘出现缺口，纵切面表现为室带及声带之间的气体强回声。

（四）喉间隙

喉间隙主要包括会厌前间隙和声门旁间隙，为偏高回声结构。会厌前间隙位于会厌软骨前方，声门旁间隙位于甲状软骨板与甲杓肌之间，向上与同侧会厌前间隙相通，向后邻近梨状窝前内侧壁，向下止于环甲膜(图 10-3-1A、B)。

（五）杓肌

杓肌包括内侧的杓横肌和外侧的杓斜肌。杓横肌起自两侧杓状软骨肌突的背部及外侧缘，覆盖于杓状软骨的后面并跨于两侧杓状软骨之间；杓斜肌位于杓横肌的后方，起自一侧杓状软骨的

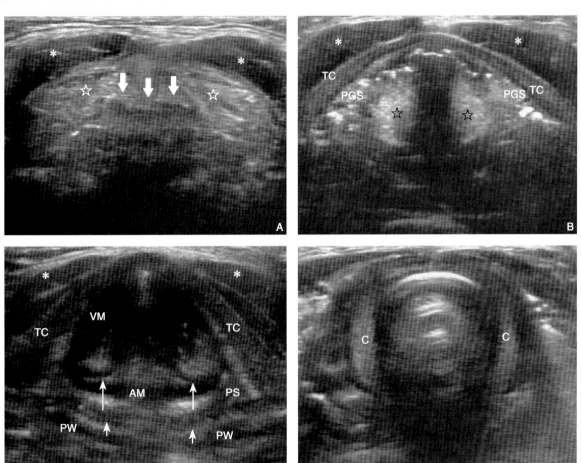

图 10-3-1 正常成人喉-下咽结构

A.会厌区横切面；B.室带平面横切面；C.声带平面横切面；D.环状软骨平面横切面。雪花符：胸骨舌骨肌，粗箭：会厌软骨，白色星符：会厌前间隙，黑色星符：室带，TC：甲状软骨板，PGS：声门旁间隙，VM：声带肌(甲杓肌)，AM：杓肌，C：环状软骨板，PS：梨状窝，PW：咽后壁，长箭：杓状软骨，短箭：下咽腔

肌突背部,止于对侧杓状软骨尖部,两束交叉呈"X"形。声门水平横断面上,杓肌表现为双侧杓状软骨后方较厚的低回声结构,与声带回声相似(图 10-3-1C)。

二、下咽

(一)梨状窝

梨状窝左右各一,位于喉或杓状软骨的后外方、甲状软骨板后内方,正常梨状窝内可含少量气体,呈强回声,在吞咽动作时或探头在咽侧壁适当加压,可根据内腔气体的流动帮助辨认(图 10-3-1C)。

(二)环后区

为双侧梨状窝之间偏前、覆盖于杓肌的结缔组织和黏膜组织,呈中等至稍高回声,其表面与下咽后壁表面黏膜气液界面均呈高回声带或线,之间可见下咽腔,尤其有内容流动时容易辨认,下咽腔与两侧梨状窝相通并与食管上端延续(图 10-3-1C)。

(三)下咽后壁

下咽后壁向上与口咽后壁相续,向下与环后区相似达环状软骨下缘水平,与颈段食管相续。由内向外分为 4 层:黏膜层、纤维层、肌层和外膜层,其中肌层包括横行的咽缩肌及纵行的咽提肌。在超声上咽后壁肌层显示较清晰,呈低回声,黏膜层和外膜层为高回声。探头在咽侧壁适当加压,可见下咽腔与肌层的滑动(图 10-3-1C)。

【思考题及测试题】

喉和下咽超声检查中可作为声学标志的解剖结构有哪些?

第四节　检查适应证

1. 儿童声带运动不良。
2. 儿童、成人黏膜病变黏膜下累及范围或黏膜下病变的评价。
3. 恶性肿瘤侵犯范围的评估,如声门旁间隙、甲状软骨板、会厌前间隙等的受侵情况。
4. 恶性肿瘤所致声带半固定或固定的判断。
5. 治疗效果的评价,如恶性肿瘤化疗后的评估,尤其是应用超声造影技术可能获取更多的信息。

第五节　检查内容与方法

喉、下咽超声检查应首先评价图像的整体质量,观察从各亚结构入手,判断是否有病变,若有病变,则进行亚区定位和良恶性的判定,对于恶性肿瘤诊断还应评价是否有亚区内或亚区外的侵犯,并包括颈部淋巴结的检查。

超声检查可从较容易辨认的骨性标志入手,先行确认舌骨、甲状软骨和环状软骨,然后在此范围上下扫查。声窗主要选择甲状软骨板尚未骨化区,应注意避开骨化程度较重或较早发生骨化的甲状软骨大角附近区域,还可通过甲舌膜、环甲膜-环甲间隙、甲状软骨后缘后方咽侧壁等声窗,进行横切为主、纵切和斜切为辅的扫查。检查过程中嘱患者平静呼吸、吸气-屏住-呼气和轻声发音等动作,实时观察双侧杓状软骨和声带的内收和外展情况,判断是否有运动不对称、一侧减弱或僵直固定。但应避免受检者上述动作幅度过大造成喉部快速上下运动,干扰图像捕捉和质量。对于梨状窝和下咽后壁还可采用探头加压的方式,观察管壁肌层的柔韧性和移动性。另外,可通过吞咽动作,评估下咽与食管上端的情况。

【思考题及测试题】

1. 喉和下咽超声检查的操作要点有哪些?
2. 喉和下咽超声检查中主要选择哪些声窗?
3. 超声在喉和下咽疾病诊断中有哪些潜在优点?

第六节　喉、下咽疾病

一、儿童喉部常见疾病

(一)声带麻痹

【概况及流行病学】

声带麻痹(vocal fold paralysis,VFP)也称喉神经麻痹,声带失去神经支配,迷走神经或喉上神经、喉返神经损伤均可导致。儿童声带麻痹通常好发于 2 岁前,无明显性别差异,占所有喉先天性疾病的 10%。

【病理与病生改变】

声带麻痹是一种临床表现,而不是一个独立的疾病。当喉的运动神经(喉返神经)受到损害时,即可出现声带外展、内收或肌张力松弛三种类型的麻痹。临床上因左侧喉返神经行程较长,故左侧声带麻痹多见。

按神经遭受损害的部位不同,可分为中枢性和周围性两种,其中以周围性多见。

(1)中枢性:两侧大脑皮层的喉运动中枢有神

经束与两侧疑核相联系,故每侧肌肉均接受来自两侧大脑皮层的冲动,因而皮层病变引起的喉麻痹,临床上极为少见。脑出血、基底动脉瘤、延髓及桥脑部肿瘤等均可引起声带麻痹。

（2）周围性:凡病变主要发生在喉返神经或迷走神经离开颈静脉孔至分出喉返神经之前的任何部位,所引起的喉麻痹,均属周围性。甲状腺手术、颈部及喉部各种外伤等均可引起声带麻痹。

婴幼儿及儿童声带麻痹的病因与成人不同,小于1岁的声带麻痹患者,病因应首先考虑先天性心脏病。

【临床表现】

儿童单侧声带麻痹的主要症状以哭声低沉或嘶哑,误吸或喂养困难为主。双侧声带麻痹最常见的症状是喉喘鸣伴呼吸困难,其哭声和发音可以正常;并发呼吸道感染时可出现急性喉梗阻。

【超声表现】

超声实时显示受累声带活动度消失或减弱,固定于正中位或旁正中位。最大声门角变小。发音状态下,声门关闭不全,留有缝隙,超声上表现为较多的气体强回声。受累声带松弛,有时健侧声带代偿性过度并内收,越过中线,导致声门裂向患侧偏移（图10-6-1）。

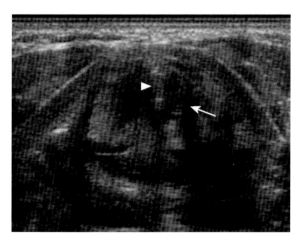

图 10-6-1　单侧声带麻痹
左侧声带松弛呈弓形（箭）,固定于正中位或旁正中位;发音状态下,声门关闭不全,留有缝隙,超声上表现为气体强回声（箭头）

【实验室及其他影像学检查】

儿童声带麻痹的诊断需要有经验的小儿耳鼻咽喉科医师进行全面的评估。临床诊断常用检查手段有喉镜、CT、MRI、喉肌电图等。喉镜是诊断“金标准”,但儿童配合差,有引发喉痉挛的风险,因而有其局限性;此时需全麻下做直接喉镜检查,同时还可进行杓状软骨触诊,以除外环杓关节固定所

引起的声带运动不良。CT和MRI易受呼吸运动伪影的影响,均需用镇静药物,且不能实时观察声带运动,故对诊断儿童声带麻痹的作用有限。喉肌电图检查可提供肌肉功能和神经支配的诊断信息,帮助区分功能性和器质性障碍。该检查有创,一般要在手术室全麻状态下进行操作。

【治疗方法】

多数儿童单侧声带麻痹无需治疗,其自愈率达50%（48%~62%）。对于持续存在相关临床症状,且在观察6个月至一年后仍无改善者可考虑手术治疗。双侧声带麻痹危险性增高,合并呼吸困难时,首选气管切开术。

【思考题及测试题】

1. 超声影像检查在儿童声带麻痹领域有什么优势?

2. 超声检查儿童声带麻痹时应注意什么?

【病例分享】

患儿女性,2岁,因“声嘶,加重20天”就诊。

超声检查:左侧声带活动度消失,固定于正中位或旁正中位。声门结构不对称,发音状态下,大多声门关闭不全,留有缝隙,超声上表现为气体强回声（图10-6-2）。

超声诊断:符合左侧声带麻痹表现。

病理诊断:左侧声带麻痹。

（二）喉囊肿

【概况及流行病学】

喉囊肿（laryngeal cyst）约占喉先天性疾病2%,是新生儿期喉喘鸣、气道阻塞较为常见的原因之一。

【病理与病生改变】

其形成主要是由于喉室小囊的阻塞和闭锁所致。大多数位于喉旁间隙,在喉室或杓会厌皱襞内。解剖上的特异性使得喉囊肿在喉腔的不同薄弱区域得以扩展。喉囊肿可以向正面穿过甲舌膜,向下直接通过弹性圆锥、脱垂至环甲膜,向两侧可穿过甲状软骨等,有的扩展延伸至气管旁。

【临床表现】

40%出生后数小时内有表现。患儿主要表现为吸气性喉喘鸣,哭声弱,涉及声门时可表现声嘶甚至呼吸困难。临床上喉囊肿需要与血管瘤相鉴别。

【超声表现】

喉囊肿表现为喉内相应部位无回声肿物,边界清晰,彩色多普勒显示其内无血流信号（图10-6-3）。

【实验室及其他影像学检查】

CT和MRI可以明确喉囊肿的范围。超声对于

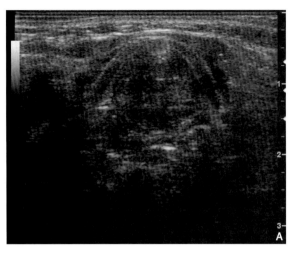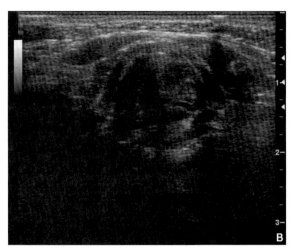

图 10-6-2 左侧声带麻痹

A.左侧声带内收活动消失,固定于旁正中位,声门结构不对称,发音状态下,声门关闭不全,留有缝隙,见气体强回声;B.左侧声带外展活动消失,声门结构不对称

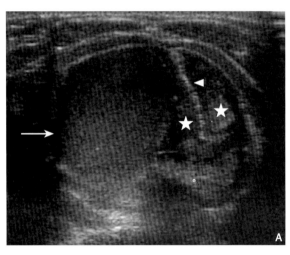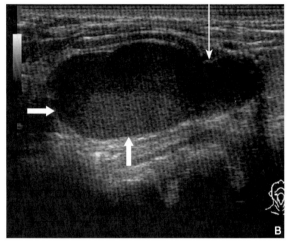

图 10-6-3 喉旁间隙囊肿超声图

A.横切面,声门裂向左侧偏移(箭头),双侧声带(星号);B.纵切面,囊肿从喉内突破环甲膜向外下方生长(细箭)

囊性病变的显示有优势,尤其对于不能耐受 CT 和 MRI 检查的婴幼儿,超声检查可以作为首选。

【治疗方法】

症状严重者需紧急处理,手术切除。

【思考题及测试题】

如何用超声对喉囊肿进行定位诊断?

【病例分享】

患儿女性,33 天,因"生后哭声不亮,喉喘鸣"就诊。

超声检查:右侧喉旁间隙见一个无回声结节,上缘平甲状软骨上缘,下缘平环状软骨下缘,通过环甲间隙向外下延伸,在甲状腺右叶内侧,气管右侧壁的外侧。右侧甲状软骨膨隆(图 10-6-4)。

超声诊断:符合喉囊肿表现

病理诊断:送检组织表面被覆鳞状上皮及纤毛柱状上皮,上皮下见黏液变性的纤维组织,偶见腺管及扩张血管;另见一小块横纹肌组织。

二、成人喉和下咽疾病

(一)恶性肿瘤

【概况及流行病学】

喉和下咽肿瘤的病因主要与吸烟相关。发病以男性居多,男女性别比 9~10:1。影像学常用于评价喉和下咽癌的黏膜下侵犯。由于喉和下咽解剖关系密切,起源于下咽的肿瘤也常常累及喉,因此,本章予以共同阐述。

【病理与病生改变】

喉和下咽肿瘤中 90%~95% 为鳞状细胞癌。喉

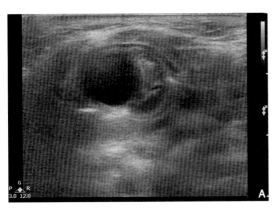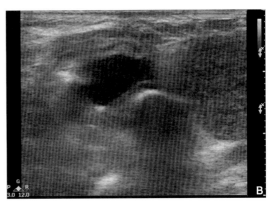

图 10-6-4

A. 结节位于右侧喉旁间隙,呈无回声,右侧声带受压向左侧移位;B. 纵切面显示该结节上缘平甲状软骨上缘,下缘平环状软骨弓下缘,通过环甲间隙向外下延伸

癌可发生在喉内任何部位,但声门型喉癌最常见(约60%),其次为声门上型(约30%),声门下型少见。大体形态可分为溃疡浸润型、菜花型、结节型或包块型、混合型。下咽癌可分为梨状窝癌、环后区癌和咽后壁癌,梨状窝好发。下咽癌大多分化较差,极易发生外侵和颈部淋巴结转移。

【临床表现】

喉癌患者最常见的临床症状为声嘶,下咽癌以吞咽困难和颈部触及肿大的转移性淋巴结较为常见。

【超声表现】

喉癌和下咽癌在超声上多表现为低回声,形态上可表现为结节型、壁厚型和不规则肿物型,一般边界不清楚,内少量血流或较丰富血流。通过对喉和下咽重要解剖分区标志性结构的扫查,并依据原发灶主体所在的解剖位置不同,超声一般可对喉癌

和下咽癌进行具体分型。(图10-6-5、图10-6-6)

喉癌和下咽癌的亚区结构复杂,是否有侵犯关系到肿瘤的分期和治疗方式的选择。北京同仁医院前期一项针对喉癌和下咽癌的超声诊断研究发现,对于位置比较表浅的喉内亚结构,如会厌前间隙、声门旁间隙、甲状软骨等以及下咽-喉外颈部结构,如颈部软组织、甲状腺、颈段食管的侵犯评价具有优势,敏感性为 72.7% ~ 100%,特异性可达91.3% ~ 100%。会厌前间隙和声门旁间隙受侵时,超声一般表现为正常的偏高回声脂肪间隙消失,代之与喉下咽肿物相延续的不规则低回声。甲状软骨受侵时,内层皮质不连续,髓质内出现低回声,甚至可突破外层皮质达颈部软组织或甲状腺实质内。声带固定与否也是评价肿瘤分期的重要依据之一,与喉镜对比,超声诊断声带固定的敏感性76.9% ~

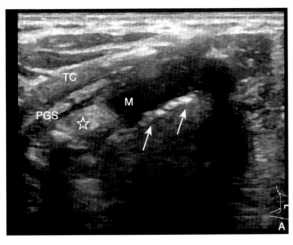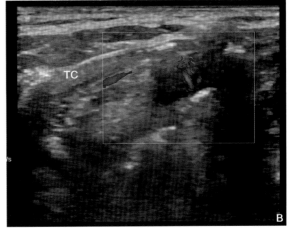

图 10-6-5　右侧声门型喉癌

男性,68 岁,持续声嘶半年,加重 4 个月。A. 右侧声带平面横斜切面灰阶超声图示右侧声带中前部增厚呈类肿物样改变(M);B. 彩色血流图示肿物内见较丰富血流。箭:右侧声带内侧缘,TC:甲状软骨,PGS:声门旁间隙,星符:右侧室带

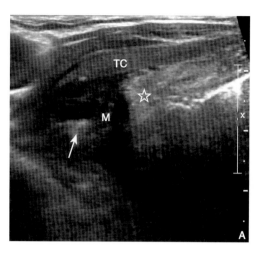
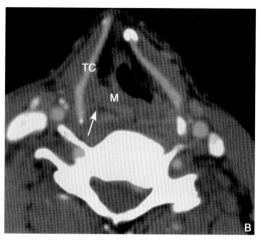

图 10-6-6　右侧梨状窝癌

52 岁男性,咽痛伴异物感半年余。A.右侧梨状窝-室带超声横斜切面,右侧梨状窝壁全周性增厚,呈实性低回声结节样改变;B.颈部增强 CT 示右侧梨状窝软组织肿物,中度强化。M:右侧梨状窝肿物,箭:右侧梨状窝内残留气体,TC:甲状软骨板,星符:右侧室带

83.3%,特异性为 100%。

【思考题及测试题】

目前超声对喉癌的诊断可以起到什么作用或有什么潜在的应用价值?

【病例分享】

47 岁男性,咽部不适 3 个月余,进食哽噎感 20 天(图 10-6-7)。

超声诊断:左侧梨状窝肿物(考虑下咽癌),累

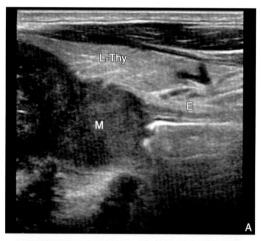
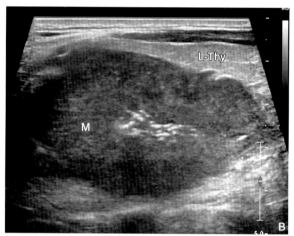
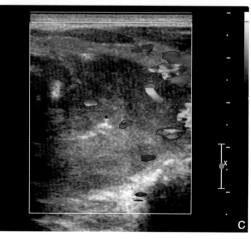

图 10-6-7　下咽癌

A.左颈部二维超声横切面;B.纵切面;C.彩色多普勒血流图

及食管上端。

（二）良性肿瘤

喉、下咽区的良性肿瘤较少见，一般来源于该区域内的软组织，以黏膜下层为主，常见的疾病种类有血管瘤、脂肪瘤、神经源性肿瘤、横纹肌瘤、副神经节瘤等。超声表现与其他部位发生的同类肿瘤征象类似，一般为低回声占位性病变，边界清楚，有偏高回声包膜，形态较规则，呈圆形、椭圆形及梭形，无外侵征象，CDFI 显示血流较丰富（图10-6-8）。

（三）肿瘤样病变

喉部肿瘤样病变包括淀粉样变、炎性假瘤等，发病率极低，超声一般表现为结节样或局部增厚性病变，可累及单侧或双侧，疾病分类诊断较困难，多依赖于临床病史和病理诊断（图10-6-9）。

【实验室与其他影像学检查】

目前临床常首先通过喉镜检查喉、下咽，直接观察喉形态、声门闭合程度、声带黏膜波和杓状软骨的运动。对于发现的黏膜层病变可同时取材送病理检查。多层螺旋 CT 扫描及其后处理技术（多平面重建、容积再现、仿真内镜）可明确显示喉腔及其周围结构的解剖，评价肿瘤局部浸润及与周围结构的关系。MRI 可多方位扫描，软组织对比度好，能明确显示肿瘤的范围及侵犯深度，但易受呼吸、吞咽及颈动脉搏动影响，运动伪影较多，干扰图像质量。

【治疗方法】

良性肿瘤、早期恶性肿瘤以支撑喉镜下激光手术治疗为主，恶性肿瘤则根据肿瘤分级和患者情况多学科会诊，采取综合治疗方案，如放疗、化疗和手术治疗。肿瘤样病变则以内外科综合治疗为主。

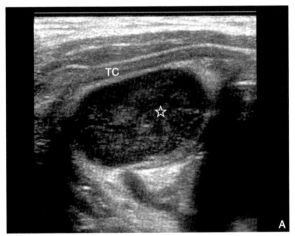
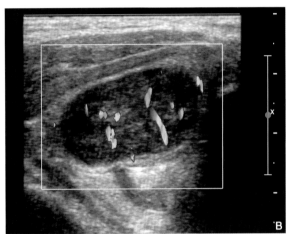

图 10-6-8　右侧声门旁间隙神经鞘瘤

41 岁男性，声嘶 5 年。A. 右声门水平超声斜切面示右侧声门旁间隙实性低回声肿物，边界清楚；B. CDFI 显示血流较丰富。星符：右侧声门旁间隙肿物，TC：甲状软骨板

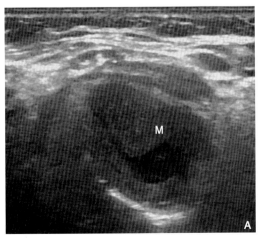
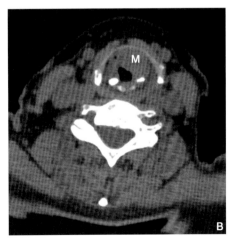

图 10-6-9　左侧声门上（杓会厌皱襞）淀粉样变性

65 岁女性，呼吸困难 1 个月余。A. 左侧声门上横斜切面超声示囊实性肿物（M），质偏软；B. 颈部 CT 示左侧声门上肿物（M）

第七节　新技术应用

喉和下咽超声新技术应用方面尚处于研究阶段。有研究者尝试应用超声造影观察喉、下咽肿瘤的血流灌注情况，并通过时间-强度曲线分析，提供定量的血流评价指标。也有研究者将弹性成像技术应用于喉运动的评估，通过测量单侧喉运动受损患者的室带应变率值，并与其健侧组和正常组对比，初步结果表明，患侧室带应变率值明显低于两对照组，具有统计学意义。这些结果表明超声新技术在喉-下咽区的应用具有可行性，其临床应用有待更进一步的研究。

（朱　强）

参 考 文 献

［1］ 金珍珍，夏春霞，朱强，等. 采用尸体喉标本对成人喉正常超声征象的研究. 中国耳鼻咽喉头颈外科，2016，23（11）：657-660.

［2］ 覃折波，何芸，冯玉洁，等. 正常成人声带区解剖结构的超声成像. 临床超声医学杂志，2017，19（1）：14-17.

［3］ 王丽梅，朱强，金珍珍，等. 正常儿童喉部的超声解剖学研究. 中国耳鼻咽喉头颈外科，2012；19（8）：449-453.

［4］ 张海生. 34例新生儿声带麻痹的病因分析. 中国中西医结合耳鼻咽喉科杂志，2015，23（05），354-355.

［5］ 尹德佩，窦训武，徐秋琴，等. 婴幼儿及儿童声带麻痹42例病因分析. 听力学及言语疾病杂志，2019，27（01），49-52.

［6］ WANG LM，ZHU Q，MA T，et al. Value of ultrasonography in diagnosis of pediatric vocal fold paralysis. International Journal of Pediatric Otorhinolaryngology，2011，5：1186-1190.

［7］ WANG LM，CHEN QH，ZHANG YX，et al. Laryngeal juvenile xanthogranuloma：imaging finding. International Journal of Pediatric Otorhinolary ngology，2010，74：949-951.

［8］ ONGKASUWAN J. Laryngeal Ultrasound and Pediatric Vocal Fold Nodules. Laryngoscope，2017，127（3）：676-678.

［9］ JEFFERSON ND，COHEN AP，RUTTER MJ. Subglottic stenosis Semin. Pediatr. Surg. 2016，25（3）：138-143.

［10］ AHUJA AT，EVANS RM，BEALET. Practical head and neck ultrasound，Second Edition. Clinical Radiology，2016，62（8）：818.

［11］ BECKER M，BURKHARDT K，DULGUEROV P，et al. Imaging of the larynx andhypopharynx. Eur J Radiol，2008，66：460-479.

［12］ CHEVALLIER P，MARCY PY，ARENS C，et al. Larynx and hypopharynx. In：Bruneton JN（ed）. Applications of sonography in head and neck pathology. 2nd ed. Berlin，Germany：Springer-Verlag，2002：165-191.

［13］ LOVEDAY EJ，BLEACH NR，HASSELT CA，et al. Ultrasound imaging in laryngeal cancer：a preliminary study. Clin Radiol，1994，49：676-682.

［14］ HU Q，LUO F，ZHU SY，et al. Staging of laryngeal carcinoma：Comparison of high-frequency sonography and contrast-enhanced computed tomography. Clin Radiol，2012，67：140-147.

［15］ XIA CX，ZHU Q，CHENG Y，et al. Sonographic assessment of hypopharyngeal carcinoma-preliminary study. J Ultrasound Med，2011，30：217-225.

［16］ XIA CX，ZHU Q，ZHAO HX，et al. Usefulness of ultrasonography in assessment of laryngeal carcinoma. Br J Radiol，2013，86：20130343.

［17］ SASAKI CT，JASSIN B. Cancer of the pharynx and larynx. Am J Med，2001，111（suppl 8A）：118S-123S.

［18］ GAO J，ZHU Q，XIA CX，et al. Shear wave elastography to assess false vocal folds in healthy adults：a feasibility study. J Ultrasound Med，2018，37：2537-2544.

［19］ GAO J，XIA CX，ZHU Q，et al. Ultrasound strain imaging in assessment of false vocal folds in adults：A feasibility study. Clinical Imaging，2018，51：292-299.

第十一章　疝

第一节　概　　述

现代医学把体内脏器或组织离开其正常解剖部位，通过先天或后天形成的薄弱点、缺损或孔隙进入另一部位，称为疝（hernia）。疝多发生于腹部，又分为腹内疝和腹外疝，以后者多见。腹内疝是由腹腔脏器或组织进入腹腔内间隙或腔隙内而形成，如网膜孔疝；腹外疝是由腹腔内脏器或组织与腹膜脏层，经腹壁薄弱点或孔隙，向体表突出而致。腹外疝也称为腹壁疝，是外科常见病，发病率约为1.5%。腹外疝因发生部位不同可分为腹部疝和腹股沟疝。腹部疝依据发病原因可分为切口疝、创伤性疝和先天性疝，依据部位又可分为白线疝和脐疝等；腹股沟疝则包括斜疝、直疝、股疝和闭孔疝等。以下章节以常见的腹外疝为例来概述疝的解剖和发病机制。

【思考题及测试题】

疝的定义是什么？举例说明其形成的常见部位。

第二节　解剖与生理

一、局部解剖

腹外疝好发于腹股沟区，腹股沟区是前外下腹壁一个三角形区域，其下界为腹股沟韧带，其内侧界是腹直肌外缘，上界是髂前上棘至腹直肌外缘的水平线（图11-2-1）。该区较为薄弱，其原因有四点：①腹外斜肌在此处移行为较薄的腱膜，并在其下方形成一裂口；②腹内斜肌与腹横肌的下缘未达到腹股沟韧带内侧部，因而该部没有肌肉遮盖；③精索或子宫圆韧带通过腹股沟管形成潜在性裂隙；④当人体站立时，腹股沟区所承受的腹内压力比平卧时约增高三倍。由于以上解剖、生理特点，故疝多发生于此区。

典型的腹外疝由疝环、疝囊、疝内容物和疝外

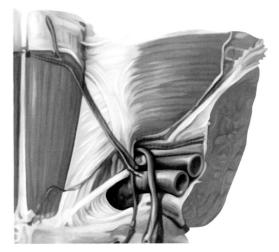

图 11-2-1　腹股沟疝解剖部位

被盖组成。疝囊是腹膜壁层憩室样突出部，由疝囊颈和疝囊体组成，疝囊颈是疝囊狭窄部分，即是疝环所在部位，也是疝突向体表的门户，又称疝门，常常就是腹壁薄弱区或缺损所在部位，也是疝实际命名的依据，例如腹股沟疝、股疝、脐疝、切口疝等；疝内容物是进入疝囊的各种腹内脏器或组织，以小肠为最多，大网膜次之，盲肠、阑尾、乙状结肠、横结肠、膀胱等均可成为疝内容物；疝外被盖是疝囊以外的各层组织结构（图11-2-2）。

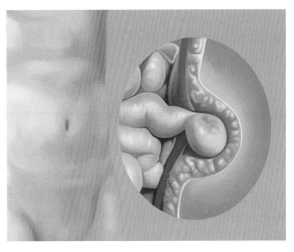

图 11-2-2　腹股沟疝结构

二、腹外疝发病机制

(一)腹内压力增高

如果患者存在腹壁强度不足的基础,腹内压力的增高即成为腹外疝的重要诱发因素。常见原因有慢性咳嗽(尤其是老年慢性支气管炎)、慢性便秘、排尿困难(如前列腺肥大、膀胱结石等)、妊娠晚期、重体力劳动,举重、婴儿经常啼哭、腹水、腹内巨大肿瘤等。在正常人虽常有腹内压增高情况,但如腹壁强度正常,足以对抗增高的腹压,不致发生疝。如果患者存在腹壁强度不足的基础,腹内压力的增高即成为腹外疝的重要诱发因素。

(二)腹壁强度降低

腹壁肌、筋膜等组织结构在正常情况下即存在一些相对薄弱的区域,包括某些组织穿过腹壁的部位,如精索或子宫圆韧带穿越的腹股沟管、被股动静脉穿行的股管、胚胎脐血管闭合后遗留的脐孔,被腹股沟韧带、腹直肌外缘、腹壁下动脉所围绕形成的腹股沟三角,腹横肌下缘的腱弓(或联合肌腱)与腹股沟韧带之间的半月形区域,被腰部肌、肋骨或髂嵴所围绕的腰三角,及骨盆的闭孔等。这些区域易成为腹外疝潜在的发病部位。

国内外研究发现腹壁强度与胶原的合成代谢关系密切。腹股沟疝患者体内腱膜中胶原代谢紊乱,腹直肌前鞘成纤维细胞增生异常,超微结构中含有不规则的微纤维,因而影响腹壁强度。Friedman(1993)还提出腹外疝患者皮肤内Ⅰ、Ⅲ型胶原含量之比明显下降,而它们在调节原纤维生成,决定纤维直径和纤维束结构方面起到重要的作用;在吸烟的直疝患者血浆中发现有较高的弹性蛋白降解活性,且合并抗胰蛋白酶水平降低。此外,腹部手术切口或引流口愈合不良、腹壁外伤、腹壁神经损伤、肥胖者脂肪浸润、腹肌缺乏锻炼、老年肌萎缩、腹白线或半月线发育不全等都会影响腹壁的强度。

三、临床类型

结合疝内容物的病理状态和临床特点,又有以下四种临床类型:

(一)易复性疝

若突出的疝内容物不多,且疝门也相对宽松,疝内容物与疝囊间无粘连,可在患者休息、平卧或用手向腹腔方向推送时,使其回纳入腹腔而使肿块消失,称为易复性疝。此类型疝一般在站立、行走、奔跑、擤鼻、喷嚏、咳嗽、排便、劳动或其他可促使腹压增高的情况下,其内容物可经疝门突入疝囊,在体表呈现出大小不同的肿块(也称疝块),也有少数患者在发病早期由于肿块隐匿于腹壁深层不易被察觉,此时称隐匿性疝。患者也可有轻度胀痛,并在疝块回纳后消失。

(二)难复性疝

疝块突入疝囊后,长时间滞留于其中而不能或只能部分回纳入腹腔者为难复性疝。滞留原因通常有以下几种:

1. 疝内容物频繁突出、回纳,反复与疝囊(尤其是囊颈)摩擦而致粘连,疝内容物常为大网膜。

2. 疝内容物反复突出,不断使疝门扩张,并压迫疝门周围组织,使之逐渐萎缩无力,致突出的内容物越来越多,进而又加重了这些组织的损害,使此处腹壁最终完全失去阻挡内容物突出、维持它们位于腹腔内的作用。甚至,巨大疝块长期滞留体表,压迫使腹腔容积相应变小,更难以容纳勉强回纳的内脏。

3. 少数男性病程较长者,疝囊颈邻近腹腔侧借疏松结缔组织贴附于腹壁而脏腹膜覆盖不全的内脏,因长期受疝内容物突出时的推挤,逐渐随部分疝囊向疝门外滑移而成为疝囊的一部分。这种疝称为滑动性疝(或滑疝),也属难复性疝范畴,滑出的内脏有部分并无脏腹膜覆盖,而是贴附于邻近组织。

(三)嵌顿性疝

在疝门相对狭小而周围组织较为坚韧时,如腹内压突然增高时,被强行挤入疝囊的内脏因囊颈的弹性收缩,在疝门处被卡压而不能回纳,此时称为嵌顿性疝。腹股沟斜疝、股疝和脐疝易发生此类嵌顿,此时内容物静脉回流受阻,逐渐出现淤血和水肿而使组织增厚,颜色变深,并在疝囊中出现淡黄色渗出液,此时疝内容物更难回纳。嵌顿性疝与难复性疝有本质的不同,后者疝内容物并未受卡压,更无静脉回流障碍。嵌顿如能及时解除,其病理变化可中止并逆转;若嵌顿未及时解除,内容物为肠管时,绝大多数将发生急性肠梗阻。偶有肠管部分嵌顿,系膜侧肠壁及系膜并未进入疝囊,以致肠管并未完全被堵塞,可不出现肠梗阻,这种情况称为肠管壁疝(Richter疝);如果疝嵌顿的内容物为Meckel憩室,则称为Littre疝,通常也无肠梗阻表现。

(四)绞窄性疝

随着时间推移,未解除嵌顿的疝内容物最终动脉血供受阻,导致疝内容物缺血性坏死。至此,嵌顿性疝即转化为绞窄性疝,后者实际上是前者病理过程的恶化。此时,疝内容物供血动脉搏动消失,失去光泽、弹性和活性,颜色转为紫红或紫黑,疝囊内积液转为血性,甚至脓性,部分患者还可伴发化脓性腹膜炎或肠瘘。

发生于腹股沟区的腹外疝统称为腹股沟疝,是各种疝中最常见的类型。腹股沟疝有斜疝和直疝之分。斜疝从腹壁下动脉外侧的腹股沟管内环突出,随病程的发展逐渐向内、下、前方向斜行穿越腹股沟管,出腹股沟管外环而达体表,在男性,疝块还可继续向阴囊方向发展;在女性,则终止于大阴唇。直疝系从腹壁下动脉内侧的腹股沟三角直接由后向前突出于体表的疝,它并不经过内环,也不进入阴囊。下面以腹股沟为例,简述其超声声像表现。

【思考题及测试题】

什么是疝内容物?举例说明腹外疝超声显像的意义。

第三节　正常超声表现

腹外疝好发的最薄弱部位是腹股沟区,位于下腹前外侧壁,该区域的主要解剖结构有:皮肤、皮下组织和浅筋膜,腹外斜肌、腹内斜肌、腹横肌和腹横筋膜,腹膜下筋膜(腹膜外脂肪)和壁腹膜,腹股沟管,腹股沟三角。这些结构在声像图上自浅至深依次可显示皮肤、皮下组织、肌层和壁腹膜。皮肤较薄呈线条状高回声;皮下组织稍厚,中等或稍低回声,内呈网格状高回声;肌肉层最厚呈低回声,沿肌肉长轴扫查时,其内可显示肌纤维形成的线条状回声。在皮下组织与肌层、肌层与肌层、肌层与壁腹膜之间均为筋膜层,呈带状高回声。在横断面上,腹中线两侧腹壁左右对称,中线处无肌肉组织为腹白线,腹白线和腹膜常为融合的高回声,两者之间可有脂肪组织;腹中线两侧为左右对称的腹直肌,腹直肌有前鞘和后鞘,其深侧为腹膜,腹直肌外侧为腹横肌和腹斜肌。

腹壁下动脉由紧邻腹股沟韧带的髂外动脉发出,其与伴行静脉形成海氏三角(Hesselbach 三角,又称直疝三角)(图 11-3-1)的外侧边界。斜疝的疝内容物由血管外侧疝出,而直疝则由其内侧疝出。因此,该动脉是腹外疝分类的重要解剖标志。腹壁下动脉发出后与伴行静脉走行于内上,在腹直肌外缘穿过半月线进出其深面,腹直肌外缘构成海氏三角的内界。腹股沟韧带内侧段(相当于腹壁下动脉起始部与耻骨结节的连线)形成直疝三角或海氏三

角的下界,腹股沟韧带为索带状致密高回声结构,腹股沟管位于其上缘与其平行走行。

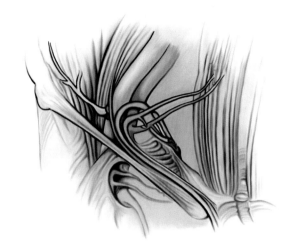

图 11-3-1　海氏三角解剖图

第四节　检查适应证

准确的影像学解剖报告对于腹股沟肿块的诊断与评估具有重要意义。影像学检查有多种方法,包括:常规 X 线摄片、超声、CT 及 MRI。疝囊造影术可用于有疑似症状或腹股沟区疼痛患者的诊断。该方法是腹腔内注入 50ml 非离子造影剂,患者取俯卧头略抬高位,然后对双侧腹股沟区进行一系列不同角度的观测,如后前位、后前 15°位、两侧斜位和侧位。常规疝囊造影术会显示脐正中襞及脐内、外侧襞,膀胱上窝,腹股沟内、外窝。高频超声检查(7.5~10.0MHz)可以描述腹壁和腹股沟区的肌层和筋膜层情况,整个前腹壁包括腹内、外斜肌、腹横肌、腹直肌、腹膜都可被清晰显示。超声检查的最大优点动态扫描技术,不论在仰卧位、立位,还是在休息和运动时都可进行,而且是非侵入性,还有利于在患侧和健侧间进行图像对比和对照。其缺点是对操作者技术水平具有依赖性,以及患者的个体差异可致成像质量不同。在腹股沟区行 CT 检查通常需患者屏气。前腹壁的各层解剖结构可清晰显示。因腹壁下血管所形成的脐外侧襞清晰可见,CT 检查对于鉴别直疝和斜疝可提供重要的帮助。MRI 检查的优势是可获得任何层面的图像,无论是不同层面的直接扫描还是多层面图像重建。在运动时也可使用 MRI 获得动态图像。使用 MRI 可使前腹壁各层次(腹横肌筋膜、腹膜外脂肪、腹膜)清楚显示。在诊断腹股沟疝时,CT 和 MRI 检查的敏感度与特异度基本相同。

超声检查一般无禁忌证,适应证主要有:

1. 前外下腹壁或腹股沟区域出现以下病症:①腹壁肿块;②局部疼痛;③酸胀等不适症状。

2. 鉴别疝的类型。

3. 术前评估疝内容物与周围解剖结构的关系、内容物可否回复、是否嵌顿或绞窄等,协助确定手术方式和路径。

4. 疝修补术后的疗效评估与随访。

5. 疝修补术后血肿或脓肿等超声引导下穿刺抽吸治疗。

第五节 检查内容与方法

一、检查目的

1. 明确疝诊断,了解疝的发生部位、发生疝局部的缺损层次和范围、疝环及疝囊大小、疝内容物结构和血供及活动度等信息,以帮助解剖分类、分型,判断疝的可复性以及内容物有无嵌顿和绞窄等并发症。

2. 评估有无隐匿性疝的合并存在,以及其他意外病变。

3. 评估疝修补术后补片的位置、有无复发、有无血肿或血清肿等并发症。

4. 超声引导下介入,穿刺抽吸治疗疝修补后的血肿和脓肿等并发症。

二、检查内容

1. 观察疝囊壁各层次的连续性、疝环大小、疝内容物结构及其与周围组织的关系。观察腹外疝的直接征象即四大声像图要素:①疝环;②疝囊;③疝内容物;④疝的外被盖,可以清楚地显示腹壁层次和筋膜缺损以及突出的疝内容物,以便与其他软组织肿块相鉴别。

2. 应用 CDFI 观察疝内容物血供状况,必要时再使用脉冲多普勒进行该处血管阻力指数等测量。观察疝内容物的活动度和血供情况,判断有无嵌顿、绞窄和坏死,从而对疝的定位、定性做出客观评价。

3. 明确疝修补术后补片位置,判断手术区域的肿胀情况,区分术后血肿和复发疝,并对术后并发症的介入治疗起到辅助引导的作用。

4. 观察邻近组织结构。腹股沟疝扫查时,需

对盆腔、腹股沟、会阴部或阴囊进行依次检查。如果病患表现出腹痛指征,还需予以腹部超声检查,查看病患是否有肠梗阻征象。

三、检查方法

1. 选择与准备好合适的仪器与探头:疝发生的部位多数位于浅表,高分辨率的高频探头必不可少,一般选择 5~10MHz 探头,而且以线阵探头检查较为方便。但是一些较为肥胖的患者也要使用 3.5MHz 的腹部探头,利用其穿透力较高,检查范围较深的优势有助于明确诊断。

2. 根据疝块的部位探头轻放,初始时勿用力,以免疝内容物迅速回纳入腹腔,影响观察。

3. 对疝块所在部位作纵横切面连续扫查,十字交叉法扫查,并对疝内容物追踪定位。

4. 必要时通过改变体位,如平卧位和站立位、增加腹压(用力咳嗽或 Valsava 动作)和探头加压、双侧区域对照检查以及高频低频双重检查,观察其是否与腹腔相通、大小及内部结构有无改变、能否回纳入腹腔(图 11-6-7、图 11-6-8)。

第六节 疝 疾 病

一、腹股沟疝

【概况及流行病学】

腹股沟疝(inguinal hernia)多发生于男性,男女的发病率为 15:1;右侧比左侧多见。其中,腹股沟斜疝(indirect inguinal hernia)较常见,占全部腹外疝的 75%~90%,占腹股沟疝的 85%~95%。

【病理与病生改变】

成人腹股沟斜疝是在腹膜鞘状突已经完全闭塞以后,因内环部薄弱而形成,疝囊进入腹股沟管而并不在精索内,这与小儿腹股沟斜疝不同,故亦称后天性腹股沟斜疝(图 11-6-1)。

成人腹股沟直疝绝大多数也属后天性,主要病因是腹壁发育不健全、腹股沟三角区薄弱。特别是在一些病史较长、疝孔较大的情况,例如,老年人因肌肉萎缩退化,支持保护作用减弱,当遇到慢性咳嗽、便秘或排尿困难而致腹内压增高,更易造成局部损伤、变薄,腹内脏器即逐渐向前推动而突出形成直疝(图 11-6-2)。

【临床表现】

1. **下腹部腹股沟区肿块** 腹股沟斜疝的重要

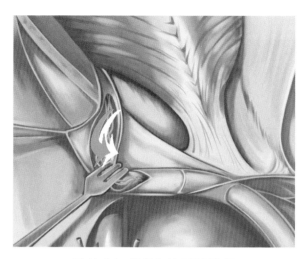

图 11-6-1 腹股沟斜疝解剖位置

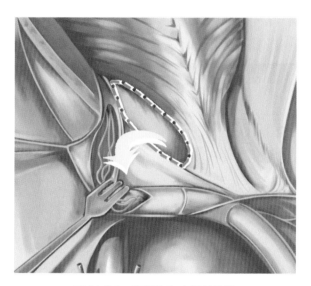

图 11-6-2 腹股沟直疝解剖位置

临床表现是下腹部腹股沟区有一肿块突出。肿块早期通常较小而且局限在腹股沟部,但是随病程进展,腹股沟肿块逐渐增大并向下进入阴囊或大阴唇,形成上端狭小并经腹股沟管向内下走行,下端宽大、丰满,类似梨形的典型腹股沟斜疝肿块。易复性腹股沟斜疝的肿块常表现为在站立、行走劳动或咳嗽时出现,安静和平卧休息时或用手按摩可自动回纳后消失。难复性腹股沟斜疝的肿块由于疝内容物与疝内壁经常摩擦发生轻度炎症,使两者之间逐渐形成粘连,以致疝内容物不能完全推回腹腔,因此肿块回纳困难,或仅有不同程度缩小,而不能随体位、腹压的变化而完全消失。常见于病程长、疝囊大的患者。

2. **局部胀痛** 易复性腹股沟斜疝偶感局部胀痛,腹股沟部肿块常常是临床主诉,而无其他特殊症状,偶尔引起上腹或脐周隐痛。难复性腹股沟斜

疝则临床表现明显,为不同程度的腹股沟区酸胀和下坠感。这些症状随肿块出现而发生,肿块消失而缓解。

3. **消化不良或慢性便秘** 滑动疝一般肿块巨大,多见于40岁以上男性,且右侧多于左侧。慢性滑动性腹股沟斜疝由于盲肠、乙状结肠或膀胱等脏器已构成疝囊的一部分,故患者常有一些"消化不良"和慢性便秘等消化道症状及排尿不尽感。

4. **嵌顿性疝通常都是斜疝或股疝** 其发生的病史比较典型,常发生在强力劳动或排便等腹内压骤增后出现。临床上常表现为疝块突然增大,肿块紧张发硬,且有明显触痛,并伴有明显疼痛症状,多数患者的症状逐步加重。平卧或用手推送肿块不能使之回纳。嵌顿的内容物为大网膜,局部疼痛常较轻微。如为肠袢,不但局部疼痛明显,还可伴有腹部绞痛、恶心、呕吐、停止排便排气、腹胀等机械性肠梗阻的临床表现。疝一旦嵌顿,自行回纳的机会较小;如不及时处理,将会发展成为绞窄性疝。应该注意肠管壁疝(Richter疝)嵌顿时,由于局部肿块不明显,又不一定有肠梗阻表现,容易被忽略。

【超声表现】

1. **疝肿块声像特征** 腹股沟疝呈索条状包块,可位于腹股沟和/或阴囊内。疝内容物构成可有不同,当内容物为大网膜时,表现为不均质高回声,无蠕动现象,当为肠管时,可见到肠壁、肠腔及肠蠕动。当疝可还纳时,疝内容物可随腹压改变而滑动出入疝囊;Valsalva试验时,位于腹股沟区的包块有时可以增大并向下滑动。大网膜或肠管壁可有少量血流信号显示。疝囊内常伴少量积液。当疝发生嵌顿后,疝包块不能活动,如疝内容物为肠管,则肠管扩张、积液,肠蠕动亢进直至消失(图11-6-3~图11-6-10)。

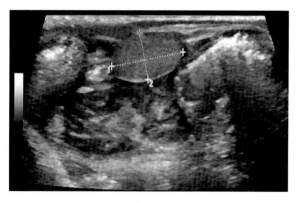

图 11-6-3 腹股沟斜疝位于阴囊内(测量标记处为睾丸)

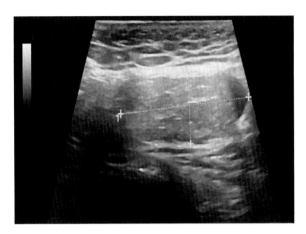

图 11-6-4 腹股沟直疝

位于腹股沟区（测量标记处为疝包块），由海氏三角区突出

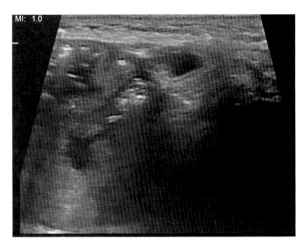

图 11-6-7 患者平卧位检查，显示疝囊较小，内容物为液体

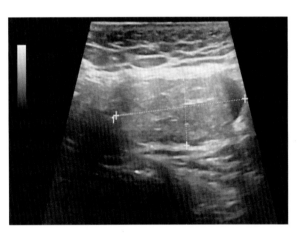

图 11-6-5 腹股沟直疝

疝囊内容物为大网膜

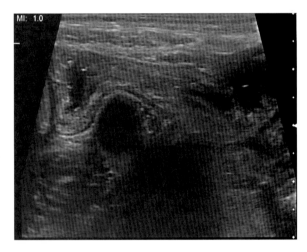

图 11-6-8 患者站立位检查，疝囊较大，内容物为肠管突入较大的疝囊中

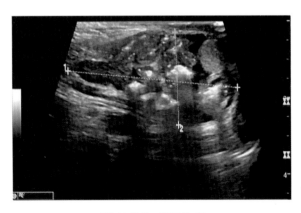

图 11-6-6 腹股沟疝

疝囊内容物为肠管

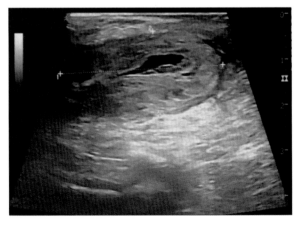

图 11-6-9 腹股沟嵌顿疝

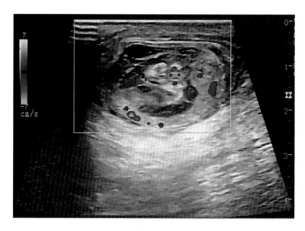

图 11-6-10 腹股沟嵌顿疝部分肠管回声增强，血流信号减少

2. 超声鉴别腹股沟疝的类型

（1）分辨腹股沟疝的类别主要取决于疝环的位置。超声检查时首先明确腹壁下动脉位置，以此来区别腹股沟斜疝和直疝。于下腹部腹直肌外三分之一背侧可以显示腹壁下动静脉。探头向下寻找腹壁下动脉的走行，并判断它与疝囊的位置关系。腹壁下动脉绕行于疝囊内后侧的为斜疝，腹壁下动脉绕行于疝囊外侧的为直疝。斜疝的疝颈在腹股沟管深环，腹股沟韧带的头侧，腹壁下动脉的外侧。探头沿腹股沟管且平行于腹股沟韧带，可探及疝内容物通过深环，进入腹股沟管，出腹股沟浅环。

直疝的疝囊颈位于海氏三角内，矢状位扫查，屏气增加腹压可见，疝位于腹壁下动脉的内侧，并伴有朝向探头方向的运动，即直疝在屏气增加腹压时比腹壁下动脉更表浅（更靠近探头）；股疝的疝囊颈位于腹股沟韧带足侧股静脉的内侧。

外侧腹壁疝并不是严格意义上的腹股沟疝，矢状面扫查可识别脐平面以下的腹直肌外缘和腹壁下动脉穿入腹直肌下面。就在此腹壁下动脉穿入处腹壁存在一薄弱区，并易于发生外侧腹壁疝。外侧腹壁疝的疝囊颈位于腹直肌的外侧缘与腹斜肌群（半月线）之间。

（2）在屏气增加腹压（Valsalva 动作）过程中，疝内容物相对于超声探头的运动方向有助于确定疝的类型。实时超声检查时，可以通过 Valsalva 动作准确确定腹腔内容物疝出的具体位置（嵌顿疝除外）。

1）直疝的疝囊颈位于海氏三角内，在屏气增加腹压时，表现为有疝囊内组织运动到腹壁下动脉的前面，方向是直接朝向探头。

2）外侧腹壁疝屏气增加腹压时运动方向为通过半月线直接朝向探头。

3）斜疝内容物的运动有些复杂，在腹股沟管深环的腹壁下动脉的外侧，疝的运动开始朝向探头，当疝内容物通过腹股沟管时，疝内容物的运动改变方向，穿过探头所在平面后，在腹股沟管浅环，疝内容物的运动再次朝向探头，之后在男性进入阴囊内。确定疝囊与精索的位置关系亦有助鉴别：在疝囊中部横断疝囊，并同时寻找精索结构，疝囊位于精索前上方的为斜疝，疝囊位于精索后下方的为直疝（精索横断常常呈蜂窝状结构，其内可以显示睾丸动脉和精索静脉）。

【超声诊断与鉴别诊断要点】

1. **鞘膜积液** 本病主要表现为阴囊有不能回纳的肿块，其上界在阴囊内。而斜疝内容物来自腹腔，阴囊内疝块应经腹股沟管向腹腔延伸，触摸肿块时，如能触及有实质感的睾丸，则为斜疝；而在鞘膜积液时，睾丸大部分被鞘膜囊内积液所包绕而不能触及实质感的睾丸。

2. **淋巴结** 肿大淋巴结位于皮下软组织层，淋巴结发炎时临床触诊容易误诊为嵌顿性股疝，但是腹股沟区发炎增大的淋巴结表现为皮质增厚，有淋巴门结构，多切面扫查不与腹腔相通。而股疝通过股管与腹腔相通为非常重要的鉴别点。

3. **大隐静脉曲张结节样膨大** 卵圆窝处结节样膨大的大隐静脉在站立或咳嗽时增大，平卧时消失，可能被误诊为易复性股疝。压迫股静脉近心端可使结节样膨大增大；此外，下肢其他部分同时有静脉曲张对鉴别诊断有重要意义。

4. **髂腰部脓肿** 特别是脊柱或骶髂关节结核所致寒性脓肿可沿腰大肌流至腹股沟区，并在腹股沟区显像为一不规则肿块。这一肿块也可有咳嗽冲击感，且平卧时也可暂时缩小，可与股疝相混淆。仔细检查可见这种脓肿多位于腹股沟的外侧部分、偏髂窝处，且有波动感。检查脊柱常可发现腰椎有病征，超声引导下穿刺有利于其诊断、鉴别诊断和治疗。

5. **睾丸下降不全** 出现于腹股沟区下降不全的睾丸与腹股沟疝容易混淆，有时可被推送至腹膜后而被误认为疝被回纳。但睾丸挤捏可引起难以忍受的胀痛感；触按肿块并无咳嗽冲击感；如患侧阴囊内无睾丸，则诊断更可明确。

6. **急性肠梗阻** 肠管被嵌顿的疝可伴发急性肠梗阻，但不应仅满足于肠梗阻的诊断而忽略疝的存在；尤其是患者比较肥胖或疝块比较小时，更易发生这类问题而导致治疗的延误。

【实验室与其他影像学检查】

1. 立位 X 线检查 　常规腹部立位、卧位 X 线平片仅可作为筛查性检查,当发现有肠梗阻 X 线征象,应仔细观察耻骨下会阴部和腹股沟区有无异常 X 线征象,如发现异常征象和腹腔有沟通,对腹股沟疝的诊断有一定的帮助。但常规 X 线平片常常未能将耻骨下会阴部包含入照片内,故 X 线平片对腹股沟疝的诊断价值有限。在嵌顿性股疝时显示肠胀气阶梯状气液平等肠梗阻征象,以及肠穿孔气腹征和腹水等声像有助于明确诊断。

2. CT 扫描 　腹股沟疝 CT 图像上表现为腹股沟管内囊实性或混杂密度包块,呈圆形、椭圆形或管状,向上与腹腔相通,局部可见漩涡征象,绝大部分可向下延续至阴囊或大阴唇,部分停留在腹股沟内。囊内多为扭曲的肠管、大网膜及肠系膜组织,疝内容物排列顺序从内到外分别为肠系膜、肠管和网膜。伴发有肠梗阻及血运障碍时,疝囊内可见渗出液体。CT 检查的目的和意义在于发现不典型及隐匿性腹股沟疝的存在,确定腹股沟疝发生的确切解剖部位、腹壁缺损程度以及疝入的内容物、疝囊的数目,鉴别疝的类型和有无并发症,从而有利于外科医师合理制订手术方案。因此,能较好地显示腹股沟疝的包块,于疝的诊断与鉴别诊断有重要价值。

3. MRI 检查 　其影像表现与 CT 相似,临床意义相同。

【治疗方法】

疝迄今为止有很多修补手术方案,1959 年 Usher 等报道用筛网修补疝,提出了无张力的概念;1974 年 Chtenstein 等报道 Mesh Plug 修补术;1982 年 Ger 等开始报道腹腔镜下腹股沟疝手术。

【思考题及测试题】

简述腹股沟斜疝和直疝的超声鉴别要点。

【病例分享】

1. 病例一 　患者女性,21 岁,下腹疼痛 15 天余,发现右侧腹股沟肿物 10 余天。

超声提示:右侧腹股沟疝,内容物为卵巢(未嵌

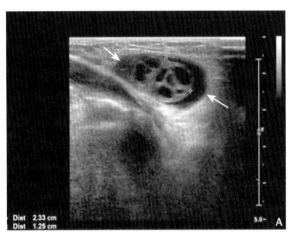
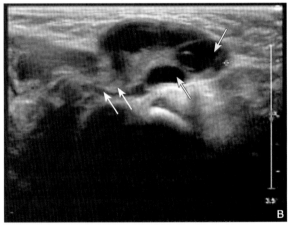
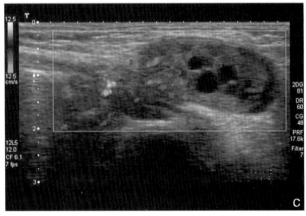

图 11-6-11 　患者右侧腹股沟超声图像

A. 右侧腹股沟包块内显示为卵巢组织(白箭);B. 卵巢组织近端近腹腔处可见悬韧带回声(白箭);C. 卵巢组织内可见卵泡回声

顿)(图 11-6-11)。

2. **病例二** 患者男婴,3 岁,发现左侧阴囊肿

大 10 余天,站立位及啼哭时肿大明显,安静状态及平卧时可明显变小。

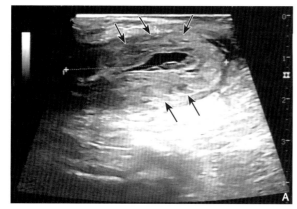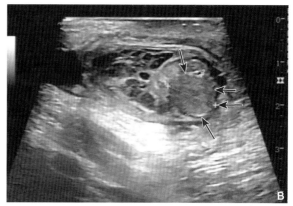

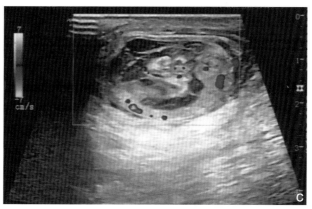

图 11-6-12 患儿左侧阴囊超声图像

A. 腹股沟区可见杂乱回声团,上端小,下端大,疝囊内容物为肠管,肠壁明显增厚,回声增强;B. 杂乱回声团下端与阴囊相通,疝囊底部内可见睾丸回声;C. 彩色超声显示肠管明显扩张,肠壁明显增厚水肿,肠壁血流信号减少

超声提示:左侧腹股沟斜疝,内容物为肠管(嵌顿疝)(图 11-6-12)。

二、股疝

【概况及流行病学】

疝囊通过股环、经股管向卵圆窝突出,称为股疝(femoral hernia),发病率占腹外疝的 3%~5%,多见于 40 岁以上的妇女。女性骨盆较宽广、联合肌腱和腔隙韧带较薄弱,以致股管上口宽大松弛故而易发病。

【病理与病生改变】

股管是一个狭长的漏斗形间隙,长 1~1.5cm,内含脂肪、疏松结缔组织和淋巴结。股管有上、下两口。股管上口称股环,直径约为 1.5cm,有股环隔膜覆盖;其前缘为腹股沟韧带,后缘为耻骨梳韧带,内缘为腔隙韧带,外缘为股静脉。股管下口为卵圆窝。卵圆窝是股部深筋膜(阔筋膜)上的一个薄弱部分,覆有一层薄膜,称筛状板,位于腹股沟韧

带下方,大隐静脉在此处穿过筛状板汇入股静脉。

在腹内压增高(常见妊娠)的情况下,对着股管上口的腹膜,被下坠的腹内脏器推向下方,经股环向股管突出而形成股疝(图 11-6-13)。疝块进一步

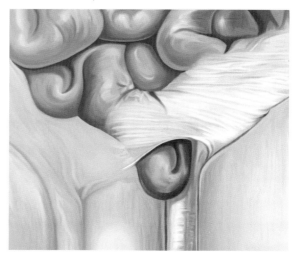

图 11-6-13 股疝解剖示意图

发展,即由股管下口顶出筛状板而至皮下层。疝内容物常为大网膜或小肠(图11-6-14)。由于股管几乎是垂直的,疝块在卵圆窝处向前转折时形成一锐角,且股环本身较小,周围多有坚韧的韧带,因此股疝容易嵌顿(图11-6-15)。在腹外疝中,股疝嵌顿者最多,高达60%。股疝一旦嵌顿,可迅速发展为绞窄性疝。

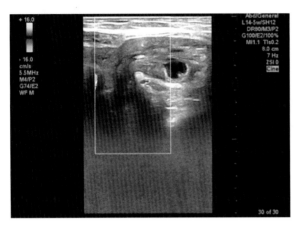

图11-6-14 股疝内容物为肠管,肠壁可见少量血流信号

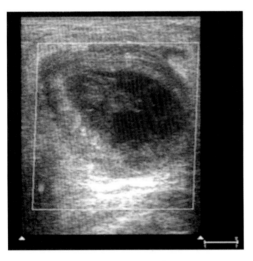

图11-6-15 股疝嵌顿
肠管扩张,包块增大,不能活动

【临床表现】

股疝的疝块往往不大,呈半球形,位于腹股沟韧带下方卵圆窝处。平卧回纳内容物后,疝块有时不能完全消失,这是因为疝囊外有很多脂肪堆积的缘故。由于疝囊颈较小,咳嗽冲击感不明显。易复性股疝的症状较轻,常不为患者所注意,尤其在肥胖者更易疏忽。一部分患者可在久站或咳嗽时感到患处胀痛,并有可复性肿块。股疝如发生嵌顿,除引起局部明显疼痛外,也常伴有较明显的急性机械性肠梗阻,严重者可以掩盖股疝的局部症状。

【超声表现】

股疝常常以单侧多见,疝块往往不大,半球形包块可位于腹股沟韧带下方卵圆窝处,疝内容物变化可以比较大。应注意的是,较大的股疝除疝块的一部分位于腹股沟韧带下方以外,一部分有可能在皮下伸展至腹股沟韧带上方。由于股疝的疝囊颈较小,咳嗽时的冲击感可以不明显。其他征象与腹股沟疝相似。

【超声诊断与鉴别诊断要点】

1. 腹股沟斜疝 腹股沟斜疝位于腹股沟韧带的内上方,股疝则位于腹股韧带的外下方,一般不难鉴别诊断。应注意的是,较大的股疝除疝块的一部分位于腹股沟韧带下方以外,一部分有可能在皮下伸展至腹股沟韧带上方。

2. 脂肪瘤 股疝疝囊外常有一层增厚的脂肪组织,在疝内容物回纳后,局部肿块不一定完全消失。这种脂肪组织有被误诊为脂肪瘤的可能。两者的不同在于脂肪瘤的基底并不固定,活动度较大,股疝基底是固定而不能被推动的。

3. 肿大的淋巴结 嵌顿性股疝常误诊为腹股沟区淋巴结炎。

【实验室与其他影像学检查】

1. 疝造影术 疝造影术是一种敏感性很高的技术,被许多外科医师使用,它可显示腹股沟疝,尤其是当临床检查阴性时。疝造影术可探明隐匿疝,有助于腹股沟区不明原因疼痛的诊断。疝造影术对门诊患者实施局部麻醉后即可进行,并发症的发生极少。但是,该检查还未非常普遍应用。

2. CT 可精确评估患者包括疝在内的腹壁疾病,CT检查显示腹股沟团块结构。CT高分辨重建技术能清晰显示腹壁下血管,从而鉴别直疝和斜疝;也能观察股管(使用腹股沟韧带、股静脉和长收肌作为标记),更有利于诊断股疝。CT检查对于多次复发疝或伴有肠梗阻的患者的病因诊断有较高价值。CT检查可清晰地显示这些腹股沟隐匿疝,明确肠梗阻的原因,从病理学方面排除引起下腹部或腹股沟区疼痛的其他原因。

3. MRI 对软组织具有高分辨率,可重建多层解剖结构图像。MRI检查腹股沟疝时可直观地显示腹股沟管或股管内疝囊。在患者进行Valsalva动作时也可应用多次激发的快速脉冲序列成像进行扫描。

【治疗方法】

股疝容易嵌顿,一旦嵌顿又可迅速发展为绞窄性股疝。因此,股疝诊断确定后,应及时手术治疗。

最常用的手术是 McVay 法。此法不仅能加强腹股沟管后壁而用于修补腹股沟疝,同时还能堵住股环而用于修补股疝。另一种方法是在处理疝囊之后,在腹股沟韧带下方将腹股沟韧带、腔隙韧带和耻骨肌筋膜缝合在一起,借以关闭股环。也可采用无张力疝修补术或经腹腔镜疝修补术。嵌顿性股疝或绞窄性股疝手术时,因疝环狭小,回纳疝内容物常有一定困难。遇到这种情况时,可切断腹股沟韧带以扩大股环。但在疝内容物回纳后,应仔细修复被切断的韧带。

三、腹部疝

患者大多因手术或先天发育等因素,腹壁存在局限性薄弱,当腹腔内压力增高时,肠管和大网膜等腹腔内容物从腹壁薄弱处疝出。在非嵌顿性疝病例,腹部出现可复性包块,即腹压增加时肿块出现,平卧后消失,咳嗽时有冲击感。在嵌顿性疝病例,腹部出现固定的包块,可伴有腹痛,出现肠梗阻症状。最常见的腹部疝是切口疝和腹壁疝。

(一)切口疝

腹壁切口疝是一种术后并发症,发病率通常为 2%~11%。其特点是腹腔内脏器脱离原解剖位置,进入了在切口瘢痕化过程中形成的缺损部位(图 11-6-16)。切口疝无法自愈,可引起患者不适或导致腹腔内容物绞窄。典型切口疝病变位置较为表浅,临床医师通过体格检查即可诊断。但随着腹壁外科的不断进展和疝修补技术的多样化,外科医师术前需要了解疝内更具体的信息。

切口疝的发生包含了多种因素,可分为局部因素和全身因素两方面。局部因素:

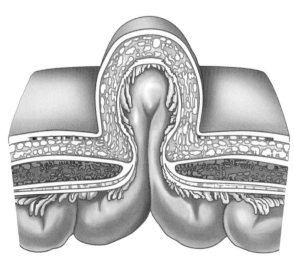

图 11-6-16 切口疝

1. **切口感染** 切口感染是切口疝发生的主要原因,感染最终虽然可以得到控制,但腹壁的肌腱膜层因愈合不良出现薄弱缺损,之后就可能出现腹壁切口疝。

2. **切口裂开** 各种形式的切口裂开未得到及时有效处理均会直接导致切口疝的发生。

3. **切口选择** 切口位置与切口方向也与切口疝发生相关。下腹部切口的切口疝发生率高于上腹部切口,纵向切口术后切口疝发生的危险要显著高于横向切口。

4. **缝合技术** 在缝合上层次不对、对合不当、过于稀疏、嵌入其他组织、缝合腹膜时留有缺口等均可能诱发切口疝。

全身因素:

1. **肥胖** 肥胖患者肌肉薄弱、腹壁松弛度弱,手术后切口易撕裂因而容易发生切口疝(图 11-6-17)。

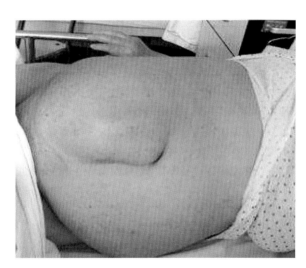

图 11-6-17 肥胖患者切口处局部隆起的包块

2. **腹内压增高的慢性疾病** 老年患者常存在慢性阻塞性肺疾病、前列腺增生、顽固性便秘等一系列引起腹内压增高的疾病,容易发生切口裂开和愈合不良而导致切口疝的发生。

3. **糖尿病** 糖尿病患者伤口愈合能力差,切口疝发生率是正常人的 5 倍。

4. 营养不良、使用肾上腺皮质激素和其他免疫抑制药物阻碍切口愈合过程从而导致切口疝的发生。

5. **胶原代谢紊乱** 切口疝患者部分存在胶原代谢紊乱,直接影响切口愈合。

【临床表现】

腹壁切口疝患者都有明确的腹部手术史。临

床表现为原手术切口部位的腹壁包块,在腹压增加时突出或增大,多数情况下平卧后可回纳而消失,触诊可扪及切口下方的缺损;有时疝内容物与疝环或疝囊粘连而不易回纳。急性嵌顿可引起持续性疼痛,并可合并肠梗阻的表现。如疝内容物发生坏死绞窄,则疼痛持续且剧烈,可引起疝外被盖的炎症水肿,表面皮肤潮红、皮温升高。绞窄是切口疝非常严重的并发症,必须及时手术,否则将夺去患者的生命。此外,巨大的切口疝往往合并有表面皮肤的营养性溃疡,这种溃疡的进展有可能导致腹壁表层的破裂并发肠瘘。

【超声诊断】

典型切口疝通过详细询问病史以及仔细的体格检查就可明确诊断,超声、CT 等影像学检查可用以辅助诊断,评价切口疝缺损大小和疝内容物,为进一步制订手术方案提供参考。某些急腹症患者,体检时应该注意观察有无切口疝的嵌顿或绞窄,尤其是在伴有肠梗阻的时候。

二维超声扫查能够清晰显示自皮肤表层到腹壁深层的解剖结构,还可直观显示切口疝疝环的大小、形态及深度,疝囊大小、位置及疝内容物(图 11-6-18、图 11-6-19)。通过嘱患者用力咳嗽增加腹压或改变体位等方法,超声可实时动态显示疝囊由筋膜缺损处疝出以及回纳的过程。以往研究认为二维灰阶超声可以检出所有切口疝,但当切口疝的缺损范围较大或存在多发性切口疝时,受小器官探头长度限制,二维灰阶超声存在测量数据明显偏小和病灶检出率明显降低等问题。宽景成像技术通过连续扫描与拼接图像,不仅可以在同一幅图像上显示较大范围的病灶并进行测量,还可显示周围相邻组织的情况。但由于图像存在一定弧度偏差,故测

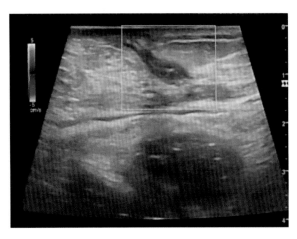

图 11-6-18 切口疝
位于腹壁的手术瘢痕

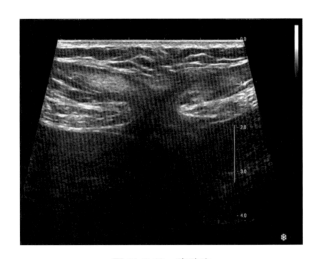

图 11-6-19 腹壁疝
腹壁肌层连续性中断

量数据存在一定出入,而且操作者必须经过较长时间的练习才能熟练掌握此技术,人为因素对测量结果的影响较大。

【治疗方法】

1. 非手术治疗 仅适用于合并有其他严重疾病以及肿瘤手术后发生转移或复发的腹壁切口疝患者;对于离前次手术时间短、伤口感染愈合不久的,在等待手术期间亦可采用非手术治疗。

非手术治疗主要是使用有弹力的腹带。在保守治疗过程中如出现恶心呕吐、腹部疼痛等临床症状,则应及时检查是否发生了嵌顿或绞窄。

2. 手术治疗 外科手术是治愈腹壁切口疝的唯一有效方式。腹壁切口疝仅采用保守治疗时,发生嵌顿乃至绞窄的潜在风险较高,因此诊断明确后,无手术禁忌者建议尽早进行手术。腹壁切口疝的手术修补包括开放修补和腹腔镜修补两大类,此外还包括腹腔镜与开放操作结合的杂交手术。修补方法包括直接缝合修补和补片修补两大类。直接缝合修补的复发率超过 50%,仅适用于缺损很小的腹壁切口疝,目前临床主要采用的是补片修补,复发率约 5%。

(1)开放切口疝修补术:开展较早,但对腹壁和患者的创伤较大,同时开放手术时放置和固定补片较为困难。

(2)腹腔镜切口疝修补术:腹腔镜切口疝修补手术是在腹壁上打 3~5 个 5~12mm 的小孔,先分离前次手术造成的腹腔内粘连,然后再用补片对缺损进行修补。与开放手术相比,具有显著的微创优势,同时补片放置可以完全在直视下进行,固定补片更加容易,已成为腹壁切口疝修补的首选方式。

（3）杂交修补术：对于一些腹腔内粘连较重的切口疝患者，可以通过腹壁小切口在开放状态下完成粘连分离，然后在腹腔镜直视下放置和固定补片，即所谓的开放与腹腔镜结合的杂交手术，以克服开放和腹腔镜切口疝修补术各自的缺点，实现理想的效果。

3. 预防 主要是针对腹壁切口疝的各种病因。

（1）避免切口感染：通过改善手术前后全身情况、纠正低蛋白血症、控制血糖、术前停用或调整激素和免疫抑制剂的用量等可以增强切口的愈合能力和抗感染能力，结合术中严格的无菌操作、保护切口等措施，从而降低切口的感染概率。

（2）避免切口裂开：一方面通过上述措施增强伤口愈合能力，另一方面避免术后出现剧烈咳嗽、肠麻痹、腹胀等使腹内压增高的因素，结合术后腹带包扎以避免发生切口裂开。

（3）避免慢性腹内压增高因素：对于存在慢性阻塞性肺疾病、前列腺增生、顽固性便秘等引起腹内压增高疾病的患者，术后处理和缓解以上因素有助于降低术后切口疝的发生率。

此外，良好的切口设计和缝合技术、戒烟、减重等都有利于降低腹壁切口疝的发生率。

（二）脐疝

疝囊通过脐环突出的疝称脐疝（umbilical hernia），有小儿脐疝和成人脐疝之分。两者发病原因及处理原则不尽相同。小儿脐疝是脐环闭锁不全或脐部瘢痕组织不够坚固，在腹内压增加的情况下发生的（图11-6-20、图11-6-21）。小儿腹内压增高的主要原因有经常啼哭和便秘。小儿脐疝多属于易复性疝，临床上表现为啼哭时脐疝脱出，安静时

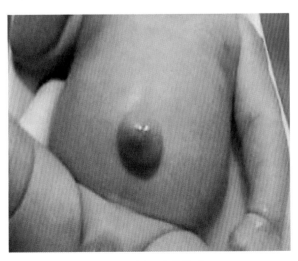

图 11-6-20 小儿脐疝

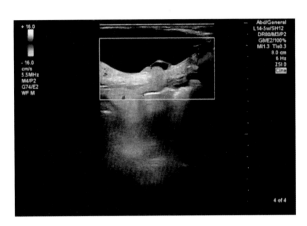

图 11-6-21 脐疝内容物为液体，与腹腔相通

肿块消失。疝囊颈一般不大，但极少发生嵌顿和绞窄。有时，小儿脐疝的覆盖组织可因外伤或感染而溃破。

临床发现没有闭锁的脐环延迟至2岁时多能自行闭锁。因此，除了嵌顿或穿破等紧急情况外，多采取非手术疗法。满2岁后，如脐环直径仍>1.5cm，则可治疗。原则上，5岁以上儿童的脐疝均应采取手术治疗。

非手术治疗的方法是：回纳疝块后，用一大于脐环、外包纱布的硬币或小木片抵住脐环，然后用胶布或绷带加以固定勿使移动。6个月以内的婴儿采用此法治疗，效果较好。

成人脐疝为后天性疝，较少见；多数发生于中年经产妇女。由于疝环狭小，成人脐疝发生嵌顿或绞窄者较多，故应采取手术治疗。孕妇或肝硬化腹水者，如伴发脐疝，有时会发生自发性或外伤性穿破。脐疝手术修补的原则是切除炎性坏死组织；必要时可重叠缝合疝环两旁的组织。手术时应注意保留脐眼，以免对患者（特别是小儿）产生心理上的影响。

【病例分享】

患儿黄某，3个月，发现脐部肿物1个月余。（图11-6-22）

超声提示：脐疝，内容物为脂肪组织

（三）白线疝

白线疝（hernia of linea alba）可发生于腹壁正中线（即白线）的不同部位，但绝大多数在脐上，故也称上腹疝。白线的腱纤维均为斜行交叉，这一结构可使白线做出形态和大小的改变以适应在躯体活动或腹壁呼吸活动时的变化，如在伸长时白线变窄，缩短时白线变阔。但当腹胀时又需同时伸长和展宽，就有可能撕破交叉的腱纤维，从而逐渐形成白线疝（图11-6-23）。上腹部白线深面是镰状韧

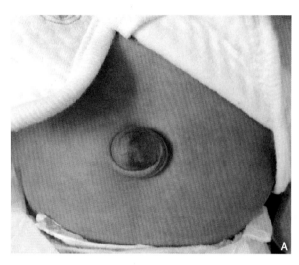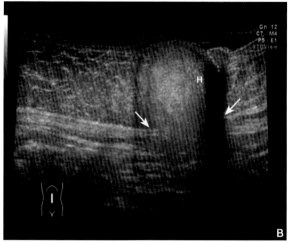

图 11-6-22　小儿脐疝的临床表现及超声表现

A.患儿脐部局部隆起,安静状态与哭闹状态下隆起部位大小有变化;B.超声显示脐部皮下可见一稍高回声结节,腹壁肌层结构回声中断(白箭)

带,它所包含的腹膜外脂肪常是早期白线疝的内容物。白线疝进一步发展,突出的腹膜外脂肪可将腹膜向外牵出形成一个疝囊,于是腹内组织(通常是大网膜)可通过疝囊颈而进入疝囊。下腹部两侧腹直肌靠得较紧密,白线部腹壁强度较高,故很少发生疝。

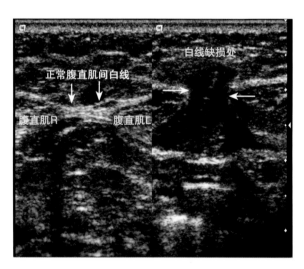

图 11-6-23　正常白线及白线疝

早期白线疝肿块小而无症状,不易被发现。以后可因腹膜受牵拉而出现明显的上腹疼痛,并伴有消化不良、恶心、呕吐等症状。患者平卧,将疝块回纳后,常可在白线区触及缺损的空隙。疝块较小而又无明显症状者,可不必治疗。症状明显者,可行手术治疗。一般只需切除突出的脂肪,缝合白线的缺损。如果有疝囊存在,则应结扎囊颈、切除疝囊,并缝合疝环(即白线缺损)。白线缺损较大者,可用合成纤维网片修补。

第七节　新技术应用

多数情况下腹外疝是既能看到又可以触到的疾患因此,经过培训的专科医师仅靠病史和体格检查就可建立诊断。但临床上确实存在一些诊断困难或有疑问的病例,对此可辅助超声、CT 或 MRI 等影像学检查,指南中所谓的疝囊重建技术是指需要专门的程序通过对多层扫描图像进行影像的重建,如血管和胆管的重建,对疝囊结构也可以重建,这一技术对在诊断上存在困难的病例可提供帮助。超声自动容积断层成像作为一种新型超声诊断技术,可显示病灶空间容积 3 个断面的图像特征。超声自动容积断层成像可分别在矢状面纵切和横切测量疝囊的最大长径和最大宽径。存在多发性疝时,可在表皮冠状切面测量多病灶的最宽径和最长径,从而准确计算疝囊的大小。疝囊大小不仅是对疝进行具体分类的可靠依据,同时也为选择手术方式提供依据。

第八节　专业规范解读

腹股沟疝是临床常见病。据统计,每年全球有>2 000 万例腹股沟疝手术。为确保手术质量,进一步规范和提高我国腹股沟疝诊断和外科治疗水平,中华医学会外科学分会疝与腹壁外科学组与中国医师协会外科医师分会和腹壁外科医师委员会组织国内部分相关专业专家,在《成人腹股沟疝诊断和治疗指南（2014年版）》基础上，加以讨论、修订并增加了相关内容，形成《成人腹股沟疝诊断和治疗指南（2018版）》，供临床医师参考，进一步提高我国腹股沟疝的诊疗水平。本文摘选《指南》部分诊断和鉴别诊断章节进行解读。

摘选内容为：

1. 影像学检查可用于确诊或除外其他病变。

2. 影像学检查不建议用来筛选手术患者，即使影像学检查结果阴性或不理想，仍应由外科医生评估患者是否具有手术指征。

3. 不同医院影像定位准确性差异很大。最初影像结果阴性的患者应在经验丰富的影像中心重复检查，经验丰富的影像中心疝病变成像敏感性可以明显增高。

4. 当疝修补手术切除决策制订后，开始进行影像学检查进行手术规划。

5. 多种影像学检查准确性明显增加。

6. 对于拟行疝修补术患者，建议由经验丰富的临床医生根据当地影像学水平选择影像学检查方式。

7. 对于拟行疝修补术患者，即使影像学检查结果阴性或不一致，仍应由外科医生评估手术指征（强烈推荐/低级别证据）。高质量的超声联合MRI及四维CT是最为有效的评估。

8. 磁共振成像在定位困难的病例及放射性检查禁忌的患者中可以考虑使用（弱推荐/低级别证据）。

专业解读如下：

1. **诊断** 典型的腹股沟疝可依据病史、症状和体格检查确诊；建议优先采用体格检查及超声联合的方法确诊没有明确包块的腹股沟疝或腹股沟区隐匿疝。建议优先应用高频超声检查鉴别腹股沟包块的性质。如果超声诊断依旧不明确，建议采用MRI或者CT检查帮助明确诊断。超声对腹股沟疝修补术后的诊断有较大优势，简单方便，价廉，无放射性，建议优先采用超声检查作为术后复查手段。

2. **鉴别诊断** 腹股沟区存在包块时需要鉴别可能混淆的一些疾病，包括肿大的淋巴结、脂肪瘤、动（静）脉瘤、软组织肿瘤、脓肿、异位睾丸、圆韧带囊肿、子宫内膜异位症、在妊娠期注意圆韧带静脉曲张等，腹股沟区有疼痛不适症状时需要鉴别的疾病包括内收肌肌腱炎、耻骨骨膜炎、髂耻滑囊炎、辐射性腰痛、子宫内膜异位症等。

（刘明辉　郭发金）

参 考 文 献

[1] 马颂章. 疝和腹壁外科的现状与进展. 中国普外基础与临床杂志, 2003, 10(1): 1-3.

[2] 马颂章. 成人腹股沟疝诊治中供参考的一些意见. 临床外科杂志, 2011, 19(6): 361-362.

[3] 裘之瑛, 陈悦, 常才, 等. 比较自动超声容积断层扫描和传统超声检查在腹外疝诊断分类中的应用价值. 中国超声医学杂志, 2012, 28(5): 446-449.

[4] 薛乃芳, 王冰. 超声检查在腹外疝诊断中的应用. 中外健康文摘, 2011, 08(44): 260-260.

[5] 李英儒, 杨斌, 江志鹏, 等. 疝入阴囊腹股沟直疝解剖学观察. 中国实用外科杂志, 2014, 34(11): 1072-1074.

[6] 赵瑛. 老年腹股沟疝的解剖特点及超声分型鉴别诊断. 中国实用乡村医生杂志, 2016, 23(12): 57-59.

[7] 崔立刚, 王金锐, 李磊, 等. 腹股沟斜疝与直疝的超声鉴别诊断. 中华医学超声杂志（电子版）, 2009, 6(1): 49-53.

[8] 林有志, 陈一萍. 腹外疝的超声表现及临床价值. 中国超声诊断杂志, 2004, 5(12): 951-953.

[9] 周剑宇, 金宏江, 王文统, 等. 隐匿性腹股沟斜疝的超声诊断价值. 中华超声影像学杂志, 2005, 14(10): 773-773.

[10] 郝磐石, 唐华, 赵鸿雁, 等. 不典型股疝的超声诊断及临床价值. 中华疝和腹壁外科杂志（电子版）, 2013, 7(6): 600-601.

[11] 谢凡, 曾金华, 刘雪梅. 小儿腹股沟斜疝高频超声的诊断分析. 中国现代药物应用, 2012, 06(3): 96-97.

[12] 王世城, 裴广华, 解晓莹. 婴幼儿嵌顿性腹股沟斜疝的超声表现. 天津医药, 2010, 38(8): 717-718.

[13] 姚延峰, 张梦菲. 先天性乙状结肠系膜裂孔疝超声表现1例. 中国临床医学影像杂志, 2012, 23(2): 149-150.

[14] 常红. 部分少见类型腹外疝的超声诊断. 大连医科大学学报, 2010, 32(2): 206-208.

[15] 陈永国, 张立红. 左腰疝超声所见1例. 中国超声医学杂志, 2011, 27(5): 432-432.

[16] 赵欣华, 岳丹. 腹股沟滑动疝超声误诊为皮下囊肿1例. 中国超声诊断杂志, 2006, 7(2): 151-152.

[17] 李新军. 股疝的超声诊断意义. 中国伤残医学, 2013(12): 230-231.

[18] 张筱萍. 股疝嵌顿超声误诊1例. 中外健康文摘, 2011, 08(33): 158-158.

[19] 王世城, 裴广华, 解晓莹. 婴幼儿嵌顿性腹股沟斜疝的超声表现及临床价值. 天津医药, 2010, 38(8): 717-718.

［20］ 潘华山,匡楚龙,蔡云国,等.腹股沟疝和股疝的多层螺旋 CT 表现.中国 CT 和 MRI 杂志,2012,10(6):88-90.

［21］ 曾德强,杨斌,陈双.部分可吸收腹壁疝修补材料的研究.中华实验外科杂志,2007,24(4):435-437.

［22］ Tolino MJ,Tripoloni DE,Ratto R,等.腹壁疝补片修补相关感染:病理学、治疗和结局.中国实用外科杂志,2010(12):1057-1062.

［23］ 姚琪远.腹腔镜下腹壁疝修补术在国内开展的现状及应用前景.中国微创外科杂志,2010,10(2):103-106.

［24］ 林忠民,詹华,施勇,等.嵌顿性股疝改良手术 63 例临床分析.中国实用外科杂志,2006,26(11):872-872.

［25］ 高虹,凌昱,李政.新生儿腹股沟嵌顿性斜疝的彩色多普勒超声诊断价值.中国超声诊断杂志,2006,7(11):851-853.

［26］ 计勇,甄作均,许卓明.腹腔镜技术在成人嵌顿性斜疝中的应用价值.中华消化内镜杂志,2007,24(2):115-117.

［27］ 李基业,黎沾良.腹壁切口疝治疗进展.中国实用外科杂志,2001,21(2):116-118.

［28］ 马颂章.手术切口疝治疗的进展.中华普通外科杂志,2004,19(2):127-128.

［29］ 方靓,陈悦,陈林,等.超声自动容积断层成像术前诊断腹壁切口疝.中国医学影像技术,2011,27(9):1739-1742.

［30］ 马颂章.欧洲新版成人腹股沟疝指南解读.临床外科杂志,2014,(9):631-633.

［31］ KULACOGLU H,OZTUNA D. Current Status of Hernia Centres Around the Globe. The Indian Journal of Surgery,2015,77(Suppl 3):1023-1026.

［32］ ŞEKER G,KULACOGLU H,ÖZTUNA D,et al. Changes in the Frequencies of Abdominal Wall Hernias and the Preferences for Their Repair:A Multicenter National Study From Turkey. International Surgery,2014,99(5):534-542.

［33］ DUGDALE FE,BURTON CC. The Surgical Triangles of the Inguinopectineal Region(Inguina):Their Classification, Parietal Relationship and Significance in Hernia Repair. Annals of Surgery,1948,127(4):627-639.

［34］ YANG XF,LIU JL. Laparoscopic repair of inguinal hernia in adults. Annals of Translational Medicine,2016,4(20):402.

［35］ WALKUP LL,TKACH JA,HIGANO NS,et al. Quantitative Magnetic Resonance Imaging of Bronchopulmonary Dysplasia in the Neonatal Intensive Care Unit Environment. American Journal of Respiratory and Critical Care Medicine,2015,192(10):1215-1222.

［36］ CIFTCI F,ABDULRAHMAN I. Incarcerated amyand hernia. World Journal of Gastrointestinal Surgery,2015,7(3):47-51.

中英文名词对照索引